Temi di neurologia
psicologia e psicopatologia

Giuseppe Roccatagliata

Isteria

Il Pensiero Scientifico Editore

Prima edizione: settembre 1990

Via Panama 48, 00198 Roma.

ISBN 88 - 7002-456-3
Stampato in Italia

Indice

Presentazione

Dal « Dizionario critico di Psicoanalisi » di Charles Rycroft, Ed. Astrolabio, 1970, alla voce Isteria è scritto quanto segue:

> Termine medico diagnostico per: a) malattia caratterizzata dalla presenza di *sintomi* fisici; b) l'assenza di *segni* fisici o di qualsiasi evidenza di patologia fisica; c) un comportamento che suggerisce che i sintomi adempiano qualche funzione psicologica. La nozione di isteria deriva dagli antichi greci i quali applicarono il termine unicamente a malattie del sesso femminile la cui spiegazione era che fossero dovute ad un cattivo funzionamento dell'utero... La teoria classica distingue due forme di isteria: isteria di conversione, che corrisponde al tradizionale concetto medico, e isteria d'angoscia nota oggi più comunemente come malattia fobica. L'isteria occupa un posto importante nella storia della psicoanalisi che cominciò appunto con la pubblicazione di Freud e Breuer, "Studi sull'isteria (1895)" ma i sintomi isterici erano spiegati come conseguenza dei ricordi rimossi e della conversione di idee in sintomi fisici... L'isteria — prosegue la voce del dizionario di Rycroft — è una malattia quasi estinta che si trova soltanto tra gli analfabeti degli strati sociali più bassi i quali non sono stati influenzati dalla diffusione delle idee psicoanalistiche.

Entrando più specificamente nel merito dell'argomento Rycroft alla voce successiva « Isteria di conversione » la definisce nel modo seguente:

> I sintomi di conversione differiscono dai sintomi fisici in quanto: a) la perdita di funzione corrisponde all'idea del paziente di come opera il suo corpo e non ai fatti dell'anatomia e della fisiologia: ad esempio un'aneste-

sia della mano corrisponde all'area abbracciata dal "concetto mano" (coperta da un guanto) non all'area servita dai nervi della mano; b) si può dimostrare che il sintomo adempia una funzione nella vita del paziente; c) il paziente adotta verso il sintomo un curioso atteggiamento, tipicamente istrionico, o di indifferenza.

Mi è sembrato che potesse essere utile per il lettore colto che affronta questa opera di Roccatagliata (ma potrebbe affrontarla un lettore non colto?) fornire queste lucide definizioni di Rycroft e non per amore dell'enciclopedia in quanto, personalmente, abborro da ogni forma di cultura enciclopedica, ma per offrire a chi legge un campo base che, come per le grandi scalate, rappresenta pur sempre un punto di partenza essenziale per scalare vette, nello specifico culturali, come sempre accade con i libri di questo straordinario psichiatra genovese. Non c'è dubbio che in una psichiatria sempre più riduzionistica come quella odierna, in una psichiatria per la quale la sofferenza umana è « ridotta » all'eccesso di *release* noradrenergico del locus coeruleus come nella crisi di panico, o si prevede il suicidio con il test al desametazone o la depressione oscilla tra le due polarità dell'insidia biologica e della condizione esistenziale (come da felice titolo di un volume a cura di Carlo L. Cazzullo. Il Pensiero Scientifico Editore 1984) le escursioni e le incursioni del prof. Roccatagliata nella storia, nella filosofia, nella mitologia costituiscono un prezioso anticorpo contro il virus riduzionista che, dilagando come l'AIDS, rischia di rappresentare la peste culturale del XX secolo. Il prof. Roccatagliata non è nuovo a tali operazioni culturali: basti ricordare la « Storia della psichiatria antica » la « Storia della psichiatria biologica », le « Radici storiche della psicopatologia » e quella mirabile operina dal titolo « Atarassia ed euforia: psicopatologia dinamica dell'alcool e dell'oppio » dopo la cui lettura nessuno potrà più dire a cuor leggero di non comprendere le motivazioni dell'assunzione della droga di Stato (l'alcool) o di quella dell'anti-Stato (mafia, camorra, 'ndrangheta) e cioè l'eroina.

Abbiamo visto all'inizio che l'isteria è già voce di dizionario e questo potrebbe fare erroneamente pensare che sia ormai argomento archiviato non suscettibile di ulteriori approfondimenti. Abbiamo anche ricordato, sempre dal dizionario, che è patologia « ad esaurimento » se non esaurita, cioè non più riscontrabile: ci si potrebbe chiedere se, date queste premesse, essa debba ancora meritare una così approfondita rivisitazione come quella compiuta dall'Autore. Ritengo a ragion veduta che lo merita non fosse altro per il fatto che essa ha proposto da sempre, e ripropone oggi nella sua nuova « edizione » di patologia psicosomatica, il problema dei problemi: quello dei rapporti tra mente e cervello e quello dei rapporti tra mente e soma rimasti questi ultimi congelati per due secoli sul *Diktat* cartesiano. Diceva non senza una certa dose di neurochirurgico cinismo Wilder Penfield che l'epilessia è una malattia cui Dio aveva condannato alcuni uomini perché altri potessero finalmente capire la fisiologia del cervello. Parafrasandolo potremmo dire che l'isteria è stata una condanna inflitta dagli dei a molte donne (e non solo donne) perché alcuni uomini capissero come un conflitto intrapsichico irrisolto potesse trasformarsi in paralisi, cecità, anestesia, afonia etc.

Il lungo percorso dalla concezione uterina della malattia (di Ippocrate) a quella psicogena che si deve a Briquet è elucidato dall'Autore in modo ammirevole con una ricchezza di informazioni che solo una mente di storico avrebbe potuto così felicemente fornire. Dalla lucida e necessariamente impietosa analisi della letteratura emerge che anche i grandi possono sbagliare (e nessuno ne dubitava): apprendiamo così che Gowers, uno dei capi storici della orgogliosa e supponente neurologia britannica, ha ritenuto che l'isteria non fosse altro che un disturbo paragonabile alla epilessia: un errore che si perpetua nel tempo visto che anche recentemente si è svolto un convegno sui rapporti tra epilessia ed emicrania come se l'accessualità bastasse ad omologare patologie diversissime. Anche Maudsley non ha mancato di dire la sua perla parlando di « allucinazione sessuale dell'utero ».

Emergono altre perle di cultura misogina in autori come Dubois che definiva la malattia come conseguenza di femminilità immorale e poco intelligente per cui la donna isterica non sarebbe un'ammalata ma un'attrice che in malafede attua tutte le possibili conversioni somatiche. Ancora secondo Krafft-Ebing il « furor uteri » nasce da un perverso istinto sessuale femminile capace di godere per via immaginativa. Gli fa eco Mantegazza che vede nella donna la parte malata della specie umana.

Osserva giustamente Roccatagliata che è proprio con il grande innovatore Sigmund Freud che il concetto di isteria ritorna alla classicità: il sintomo isterico come conseguenza di ingorgo libidico, appagamento nevrotico di un Eros inibito, genitalizzazione del pensiero. E se Ippocrate e Freud avessero ragione? Come spiegare altrimenti la quasi scomparsa dell'isterismo nelle sue manifestazioni più spettacolari se non con la rivoluzione sessuale e come spiegare se non con il fatto che la rivoluzione sessuale non ha ancora raggiunto sacche di arretratezza del profondo Sud che è proprio in queste sacche che è ancora possibile trovare casi di isterismo « storico »?: l'isterismo cioè caratterizzato da quelle manifestazioni che hanno reso celebri le lezioni di Charcot alla Salpetrière dove il Maestro con la forza della suggestione riusciva a provocare e a far cessare le famose crisi caratterizzate dall'arco di cerchio?

Se l'incidenza e la prevalenza reale del disturbo isterico sono ormai ridotti a casistica occasionale resta validissimo il concetto che mente e corpo sono una unità inscindibile come dimostra il vertiginoso aumento delle somatizzazioni sia nell'ansia che nella depressione: si pensi solo al validissimo concetto di depressione mascherata di Kielholz, alle numerosissime « localizzazioni » della depressione non vissuta. Ma se l'isterismo classico sembra con Freud riabilitare il concetto ippocratico, questo nuovo isterismo del XX secolo sembra al contrario dare ragione a tutti quegli autori, a cominciare da Briquet, che cercarono di svalorizzare il pesante attributo ipererotico assegnato all'anima isterica. Briquet fu seguito da Charcot che aveva anche egli contribuito a liberare l'isterismo dall'ipoteca sessuale fondando questo assunto anche sul fatto che l'uomo può avere crisi isteriche come la donna, cosa dimostrata ampiamente da Babinski con i suoi casi di nevrosi isteriche di guerra.

Dunque, come si evince già da queste poche righe ma come molto meglio si evincerà da questo prezioso strumento di cultura psichiatrica (ma non solo psichiatrica), sull'isterismo è stato detto tutto e il contrario di tutto. Terreno di confronto interdisciplinare come pochi l'isterismo è la dimostrazione migliore della grandezza e della miseria di una disciplina come la psichiatria nella quale la totale insufficienza del modello medico tradizionale autorizza incursioni nelle più svariate aree culturali, incursioni sempre proficue, a dimostrazione della giustezza dell'affermazione di Cioran che ci si arricchisce solo frequentando aree culturali lontane dalla propria. Ma queste incursioni possono compierle, a vantaggio di tutti, solo personalità versatili come il professor Roccatagliata che sembra aver ispirato la propria vita di studioso al rifiuto di ogni imprigionamento in un ruolo iperspecialistico: il che è il fondamento per ogni seria opera di cultura.

Raffaello Vizioli
Ordinario di Neurologia
Università La Sapienza, Roma

Introduzione

L'isteria si identifica con la storia di una « malattia » e documenta una ideologia specifica, fondata sul conflitto fra il principio maschile e quello femminile. I modelli di questo disturbo, che in forme stereotipate si succedono nel tempo, sono l'espressione clinica di una dialettica conflittuale del rapporto maschio-femmina. Il paradigma mitico del Satiro che insegue la Menade inserito in schemi narrativi o iconografici definisce il rapporto ideale fra il pene e la vagina, in via naturale e contrastiva fra il maschio e la femmina.

L'uomo crede che l'assenza dell'orgasmo sessuale nella donna comporti i sintomi isterici, segno della coartazione, di un'inibizione, variamente determinata, della vita erotica: i sintomi, che sconvolgono mente e corpo della donna, trovano la profilassi e la terapia nel pene e nello sperma. L'uomo è il medico dell'isteria se la donna rifiuta il maschio; la terapia fisica o psichica è solo il sostituto della vera cura che consiste nell'unione sessuale. Dal modello di natura ideologica del mitico Melampo, all'elogio della voluttà tenuto da Galeno, all'idea del sintomo come angoscia da inibizione sessuale del secolo XIX, corre un analogo atteggiamento ideologico: l'isteria proteiforme, che compare sotto molte spoglie, esprime la mancanza di appagamento sessuale. L'isteria, focalizzata come malattia specifica, istituisce un complesso di regole, di comportamento e di concezioni sul mondo femminile nel momento stesso in cui testimonia il carattere del rapporto uomo/donna nei diversi aspetti della vita sociale. L'opposizione maschio/femmina, che si sostanzia in consuetudini, norme, rappresentazioni e sistemi metaforici e su cui si basa l'organizzazione sociale, tanto più si radicalizza nell'idea di isteria quanto più androcentrico è il codice etico, e più misogina è l'immagine del femminile. La riflessione biologica, con tendenziosi e mistificanti argomenti, fonda e giustifica la naturale tendenza della donna all'isteria; l'utero, nella donna inappagata, si inferocisce e scatena tutti i sintomi.

L'isteria non delimita una precisa entità nosologica costante nella sintomatologia, ma indica un meccanismo etiologico legato all'idea dell'utero mobile. Lo scenario dell'isteria è dunque vario e mutevole, contemplando sia la banale crisi pseudo-sincopale, sia la conversione motoria, sia la grave psicosi delirante acuta a carattere erotomanico.

Il medico, erede del Satiro dionisiaco e del pensiero apollineo, consolatorio ovvero scettico, si pone davanti all'isteria come mediatore verso il punto terapeutico supremo, consapevole che poco può il farmaco di fronte all'azione risolutrice esercitata dall'orgasmo: la strada della guarigione conduce al culto del Fallo. Invidiato, perché amato e quindi odiato, temuto ma sostanzialmente desiderato, l'organo genitale maschile è la sola vera cura dell'isteria e del malessere femminile. L'anima primitiva e selvaggia, artemidea, della donna si acquieta col coito e con la gravidanza, nell'ordine della famiglia monogamica e sotto l'autorità del padre e del marito.

L'utero, come la terra, rappresenta sia la vita sia la morte, evoca sia la figura della madre buona che nutre, sia quella della madre cattiva che uccide. Il menarca, il mestruo, l'allattamento, riti di sangue e di vita, indicano nella donna un organismo dominato da misteriose forze biologiche. La storia dell'isteria si svolge non tanto sulla base di precise conoscenze e di acquisizioni della scienza, quanto sulla linea travisante tracciata da modelli ideologici, ripetuti, ripresi, rinnovati col loro equivoco di fondo. I paradigmi dell'isteria sembrano nascere dal cuore indomito e feroce di Perseo che, raggiante e vittorioso, alza in alto il pugno tenendo stretta la testa mozzata della Medusa, simbolo della Grande Madre Terribile. Perseo, amico del mitico Melampo, incarna l'emozione che sempre ha sotteso il modello dell'isteria: la paura di una donna castrante, emblema delle antiche paure dell'uomo, insorte al tempo della separazione dalla Madre.

L'eroe, narra semplicemente il mito, fugge dalla casa materna, si distacca dall'utero protettivo ma limitante, in cerca di autonomia e di libertà; in questo modo egli si identifica come potere virile, come padre, enfatizzando tutte quelle caratteristiche anatomiche genitali che la fusione bisessuale aveva oscurato. Volutamente scotomizza la riconoscenza verso la madre, ne deteriora l'immagine, che attacca e distrugge, come insegna Apollo al matricida Oreste, per non avvertire la colpa che bloccherebbe il distacco e, per nostalgia, spingerebbe al ritorno, al legame col seno che nutre ma addormenta il *logos*. Staccatosi con una violenta separazione dal ventre della madre, l'eroe orgoglioso della scoperta virilità, teme il ritorno del potere della Madre, che sente come mortale e distruttivo; mette in opera tutti i mezzi sia ideologici sia oggettivi per impedire la restaurazione del suo culto: avvalora solo quei compiti che ritiene vitali, l'eros sessuale e la maternità. Si lega con orgoglio alla figura paterna che scopre e sente superiore a quella materna. Contempla, come narra il mito, solo gli aspetti buoni della donna, raffigurata come la Grande Madre Buona dai molti seni e come l'Afrodite benevola che dispensa i doni della voluttà accondiscendendo ai bisogni del maschio.

Scissa l'unità androginica, emergono due figure femminili: una cattiva e una buona. La femminilità che si adatta al culto del Fallo coincide con l'immagine positiva; la donna artemidea, clitoridea, nostalgica del passato, segnala una sfera femminile malvagia. Ciò che non coincide con le mitiche figure buone assume un aspetto castrante e mortale. Da questa separazione nasce il concetto di isteria, per identificare quelle donne che sembrano aderire a linee di condotta in contrasto con quelle volute dall'eroe. L'isteria nasce nel momento in cui il codice ancestrale materno viene soppiantato dal codice civilizzato per il superamento del mondo arcaico e la vittoria del diritto della polis. La madre nelle « Eumenidi » mostra il seno al figlio Oreste, lo invita a venerarlo quale fonte di vita, gli ricorda il latte che lo aveva nutrito, il remoto legame biologico che dovrebbe placare il desiderio di vendetta. Pilade invita Oreste a non lasciarsi sedurre, a giudicare la realtà in base al nuovo codice etico, quello normativo dettato non più dalle leggi della biologia femminile, ma dal *logos* di Apollo.

Nella mitologia del mondo classico il femminile si definisce essenzialmente nei suoi rapporti di opposizione e di complementarità con il maschile. Il rapporto maschio-femmina prospettato nei racconti mitici nelle varie versioni e con molteplici varianti, come nella filosofia e nella psicopatologia medica, mentre suggerisce una coerente visione del mondo in cui la donna occupa il posto che le viene assegnato dall'uomo, enuncia norme generali di comportamento, regole e principi, la cui validità si estende alla sfera pratica; il mito, la filosofia e la medicina dettano alla donna norme che si ritiene siano adeguate perché emergono dalla stessa anatomo-fisiologia dell'apparato genitale femminile. In questa coerente adesione fra *physis* e *nomos* si fonda l'*ethos* femminile che aderisce in modo perfetto alla ideologia dell'eroe greco.

Se è vero che il mito non può essere considerato lo specchio di norme e di istituzioni sociali né l'espressione diretta delle realtà storiche, è anche vero che il mito organizza simbolicamente le manifestazioni del reale, con le sue tensioni che vi gravitano attorno, istituendo un ordine che ha valore di modello. Il mito, perciò, svolge una funzione cognitiva, essendo un racconto sulla realtà piuttosto che un pensiero su di essa; fornisce una spiegazione degli eventi fondamentali della vita dell'individuo e del gruppo; fonda la realtà stessa poiché, narrando le condizioni e le modalità psicomotive dell'esistere, le giustifica; assolve ad un compito educativo nell'additare modelli tipici ed esemplari. La reciproca interferenza fra mito e pensiero logico nella cultura greca si attua principalmente nell'ambito della filosofia e della tragedia e, per l'isteria anche nello spazio medico. In effetti, la mitologia orienta verso precise direzioni la speculazione dei filosofi, come la filosofia incide nell'elaborazione dei racconti mitici e di specifici modelli psicopatologici. Allo stesso modo, se attraverso la tragedia vive e conserva la vitalità il mito greco, la razionalità del genere tragico trasforma e attualizza i miti antichi perché il mito esprime una drammatizzazione interna alla mente stessa. Questo avviene anche per la medicina, e soprattutto per la psicopatologia; modelli mitologici delle malattie mentali si ripresentano sotto una nuova veste nel pensiero fisiologico: la teologia del mito è la base della teologia della natura. Trascendente e immanente esprimono un'identica ideologia tesa ad un riduzionismo estremo. Questo è vero soprattutto per i modelli di taluni disturbi psichici che non identificano specifiche malattie, ma che l'ideologia fisiologica inquadrò come veri processi morbosi su base biochimica. Così avvenne precipuamente per l'isteria, secondo un complesso meccanismo che, nel corso dell'opera, cercheremo di identificare e chiarire. A questo scopo risulterebbe sterile un approccio puramente filologico all'argomento, allo stesso modo che una indagine rigidamente scientifica e medica; considerate le caratteristiche della cultura medica e della scienza della medicina, specie nell'antichità, dà qualche frutto far reagire i dati apparentemente eterogenei forniti dai testi di medicina antichi e moderni con le fonti che tramandano il sapere tradizionale e con i temi e i racconti del mito, oltre che con i modelli filosofici.

Segnalate le fonti puntuali e più significative, la bibliografia tende a fornire anche indicazioni generali, linee di interpretazione ed orientamento in relazione ai dati della clinica. Il risultato raggiunto, trattando o commentando i testi di medicina antica e moderna in stretta connessione con le tradizioni del mito e gli indirizzi del pensiero scientifico, può apparire piuttosto corrivo alla suggestione. Tuttavia, si potrà scorgere una sostanziale verità o collimazione fra i dati utilizzati nella dimostrazione che l'isteria, come è sempre stata storicamente descritta e interpretata, altro non esprime che un dilemma, un enigma risolto con un approccio non tanto scientifico quanto metaforico, che affonda le sue radici nella complessità delle relazioni fra il maschio e la femmina. L'isteria, come si trova delimitata nel pensiero medico, è segno di un equivoco, una sorta di travisamento mistificante del medico che trova il supporto nel principio ideologico maschile. L'uomo ha chiamato isteria non tanto una realtà morbosa, tassonomica, e oggettivamente spiegata in base alla scienza induttiva, quanto uno specifico meccanismo etiologico, concepito in base ad una prospettiva erronea circa le cause della sofferenza femminile. Egli ha dato il nome di isteria ad un complesso e cangiante quadro clinico, che riteneva determinato da un preciso meccanismo patogenetico sostenuto da un'etiologia a carattere psicosessuale. L'isteria verrebbe a coincidere con una scena drammatica che preesiste all'interno della mente del maschio e che viene elicitata e ri-scoperta dalla semeiologia cosiddetta isterica. L'uomo, equivocando, in base a propri sentimenti negativi ha bollato e deteriorato la femminilità e ha elaborato un'antropologia femminile che è fondata sull'anatomia dei genitali della donna; egli si è comportato verso la donna adottando interpretazioni alimentate da meccanismi paranoicali, proiettivi. Sin dal momento della separazione dal grembo della Madre l'uomo si è posto davanti alla donna con odio e con paura, pronto a colpire il demone di un mondo immaginario che ha le sue fonti nella mitologia, così come agisce il personaggio di un romanzo, « Sonata a Kreutzer », di un grande e moderno seguace di Apollo, Tolstoi.

La donna isterica apparve all'uomo come il segno di una resistenza ad accettare l'ordine apollineo, il sintomo come un dramma dell'interiore conflitto fra difensivo rifiuto all'orgasmo e sofferenza biologica dell'utero affamato e desideroso di soddisfare l'eros biologico. Apparve conveniente alla civiltà patrilineare tacitare tutto quello che il sintomo in verità diceva e localizzare l'isteria soltanto come un segno della sofferenza per una sessualità inappagata. Il maschio assume il compito di educare la donna verso la strada che conduceva alla sanità indicando norme fisiologiche, psicosessuali e sociali. L'ordine maschile delimitava la donna secondo un'ideologia che indicava nel sintomo isterico una reale sofferenza per un negato amore per il pene: la verità, la conoscenza, si raggiunge con un metodo apollineo, cioè con un cammino a ritroso, che dal sintomo conduce al simbolo dell'utero sofferente perché privo di orgasmo sessuale.

1.
La caduta del matriarcato e la nascita dell'isteria

Gli uomini dei primordi la chiamarono Madre degli dei

Apuleio

Sul piano ideale, delle rappresentazioni mitico-religiose e delle espressioni simboliche, la storia dell'umanità è preceduta da un indeterminato periodo durante il quale i principi maschile e femminile vissero fusi. Il mito racconta una condizione umana particolare determinata da una confusività bisessuale che oscurava le specifiche differenze anatomiche[1]. Esisteva una precipua confusione fra maschile e femminile, per cui si manifestava una sessualità promiscua e incestuosa, così che attivo e passivo coesistevano, come nell'androgino di Platone, determinando organismi dinamicamente a carattere ermafroditico[2].

La sessualità, polimorfa, senza inibizioni, perciò perversa, si estrinsecava favorendo in via costituzionale un agglomerato umano primitivo dove imperava un diffuso eterismo, in mancanza di un principio patrilineare che servisse da punto di riferimento. L'impossibilità, specie per la donna, di portare l'attenzione sul padre, favoriva un potente legame con la madre. Il vincolo materno dominava la sessualità femminile impedendo che essa si spostasse, cognitivamente, sull'uomo. Entrambi i sessi erano succubi della potentissima madre che con meccanismi mistificatori, bloccava il riconoscimento delle differenze sessuali e quindi la nascita della figura del padre; non era chiaramente identificata né la sfera della femminilità né quella della virilità. Un globale e unico rapporto ambivalente di odio e amore verso la madre dominava l'agglomerato primitivo. La figura del padre e la funzione del genitore, così basilare per lo sviluppo della stessa femminilità, mancava o svolgeva un ruolo oscurato perché posto in ombra dalla madre.

Il mito contempla la sconfitta di questa società matricentrica e l'instaurarsi di conseguenti difese ideologiche per domare quelle donne che non si adattano alla società patrilineare. Nacque una questione femminile che si fondava proprio sulla presenza di quelle donne, cosiddette « isteriche », che non riuscirono o non vollero accettare il nuovo ruolo nella famiglia monogamica, quel gruppo femminile che Melampo[3], il primo medico e psichiatra della storia, giudicò affette da « furore melanconico a genesi uterina » e curò con una drastica terapia fisica.

L'uomo nei primordi conduce una vita parassitaria e simbiotica, si alimenta con i frutti spontanei della terra; la sua sopravvivenza è legata al calore, al latte e alla difesa da parte della madre. La terra arida e la madre assente rappresentano non solo una grave privazione, ma anche il disfacimento e la morte. Il rapporto con la terra fertile, che dona i suoi frutti, vince il terrore dell'annichilimento di un uomo che, per tutto il corso della vita, rimane sempre un piccolo e dipendente figlio. L'arcaico culto delle divinità femminili, di una madre sovrana e potente, presuppone quindi una reale e ideale dipendenza del figlio dalla sfera femminile. Il lungo cammino dell'uomo si snoderà dall'originario legame simbiotico con la madre alla libertà e autonomia di essere attore della storia, dal culto della Grande Madre al reverenziale timore per il Padre.

L'unità originaria bisessuale si frantumò nel tempo storico, quando l'uomo conquistò la natura, perfezionò la tecnica, accumulò ricchezza e sentì il bisogno di trasmettere il patrimonio accumulato formando l'agglomerato urbano suddiviso in classi. Il fascino e il conseguente potere femminile sono preistorici, quelli maschili sono storici e fondati sulla legge e sul matrimonio; la forza del diritto nato da una specifica etica costituì una nuova civiltà[4].

Allora, la donna dovette abbandonare il legame con la madre, per trasferire il suo amore sul padre, accettando così però un ruolo subordinato e passivo, delimitato da compiti fondati sull'anatomia e la fisiologia dell'apparato genitale, che la configurava sul piano del simbolo come un uomo castrato[5]. L'utero in questa nuova fase della civiltà, secondo la morale di Apollo, è omologato alla terra incolta e selvaggia, non addomesticata dall'uomo; la prima felice dimora è localizzata come un luogo simbolo di morte, come una terra arida, vitalizzata e resa fertile soltanto dall'opera intelligente del maschio. L'uomo, per sottrarsi al dominio fascinoso e psicopatogeno della Madre, dovette delimitare la funzione della donna, sul piano del diritto positivo, come madre e sposa. Sminuito il valore dell'utero sul piano della creatività e valorizzato solo il compito nutritivo della donna attribuito al seno, l'uomo senza avvertire colpa poté uscire dal cerchio magico della Grande Madre. Il passaggio dalla ginecocrazia alla società patrilineare non dovette essere pacifico, se il mito prevede un lungo periodo storico di lotta dura e cruenta, sfociato nel matricidio, nel delitto attuato contro la stessa fonte della vita[6].

Per un tempo illimitato, oscuro e senza storia, l'uomo però aveva scongiurato l'annichilimento tramite il legame esclusivo e simbiotico con la madre, realizzando un organismo fisiologicamente globale e omeostatico come l'archetipo dell'androgino[7]. Nei primordi dello sviluppo filogenetico l'unico oggetto su cui confluiscono tutti gli interessi, i bisogni sia fisici sia psichici e le emozioni sia negative sia positive è la madre: in questa relazione primaria gli oggetti esterni sono avvertiti come pericolosi. Per debolezza del figlio la madre si appropriò del pene, creando illusoriamente un'unità psichica megalomanica. Il desiderio femminile di possedere un pene si era così realizzato sul piano del simbolo eliminando o dominando l'invidia del pene. In questa condizione di onnipotenza la donna, per identificazione con la madre, non poteva manifestare sintomi isterici, che comparvero allorché il maschio si appropriò del pene. L'unità bisessuale originaria bloccava, nella madre, l'angosciosa presa di coscienza di non possedere un pene e di riflesso l'avvertirsi come organismo deficitario perché castrato. La fusione dei principi maschile e femminile impediva ogni valorizzazione dell'uomo parassitato come paredro della Grande Madre fallica. Il legame bisessuale, in un mondo primitivo, omeostatico e difensivo, impediva peraltro la scissione e quindi l'emergere di potenziali tendenze sia figlicide sia matricide. La Madre Fallica, consapevole della mistificazione, aveva convinto il figlio che la gravidanza avveniva tramite il vento che spazzava la pianura della Tessaglia, poiché avvertiva la separazione quale inizio di un cammino che avrebbe portato alla perdita del suo immenso potere. Una struttura anatomica femminile artificiale e illusoria realizzava la coesistenza del vuoto e del pieno, del passivo e dell'attivo, della vagina e del pene. La reale dipendenza di natura biologica del figlio della madre avvalorava decisamente il ruolo femminile. La madre che crea con l'utero, allatta col seno, protegge col corpo che dona calore è un oggetto insostituibile per il bambino perché esso possa sentire sentimenti ostili, invece che una profonda gratitudine.

Seppur antropologicamente prigioniero di meccanismi compensativi materni, il mito dice quanta ammirazione e devota adorazione gonfiava il cuore del figlio maschio per la regalità e la possanza della Madre[8]. L'universalità della figura della Grande Madre riflette invero una condizione di dipendenza oggettiva dell'uomo sia dalla madre sia dalla terra, in quanto uniche fonti di sopravvivenza. La madre terra lega a sé una umanità primordiale nella quale, a livello biologico e ideale, non esiste la figura del padre. L'unica relazione possibile che intercorre fra i due principi, rudimentalmente vissuti dal maschio, è alimentata dalla riconoscenza e dall'amore per il corpo della madre, oppure dalla rabbia e dall'odio per un seno che non dona nutrimento. La vita mentale del figlio contiene due immagini in opposizione fra di loro: seno turgido-terra fertile, seno vuoto-terra sterile. Il bene e la vita, come il male e la morte, sono rappresentazioni che trovano la loro genesi nel rapporto specifico con la figura materna; da questa dinamica che si svolge nell'anima inconscia del figlio traggono origine i simboli di una Grande Madre buona e di una Grande Madre cattiva, *mater saeva cupidinum.* Come la terra senza frutti è inutile, così la madre senza latte è sentita cattiva, mentre la terra che fruttifica è buona e così la madre che nutre. La dipendenza dalla terra e dalla madre e la deprivazione paterna condizionarono un'esistenza legata al corpo mistico della Madre e al culto della Grande Madre comune. La religione della Madre si colloca in un periodo storico determinato e in un quadro economico identificato; la Grande Cibele, come vuole il mito frigio, regna sulle fiere dei monti e delle selve; fuori della metafora, protegge il figlio dai pericoli di una natura ostile[9]. Il figlio era biologicamente unito alla madre e la sua stessa crescita dipendeva dalla possibilità di poter predare il corpo della genitrice; in tale agglomerato primordiale non esiste la famiglia, non il padre, vige una globale promiscuità sessuale e tutti i figli sono anche fra di loro fratelli. La vita di questa comunità primitiva si svolge ritmicamente con i cicli biologici e naturali: gravidanza, parto, allattamento, mestruo, che sembrano coincidere con ciclicità naturali, come i ritmi lunari, stagionali, della fertilità della terra. Il menarca, il mestruo, il parto segnalano che nel grembo della madre avvengono misteriosi fenomeni. La rappresentazione della divinità femminile dal grande grembo, dai numerosi seni e con una grande vagina delimita questi eventi[10].

L'intrinseca autonomia dei fenomeni della natura come degli eventi fisiologici femminili sostiene il mito di Selene-Ecate, della Potnia che genera senza bisogno del pene, che si autofeconda con la schiuma della vagina. La relazione incestuosa con la madre non giunge alla coscienza, giacché si svolge nell'ambito di un rapporto delimitato da una cattiva individualizzazione a causa della bisessualità che domina la vita psichica. Il maschio non ha alcuna coscienza del ruolo del pene e dello sperma nella nascita di una nuova vita, in quanto confuso e stupito da una fisiologia femminile che appare svolgersi in maniera del tutto autonoma: il figlio altro non deve alla madre che « ubbidienza assoluta, dedizione e castità »[11]. Il figlio non ha rapporto di amore che con la madre; ogni tentativo di liberazione è condannato, secondo il mito, col sacrificio della castrazione, della follia e della morte[12].

Nell'agglomerato matricentrico l'unione mistica del figlio con la madre mantiene una condizione regressiva: oggetti buoni sono la luna, la notte, la mano sinistra; ignoti i compiti del sole, del giorno, del pensiero. La terra madre ha partorito l'uomo, lo ha nutrito e lo protegge e ciò è documentato dalla capacità della natura di nutrire il nascituro, come la donna col seno, producendo spontaneamente alimenti per la vita dell'uomo[13]. Soltanto la scoperta di mezzi tecnici che resero l'uomo sostanzialmente autonomo rispetto alla natura misero in moto anche un processo che portò alla consapevolezza di sé, alla scoperta della paternità per identificazione virile, all'affermazione della famiglia monogamica e alla conseguente nascita di valori morali connessi con la proprietà privata e con l'ordinamento statale. L'etica del padre trova vita da un lungo processo di autoconsapevolezza che ha le sue radici nella appropriazione del pene; per impedire questa frattura la dea frigia Cibele riceveva dai tempi più antichi un culto organizzato in riti che ponevano il figlio, potenzialmente ribelle, nella condizione di non nuocere[14]. Il mito testimonia come da queste complesse condizioni originassero due simboli femminili: Hera, la divinità femminile del matrimonio che cura, protegge, nutre e rappresenta la fecondità[15] e Artemide, la divinità vergine, sterile e selvaggia che indica la donna ribelle e clitoridea. Segno di una ostilità primordiale contro il maschio, Artemide teme la violenza maschile, ha paura sul piano fisico del rapporto sessuale e rifiuta i pericoli della gravidanza e del parto[16]. Cibele è il versante del mito di Artemide per quanto si riferisce alla maternità, che accetta in quanto trae da essa il potere su di un figlio castrato e servile e sul quale agisce quale forza malefica nel caso dimostrasse segni di rivolta[17]. Cibele incarna il mito della Grande Madre cattiva che impera sul figlio indicato come Cureto, Dattilo, Cabiro, Gallo, figlio debole e castrato. Nega ogni valore allo sperma, al punto che la tradizione prospetta gravidanze per partenogenesi femminile proprio per le figure divine che entrano nel suo complesso mitico[18].

Secondo una versione del mito, dopo un infinito tempo di sottomissione e di amori incestuosi, il privilegiato figlio, amante, ministro della Grande Madre, Attis, ripudia il legame simbiotico con Cibele[19]. Rompendo il vincolo che lo legava alla Madre, aveva preso coscienza della sua virilità e, nell'oscurità dell'anima, si andava formando la figura del padre[20]. Attis aveva provato amore e attrazione per una fanciulla, una Ninfa, l'archetipo mitologico di una vagina libera da costrizioni, che anela all'unione col maschio al di sopra delle regole volute dalla Madre Cibele[21]. Il legame di Attis per una donna « volgare » scatenò nella Madre un profondo sentimento di rabbia, un bisogno di vendetta e la necessità di controllare la rivolta con mezzi drastici. Con fluidi misteriosi sconvolse la mente del figlio sino a determinare una condizione psicotica; pieno di terrore per l'atteggiamento della madre, disperato per un profondo sentimento di colpa per quanto aveva osato, Attis perse ogni vigore e in preda ad una follia acuta si evirò, gettando sul grembo della madre il pene sanguinante e cadendo morto[22]. La ribellione, la prima nella storia dell'umanità primitiva, era miseramente fallita; follia, colpa, disperazione e castrazione erano la pena per chi cercava di liberarsi dalla simbiosi con Cibele. Il mito racconta che dopo questa fallita rivolta Cibele si circondò di figli che, dopo l'unione sessuale incestuosa, dovevano autoevirarsi[23]. Il mito razionalizza il rituale orgiastico, quando racconta della spontanea autoevirazione del paredro, che sacrifica il pene alla Madre come pegno di donazione e di sottomissione al potere femminile. Allo stesso modo, seppur con comportamenti diversi, Artemide rivendica la sua libertà totale, specie sessuale, con costumi selvaggi, con l'arco e la freccia, con la verginità, simbolo qui del rifiuto del matrimonio e della sessualità monogamica; lontana dal mondo della civiltà e della società, si nega al ruolo di sposa e di madre, che avrebbe comportato il riconoscimento dell'esistenza dei due principi, quello maschile e quello femminile[24].

L'attacco paranoide, distruttivo e vendicativo di Cibele e la follia melanconiforme con castrazione di Attis minarono le basi per l'esistenza del legame simbiotico fra la madre e il figlio; il mito narra come una profonda ambivalenza reggesse un rapporto che si era incrinato in modo irreparabile[25].

La figura di Artemide, in questa prospettiva, per la sua triplice forma di Cibele, Selene, Ecate, svela l'intima natura religiosa del potere femminile: ha l'attributo di Grande Madre degli Dei e presiede alle fondamentali attività arcaiche pre-agricole; divinità della caccia, dea che regola il divenire della natura, potenza mistica che presiede ai riti magici che hanno attinenza con la morte. Artemide genera, conserva e rigenera attraverso la morte al di sopra delle singole individualità: dea primordiale perché conserva attributi bisessuali è specificamente androgina. Narcisista perché biologicamente autonoma è una divinità malefica e psicopatogena, ambigua e ambivalente, che tutto controlla per impedire la rottura dell'unità così che si scinda la bisessualità con forme specifiche e distinte[26]. Misteriosa come la terra, vergine che sfugge ogni contatto con l'elemento maschile, segnala, negandosi, il suo potere e la sua autonomia; sovrana nel regno animale e cacciatrice nelle selve dei monti, Artemide fugge la vita associata delle città, rimane vergine e casta, seguita da un corpo di vergini, che tiene gelosamente lontane dal maschio[27]. Gelosa del potere, non accetta separazioni, che sente come eventi che minano il suo prestigio. Quando la sua compagna Callisto è amata da Zeus e da lui ingravidata[28], Artemide, irata, per punizione la uccide e la trasforma in orsa, in base al simbolo del rapporto vergine-orsa riproposto dai riti celebrati annualmente in suo onore[29].

Il mito racconta due tentativi di rivolta contro il dominio assoluto delle divinità femminili: quello di Attis, che cerca di scindere l'organismo androginico, e quello di Callisto che si identifica col ruolo eterosessuale come voluto dal maschio. I rivoltosi sconfitti, interpretando il mito, regredirono sino alla pura animalità, alla materia informe, alla follia perché non più protetti dalla dominatrice delle forze selvagge della vita cosmica[30]. La divinità femminile nella duplice versione di Cibele-Artemide è il simbolo del potere della Madre maligno e psicopatogeno; il figlio che osa emanciparsi paga con la malinconia, la follia acuta, l'epilessia, l'evirazione scatenate da Cibele. Il figlio abbandona ogni progetto di distacco sopraffatto dai bisogni basilari di sicurezza vitale, di nutrimento e di una stabilità psichica regressiva. Soffoca la spinta verso la libertà e l'autonomia e resta irrigidito da profondi e giustificati timori di annichilimento totale. La crudeltà di Cibele aveva rivelato uno dei volti della Grande Madre, quello terribile e onnipotente dove il possesso del figlio nasceva dal bisogno narcisistico di dominare il maschio castrandolo.

Il legame ambivalente fra Cibele e Attis identifica la Grande Madre quale portatrice sia di vita sia di morte e indica come la sua potenza suscitasse terrore[31]. Il figlicidio di Cibele, attuato verso il maschio e verso la femmina, dimostra l'innata fragilità del potere femminile perché fondato sulla seduzione e sulla castrazione del maschio e sul blocco della pulsione eterosessuale della figlia. Nella mente del figlio questa figura materna prese il posto delle immagini buone legate alle funzioni nutritive e vitali;la Grande Madre distruttiva e impulsiva si scisse per sempre dal mito di Hera la fecondatrice, per assumere forme mitologiche demoniache, deteriori, disumane come documentano le figure delle Erinni, delle Meduse, delle Chimere.

La donna, se aveva un così pressante bisogno del genitale maschile, non svolgeva da sola le funzioni generative. La vagina era molle, l'utero cavo e il meccanismo penetrativo era tipico del pene. L'organo genitale femminile e maschile erano complementari e di pari dignità sul piano dell'anatomia e della fisiologia: la vita si reggeva su due principi, maschile e femminile, e l'androgino indicava un organismo regressivo che impediva un vero sviluppo psichico. L'anatomia documenta quindi, oltre l'invidia di Cibele[32], la differente natura dei compiti del maschio e della femmina, attivi i primi, passivi i secondi, e dimostra la creatività del pene. L'unione del figlio con la Ninfa condusse alla scoperta della figura del padre come artefice di una nuova vita. L'uomo iniziò la strada verso l'autonomia distaccandosi dalla sessualità orgiastica primitiva e avviandosi verso un selettivo rapporto monogamico. L'utero della madre venne a configurare un organo cavo potenzialmente dannoso e distruttivo, per il sangue mestruale tossico malefico, come lo sguardo di odio e invidia della Medusa che impietrisce e uccide[33].

Il mito spiegò in tal modo il carattere castrante della vagina, identificò nel sangue mestruale una sostanza tossica e l'incesto venne avvertito come una vera e propria maledizione; soltanto nostalgie morbose di un figlio degenere, per un padre poco significativo, potevano spingere all'arcaica unione con la madre, come sarà realizzata da Edipo, per questo maledetto dall'*ethos* maschile[34]. La biologia del femminile venne dal maschio deteriorata e perse il suo fascino ancestrale, mentre la mistica unità fra figlio e madre si scisse per sempre. Nacque di conseguenza un'ideologia che il mito ha codificato: il figlio che vive in simbiosi con la Madre, come avviene per i Coribanti, segnala un comportamento regredito, folle, selvaggio, antistorico. Il genitale femminile che non contempla la fisiologia maternale, gravidica, è rappresentato dalle Erinni, dalle Chimere, dalle Meduse, simboli negativi e castranti e bersaglio preferito dalla forza dell'eroe. L'uomo, come dimostra il mito di Bellerofonte, prova un profondo disgusto per il genitale femminile, che si mostra alla consapevolezza maschile in tutta la sua nudità e mutilazione. Apollo metterà quindi in guardia dalla velenosità femminile vanificando eventuali sentimenti di colpa del figlio: il potere della madre è demonizzato. Il mito teogonico dice che Cibele, in questa fase storica, rabbiosa oltre ogni limite per le sconfitte, giaceva col Tartaro e dava alla luce il mostruoso Tifone omicida e folle; generando mostri, la Madre svelava una sua tremenda natura[35].

La rappresentazione mitica della primitiva Madre buona si conservò sia in certe raffigurazioni sia nella nostalgia per un originario tempo felice in cui l'uomo, legato al grembo materno, alla terra fertile, compagno degli dei, viveva in armonia con la Grande Madre, che generosa dispensava i suoi doni. Spaventato dalla collera di Cibele, l'uomo per scaramanzia e per bloccare eventuali miasmi tossici indirizzati alla vendetta, eresse templi in suo onore. Dopo questa demonizzazione nacquero la paura e l'idea che da lei provenissero le peggiori malattie mentali. Artemide-Ecate divenne così anche la Madre della Salute, perché, se pregata da un figlio commosso e pentito, per meccanismi apotropaici donava pace, serenità, equilibrio psichico: i folli Coribanti, instupiditi dalla musica frenetica dei cimbali inneggiavano pur sempre alla divinità che si riteneva avesse dato origine alla vita cosmica. L'uomo pregando nei templi della Grande Madre, si purificava il cuore con le implorazioni alla divinità ambivalente che, proteggendo ora il figlio, sembrava si scolpasse dell'antico figlicidio. L'uomo in pace con Cibele e con l'animo mondo torna come un figlio benedetto: cullato dal canto della madre, riposa beato[36]. Si deduce dal mito che Cibele si chinava premurosa sulle richieste del figlio sofferente; era la consolatrice dei sofferenti, dei deboli, dei miseri e, nella versione artemidea, la divinità che consolava la donna dai mali del matrimonio, della gravidanza e del parto. Simbolicamente l'utero materno divenne un porto senza dolore, una zona neutrale rispetto alle angosce vitali, per il figlio vinto; la preghiera alla Madre degli Dei divenne un culto specifico per uomini che avevano perso la fiducia nella ragione e temevano di non riuscire a controllare una realtà complessa e pericolosa, ritualità che esprimeva la perdita del livello di virilità raggiunto[37].

Solo un'immagine divina poteva aiutare a risolvere in via definitiva il conflitto del figlio con la madre, quale baluardo contro un possibile ritorno al legame regressivo, convalidando la rivolta del figlio che assurgeva a valore etico e giustificava sia il distacco sia il matricidio. Soltanto un'etica patrilineare, opposta in tutto a quella matricentrica, poteva appoggiare il figlio nell'azione intrapresa, eliminando la colpa verso la madre genitrice, proprio perché essa indicava nella partenogenesi maschile l'unica fonte della creatività biologica; negando il ruolo creativo della donna, il matricidio era un'azione contro una materia inerte e non un grave delitto contro chi aveva dato la vita; così viene assolto Oreste perseguitato dalle Erinni[38]. Un definitivo attacco contro la Cibele cattiva poteva risultare efficace e attuato impunemente con la guida e sotto la protezione di un principio ideale solare. Nella religione di Zeus la terra è un luogo sterile che tuttavia il sole, la pioggia e il fuoco possono fecondare e rendere così fertile. Allo stesso modo per la religione del Padre è la mano dell'uomo, guidata dal *logos,* che ingentilisce l'anima femminile; sono il pene e lo sperma che creano una nuova vita. L'utero è un mero contenitore: come acqua e sole fertilizzano la terra, così lo sperma, il seme del padre, deposita nell'utero una vita minuscola ma di già preformata.

All'arcaico principio femminile si oppone ora, con lo stesso orgoglio, quello maschile; da questo provengono il pensiero e la civiltà, una nuova etica e la famiglia, la proprietà privata e lo stato. Zeus, tramite il figlio Apollo, consegna all'uomo la medicina, la musica, la filosofia, la poesia, la matematica. Apollo, avallato dal Padre, fonda una nuova morale che sostituisce l'arcaico diritto naturale matrilineare; la donna, spodestata dei suoi diritti regali, religiosi e magici è confinata nel ruolo limitato di sposa e di madre, sotto la guida dell'uomo[39]. Apollo è la figura del mito che esprime sul piano della legge la definitiva rottura del legame con la società della Madre, avalla la rivolta del figlio e giustifica il deterioramento dell'apparato genitale femminile. Le Erinni, il simbolo che codificava l'arcaico potere, ora disperate urlano dal fondo delle caverne il loro dolore per la sconfitta del principio femminile, contro gli attacchi blasfemi di Apollo, che diffonde il verbo sulla inutilità del seno, sulla tossicità dell'utero e sulla totale creatività del pene e dello sperma. L'utero, il grembo della madre e la vagina rappresentano un mero vuoto, aride come una terra non arata dall'uomo; l'enzima che attiva la vita è lo sperma, composto da una sostanza simile a quella che forma il sole, vera e propria schiuma divina[40]. Lo sperma contiene preformata una nuova creatura; l'utero accoglie il seme che idiopaticamente matura, cresce e forma un nuovo essere. Lo sperma infatti ha la sua origine chimica nel cervello e scende sino al pene per il midollo: nel mito Atena nasce difatti dalla testa di Zeus[41]. L'eroe, sorretto da una autoconsiderazione narcisistica e da uno smisurato orgoglio virile, alza la spada che vendica Attis uccidendo le Chimere, le Amazzoni, le Meduse, le Erinni, i simboli di un diritto materno che ora è considerato sorpassato perché nefasto. L'eroe non ha pietà e come narra il mito, compie sotto l'egida del nuovo diritto la punitiva spedizione contro il regno delle Amazzoni, articolata dalla aristocrazia degli Argonauti. Il mito conferma questo stato di violenta lotta e di conquista. La verginità, che rimandava ad una vita ai margini della società e della civiltà, ai luoghi selvaggi e senza storia, diventa ora un codice e un dispositivo in funzione del matrimonio o comunque sempre in relazione al valore del maschio. L'aggressione sessuale violenta indica un principio punitivo che lascia intravedere, al contrario, il sotteso desiderio dell'eroe di favorire una soluzione sessuale come prescritta dal matrimonio[42].

L'eroe ritiene che la tristezza della donna per la perdita di un potere a lungo detenuto possa essere tacitata dal ruolo di sposa e rimpiazzata dalla gioia di un figlio. Tuttavia il paradigma partenogenetico maschile, se inibiva sentimenti di colpa verso la madre, di riflesso umiliava la donna perché relegata, in questa prospettiva, a compiti voluti dalla fisiologia dell'apparato genitale. Una nuova morale dettava una legge ferrea che trovava la sua giustificazione nella convinzione che tutti i beni della terra nascevano dal lavoro del figlio; lo stesso grembo femminile era adatto a contenere il seme maschile. Unico premio alla donna sono l'orgasmo sessuale e la gravidanza; il male peggiore che possa toccare alla donna è la sterilità, il rimanere nubile e oltre ogni limite, la verginità. Apollo si rivolge all'eroe e consegna la medicina per le donne ribelli: uomini vigorosi e intelligenti che diffondono il verbo apollineo come appreso dal Centauro Chirone, il medico e mitico maestro che educa dalla sua sede montana alla nuova civiltà[43]. Gli Argonauti, fiore dell'aristocrazia, distruggono con una spedizione avventurosa il regno delle vergini Amazzoni, con un'audacia che è l'emblema dell'orgoglio fallico: Teseo[44] annienta le Amazzoni alle porte di Atene nel loro disperato tentativo di rivincita; Perseo distrugge il simbolo della Madre cattiva, la Medusa[45]; Eracle[46] strappa la cintura a Ippolita, regina delle Amazzoni; Medea, epiclesi mitica della maga seduttrice, in una versione del mito, aiuta gli Argonauti a conquistare il Vello d'Oro, mentre Giasone trionfa sull'orgoglio femminile, piegando la regina della Colchide ai suoi voleri[47]. La duplicità dell'animo femminile è messo in luce dalla tragedia attica: la *Medea* di Euripide è paradigmatica e singolare, giacché si lascia sedurre ma dimostra il suo animo intimamente selvaggio uccidendo i figli per vendetta contro il marito.

Nasce la nuova medicina, quella che Apollo dona al figlio Asclepio, che si diffonde quale tecnica oracolare giacché prognostica e cura in base al sogno profetico inviato al medico dal padre divino[48]. Al contrario, il fratello malvagio di Asclepio, Askis, viene presentato come un essere degenerato perché al servizio di Cibele. Il Pitone, il simbolo del Fallo, per millenni prigioniero nelle mani della Madre nel tempio di Delfi, è conquistato da Apollo, che se ne appropria e lo ripresenta come simbolo della nuova medicina. Ora il nuovo simbolo della donna ideale è Atena, nata dal cervello di Zeus, solidale col principio patrilineare che stringe una solida alleanza col fratello Apollo sull'onfalo di Delfi, simbolo del legame buono, ombelicale, con la Madre Terra. Delfi non è più il tempio di Gaia e delle divinità ctonie, misteriose perché sotterranee, ma il luogo sacro al solare Apollo; le nefande nostalgie per il grembo della Madre sono esorcizzate col mito drammatico di Edipo, l'eroe uccisore della Chimera, che tradisce il verbo di Apollo e si lascia sedurre dal fascino morboso della madre; uccide il padre per una metafora poetica; il motivo reale che spinge Edipo è ridare il potere alle divinità femminili e poter governare quale principe consorte; la condanna di Giocasta e di Edipo rafforza lo sdegno per il simbolico rapporto sessuale incestuoso, indice di un comportamento turpe e alieno rispetto al nuovo codice civile, che nasconde una nostalgia per il passato. Dalla mitologia sappiamo che certi gruppi etnici, legati al diritto materno, guidati da vergini eroine, inutilmente si opposero al dominio dell'eroe e all'ordine civile, che comportava il matrimonio monogamico: Pentesilea, Ippolita, Artemisia cercheranno invano di restaurare l'arcaico stato delle Madri.

Compromessi diplomatici con le Madri sono documentati dal mito: Zeus ingravida Semele, varietà positiva della figura di Cibele, una divinità lunare, si appropria del feto e lo tiene nella coscia sino alla nascita; uscito alla luce, Dioniso, detto il liberatore dalle angosce, diventa il dio che consola la donna addolcendola col culto del fallo e con modalità terapeutiche abreative e catartiche: danza, vino, canti, orgasmo sessuale[49]. L'eroe segnala la donna ideale: la Menade che si inarca alla vista del pene del Satiro, Elettra che difende Oreste, Ifigenia che si sacrifica per il padre; i Coribanti, al contrario, sono indicati come residui di un oscuro passato, folli, castrati e degradati da riti in onore della sanguinaria Cibele[50]. Il destino della donna è segnato da riti programmatici che si svolgono alla pubertà: ancora vergine con riti iniziatici viene introdotta nella sfera della sessualità matura, che dilata il mondo femminile in spazi delimitati dalle nuove leggi[51]. La distruzione cruenta operata dall'uomo del potere femminile fu la prima vera rivoluzione della storia dell'umanità. L'abbattimento dell'arcaico mondo selvaggio permise la nascita dello stato, di una società divisa in classi, della proprietà privata, del diritto positivo, della scienza e della famiglia monogamica. A tutti questi nuovi valori, per motivi costituzionali e per un biologico attaccamento al passato, sembrò che la donna rimanesse estranea se non ostile; parve utile e necessario educare l'anima femminile al fine di portarla ad assimilare, entro certi limiti, i nuovi valori. Il nuovo ordine sociale, che nasce sulle rovine del matriarcato impone perciò alla donna rigide norme di comportamento che notevolmente la limitano. La donna che rifiuta le leggi del padre, che cerca con la verginità di ostacolare il pacifico cammino della famiglia, si ritiene rimpianga la società selvaggia e artemidea: è un'immagine contraria a quella che la storia dell'uomo indica[52].

La medicina di Apollo giunge in aiuto al nuovo ordine maschile, propagando l'idea che la donna vergine perché ostile al maschio giunge inevitabilmente alla malattia mentale. La donna che rifiuta il maschio, il matrimonio, la gravidanza, ovvero che è sterile o rimane nubile, si ammala di turbe singolari causate da un utero gonfio per umori e sangue stagnanti, che soltanto l'orgasmo potevano far evacuare. In queste donne l'utero, che sostanzialmente agogna al coito, si ribella e incattivito vagabonda nel corpo e giunge sino alla mente, determinando appunto quello che Melampo chiamò propriamente *furor uterinus.* I vistosi sintomi dell'isteria segnalano dunque una donna che si identifica con Cibele, con Artemide, con Medea, con Clitemnestra, dunque erinnica. La follia uterina ha una sua profilassi nel coito e la sua cura definitiva nel matrimonio e nella gravidanza; amazzonismo, verginità e isteria rappresentano eventi fra di loro strettamente correlati.

In quest'ottica, l'umanità femminile è classificata in una parte fedele alle nuove norme e in una ostile. La prima comprende le donne fertili, prolifiche, spose e madri, la seconda le vergini, le sterili,le nubili e le vedove. La condizione di queste ultime comporta anche una fisiologia e una biochimica patologiche specie a carico dell'apparato genitale. La vergine soprattutto, come Artemide, rappresenta una donna egoista perché rifiuta per paura i compiti femminili creativi: la gravidanza e il parto. Artemide, ancora non del tutto soggiogata, protegge dalla violenza maschile la vergine Britomarti, l'invisibile Afea, resa intoccabile dalla dea all'uomo[53]. Dal bianco tempio eretto sulla collina a picco sul mare dell'isola di Egina, Artemide protegge la donna dal malessere psichico e fisico che deriva dall'unione matrimoniale. Le nostalgie per il matriarcato sono derise e messe alla berlina: Aristofane nella commedia « Ecclesiazuse » deride infatti quelle donne esagitate che vorrebbero la rinascita del primitivo e disorganizzato mondo comunistico primitivo[54].

Sembra passato il tempo dell'uguaglianza indiscriminata supportata unicamente dalla fedeltà alla Madre: l'etica del Padre comporta la discriminazione fra fratelli; le figlie buone sono quelle ubbidienti, spose prolifiche e madri fedeli[55]. La religione del padre si fonda sull'esaltazione della famiglia e dello stato, strutture alle quali la donna deve sinceramente aderire: la donna in questo nuovo contesto, come afferma Esiodo, è utile al pari della casa e del bue[56]. L'opinione pubblica, la concezione comune della donna artemidea, quindi isterica nel fondo dell'anima, coincidono perfettamente con la segnalazione comica di Aristofane come fatta nella « Lisistrata »: sono inutili tutti i tentativi della donna, giacché lo stesso sciopero sessuale si risolverebbe in un danno del corpo e della psiche femminili. La donna, come dirà poco dopo Aristotele, in un nuovo contesto civile non ha altro ruolo che quello di sposa, giacché in sé e per sé, scriverà il filosofo, è da identificare come un uomo sterile, mutilato[57].

La spada e l'aratro avevano determinato una crisi irreversibile nell'anima stessa della donna: l'identificazione con la Grande Madre non era possibile e cozzava contro troppi e pesanti codici normativi, primo fra tutti quello psicosessuale[58]. L'orgoglio virile aveva deprezzato di tanto la fisiologia femminile da ritenere lo sperma l'enzima della vita e il mestruo una sostanza del tutto tossica. Il maschio nel caso si trovasse in una condizione psicotica elicitata dalla vendetta delle dee femminili, poteva contare sulla terapia di Apollo che non falliva mai[59].

Le arcaiche divinità, che svolgevano una attività terapeutica per mezzo di un legame magico con la Madre Terra, a Delfi, a Tricca, a Titane, a Trofonio e a Colofone sono bandite e cacciate dai reduci della conquista del Vello d'Oro:la cura dei disturbi femminili spetta di diritto divino ai figli di Apollo, a Melampo e ad Asclepio. Il mito eloquentemente è la memoria di questo tempo dissacratorio dei diritti della Madre. La ambivalenza del figlio verso la madre che nutre si è reattivamente trasformata in disprezzo[60]. Attis, la figura negativa dell'eroe, rappresenta il momento dell'iniziale rottura, la fase di transizione verso il distacco definitivo dalla Madre[61]. L'organismo unitario primitivo che inglobava il figlio è scisso non tanto dalla rabbia del dio quanto dall'attività dell'eroe: l'oggetto primario è spodestato del suo potere[62]. Il legame biologico con la madre è sentito come pericoloso e regressogeno[63]; Apollo è il simbolo mentale di una nuova vita psichica che si avvia verso la liberazione dalla simbiosi con la Madre[64]. Vedremo come il pensiero filosofico e scientifico riprese questi complessi eventi come riportati dal mito, elaborandoli secondo definiti modelli psicologici e biologici, riproponendo in tal modo con una nuova veste problematiche che erano nate e affondavano le radici non tanto in un realtà clinica, quanto in un conflitto decisivo fra il principio femminile e quello maschile.

La vittoria dell'eroe, la nascita di una società divisa in classi e la subordinazione della donna a norme spesso sentite come estranee o deterioranti, aprirono una questione femminile. Essa si presentava complessa, difficile da affrontare, per certi aspetti sociali anche drammatica perché sostenuta proprio da quelle donne che presentavano serie difficoltà ad accettare i nuovi doveri, spogli di sostanziosi diritti. L'eroe in un primo tempo si illuse di poter acquietare la rivolta isterica con i riti dionisiaci, convinto che un orgasmo sessuale permesso dal dio bisessuale potesse essere bene accetto all'anima femminile, in realtà dolente per ben altri motivi. L'ideologia, primitivamente riparativa dell'eroe, rispondeva invero ad una tattica diplomatica dilatoria, tesa a tranquillizzare le donne infuriate per i rivolgimenti che avevano provocato una ferita narcisistica difficile da rimarginare con metodi catartici. Non bastava l'estasi di un breve attimo per far dimenticare i torti subiti dall'eroe e la fine del regno delle dee madri. La rabbia della donna per il figlio ingrato che distrusse la gloria della Grande Madre non sembrava un sentimento facile da tacitare con un orgasmo ottenuto unendosi al Satiro[65]. Al diritto materno, dice il mito, fondato sulla naturalità e su codici egualitari, subentrò il diritto maschile basato su norme discriminatorie: al *ius naturale* si sovrappose quello elaborato dal *nous* maschile. Le divinità della fertilità tellurica aggregavano gli individui di una società primitiva in base a rapporti che avevano le loro radici nell'humus comunitario. Il padre, uno sconosciuto seminatore, non incideva in alcun modo su questa struttura umana; le leggi nate dalla *natura verum* impedivano la nascita di un *ius civile.* Il ciclo maternale e quello paternale si susseguono uno all'altro per una frattura violenta accaduta in un definito tempo storico. La nascita dell'isteria si colloca non tanto nello spazio medico e scientifico quanto in quello che vede la crisi di un agglomerato primitivo per l'imporsi della famiglia monogamica. Il modello biologico dell'isteria localizza nei residui tossici dell'utero la causa dei disturbi che, al contrario, hanno la loro genesi in una specifica condizione psico-emotiva su base relazionale. La donna isterica configurò la femmina ribelle che inibisce e reprime la naturale tendenza all'uomo, vera vocazione dell'anima femminile. Come documenta il mito di Bellerofonte, l'eroe che rappresenta la sacralità del matrimonio, egli si impone sull'eterismo delle Amazzoni, svelando come anche in queste donne esista un fondo genuino incline all'uomo, che per rabbia viene represso; la donna isterica inibisce la spinta genuina verso il maschio per rabbia e paura: i sintomi indicano che la biologia femminile si ribella a uno stato del tutto innaturale. L'Amazzone vinta dall'eroe greco, stanca di una lotta senza speranza, ritorna alla propria intima natura femminile e si concede all'uomo che la conduce alla fecondità redentrice del suo feroce animo guerriero. La lotta dell'eroe ha come obiettivo l'educazione biologica della donna secondo schemi che localizzano ruoli femminili subalterni: quelli di sposa e di madre nati sull'altare dell'orgasmo e della fecondità.

Note

[1] Sul concetto di matriarcato, sulla sua consistenza storica e culturale, nonché sui limiti precisi con cui può essere impiegato nell'analisi dei materiali mitologici, la letteratura è ampia sia etnologica sia antropologica sia storico-religiosa. Lo schema evoluzionistico proposto da J.J. Bachofen (*Das Mutterrecht,* Stoccarda, 1861) è stato da tempo corretto, così come è criticata la sua costruzione storica (cfr. per la questione e l'esame dei problemi U. Wesel, *Il mito del matriarcato. La donna nelle società primitive,* trad. it., Milano, 1985, ed. originale: *Der Mythos vom Matriarchat,* Frankfurt am Main, 1980). Resta il fatto che da un lato un *corpus* di tradizioni mitologiche, dall'altro precise istituzioni patriarcali nel mondo greco alimentano un'antropologia, elaborata e teorizzata in sede scientifica (vistosamente da Aristotele), secondo cui il ruolo della donna, che si identifica in quello sessuale, non si svolge in pacifica armonia fra natura e cultura; l'idea del matriarcato copre un campo di esperienze idealmente anteriore a tale conflitto. Cfr. U. Pestalozza, *Nuovi saggi di religione mediterranea,* Firenze, 1964, pp. 175-85.

Sulla bisessualità originaria e i problemi connessi con la scissione si consulti, per i risvolti psicodinamici: Sandor Rado, *A Examination of Notion of Bisexuality,* « Psychosomatic Medicine », 1940, 2, 459.

[2] Sulla bisessualità degli esseri primordiali cfr. in chiave di analisi morfologica M. Eliade, *Trattato di storia delle religioni,* trad. it., Torino, 1954 pp. 436 ss.; M. Delcourt, *Hermaphrodite,* Paris, 1958, pp. 52 ss. per la documentazione.

[3] Per la figura di Melampo cfr. W. Kroll, s.v. *Melampus,* in R.E. P.W. 1931, XV 1, cl. 399; inoltre P. Scarpi, *Melampus e i « miracoli » di Dionysos,* in *Perennitas. Studi in onore di A. Brelich,* Roma, 1980, pp. 431-44.

[4] J. Mitchell, *Psicoanalisi e femminismo,* Torino, 1976, pp. 423-43.

[5] Cfr. G. Zilboorg, *Il maschile e il femminile: alcuni aspetti biologici e culturali,* trad. it. in J.B. Miller (a cura di), *Le donne e la psicoanalisi,* Torino, 1974, p. 113 (ed. originale: *Masculine and Femine: Some Biological and Cultural Aspects,* in « Psychiatry » 7, 1944, pp. 257-96).

[6] Cfr. M. Delcourt, *Oreste et Alcméon. Étude sur la projection légendaire du matricide en Grèce,* Paris, 1959.

[7] Sull'androginia mitica e divina: M. Eliade, *Mefistofele e l'Androgine,* trad. it., Roma, 1971, pp. 98-101 in particolare, e *passim* (ed. originale: *Méphistophélès et l'Androgyne,* Paris, 1962).

Una versione del mito narra che all'inizio esisteva soltanto la Grande Dea Eurinome e non vi erano né dei né sacerdoti, ma soltanto sacerdotesse. La donna dominava un uomo sgomento e pauroso, tremebondo per il potere fascinoso della madre; la successione era matrilineare giacché si riteneva che la donna rimanesse incinta per le capacità fecondatrici del vento. Ofione, il Serpente, simbolo del fallo era tenuto ben stretto da Eurinome che celebrava i suoi riti con epifanie lunari, orgogliosa di rappresentare l'unità androginica.

[8] Cfr. Arnob. *Adv. nat.* V, 6. Per l'isteria vista quale manifestazione di protesta in una donna che si avverte quale organismo castrato, vedi: Sandor Rado, *The Fear of the Castration in the Women,* « The Psycho-analityc Quarterly », 1933, 2, 425.

[9] Sul *pattern* della Terra-Madre cfr. il classico: E.O. James, *The Cults of the Mother-Goddess,* London, 1959. Riprende le speculazioni di Bachofen, R. Briffault (*The Mothers. A Study of the origin of sentiments and institutions,* London, 1927). Il motivo è studiato in prospettiva di psicologia analitica da C.G. Jung (*Die psycologische Aspekte des Mutterarchetypus,* in « Eranos Jb » 1938, 6, pp. 403-43, rist. in *Von den Wurzeln des Bewusstseins,* Zürich, 1954, pp. 88-135); E. Newmann sviluppa l'impostazione di Jung (*The Great Mother. An Analysis of the Archetype,* trad. ing. Princeton, N.J., 1963^2 trad. it. *L'archetipo della madre,* Torino, 1981).

[10] Cfr. Th. Hadzisteliou-Price, *Kourotrophos. Cults and Representations of the Greek Nursing Deities,* Leiden, 1978.

[11] Apul. *Met.* XI, 6.

Cibele è la Signora delle Belve, è circondata da uomini bambini, servitori, chiamati demoni o dattili, appendici della Grande Signora. Cibele teneva in mano un serpente sacro che simboleggiava le forze oscure, temute dal dominio femminile, cioè, in concreto la forza maschile dominata da quella femminile: Cfr. G. de Sanctis, *Storia dei Greci,* I, p. 132.

[12] A. Dietrich, *Mutter Erde,* Leipzig-Berlin, 1931, p. 60.

Un'analisi in chiave psicoanalitica del mito della Grande Madre Cibele è data da M. Meslin, *Agdistis ou l'androginie malséante,* in *Hommages à M.J. Vermaseren,* II, Leiden, 1978, pp. 765-76; ripreso: *Agdistis ou l'éducation sentimentale,* in « Bull. Ass. Budé » 1979, 4, pp. 378-88. C.G. Jung, *Il sacrificio di Attis,* in *Opere complete,* vol. V, pp. 384-428.

[13] Plat. *Men.* 237e; *Resp.* 414c-e; 416a-417b; 450a-451a; *Legg.* 740a; *Polit.* 269b-271b; *Soph.* 247c; Cfr. *Legg.* 782b-c.

[14] Sulla figura di Cibele e sul mito di Cibele ed Attis cfr. H. Hepding, *Attis, seine Mythen und seine Kult,* Giessen, 1903; H. Graillot, *Le culte de Cybèle Mère des Dieux à Rome et dans l'Empire romain,* Paris, 1912; M.J. Vermaseren, The *Legend of Attis in Greek and Roman Art,* Leiden, 1966; *Cibele and Attis,* London, 1977; S. Fasce, *Attis e il culto metroaco a Roma,* Genova, 1978.

[15] Cfr. M.P. Nilsson, *Geschichte der griechischen Religion,* I, München, 1967^3, pp. 429-31; K. Kerenyi, *Zeus und Hera. Urbild des Vaters, des Gatten und der Frau,* Leiden, 1972, pp. 104-5.

[16] Cfr. S. Pingiatoglou, *Eileithyia,* Würzburg, 1981; D. Gourevitch, *Le mal d'être femme. La femme et la médicine dans la Rome antique,* Paris, 1984, p. 187. Inoltre, chiaro nella sinteticità I. Chirassi, *La religione greca,* Bari, 1983, p. 118.

[17] Arnob. *Adv. nat.* V, 5-7; Paus., Geographica, VII, 17, 9-13.

[18] È il caso di Nana (Arnob. *Adv. nat.* V, 13: *Nana filium concepit ex pomo*); ne è segno la epiclesi di Cibele, Agdistis (Arnob. *Adv. nat.* V, 6), l'androgino castrato che dal rapporto con Attis recupera la parte maschile.

[19] Nell'esposizione di Arnobio (*Adv. nat.* V, 7) Mida, re di Pessinunte, prende l'iniziativa di *alienare... tam infami puerum coniunctione,* cioè di allontanare Attis dalla Madre.

[20] In Arnob. *Adv. nat.* V, 7 Mida offre la figlia in sposa ad Attis; la madre interviene, determinando la follia del figlio, poiché sa che questi non potrà vivere da sposato fra gli uomini (*adulescentuli fatum sciens interque homines illum tamdiu futurum salvum quamdiu esset solutus a matrimonii foedere*).

[21] Ovid. *Fasti,* IV, 229.

[22] Catull. *Carmina,* 63,1-38; Ovid. *Fasti,* IV, 237-42; Arnob. *Adv. nat.* V, 7.

[23] Cfr. Lucr. *De rer. nat.*, II, 614. Cfr. nella vasta bibliografia M.J. Vermaseren, *The Legend of Attis in Greek and Roman Art,* cit., p. 31.

[24] K. Hoenn, *Artemis, Gestaltwandel einer Gottin,* Zürich, 1946.

[25] Sulla capacità di Cibele di infondere la *mania* cfr. I.M. Linforth, *The Corybantic Rites in Plato,* University of California, « Publications in Class. Philology » 1946, 13, pp. 121-62; E.R.

Dodds, *I Greci e l'irrazionale,* trad. it. Firenze, 1959, pp. 104-12 (ed. originale: *The Greek and the Irrational,* Berkeley-Los Angeles, 1951); G. Sfameni Gasparro, *Soteriologia e aspetti mistici nel culto di Cibele e Attis,* Palermo, 1979, pp. 34-35. Cfr. M.R. Lefkowitz, *Heroines and Hysterics,* London, 1981, pp. 12-25.

[26] J.P. Vernant, *Mito e pensiero presso i Greci,* trad. it., Torino, 1978, p. 154, 367-368 (ed. originale: *Mythe et pensée chez les Grecs. Étude de psycologie historique,* Paris, 1965).

[27] Cfr. E. Pellizer, *Favole d'identità. Favole di paura. Storie di caccia e altri racconti della Grecia antica,* Roma, 1982.

[28] Ps. Apollod., *Bibl.* III, 8,2.

[29] Cfr. A. Brelich, *Paides e Parthenoi,* Roma, 1969, pp. 229-438; W. Sale, *The Temple Legends of the Arkteia,* in « Rhein. Mus. » 1975, 118, pp. 265-84; C. Calame, *Les choeurs de jeunes filles en Grèce archaïque,* I, Roma, 1977, pp. 186-90.

[30] Cfr. su questo aspetto del mito della metamorfosi: P. Brunel, *Le mythe de la Métamorphose,* Paris, 1974, *passim.*

[31] Senso di timore e venerazione, paura e mistero, che l'interpretazione irrazionalistica ha bene messo in evidenza, a partire dal classico R. Otto, *Das Heilige,* Breslau, 1917.

[32] Il complesso mitologico narrato da Arnobio (*Adv. nat.* V, 5-7) chiarisce nell'articolazione degli eventi e nella sovrapposizione delle figure di Agdistis con Cibele il binomio amore-odio centrato sull'invidia del pene (Agdistis trova, una volta castrato, il suo complemento maschile in Attis, che gelosamente ama).

[33] Cfr. J.P. Vernant, *Mito e pensiero presso i Greci,* cit., p. 352.

[34] Cfr. F. Manieri, *Edipo: un sogno. La matrice d'una ipotesi strutturale della Personalità,* in *Edipo. Il teatro greco e la cultura europea,* « Atti Convegno Internazionale » (Urbino, 15-19 novembre 1982), Roma, 1986, p. 181.

[35] Hes. *Theog.* 820-822.

[36] Plat. *Leg.,* 790d-e; cfr. *Ion,,* 536c.

[37] Cfr. l'analisi di D.M. Cosi (*Casta Mater Idaea. Giuliano l'Apostata e l'etica della sessualità,* Venezia, 1986).

[38] Cfr. F. Zeitlin, *The Dinamics of Misogyny: Myth and Mythmaking in the Oresteia,* in « Arethusa » 1978, 11, pp. 164-73.

[39] Cfr. i saggi contenuti in C. Calame (a cura di), *L'amore in Grecia,* Bari, 1983. Teorizzazione della debolezza femminile e definizione del ruolo della donna vengono esaminati con chiarezza e profondità da U. Mattioli, *Astheneia e Andreia. Aspetti della femminilità nella letteratura classica, biblica e cristiana antica,* Roma, 1983.

[40] Hes. *Theog.* 188-93.

L'uomo per l'unità con la Grande Madre è parte della Terra, soltanto un seme che, inconsapevolmente, feconda: è cioè un oscuro, come narra il mito, spruzzo di sperma. Si riconosce, in un secondo tempo, come pene e poi come padre cioè come individuo che ha un potere perché possiede un organo genitale erettile che attivamente feconda. La grande madre allora viene localizzata come divinità tossica, malvagia, castrante e psicopatogena: Ecate scatena la follia acuta, mentre i guaritori sono ora i figli di Zeus: Apollo, Dioniso, Asclepio. L'uomo giunge così alla esatta individuazione di se stesso e abbandona i legami col mito, cioè taglia con violenza i rapporti con l'indistinto e un mondo superindividuale dove dominava una potente e oscura femminilità castrante.

[41] Cfr. Hes. *Theog.* 924; cfr. Aesch. *Eum.* 736: « Non ho madre che mi abbia generata ».

[42] Cfr. E. Pellizer, *Favole d'identità. Favole di paura,* cit., pp. 36-37.

[43] P. Dubois, *Centaurs and Amazons. Women and the Pre-History of the Great Chain of Being,* Ann. Arbor. 1982. Resta fondamentale per la mitologia dei Centauri: G. Dumézil, *Le Problème des Centaures. Étude de mythologie comparée indoeuropéenne,* Paris, 1929; Cfr. J.P. Gilruth, *Chiron and his Pupils Asclepius,* Ann. Med. Hist. 1939, 1, 158.

[44] A. Green, *Thésée et Oedipe. Une interprétation psychanalytique de la Théséide,* in AA.VV., *Psychanalyse et culture grecque,* cit., pp. 117-20.

[45] Cfr. in generale: J.M. Woodward, *Perseus,* Cambridge, 1937.

[46] Cfr. S. Woodford, *Exemplum Virtutis: A Study of Heracles in Athens in the Second Half of the Fifth Century B.C.,* Columbia Univ., 1966; G.K. Galinsky, *The Herakles Theme. The Adaptations of the Hero in Literature from Homer to the Twentieth Century,* Oxford, 1972.

Sul mito delle Amazzoni: D.J. Sobol, *The Amazons of Greek Mythology,* South Brunswick-

New York, 1972; P. Samuel, *Amazones, guerrières et gaillardes,* Grenoble, 1975.

[47] Per la vicenda di Giasone e Medea cfr. gli *Argonautika* di Apollonio Rodio come sintesi della tradizione letteraria.

[48] Il testo di riferimento: E.J. L. Edelstein, *Asclepius. A Collection and Interpretation of the Testimonies,* Baltimore, 1945.

[49] Cfr. M. Detienne, *Dionysos mis à mort,* Paris, 1977.

[50] Cfr. per il rapporto dei Coribanti con la Grande Madre: Ovid. *Fasti,* IV, 209-14; Lucian. *Deor. dial.* 12; Strabo, *Geographica,* X, 3, 12. Le fonti sono riportate in J. Poerner, *De Curetis et Corybantibus,* Halis Saxonum, 1913; G. Sfameni Gasparro, *Soteriologia e aspetti mistici nel culto di Cibele e Attis,* cit., p. 41, n. 37.

[51] Cfr. sull'argomento: C. Calame, *Les choeurs de jeunes filles,* cit., *passim.* Interessanti osservazioni in P. Scarpi, *Letture sulla religione classica. L'inno omerico a Demeter,* Firenze, 1979 (cfr. indice degli argomenti).

[52] Cfr. D. Anzieu, *Oedipe avant le complexe ou de l'interprétation psychanalytique des mythes,* in Aa.Vv., *Psychanalyse et culture grecque,* cit., pp. 21-22 (già in « Les temps Modernes » 1966, 245, pp. 675-715).

[53] Callim. *Hymm. Dian.,* 189-200.

[54] Per queste tematiche sono da tenere presenti: S.B. Pomeroy, *Donne in Atene e Roma,* trad. it., Torino, 1978^2; E. Cantarella, *L'ambiguo malanno. Condizione e immagine della donna nell'antichità greca e romana,* Roma, 1985^2.

[55] Ciò può segnalare, fra le varie valenze mitico-religiose, il complesso mitico delle Danaidi, colpevoli di uxoricidio e di disobbedienza verso il padre. Ifigenia, forma secondaria di Artemide, è la figlia ideale perché ubbidisce al padre.

[56] Hes. *Op.* 405; Cfr. B. Arthur, *Early Greece. The Origins of the Western attitude toward Women,* in « Arethusa » 1973, 6, pp. 7-19; G. Arrighetti, *Il misoginismo di Esiodo,* in AA.VV., *Misoginia e maschilismo in Grecia e in Roma,* Genova, 1981, pp. 27-48.

[57] Arist. *De gen. an.* I 20, 728a.

[58] U. Pestalozza, *L'aratro e la donna nel mondo religioso mediterraneo,* in *Religione mediterranea,* Milano, 1951.

[59] Cfr. in generale: J. Defradas, *Les thèmes de la propagande delphique,* Paris, 1954; M. Delcourt, *L'oracle de Delphes,* Paris, 1955; J. Fontenrose, *The Delphic Oracle,* Berkeley-Los Angeles-London, 1967.

[60] C.G. Jung, *Il problema dell'inconscio nella psicologia moderna,* Torino, 1968, pp. 129-151.

[61] S. Holderman, *Le sacerdotesse: requisiti, funzioni, poteri,* in AA.VV., *Le donne in Grecia,* a cura di G. Arrigoni, Bari, 1986, pp. 311-13.

[62] O. Fenichel, *Trattato di psicoanalisi delle psicosi e delle neurosi,* Roma, 1951, p. 104.

[63] E. Horney, *Psicologia femminile,* Roma, 1967, pp. 133-134.

[64] P.E. Slater, *The Glory of Hera,* Boston, 1971, pp. 137-44.

[65] P. Vidal-Naquet, *Il cacciatore nero. Forme di pensiero e forme di articolazione sociale nel mondo greco antico,* trad. it., Roma, 1988, pp. 193-213 (ed. originale: *Le chasseur noir. Formes de pensée et formes de société dans le monde grec,* Paris, 1981).

2.
L'eroe e la cura dell'isteria

Apollo è il sole che guarisce

Macrobio

La società patrilineare, espressione della vittoria sull'imperialismo amazzonico, si articolò in complesse strutture economiche e politiche con proprie giustificazioni ideologiche e precise normative. La civiltà dell'eroe è genealogica perché si basa sulla tradizione e sulla religione del padre. Essa costituisce la *polis,* associazione di individui diversificati per classi, ruoli e in base al sesso. Da questo discende la necessità di definire i compiti della donna: a delimitarne le funzioni, l'anatomia e la fisiologia fornirono ragioni che apparivano valide e giustificate dalla stessa medicina. La vittoria dell'ideologia maschile comporta nei confronti della donna un atteggiamento duro e aggressivo, che nasce dal deprezzamento della fisiologia femminile; quello che era apparso grande e maestoso divenne deteriore e demoniaco. L'apparato genitale della donna venne indicato come struttura anatomica potenzialmente tossica di un organismo degenere e inferiore; perciò Achille è deriso quando prova colpa e pietà per il corpo di Pentesilea da lui stesso uccisa[1]. Il potere maschile, per oculate considerazioni tattiche, non aveva distrutto i templi delle divinità femminili, affinché le antiche dee potessero svolgere un ruolo di mediazione facilitando l'inserimento pacifico della donna nella nuova società. La divinità femminile nella versione positiva si identifica con i templi di Artemide dedicati alla fisiologia e alla sessualità femminili, dove la donna si reca per impetrare la grazia di un marito, di un figlio o la guarigione da disturbi isterici[2]. Come le Erinni, anche le divinità femminili scendono a patti e si convertono all'ideologia maschile svolgendo opera di persuasione presso frange femminili ribelli. Artemide, vergine per scelta, si china ora sulla donna che soffre per la gravidanza e il parto[3]. Zeus, che avallò la paura del parto di Artemide, colloca questa divinità quale difesa contro le sofferenze che provengono alla donna dal legame matrimoniale, per scongiurare i gravi rischi della gravidanza e del parto. La donna restava vergine, nella prospettiva di Artemide, non tanto per ostilità verso il maschio, quanto per paura dei rischi del parto. L'impostazione della nuova Artemide cambia l'immagine della donna clitoridea, imponendo e avvalorando il combattuto desiderio di maternità. Sembrò conveniente all'uomo far sapere che Artemide, vinta la paura, avrebbe accettato un figlio; ciò spiega perché l'uomo prospettò l'isteria come rabbia di un utero sterile perché non fecondato dallo sperma. Il sintomo isterico nascondeva una sessualità volutamente coartata e inappagata. In base a questa convinzione il senato di Mileto aveva disposto che le donne vergini e isteriche fossero esposte nude sulla piazza del mercato; appariva educativo che i cittadini intuissero cosa nascondeva la sintomatologia isterica: una sessualità inappagata. Le divinità vergini più agguerrite, le Erinni, malvagie proprio in relazione con la totale coartazione dell'eros, vera e propria coscienza « matriarcale », si piegano all'appello di Apollo e di Atena e così collaborano con la nuova civiltà come Eumenidi[4]. Questi accordi di vertice con la gerarchia femminile non certo bastavano a tacitare il dolore dell'anima femminile; a tutela della donna nascevano divinità maschili benevole, disposte ad adescare il cuore femminile ostile alla famiglia monogamica. L'eros femminile, ribelle ai confini legali, avrebbe trovato uno spazio permissivo stabilito dall'uomo: la donna isterica poteva così sfogare i bisogni sessuali tramite una pantomimia orgiastica, ufficializzata dal nuovo regime; questo compito di assestamento e di controllo venne svolto da Dioniso e dal movimento menadico[5].

Nell'utero di Semele, la dea luna, Dioniso rimase sei mesi e trascorse gli altri tre nella coscia di Zeus[6]; nasce con questa divinità bisessuale e mistificatoria un movimento tollerato dal potere. Dioniso sostiene una corrente femminile tesa alla rassicurazione dell'anima sofferente della donna isterica tramite un'abreazione psichica, motoria e sessuale. Una morale permissiva, in apparente contrasto con quella apollinea, subdolamente cerca di incanalare la rabbia femminile su modalità inoffensive. La donna poteva scaricare le sue angosce col vino, la danza, l'orgia sessuale; il nato due volte, quindi ambivalente perché possessore di un'anima con tratti maschili e femminili, assurge a divinità consolatrice. La catarsi dionisiaca, tramite una estemporanea euforia, scarica la sofferenza femminile[7]. Il Satiro, il sacerdote di Dioniso, si presenta con la coppa del vino e il pene eretto invitando la donna alla danza, al canto e all'unione erotica. La donna isterica, potenzialmente amazzonica, si lascia sedurre e si abbandona, guidata per mano da Dioniso, ad un comportamento ordinariamente condannato dalla nuova morale: mimando l'arco di cerchio isterico, suggestionata dal Satiro, ottiene il vantaggio di ripulire l'anima dalla sofferenza. L'ideologia che concretizza il movimento menadico parte dal presupposto dell'anima selvaggia della donna isterica, nemica della famiglia e della maternità; i riti di Dioniso, dimostrando il beneficio della vita erotica, eliminavano le resistenze femminili al nuovo ordine: il piacere sessuale piegherà la donna all'etica maschile. La forma in cui si manifestava la rivolta femminile contro la fallocrazia giustificava i presupposti della religione dionisiaca e ne convalidava gli obiettivi: l'isteria appariva una psicosi furente conclamata in donne con istinti sessuali conculcati; i deliri erotici di queste donne maniache documentavano le caratteristiche del conflitto psichico. A Argo, città fondata da Danao le cui figlie, secondo il mito, avevano ucciso i mariti nella prima notte di nozze[8], i riti di Dioniso avevano trovato scarsa accoglienza e addirittura resistenze particolarmente nell'ambiente femminile aristocratico e presso le figlie del re Preto. Le donne avevano intuito il compito diversivo del culto del Fallo e la finalità intrinseca all'orgia: addolcire con un breve piacere le giuste proteste femminili[9].

Bellerofonte, un altro eroe mediatore presso frange amazzoniche, uccisore di Chimere e di Amazzoni[10], si reca a Argo per riordinare i culti di Dioniso; di animo impulsivo, tenta di violentare la moglie del re Preto. Pur intimamente offeso, il re ordina tuttavia che i culti dionisiaci diventino ufficiali e obbligatori per le donne puberi e vergini. La statua del dio sarebbe stata esposta in processione e le vergini avrebbero portato i simboli di grossi falli in onore del dio che si diceva sollevasse le ansie femminili con feste orgiastiche[11].

Le donne di Argo puberi e vergini non sottostarono al precetto reale e, guidate dalle figlie del re, Lisippa, Ifianoe e Ifianasse, non solo non parteciparono ai riti, ma si ribellarono apertamente ad una religione che scalzava il potere femminile alle sue basi psicologiche e emotive. In segno di protesta fuggirono sui monti dell'Argolide, dove vissero al modo di Artemide[12]; dormivano in caverne, vagavano nude, si cibavano di erbe e frutti, evitavano i luoghi abitati, facevano comunione col mondo animale[13]. Il comportamento delle vergini infuriate dimostrava il contrasto fra una decisione emotiva rabbiosa, che determinava il rifiuto della vita sociale, della famiglia, della maternità e delle regole etiche, e il processo umorale a carico dell'utero, che segnalava la decisa anormalità sul piano della fisiologia dell'atteggiamento delle giovani di Argo. Dioniso si proponeva, in questa direzione, di scaricare preventivamente sia gli attacchi rabbiosi contro il nuovo ordine sia di allentare, tramite l'abreazione catartica, i possibili ingorghi di sostanze umorali.

Dioniso sostanzialmente si proponeva di portare la donna con metodi piuttosto inadeguati ad accettare quella morale che così rigidamente descriverà Aristotele: « In un insieme di persone c'è chi comanda e chi ubbidisce: come l'anima dirige il corpo, così nella famiglia, organizzazione fondata sull'unione fra maschio e femmina per creare un figlio, vale l'autorità del padre e dello sposo perché il maschio è adatto al comando e la sua autorità si erge su di una base naturale »[14]. A questa impostazione si adeguarono, come vedremo, le vergini di Argo: Ifianasse, guarita dalla mania uterina, sposò Melampo e fu sposa e madre felice[15]; questo avvenne anche per le altre figlie del re e per tutte le vergini di Argo rinsavite dopo la terapia voluta dal sacerdote di Dioniso[16].

Melampo esercitava la medicina, conosceva la psicofarmacologia ed era un'abile interprete del sogno: per questo era stato chiamato da Preto per sedare, con metodi adeguati, la rivolta femminile[17]. Egli infatti era già noto per la sua abilità nel guarire disturbi psicosessuali, come aveva dimostrato con l'impotenza di Ificlo[18]. Questi diventò impotente per avere visto il padre avvicinarsi minaccioso con un coltello: la terapia per Ificlo con sangue di toro, polvere di ferro e vino, quasi a volere rafforzare il vigore del potere fallico, ebbe successo immediato[19]. Le furenti vagavano sulle montagne fra Argo e Corinto; discinte o nude ballavano, gridavano, si masturbavano, ritenevano di « essere state trasformate in vacche »[20]. Sul loro esempio, anche donne sposate, dice il mito, avevano ucciso i figli e, abbandonate le case, si erano unite alla protesta[21]. Era palese come l'oscenità, l'autoerotismo, i deliri di trasformazione zooantropica avessero alla base una spinta sessuale conculcata. Volutamente inibita, la sessualità si esternava come sintomo, come *furor*, cioè *mania uteri*, indicando appunto uno specifico meccanismo etiologico. Il mancato sfogo sessuale in giovani vergini, per natura ardenti e focose, determinava uno scarico patogeno di quella energia biologica che era alla base dell'eros: le vergini apparivano in preda ad una condizione tossica per umori ristagnanti nell'apparato genitale; bisognava ripulire, spurgare gli umori velenosi in modo da purificare il corpo delle Pretidi con una adatta medicina[22].

Venne usato l'infuso di elleboro, pianta che Melampo aveva imparato a conoscere da Chirone il Centauro. Raggiunte le vergini affette da furore melanconico uterino, che sulle falde del monte Scicione onoravano la dea Ecate-Luna, aiutato da vigorosi giovani, Melampo le immobilizzò e le obbligò a bere l'infuso di elleboro, il famoso *veratrum*. Secondo il rituale di Dioniso, le vergini nel contempo venivano esortate a ballare e a cantare fino a che, sfinite dalla danza, si lasciarono cadere al suolo. Una versione del mito tramanda che allora i giovani gagliardi appagarono il bisogno sessuale delle Pretidi[23]. Le giovani completamente rinsavite e riconciliate con il maschio tornarono a Argo condiscendenti verso il culto del Fallo e verso il nuovo ordine[24]. Il mito della rivolta delle Pretidi e le caratteristiche della sintomatologia e infine il tipo di terapia, farmacologica e catartica, posero le basi per il modello utero-centrico dell'isteria, il primo a comparire nella storia della medicina e base per tutte le successive teorie. Il complesso mitologico delle Pretidi dimostrava come certi disturbi psichici, denominati mania uterina, avessero alla base la verginità e di conseguenza un bisogno sessuale inappagato; essi indicavano una correlazione fra sintomatologia, ingorgo umorale e caratteristiche formali del delirio. Confermava questa ipotesi il brillante risultato ottenuto con la terapia a base di infuso di elleboro, che con la nausea, il vomito e la diarrea aveva depurato il corpo da sostanze tossiche. La verginità era dunque il male peggiore della donna e l'orgasmo sessuale la terapia specifica e fisiologica dei disturbi isterici; il nucleo della sintomatologia era così localizzato in un utero intossicato da mancata soddisfazione erotica[25].

L'isteria si manifestava anche con altre sintomatologie, caratteristica fra tutte lo stupore psicogeno, meno clamoroso della mania uterina, ma anch'esso rimarchevole perché in tale stato la donna sembrava come morta o apparentemente svenuta: questa manifestazione era chiamata *suffocatio uteri*, perché si riteneva che tale organo comprimendo le vie aeree superiori determinasse la mancanza di respiro. I Budini, un popolo di derivazione achea e seguace di Dioniso[26], per questo disturbo avevano diffuso l'uso del *castoreus testis* nell'idea che pillole di testicolo di castoro avrebbero dimostrato un'azione stimolante[27]; sempre in questa casistica si somministrava infuso di erba artemisia, al quale si attribuivano poteri energizzanti[28]. Anche l'eroe Perseo aveva pensato alla cura della *suffocatio uteri*, quando raccolse in due recipienti il sangue che usciva dalle carotidi del capo mozzato della Medusa, e li donò all'amico Asclepio: il sangue proveniente dalla carotide di destra guariva dalla *suffocatio*, quello proveniente dalla carotide di sinistra, perché velenoso, dava la morte[29]. Tutti gli eroi guaritori ora si rivolgevano alla donna isterica con l'infuso di elleboro oltre che con proposte e indicazioni a carattere psicosessuale: così facevano Achille, Mopso, Aristeo e Bacide[30]. In un momento storico complesso Dioniso si presenta come la divinità che controlla il dolore morale degli umili e degli emarginati: servi, contadini, donne. Egli sopperisce a gravi mancanze oggettive con una breve euforia determinata dal vino o, come dice Euripide, « al dolore del giorno tramite un piacere che elimina la pena »[31]. Altri eroi, come Tiresia, Museo e Orfeo cercarono di addolcire il cuore di donne amazzoniche con la musica, ma senza concreti risultati[32]. Tutti questi dati confermano sempre di più all'eroe che l'isteria segnali una voluta coartazione erotica, un meccanismo di rifiuto del maschio attivo e cosciente in donne che, per diversi motivi, temono o comunque non vogliono assumere ruoli che il rapporto sessuale con il maschio comporterebbe[33].

L'estasi del dio bisessuale aprì al contrario un varco nel cuore femminile; la *purgatio animae* per vie liberatorie e sostanzialmente piacevoli appariva catarsi conversiva del tutto aderente all'anima femminile: scacciare emozioni negative in modo euforizzante. Si comporti la donna come vuole Dioniso, che con una legittima terapia avvia alla soluzione tensioni psichiche che altrimenti sfocerebbero in sintomi isterici! Il furore isterico pantomimato sotto lo sguardo compiacente del dio è mezzo di cura. Come ritiene Platone, « dolori psichici connessi con la colpa sono guariti dalla esaltazione guidata dal dio, che assicura così la guarigione per liberazione e purificazione con un invasamento che libera dal male »[34]. Chi segue Cibele non acquista la libertà, rimane chiuso nel cerchio fanatico di una madre castrante; il seguace di Dioniso ottiene col piacere la liberazione dalla sofferenza psichica[35]. Apollo non ha il carisma di Dioniso né un rapporto amichevole con la donna: ieratico, indica il percorso, accennandovi con parole da interpretare. Nel caso della donna ribelle, non cerca di sedarne le angosce ma fa ricorso alla legge del cuore di Perseo. Apollo, orgoglioso del Pitone, non scende a patti con la donna isterica, tale perché rifiuta la legge di Zeus. Dioniso è il dio consolatore della donna che non riesce a delinearsi esistenzialmente come vuole la morale di Apollo; esclusa dalla sfera di Delfi, l'epifania dionisiaca si compie sul corpo e si transuma sull'eros femminile, esaltando l'anima con l'euforia e la psiche con l'estasi. Dioniso così conduce piacevolmente la donna ritrosa al Fallo, prospettando suadente come piacevoli compiti, quelli di sposa e di madre, che si riveleranno poi spesso pericolosi o pesanti. Goda la donna del Satiro, converta in orgasmo la rabbia, si esalti per breve tempo con l'orgia! Apollo si ritira scandalizzato dal mondo di Dioniso, che giudica osceno e immorale; la donna si adatti alle nuove norme severe né speri di trovare piacere dove vige la legge del dovere: l'unico mezzo per l'equilibrio psichico è la conoscenza di se stessi. Le Menadi non mimano una follia risanatrice, ma si comportano come le Amazzoni e le Pretidi; non sbranarono forse Penteo che voleva limitare il loro comportamento asociale?[36]. Per Apollo il confine fra la follia entusiastica e simulata dal dio bisessuale e quella reale delle Pretidi è del tutto arbitrario; non è legittimo, anche a scopo educativo, giocare con la forza degli istinti, è pericoloso elicitarli anche a fine catartico e purificatorio; la donna può giungere a livelli di vita degni, solo seguendo i dettami del logos maschile.

Anche Apollo in concreto si serve della donna, la Pitia che invade con afflato divino[37]; il breve furore pitico invero serve per rivelare norme etiche, il furore divino porta alla luce la verità inconscia; l'invasamento della donna da parte delle due divinità conduce pertanto a manifestazioni del tutto opposte[38]: nella realtà del tempo le due divinità collaboravano allo stesso fine seppur con mezzi diversi. Apollo usa un metodo educativo, Dioniso un mezzo terapeutico perché catartico e suggestivo: Apollo si rivolge alla ragione, Dioniso all'istinto. L'obiettivo è sempre quello di giungere ad uno stato di equilibrio, diversamente determinato, in condizioni di emergenza e di crisi. La verità di Apollo e l'illusione di Dioniso cercano di controllare gruppi femminili disadattati e sofferenti. Dioniso è la divinità atta a risolvere con urgenza una fase critica e ancora instabile per il potere maschile e usa pertanto i mezzi di una religione liberatoria, Apollo è divinità superiore, espressione della pura creatività intellettuale dell'uomo che si situa a livelli irraggiungibili da parte della donna[39]. Apollo chiarisce la sua posizione patrilineare senza sfumature nelle « Eumenidi » di Eschilo; non è la madre che genera, ma il maschio che getta il seme; la madre semplicemente ospita e custodisce il germoglio[40]. Il processo generativo prima ritenuto esclusivo della madre ora si ritiene sia prerogativa dell'uomo; l'opposizione fra i principi maschile e femminile non si risolve in una sintesi paritetica, ma suggella la completa vittoria di quello maschile che subissa quello femminile, a cui nega ogni ruolo.

La donna, per le caratteristiche della sua anima selvaggia, in contatto con la sfera inconscia che affonda le radici nella natura cosmica, come si nota a Delfi, può recepire messaggi divini e trasmetterli quale semplice mezzo inconsapevole. Lo stato entusiastico pitico, come dirà Aristotele, « è più forte della ragione e coglie nel segno solo perché è un'arte che viene da Apollo e nasce così da una intuizione che è più sicura della stessa razionalità »[41]. Soltanto perché nella Pitia l'anima si scinde dal somatico nella fase estatica può giungere alla conoscenza; ma questo è prodotto dal dio maschile della conoscenza. La femminilità trasmette una conoscenza profonda, densa di significato, proprio perché è purificata dall'azione di Apollo; il messaggio conoscitivo giunge dal dio e viene semplicemente trasmesso, oralmente, dalla Pitia in uno stato di trance medianico procurato da Apollo.

L'incapacità a risolvere la questione femminile con i mezzi di Dioniso per la limitatezza del mondo subalterno femminile a capire il messaggio apollineo farà emergere una divinità che opera sul versante medico: verrà alla luce il figlio di Apollo, Asclepio, depositario, come affermerà Pindaro, del farmaco e della parola che guariscono. Nasce una divinità terapeutica buona e saggia, che conosce le malattie fisiche e quelle psichiche, che opera sul piano della clinica e del singolo caso, per una sintesi dell'anima di Dioniso e della mente di Apollo. Secondo il mito, Apollo ingravida una vergine della Tessaglia di nome Coronide[42]. Giovane amorale e lussuriosa, ella tradisce il dio con uomini mortali ed è perciò punita con la morte; tratto il feto dal grembo della madre uccisa, il figlio viene allevato dal padre e poi affidato all'educazione del Centauro Chirone[43]. In Asclepio emerge il valore medico del padre, che, pur simbolo severo della linea etica patrilineare, a volte commosso e pietoso, dalla fonte Castalia si era degnato della cura, con mezzi fisici e psichici, di donne isteriche[44]. La terapia dell'isteria, iniziata con Melampo con l'elleboro e continuata da Dioniso col metodo abreativo, viene ora affrontata con mezzi più adeguati da Asclepio.

Con questa divinità inizia la storia medica dell'isteria localizzata come vero e proprio disturbo psichico a genesi bio-umorale. Il mito trasmette al dio della medicina certe prospettive, lascia intravedere le radici psico-emozionali dell'isteria, conflittuali, ma tutto questo lentamente e volutamente viene oscurato da una prospettiva puramente medica; con Asclepio inizia e viene portata a termine un'ambigua operazione, equivoca anche sul piano psicopatologico: l'isteria è delimitata come malattia di competenza clinica del medico.

Asclepio è così il primo medico a indirizzo clinico della storia; usa tutti i mezzi a sua disposizione, psicologici, farmacologici e suggestivi per guarire l'isteria, anche, per la *suffocatio*, il sangue benefico della Medusa, ricevuto in dono da Perseo. Asclepio indica la trasformazione dell'orgoglioso eroe, violentatore di vergini, in oculato e razionale medico, come scrive Pindaro, che « guarisce le malattie »[45]. In Asclepio confluiscono il sapere di Melampo, di Dioniso e di Apollo creando così la possibilità concreta di un nuovo e originale orientamento, radice della futura nascita della scienza medica su basi naturalistiche. Asclepio interpreta il sogno divinatorio che chiarisce la diagnosi e indica l'esatta terapia: « medicine sciolte in miti bevande » e, specie, « adatte parole e incantesimi »[46]. Il metodo diagnostico terapeutico e oracolare adottato da Asclepio avalla decisamente il potere scientifico di Apollo; la donna affetta da isteria è ora convinta che i disturbi che l'affliggono possano essere affrontati con una terapia scientifica, che è efficace perché dedotta dai consigli del figlio del padre della medicina[47].

L'uomo tramite Asclepio si è acquistato la fiducia della donna isterica; non invita all'orgia né pretende una psicoagogia severa e restrittiva, ma si presenta come uomo ammantato di specifiche conoscenze atte a risolvere il caso clinico. L'epifania di Asclepio non appare così decisamente mistificatoria come la dionisiaca; agisce nello psichico profondo tramite l'interpretazione del sogno che porta alla luce vissuti inconsci, a cui si attribuiscono valore predittivo e conoscitivo. Asclepio, come scriverà Galeno, imposta una psicopatologia globalistica completamente staccata dalla superstizione e dal mito: « avvalora l'azione delle arie, dei cibi, delle stagioni, della pigrizia, dell'abuso di bevande, la stasi degli umori e la formazione di ventosità tossiche ». Asclepio pone le basi quindi dell'interpretazione biochimica delle malattie psichiche localizzando nei « movimenti anomali della pituita » un meccanismo psicopatogeno[48].

Nell'opera di Asclepio si nota il tentativo di regolarizzare la vita della donna e di dettare norme igieniche di comportamento; una vita attiva e laboriosa come esige ora la società della *polis* garantisce la sanità psichica, che non può dipendere da vistosi movimenti menadici e coribantici. L'emergenza è terminata e si assiste ad una fase di regolarizzazione normativa favorita dalla nascita della medicina clinica. L'elicitazione dell'istinto non favorisce la guarigione dell'isteria, visto che essa nasce proprio da « emozioni esagerate », quindi irrazionali. Asclepio propone che obiettivo del medico sia proprio « riordinare la mente, diminuire la tensione fisica e psichica anche con canti, musica, incantesimi e psicoterapia »[49]. Il mondo civile della *polis* ha trovato in Asclepio il medico che appronta con ragionevolezza e saggezza una struttura terapeutica accettabile, che incanala l'anima femminile verso la medicalizzazione del proprio malessere psichico.

Eliminando ogni metafora, la psichiatria oracolare parla a favore della scienza e della ragione e, pur facendo leva sul ruolo di fattori emozionali, spesso deduce che essi siano messi in moto da squilibri umorali. Il modello psicosomatico dell'isteria appare la radice di quello successivo, quello di tipo prettamente somato-psichico di Ippocrate. La ragione opera sul mito e riesce con oculatezza a garantirne la validità, pur criticandone sostanzialmente i contenuti: il mito agisce nel maschio che, apparentemente inconsapevole, ritiene sostanzialmente di agire, come dice Galeno, « con metodo empirico e razionale »[50]. Al tempo di Asclepio appariva alla mente dell'uomo come nei disturbi psichici e nell'isteria operassero meccanismi psicodinamici specifici sostenuti da emozioni particolari, quali, « ira, rabbia, tristezza, scoramento, insonnia ed eccessive preoccupazioni ». L'aspetto depressivo dell'isteria appariva quindi come il più evidente, che agiva al di sotto della fenomenologia conversiva o più dimostrativa. Infatti, per Asclepio, spesso alla base dei disturbi psichici si trova una condizione di tristezza vitale centrata su « astenia, debolezza nervosa e dimagramento »[51].

L'insegnamento positivo di Asclepio non è sempre recepito: il mito delle Pretidi continua a vivere nel cuore del maschio: Afrodite è la donna ideale sul piano sessuale, Artemide la stessa maledizione del genere umano come prospettato dal mito di Pandora[52]. Ancora in tempo storico la donna che aspira a ruoli mascolini si presenta come *hybris;* per demonizzare un tempo passato che non deve ritornare, le donne si vestivano da uomini e viceversa, appunto per mettere alla berlina e scotomizzare certi radicali atteggiamenti del mondo femminile[53]. Il mito elaborato dall'eroe della verginità psicopatogena continua ad agire sia nell'ambito sociale sia in quello medico; l'impostazione globalistica e ragionevole di Asclepio non riuscirà a imporsi mai del tutto e spesso sarà messa in ombra da orientamenti che avranno nel mito delle Pretidi la loro inconscia giustificazione ideologica. La cultura ellenica metterà sempre al centro dell'isteria la verginità e la rabbia verso l'uomo da parte di una donna nostalgica di un ideale matriarcato. Per l'uomo greco, sulle orme di Melampo, la vera femminilità si configura come totale passività sul piano sia biologico che psicoemozionale, in modo da ricevere in premio dal maschio l'agognato e igenico orgasmo sessuale.

La tradizione consegna alla medicina alcune versioni dell'isteria, che hanno le radici in precise condizioni emotive, come appunto il mito ampiamente documenta. Il modello di Melampo, su base tossica, conduce alla terapia farmacologica con sostanze evacuative. Nel mito di Dioniso si propone un metodo di cura che si fonda sulla convinzione dell'esistenza di un malessere femminile di fondo, controllabile con l'appagamento dell'eros e la condizione di un'euforia prodotta dall'alcool. C'è quindi il paradigma apollineo, che getta le fondamenta dell'indirizzo socratico: il sintomo nasce dalla sfera irrazionale e documenta la nefasta azione della mancanza di conoscenza interiore. Infine, il metodo clinico di Asclepio, globalistico e onnicomprensivo, avvalora il gioco dei conflitti emozionali e di una condizione depressiva di fondo. Gli inizi dell'isteria si inscrivono dunque in una dialettica di lotta fra principio maschile e quello femminile e ne sottolineano il carattere e il tipo di evoluzione; i modelli interpretativi coesistono e confluiscono con queste coordinate e ne traggono spunto e giustificazioni. La vittoria del principio maschile comportò l'identificazione nell'utero di un istinto indomabile, simile al dio Pan della natura, che è impossibile sia frenare sia educare: unico controllo risiede nel suo appagamento, che si allinea con la fisiologia attrattiva dell'*eros*, di modo che il movimento panico dell'utero si acquieta[54].

Dioniso promette la guarigione fra scene idilliche, dove la Menade danza estasiata fra profumi, miele e latte; la furia uterina di Melampo si acquieta con l'infuso di *veratrum*; Apollo osserva sprezzante perché non ritiene che la donna possa giungere alle altezze maturative del *logos*. Il corpo della donna apparve, nell'isteria, comunque, come la violenta teatralizzazione dell'*eros* nel suo versante biologico, umorale, quindi incattivito. Apparve chiaro che l'eros delineava due versanti: uno buono e uno cattivo, il primo perché soddisfatto, il secondo perché frustrato; i residui tossici patogeni nascevano nella seconda condizione in linea con una visione orfica dell'organismo umano.

Per Melampo, il maestro di ogni futura visione biologica dell'isteria, la sintomatologia mimava addirittura il coito, seppur in modo clitorideo e perverso, con appunto la masturbazione e le fantasie oscene e bestiali: ciò segnalava cosa attivamente agiva dentro e nel fondo dell'anima femminile. Il controllo dell'isteria era doveroso e igienico quale mezzo per rendere vivibile la vita associativa della *polis*. Il demonio, l'utero infuriato, era comunque il riflesso di una vita mentale distorta e negativa nei confronti dell'etica maschile: l'utero soffriva biologicamente, perché la donna attivamente rifiutava il fallo. L'apparato genitale della femmina agognava per natura a quello che la donna rifiutava; la sintesi di questo contrasto era la scena isterica.

La crisi del potere della Madre inizia con Attis; l'utero assume l'aspetto della castrante e mortale Medusa[55]; la donna è assoggettata con violenza al nuovo diritto e sottoposta alla potestà del padre, cioè del figlio virile[56]. In casi di crisi, la donna viene affidata ad un dio bisessuale, che la conforta nella speranza che accetti di buon grado, mediata dall'orgasmo dionisiaco, i nuovi compiti[57]. L'eroe, megalomanico per la scoperta del pene e per l'individuazione del vuoto del genitale femminile, identifica la normalità etica con la civiltà del padre[58]. Le Pretidi avevano usato il clitoride per trarne un piacere sostitutivo, ma lo avevano abbandonato appena goduto del fallo. Il clitoride, nella storia dell'isteria, viene così ad assumere una funzione specifica, identificando quella parte anatomica che, appunto perché sede di un eros malvagio, condiziona le manifestazioni isteriche più gravi, quelle ninfomaniche[59]. L'uomo si convince così del potere tossico dell'apparato genitale femminile: lo dimostrerebbe anche la flaccidità del pene dopo un rapporto sessuale[60]. *Ethos* e *nomos* maschili indicano la strada della donna che si identifica con una sana vita erotica nell'ambito della famiglia; il mito, spiegazione verosimile della realtà, come dice Platone nel « Timeo », ha fornito la documentazione sulle origini dell'isteria e sui motivi per i quali essa è stata inquadrata in una certa prospettiva: l'isterica, lo dimostrano le Pretidi, invidia il pene, lo teme e nel contempo lo desidera[61]. Il monismo fallico appare come l'ideologia che serve a sradicare l'arcaico legame del figlio con la Madre e giustificare la rottura definitiva col mondo matriarcale[62]. Nel cuore dell'uomo rimane, quale paradigma innato, il mito del dio fallico, di Dioniso; col suo fare mistificatorio e accattivante è vicino all'anima femminile, perché egli stesso ne possiede una parte. Dioniso e la sua impostazione esprimono la parte dura, vera, profonda, insostituibile, dell'enigma dell'isteria: ogni ulteriore e diversa versione è ingannevole, falsa o per lo meno imprecisa e parziale. È possibile il passaggio della donna dal mondo di Dioniso a quello di Apollo, frenato comunque e sempre da pulsioni ctonie, clitoridee, legate alla nostalgia di un passato ormai tramontato per sempre. Euripide nelle « Baccanti » ritiene che l'eros soddisfatto sia un punto di partenza, non di arrivo, che la donna appagata metta le basi per ulteriori e maturi sviluppi sul piano della spiritualità. L'entusiasmo dionisiaco conduce all'orgasmo, all'eros appagato e quindi all'amore, strada che apre alla donna sfere superiori. Un sano sviluppo sessuale incivilisce la donna e la porta verso la morale patrilineare. Dioniso media un giusto rapporto fra *eros* e *ethos*, fra istinto selvaggio ctonio e sfera apollinea. Dioniso insegna che la donna artemidea non giungerà mai all'etica, perché narcisisticamente legata al clitoride; quale dio androgino, egli tiene sempre ben saldi i piedi sul terreno basilare della femminilità, il *gremium matris*[63]. Quando sembrò che il metodo di Dioniso non giungesse a soddisfacenti risultati, proprio in correlazione con pretese maschiliste eccessive per un comportamento misogino estremistico, Apollo si ripresenta sulla scena, secoli dopo, col modello medico dell'isteria di Ippocrate e con la soluzione della questione femminile come proposta da Aristotele. Dioniso mostrava che l'inizio del cammino femminile risiede nel Fallo, nell'organo « che tutto fa progredire »; senza la base di questa prima fase la donna rimane ancorata ad un mondo ctonio, erinnico e primitivo, irraggiungibile dall'uomo altro che con la spada dell'eroe[64]. La ragione dell'eroe creò dunque il mito dell'isteria con specifiche caratteristiche allo scopo di educare la sessualità femminile. Le cause di questa « malattia », proprio perché indicate nella sessualità, apparivano valide per addomesticare, tramite il timore, l'anima selvaggia della donna. Il mito dell'isteria viene così posto davanti alla ragione femminile con intenti educativi, pedagogici: esso, perché sorto in un tempo di crisi, si ritenne fosse utile per incivilire la donna e poterla così inserire nell'ambito di una società che sentiva estranea, come il mito di Artemide e la figura di Medea dimostrano. Il mito dell'isteria parlava alla donna invitandola ad accettare di buon grado, perché fondati sulla fisiologia, tutti quei compiti che il maschio definiva: il maschio, la scienza medica, l'igiene portavano alla donna dettami di comportamento psicosessuale che avrebbero determinato, se accettati, una benefica omeostasi: il male isterico nasce dalla rivolta contro l'ordine patrilineare; l'isteria ha le fonti in un adattamento psicosessuale patologico: Medea dimostrava a quale follia potesse giungere la donna aggressiva contro l'uomo per motivi egoistici, per rabbia contro i dettami ragionevoli del marito. L'utero, la sessualità femminile, per natura selvaggia e indomita, andava delimitata entro confini etici nell'ambito della famiglia; fuori dei confini di questo terreno civile urlavano le Erinni, vivevano le Amazzoni, meditavano vendetta Medea e Clitemnestra, si dibatteva e delirava la donna isterica. L'isteria è un mito nato con uno scopo educativo, nasce dalla ragione dell'uomo ma si rivolge alla ragione della donna additando i vantaggi di una buona armonia col maschio e gli svantaggi di un cattivo adattamento psicosessuale; la donna stessa non riuscirebbe, senza l'aiuto del maschio, a dominare la forza brutale che la natura ha localizzato nei suoi genitali: le Pretidi lo dimostrano. Il mito dell'isteria, se ha intenti educativi, trova sostanzialmente alimento nella paura dell'uomo per la forza selvaggia dell'anima femminile, indomabile se non con la coercizione o il timore di una grave malattia, che indica i motivi amorali che la sottendono. Incivilire la donna per farle accettare di buon grado i compiti di una vita che al maschio sembrava in armonia con la reale natura della *physis* femminile, è il fine preciso che sottende il mito dell'isteria, modello per nulla medico ma etico perché teso a delimitare la donna secondo regole che vincano l'artemideo, il selvaggio e l'eterismo ritenuti idiopatici del profondo dell'anima femminile.

Note

[1] Cfr. L.A. Stella, *Mitologia greca,* Torino, 1956, pp. 725-726.

[2] Cfr. S. Campese, *La donna e i filosofi,* « Atti del Convegno Nazionale di Studi su La donna nel mondo antico » (Torino 21-22-23 Aprile 1986), Torino, 1987, p. 117, n. 20.

Cfr. C. Calame, *Les choeurs de Jeunes filles,* cit., pp. 216-17.

[3] Cfr. il passo classico di Plat. *Theaet.* 149 b-d, in particolare 149b: « Artemide ebbe in sorte di presiedere ai parti, benché vergine ».

[4] Cfr. le *Eumenidi* di Eschilo.

[5] Sulla figura e sul culto di Dioniso sono fondamentali: P. Foucart, *Le culte de Dionysos en Attique,* Paris, 1904; W.F. Otto, *Dionysos. Mythos und Kultus,* Frankfurt a.M. 1948^2; M.P. Nil-

sson, *Geschichte der griechischen Religion,* I, cit., pp. 564-601; H. Jeanmaire, *Dioniso. Religione e cultura in Grecia,* trad. it., Torino, 1972 (ed. originale: *Dionysos. Histoire du culte de Bacchus,* Paris, 1950).

[6] Cfr. Eur. *Bacch.* 88-104. Bibliografia in H. Jeanmaire, *Dioniso,* cit., p. 519.

[7] Per il rapporto di Dioniso col mondo femminile cfr. M. Massenzio, *Cultura e crisi permanente: la « xenia » dionisiaca,* Roma, 1970; R.S. Kraemer, *Ecstatis and Ascetics. Studies in the Functions of Religious Activities for Women in Graeco-Roman World,* Diss., Princeton, 1976.

[8] Aesch. *Suppl.* 39 ss., 387 ss.; Ps. Apollod. *Bibl.* II, 1, 5. Cfr. H.P. Jacques, *Mythologie et Psychanalyse. Le châtiment des Danaïdes,* Ottawa, 1969; M. Massenzio, *Cultura e crisi permanente,* cit., p. 88.

[9] Cfr. per le fonti e la discussione delle versioni del mito delle Pretidi: A. Rapp, s.v. *Proitides,* in Roscher, *Lex. Myth.*, III, 2, 1909, cll. 3001-10; G. Radke, s.v. *Proitides,* in RE-PW, XXIII, I, 1957, cl. 117-25; A.M. Mesturini, s.v. *Pretidi,* in *Enciclopedia Virgiliana,* IV, Roma, 1987.

[10] Cfr. G.S. Kirk, *La natura dei miti greci,* trad. it., Bari, 1980, pp. 29-31 (ed. originale: *The Nature of Greek Myths,* Harmondosworth, 1974).

[11] Per i culti fallici in onore di Dioniso e la loro fondazione cfr. Herod. II 49, 1.

[12] « Tutte » le donne di Argo sono colpite da *mania* (Ps. Apollod. *Bibl.* II, 2,2). Un gruppo di fonti non parla delle figlie di Preto, ma solo delle donne di Argo (Herod. *Hist.* IX, 34; Ps. Apollod. *Bibl.* III, 5, 2; Paus. II, 18, 4).

[13] Hes. fr. 37, 10-15 M.-W.; fr. 130-133 M.-W.; Ps. Apollod. *Bibl.* II, 27; Aelian. *Var. Hist.* III, 42; Serv. *Ad. Verg. Buc.*, 6, 48; W. Burkert, *Homo necans. Antropologia del sacrificio cruento nella Grecia antica,* trad. it., Torino, 1981, pp. 124-125 (ed. originale: *Homo necans. Interpretationen altgriechischer Apferriten und Mythen,* Berlin - New York, 1972).

[14] Arist. *Polit.* I, 2.

[15] Ps. Apollod. *Bibl.* II, 2, 2. Per i nomi delle Pretidi cfr. A.M. Mesturini, *Pretidi,* cit., p. 126. Cfr. O. Wolff, s.v. *Melampus,* in Roscher, *Lex. Myth.* II, 2, 1897, cll. 2568-74; J. Pley, s.v. *Melampus,* in RE-P.W. XV, 1, 1931, cll. 392-99.

[16] Mentre per alcune fonti (Pherec. fr. 114 Jacoby = *Schol. ad Hom. Od.* 16, 225; Ps. Apollod. *Bibl.* II, 2, 2) Melampo avrebbe guarito le donne di Argo, per altre l'intervento della dea Artemide sarebbe stato quello risanatorio (Bacchyl. 11, 95 ss. S.-M.; Callim. *Hymn.* 3, 233-36). Pausania (VIII, 18, 7 ss.) parla della guarigione operata da Melampo nel tempio di Artemide. Cfr. F. Vian, *Mélampus et les Proitides,* in « Rev. ét. anc. » 67, 1965, pp. 25-30; H. White, *The daughters of Proetus in Callimachuus'Hymn to Artemis,* in « Orpheus », 1981, 2, pp. 374-79. Su rapporto Pretidi-Artemide (e Hera) Cfr. C. Calame, *Les choeurs de jeunes filles,* cit., pp. 214-18.

[17] Sulla psicoterapia praticata da Melampo cfr. D. Kouretas, in « Platon », 29, 1977, pp. 110-17. Per l'operazione catarchica e purificatoria di Melampo cfr. H. Jeanmaire, *Dioniso,* cit., pp. 198-219; P. Scarpi, *Melampus e i miracoli di Dionysos.* cit., pp. 431-44.

[18] Cfr. *Hes.* fr. 272 M.-W.=Athen. XI 498 a-b.

[19] Cfr. O. Wolff, *Melampus,* cit., cl. 2570.

[20] Verg. *Buc.* 6, 48; *Myth. Lat.* I, 85. Cfr., M. Massenzio, *Cultura e crisi permanente,* cit., p. 93. La società patrilineare visse un analogo momento di crisi nel XIX secolo: secondo il Dagonet nella sola Parigi ben 50.000 donne « perverse e poco intelligenti » erano affette da « crisi di follia isterica »: *Traité des maladies mentales,* pp. 481-89.

L'uomo ritenne, sempre, sin dal tempo del distacco della madre comune, che la « follia amorosa » della donna rappresentasse il fattore più incisivo di disordine sociale e di infelicità: ebbe sempre paura del « folle cuore » di una donna travolta dalle passioni erotiche: Aesch. *Choeph.* 585-601.

[21] Ps. Apollod. *Bibl.* II, 28; III, 37; cfr., Paus. II, 18, 4; Nonn. *Dion.* XLVII, 484-95. Cfr. W. Burkert, *Homo necans,* cit., p. 131.

[22] Theophr., *Hist. Plant.*, IX, 10,4. Plinio (*Nat. hist.*, XXV, 21, 47) distingue il Melampo veggente dal Melampo omonimo guaritore delle Pretidi (cfr. Dioscoride, IV, 162). Cfr. Galen., *De atra bile,* V, p. 132 Kühn.

[23] Ps. Apollod. *Bibl.* II, 29. Il mito infatti sottolinea la stretta correlazione fra verginità e psicosi; lo stesso concetto di *furor* nasce da *furiae,* donne che indicano il male stesso contenuto in chi rifiuta l'orgasmo sessuale.

[24] Cfr. W. Burkert, *Homo necans,* cit., pp. 130-131, dove si osserva che, in corrispondenza

del riconoscimento del potere del maschio, Melampo assume la regalità conferitagli dai giovani che lo hanno sostenuto nell'impresa.

[25] H.J. Rose, *Handbook of Greek Mythology,* New York, 1959, II, p. 620. Inoltre cfr. sul tema: C.A. Paglia, *Sexual Personae: The Androgyne in Literature and Art.,* Yale Univ., 1974.

[26] Herod. *Hist.* IV, 108-109.

[27] Herod. *Hist.* IV, 109.

[28] Cfr. Plin. *Nat. Hist.* XXV, 73; Scrib. Larg. *Compositiones,* 106-107.

[29] Ps. Apollod. *Bibl.* III, 120; Cfr. H. Besig, *Gorgo und Gorgoneion,* Berlin, 1937. Cfr. in generale K. Schauenburg, *Perseus in der Kunst des Altertums,* Bonn, 1960.

[30] C. Sprengel, *Storia prammatica della medicina,* I, pp. 157-219.

[31] Eur. *Bacch.* 421-23.

[32] Cfr. Ovid., *Met.* XI, 1 ss. Cfr. le osservazioni di M. Detienne, *Les Chemins de la déviance: orphisme, dionysisme et pytagorisme,* in *Atti XIV Convegno di Studi sulla Magna Grecia. L'orfismo in Magna Grecia, Taranto, 1974,* Napoli, 1979, pp. 49-78.

[33] Sulla funzionalità psicologica del dionismo. Cfr. I. Chirassi, *La religione in Grecia,* cit., pp. 154-57.

[34] Plat., *Phaedr.* 244 d-e.

[35] Per il rapporto follia (*mania*) e la Grande Madre. Cfr. C. Calame, *Les choeurs des jeunes filles,* cit., p. 248. Inoltre cfr. L.R. Farnell, *The cults of the Greek States,* Oxford, 1896-1909, III, p. 290.

[36] Cfr. lo svolgimento delle *Baccanti* di Euripide.

[37] Cfr. H.W. Parke-D.E.W. Wormell, *The Delphic Oracle,* Oxford, 1956, I, pp. 34-41 e *passim.*

[38] Oltre al classico E.R. Dodds, *I Greci e l'irrazionale,* cit., *passim.,* cfr. A.M. di Nola, s.v. *Possessione e invasamento,* in *Enciclopedia delle Religioni,* IV, Firenze, 1972, cll. 1736-40.

[39] Cfr. K. Kerényi, *Apollon,* Wien, 1953².

[40] Aesch. *Eum.* 658-61.

[41] Aristot. *Eth. Eud.* 1248a.

[42] Cfr. Hyg. *Fab.* 202, 1-2; Serv. *ad Verg. Aen.* VII, 761; X, 316 (= T 46-47-48 Edelstein).

[43] Per le fonti cfr. T 50-62 Edelstein.

[44] Cfr. Pind. *Pyth.* 3,1-58 (= T 1 Edelstein).

[45] Cfr. P. Lain Entralgo, *La curación por la palabra en la antiguedad clásica,* Madrid, 1958 (trad. ing.: *The Therapy of the Word in Classical Antiquity,* New Haven-London, 1970); Cfr. E.M. Bick, *The Cult of Asklepios,* Ann. Hist. of Medicine, 9, 1927, 327.

[46] Pind. *Pyth.* 3, 7 (= T 1 Edelstein).

[47] Sulla medicina di Ascepio è chiara e documentata l'*Introduzione* di S. Nicosia a Elio Aristide, *Discorsi sacri,* a cura di S. Nicosia, Milano, 1984, pp. 9-53; min. fr. G.E. Gask, *Early Medical Schools. The Cult of Aesculapius and the Origin of Hippocratic Medicine,* Ann. Med. Hist. 1, 1939, 128.

[48] Su Asclepio cfr. E.J.-L. Edelstein, *Asclepius. A collection and interpretation of Testimonies,* Baltimore, 1945; E.H. Ackerknecht, *Das Reich des Ascklepios,* Berna, 1963; G. Solimano, *Asclepio. Le aree del mito,* Genova, 1976.

[49] Galen. *De sanitate tuenda,* I, 8. Sulla tradizione della meloterapia cfr., G.E.R. Lloyd, *Magia ragione esperienza. Nascita e forme della scienza greca,* trad. it., Torino, 1982, pp. 38 e 194, n. 113 (Ed. originale: *Magic, Reason and Experience,* Cambridge, 1979).

[50] Galen. *De medico,* I, 9, XIV, p. 676 Kühn.

[51] Cfr. Galen. *De locis affectis,* VI, 5.

[52] Cfr. D.E. Panofsky, *Pandora's Box. The Changing Aspects of a Mythical Symbol,* Princeton, 1978².

[53] Sulle feste di Argo, cfr. M.P. Nilsson, *Griechische Feste von religiöser Bedeutung mit Ausschluss der attischen,* Leipzig, 1906 (rist. Darmstadt, 1957), pp. 271-74; L. Deubner, *Attische Feste,* Berlin, 1932 (rist. Hildesheim-New York, 1969) per alcuni paralleli.

[54] P. Borgeaud, *Recherches sur le dieu Pan,* Genève, 1979.

[55] K. Horney, *The Dread of Women,* Int. J. of Psyho-Analysis, 13, 1932, 353.

[56] D. Fustel de Coulange, *La città antica,* Firenze, 1972, pp. 94-104.

[57] M. Detienne, *Dioniso a cielo aperto,* Bari, 1987, pp. 85-94.

[58] E. Jones, *The Phallic Phase,* Int. J. of Psycho-Analysis, 14, 1, 1933.

[59] J. Muller, *A Contribution on the Problem of Libidinal Development of the Genital Phase of Girls,* Int. J. of Psycho-Analysis, 1932, 13, 361.

[60] J. Chasseguet-Smirgel, *Freud and Female Sexuality: The Consideration of Some Blind Spots in the Exploration of the « Dark Continent »,* Inter. J. Psycho-Anal., 1976, 57, 275; S. Freud, *The Taboo of Virginity,* in *Opere complete,* vol. XI, p. 252.

[61] S. Freud, *Analysis Terminable and Interminable, Opere complete,* vol. XXIII, p. 198.

[62] J. Chasseguet-Smirgel, *Freud and Female Sexuality: The Consideration of Some Blind Spots in the Exploration of the « Dark Continent »,* Inter. J. Psycho-Anal., 57, 1976, p. 275.

[63] J.J. Bachofen, *Il matriarcato,* cit. II, pp. 594-624.

[64] Arnob. *Adv. nat.*, V, 28.

3.
Ippocrate: l'utero vagolante

L'utero è la madre dei bambini

Ippocrate

Si è visto nel mito il momento più grave della crisi del matriarcato e il modo come venne affrontata e risolta da Melampo la manifestazione isterica: il suo metodo di cura, come dice Galeno, inaugurato con le Pretidi affette da « furore melanconico uterino »[1], consisteva nella somministrazione di infuso di radici di elleboro. Asclepio adottava per la cura dell'isteria metodi a carattere medico-oracolare; i disturbi isterici di tipo soporoso, la *suffocatio uteri*, erano curati somministrando il sangue miracoloso della testa della Medusa. Il metodo oracolare per interpretazione del sogno divenne, per il predominio dell'etica di Apollo sulla prospettiva dionisiaca, il mezzo più adottato nei templi di Asclepio, diffusi in tutto il bacino del Mediterraneo, alcuni dei quali, come quello di Epidauro e di Pergamo, attivi sino al V secolo d.C. In queste città della salute dove, per ovvi motivi clinici, confluivano generalmente malati psichiatrici, una complessa struttura affrontava la cura dell'isteria e di forme psichiche minori: il tempio di Asclepio, la via Sacra, il teatro, le fonti con l'acqua miracolosa, la biblioteca, i portici, le sale di riunione, gli ambienti per bagni e massaggi davano alla malata assistenza e sollievo. L'approccio del mitico Melampo, del tutto fisico e grossolanamente farmacologico, rimase in ombra per essere ripreso dalla cultura naturalistica della *physiologia* e in termini scientifici riproposto da Ippocrate. La teoria umorale dei disturbi psichici ippocratica non poteva che valorizzare l'impostazione di Melampo, dalla quale riceveva un'indiretta convalida sul piano dei risultati terapeutici di una terapia farmacologica. Come intuì Ippocrate, un ingorgo di bile nera nel cervello sosteneva la malinconia così come una stasi di umori e di sangue mestruale nell'utero l'isteria, che così diventava di tutto diritto una malattia di interesse psichiatrico, sottratta alla medicina magico-superstiziosa e alla potente classe sacerdotale degli Asclepiadi.

La medicina religiosa, centrata sul culto degli eroi e sull'effetto magico-terapeutico raggiunto dal metodo predittivo onirocritico, perdurò e resistette alle critiche dei filosofi « fisiologici » e dello stesso Ippocrate[2]. Al santuario di Pergamo, specializzato nella cura delle malattie psichiche, giungevano folle di pseudo malati[3]. L'isterica, stesa sulla pelle di montone, vedeva nel sogno la divinità, ne riportava gli ordini al sacerdote che, con una cura generalmente fittizia, otteneva notevoli risultati. Apparivano però sempre più importanti la causalità naturale e l'origine fisica dei disturbi psichici, già sulla base delle osservazioni dei filosofi naturalisti del VI e del V secolo a.C., che cercavano di riportare la complessità della sintomatologia ad un principio unitario: un disturbo a carico della « materia prima ».

La scienza della natura vince il mito se già secondo Omero per un malato occorre un medico esperto[4]. La « natura del paziente », ribatte Ippocrate, « è l'azione del medico che la risana »[5]. Il mito aveva tramandato sino a Ippocrate un processo morboso femminile drammatico e particolare, sostenuto dalla verginità per ostilità verso il maschio, che si manifestava con i sintomi del *furor uteri*; la causa del quadro clinico, si tramandava, l'utero vergine; la terapia sperimentata da Melampo era il *veratrum album et nigrum*, l'elleboro.

La possibilità che ogni malattia psichica potesse essere sostenuta da disturbi umorali a carico di un determinato organo, in relazione a quanto codificato per l'isteria, venne valorizzata dai filosofi naturalisti del VI secolo a.C., i « fisiologi », per il loro orientamento organicistico. La medicina italica, con Empedocle di Agrigento e Filistione di Locri, aveva identificato nelle sostanze organiche liquide, negli umori, la sede di un'anomalia, che avrebbe sostenuto le malattie psichiche: la bile gialla la mania delirante, la bile nera la malinconia, una pletora sanguigna la mania euforica, la pituita la demenza precoce o *hebetudo*.

Il metodo per identificare l'isteria, per cui questa malattia avrebbe la sua causa in un organo specifico, viene seguito anche per connettere tutte le malattie mentali alla disfunzione di un fattore organico delimitato. La sintesi fra pensiero medico e indirizzo organicistico dei filosofi naturalisti permette di elaborare scientificamente un modello dell'isteria, che riprende un'intuizione della mitologia medica: in età storica il mito dell'isteria di Melampo è razionalizzato in una rielaborazione in prospettiva biologica in linea col pensiero naturalistico.

Ritorna in altra veste l'indicazione di Melampo sulla etiopatogenesi dell'isteria prospettata nella verginità, nella sterilità e nella carenza di orgasmo sessuale. Questa è la causa prima dell'isteria; terapia decisiva, in caso di mania uterina come insegnato da Melampo, è l'infuso di *veratrum album et nigrum*[6]. In questa prospettiva, l'utero appare un recipiente patogeno, perché « cavo » e può imbeversi di umori e di sangue, tossici per mancanza di un igienico orgasmo: il rapporto sessuale sostiene l'eliminazione degli umori, la pulizia dell'utero e, di riflesso, la sanità psicologica della donna; dove c'è *repletio* c'è pure una *evacuatio.*

Ippocrate di Cos,membro della corporazione degli Asclepiadi, del mito condivide il valore della terapia e la concezione etica apollinea della nuova civiltà[7]. Egli intende sottrarre l'isteria al mondo della superstizione e staccare la donna dal legame magico-terapeutico con i gruppi sacerdotali, la cui funzione mediatrice chiama in causa arcaiche divinità, come Artemide, Cibele e Ecate. Per raggiungere questo obiettivo, valorizza l'approccio umorale alla psichiatria della *physiologia* come elaborato da Empedocle e da Eraclito di Efeso. Come un cervello gonfio di « pituita » può scatenare l'epilessia o la demenza stupida, così un utero impregnato di sangue mestruale e di umori sessuali è alla base dell'isteria. Il pessimismo di Ippocrate sulla « natura » femminile si conforma alla totale misoginia del filosofo atomista Democrito; si tratta di due atteggiamenti mentali in linea con l'orgoglio eroico che pone il greco al di sopra di tutta l'umanità, come si comprende dal trattato ippocratico *De aere, aquis et locis.* La novità di Ippocrate, che consiste nell'inquadrare le malattie mentali nell'ambito della medicina clinica, investe il potere magico dei sacerdoti di Artemide, il ricorso al sogno divinatorio e l'ipotesi di un'origine soprannaturale dell'isteria e dell'epilessia, oltre che di disturbi acuti di angoscia, che si pensava fossero scatenati dalla rabbia di Cibele-Ecate. Per Ippocrate, le vergini piene di speranza che si recano a impetrare la grazia di un marito e di un figlio ai sacerdoti di Cibele, sono succubi di una superstizione alimentata da gruppi di potere « maghi e imbroglioni », allo scopo « di estorcere doni » alle giovani vergini[8].

L'immagine onirica non ha origine divina come vuole la religione di Asclepio e come si legge nell'epica di Omero; non ha valore predittivo, non profetizza il futuro né indirizza da sola alla diagnosi. Alla base del sogno si trova un meccanismo a carattere fisico, come discusso nel *De insomniis*[9]; esso nasce da movimenti somatici, tradotti nel sonno in forma di immagini, il cui senso si intende in riferimento alla fisiopsicopatologia. Da questa prospettiva il sogno, bene interpretato, non è altro che un sintomo al pari degli altri, che col suo pre-dire può segnalare l'inizio di un processo organico o psichiatrico inapparente; esso ha valore strettamente semeiologico come la febbre, le convulsioni, il tremore, i deliri, le allucinazioni. Modificazioni somatiche sub-liminali nel sonno sono avvertite perché trasformate e amplificate col sogno; in questo meccanismo risiede il carattere puramente medico e non divino del fenomeno del sogno. La strada della conoscenza del sogno, come per la medicina clinica, si fonda sulla « scienza » e sulla capacità « tecnica » del medico, non sulla superstizione, sostenuta da fallaci « opinioni ». Il metodo scientifico adatto alla medicina nasce dalla osservazione, dalla clinica del singolo caso e non ha preconcetti mitici, religiosi e naturalistici; non vi è un solo fattore alla base delle malattie psichiche, ma diversi e coagenti; la medicina è una scienza che si fonda su un'operazione mentale basata sull'analisi e sulla sintesi dei dati osservati, su *ablatio et adpositio*[10].

I movimenti dionisiaci non hanno valore curativo, non comportano una maggiore conoscenza, bensì esprimono un eccitamento psicopatologico, una specie di malattia mentale come si sostiene nel *De diaeta,* sostenuta dall'uso eccessivo di vino, di sesso e dalle danze sfrenate[11]. Qui si determina non solo un fenomeno di auto-suggestione, perché in questi casi lo stato psichico si deve intendere come condizione di follia minore, una « sub-furia » o « attonicità ».

L'orgia, l'uso di alcool, l'eccesso sessuale, l'abuso di cibo, i movimenti sfrenati della danza sono fattori patogeni, come Ippocrate documenta in numerose storie cliniche riportate nel *De morbis popularibus*[12]. L'eccesso di alcool, l'iperemotività, come discusso nel *De diaeta*, sono indicati fra i fattori patogeni perché modificano la velocità del movimento dei componenti dell'anima, acqua e fuoco, entro i « canalicoli » e sottendono sintomi psichiatrici[13].

Il malato di epilessia, l'affetto da « crisi di panico », la donna isterica non possono che per disperazione chiedere aiuto alla divinità; a Cibele e Artemide Ippocrate sostituisce la natura e il pensiero umano. Invece della divinità è la natura che, immanente, opera nel cervello e giunge alla « divina verità »; è questo processo che, in sé e per sé, è di valore così elevato da far pensare al divino: tale impostazione immanente e organicistica sottende la filosofia di Anassagora e di Protagora. Del resto, i dati clinici accumulati nei secoli presso i templi di Asclepio, come si nota nella *Coacae praenotiones*, dimostrano la fisicità della semeiologia e il valore superiore della clinica; è la ragione che interpreta e suddivide il « segno », esclusi la divinità e gli astuti sacerdoti. Le osservazioni della psichiatria oracolare non sono del tutto erronee sul piano della clinica, mentre errate sono le deduzioni; l'epilessia non deriva da Ecate, ma da un brusco movimento della « pituita » nel cervello che viene irritato[14].

Ippocrate afferma nel *De veratro* che Melampo ha bene interpretato il problema dell'isteria[15]: soltanto le vergini, le nubili, le sterili e le vedove presentano, come egli stesso nota nel *De morbis popularibus*, le sintomatologie che nascono da condizioni biologiche foriere di disturbi a carico dell'utero. Ippocrate, scienziato esponente del suo tempo, cosciente e orgoglioso della cultura ellenica espressa nel nuovo ordine democratico della *polis*, esalta la capacità di dominio che l'uomo esercita sull'ambiente naturale e sociale e di ordinamento dello stesso. La donna talora incarna forme di ribellismo e di resistenza, quando non sembra assecondare il nuovo ordine sociale. Perciò, anche per Ippocrate il matrimonio, con la « legittima » soddisfazione erotica, è la terapia con valore assoluto per la donna vergine, amenorroica e isterica. Nessuno, come dimostra la psicopatologia della vergine, se non un dio o un folle dirà Aristotele, può permettersi di vivere staccato o in contrasto con le leggi cosmiche, sociali e della famiglia. Il destino della donna coincide con l'ambiente fisico e civile al quale è strettamente connessa, nel bene e nel male; la procreazione di una nuova vita e la propagazione della specie umana è il suo compito, che coincide col fine fisiologico dell'utero, detto da Ippocrate *mater puerorum*[16]. Come il cervello è il centro della vita intellettiva, il sistema cardio-vascolare di quella affettivo-emotiva, l'utero, al di là della stessa anatomia, è l'organo deputato al mantenimento della vita. Ma come il cervello e le arterie non devono essere intasate da pituita, bile gialla e nera, così l'utero deve risultare pulito e non golfio di umori, utili soltanto nel caso di maternità. La donna, sposa, gravida e che allatta, è il simbolo più alto della creatività biologica, vittoria sulla morte, che con ogni mezzo, epidemie, malattie, guerre e fame compromette la permanenza del genere umano sulla terra.

L'immanenza razionalistica di Ippocrate è condivisa da un nucleo attivo di intellettuali, politici, artisti, medici e filosofi vicini al circolo di Pericle; la grande maggioranza però sperimenta ancora la vita del *thymos*, degli istinti e delle emozioni, come fenomeni di una spinta irrazionale elicitata da una forza esterna, da un *daimon*, da una *ananke* inviata da divinità maligne. È questa la base superstiziosa delle malattie mentali e per questo, al tempo di Ippocrate, coesiste la psichiatria oracolare, mentre numerosissimi adepti a sette orfiche e pitagoriche attendono la guarigione tramite riti purificatori, diete appropriate, riunioni esoteriche: molte donne aderiscono alle congregazioni dionisiache e coribantiche, che si prefiggono uno scopo abreativo.

Socrate, Anassagora e Protagora avevano immanentizzato il male, individuandolo nella sfera irrazionale e nella mancanza di conoscenza; non era una *ananke* demonica l'origine della follia: la verità conduceva al bene, così come per Ippocrate alla giusta diagnosi e alla corretta terapia scientifica. Euristicamente appariva utile e necessario per individui malati, incolti e superstiziosi applicare i riti espiatori a scopo terapeutico; come osserverà dal punto di vista della scienza Plinio il Vecchio[17],l'uomo aveva pochi mezzi per affrontare il problema delle malattie e non poteva « che rivolgersi a certe divinità » nella fiducia che esse, se « giustamente pregate e ricompensate », avrebbero ridonato la salute. Credenze religiose e comportamenti di tipo magico si rivolgevano alla sfera del divino, avvertita nella sua sostanziale ambivalenza, a scopo propiziatorio e apotropaico; la divinità benevola verso l'uomo poteva divenirgli ostile e quindi tornava ad essere placata. La visione della scienza non avallava quelle credenze tradizionali e religiose: il tessuto sociale era tormentato da odii, gelosie e invidie che si tramutavano in atteggiamenti depressivi o paranoidi, per cui colpa e aggressività coesistevano e richiedevano una magica purificazione. Per Ippocrate questo metodo è fallace perché i disturbi psichici e l'isteria nascono da una *repletio*, che può essere combattuta da un processo terapeutico che comporta una *evacuatio*[18]. Così la donna che non trovava marito o non poteva avere figli avvertiva con timore ogni riferimento al suo caso da parte dell'opinione pubblica, al tempo rigida e persecutoria: viveva la sua condizione, come dice Ippocrate nel *De morbis mulierum*, con estrema « vergogna »[19]. Credeva di essere stata maledetta da Cibele, dalla divinità femminile Hera e disperata si recava con speranza ai templi della dea, la supplicava con preghiere e offriva doni ai sacerdoti affinché impetrassero la grazia. Soltanto col matrimonio e con la prole la donna ellenica, infatti, poteva svolgere il suo ruolo, seppur limitato, in una rigida società che, del resto, la escludeva da ogni compito che non fosse quello richiesto nell'ambito della famiglia. Ippocrate aveva spesso osservato e meditato su queste donne imploranti che si recavano ai templi, tese e agitate, a volte tremanti, spesso tanto emozionate sul piano fisico da dimostrare crisi che simulavano sia l'epilessia sia il sopore dell'apoplessia; singolarmente aveva notato che erano tutte vergini, di aspetto dimagrito, di umore depresso e spesso amenorroiche. Quante volte, chiamato a consulto nelle città della Grecia, aveva notato i nefasti effetti, fisici e psichici, della verginità, della vedovanza e in generale della mancanza di un marito.

La tragedia attica di Eschilo, Sofocle e Euripide portava in scena il grande conflitto vissuto dagli eroi,l'aspra lotta per domare le divinità femminili, per integrare la donna in un sistema civile, su cui si reggevano il sistema politico e il potere della *polis* ateniese; l'unica strada che poteva percorrere la donna era quella indicata da Apollo delfico.

Ippocrate non polemizza con la medicina di Asclepio per opporsi alla tradizione medica seguita dal padre: Asclepio aveva aperto una strada che ora doveva essere continuata con altri metodi; da condannare erano invece la medicina arcaica e la psichiatria magica e superstiziosa praticata nei templi di Artemide,di Ecate e di Cibele. Questa divinità demonizzata da Apollo, per impedirne la rinascita o ripiegamenti carichi di nostalgia, doveva essere decisamente sconfitta sul piano del suo potere, quello della psichiatria magica; a difesa del malato, soprattutto per casi con disturbi psichici, si ergeva il medico armato della scienza. Bisognava spostare la massa di donne affette da isteria e da epilessia, che si recavano ai santuari di Ecate-Cibele, verso il medico: Ippocrate definisce i sacerdoti di questa divinità « imbroglioni, maghi, ciarlatani e impostori »[20]; la superstizione della donna con disturbi psichici è sfruttata da furbastri e manutengoli. Il mondo del mito, preistoria della scienza, deve cedere a quello dell'osservazione naturale e dello studio dei processi della natura; non è più utile né necessario rinverdire tradizioni sulla malvagità di Cibele che, in odio al maschio, renderebbe la donna sterile e le impedirebbe di trovare marito.

Secoli dopo, Cicerone dirà che Ippocrate rappresentava la scienza, la verità della ragione e la certezza clinica, tanto che nel *De natura deorum*[21] identificherà nella lotta alla superstizione condotta da Ippocrate, seguita a Roma, sulla linea dell'epicureismo da Lucrezio e da Asclepiade di Prusa, il nodo centrale della questione scientifica. Tuttavia, le numerose tavolette votive, che da Epidauro e da Pergamo esaltavano l'azione curativa di Asclepio, non potevano essere sottovalutate o ritenute solo segno della credulità di malati suggestionati o di donne isteriche con disturbi fittizi. Ippocrate, non disconoscendo questo passato, erge Apollo e Asclepio a divinità garanti della medicina clinica; nello stesso tempo anche Sofocle si proclama fedele ammiratore del metodo terapeutico di Asclepio[22]. Nelle terre dell'Asia, nel V secolo a.C. il culto di Cibele ritrovava fervore come il culto delle divinità morenti e castrate, simboli maschili uccisi da divinità femminili: Attis e Adone sono i classici esempi di una religiosità incentrata sul motivo della morte del giovane paredro, dal cui sacrificio scaturisce una nuova forma di vita[23].

In questo clima in Grecia i riti dionisiaci venivano criticati dai filosofi, come i riti fallici di fecondità rivolti alle valenze maschili delle parti anatomiche dette « impudiche ». Crizia e Prodico di Ceo diffondono l'idea che il mito identifichi un innato meccanismo della mente, portata a dare un significato simbolico a fatti concreti: il vino e la sua azione è rappresentata da Dioniso e la terra con i suoi frutti da Demetra. Il mito supporta l'ansia del malato epilettico e della donna isterica, che spinge a chiedere aiuto a pseudo figure terapeutiche, in concreto a furbastri che, per guadagnarsi da vivere, « operano all'ombra del divino », come icasticamente afferma Ippocrate nel *De morbo sacro*[24]. Il razionalismo ha scosso il mito e le credenze superstiziose, seppur ancor vive, sono sull'altare della ragione e derise; sul tavolo degli imputati, oltre a Cibele, si trovano Apollo, Pan e lo stesso Asclepio, divinità della medicina preposte alla sfera della psiche.

Per Ippocrate, sul piano della storia della medicina, Apollo ha svolto un ruolo positivo come « vaticinatore »[25], quale simbolo del dio che profetizza il futuro, indovina e diagnostica stati morbosi. Nel secolo dell'illuminismo ellenico, però, il metodo oracolare è sorpassato dalla critica della filosofia e dalle conquiste della scienza, e ritenuto valido solo sul piano religioso. Il sogno non è più attribuito al dio e l'isteria, l'epilessia, la follia acuta e i disturbi psichici, come la malinconia sofferta da Bellerofonte, non sono segno di invasamento divino, ma fenomeni connessi con dismetabolismi umorali. La vita mentale sana o patologica è supportata da elementi organici fra di loro bilanciati o disequilibrati. Il corpo umano è formato da elementi liquidi, gli umori, che scorrono dentro specifici canali detti « pori »: le malattie mentali originano da un intasamento di cellule, sangue, umori, acqua e fuoco, perché in eccesso o perché i pori risultano stretti. Non vi è in questi eventi segno di un'azione divina, bensì di fattori puramente fisici; è vano curare l'isteria come una forma di possessione tramite la *lustratio*. Nel *De diaeta* di Ippocrate è esposta la concezione biologica delle malattie mentali, che è fondamento del modello dell'isteria e che, in parte, evoca quella riportata dal mito. L'anima è una complessa struttura vitale che esprime la personalità, il carattere e l'intelligenza: è formata da un equilibrato rapporto di due elementi: « acqua e fuoco »[26]. La prima « nutre » mentre il secondo elemento, per le sue caratteristiche fisiche, è « stimolante ». Il cervello riceve nutrimento dall'acqua ed energia dal metabolismo del fuoco, da un elemento con funzione energetica. Nell'uomo per disposizione fisiologica si ha una prevalenza dell'attività del fuoco, mentre nella donna del fattore nutritivo, dell'acqua: per questo la donna esprime un « temperamento » che Ippocrate chiama « freddo-umido », al contrario dell'uomo che lo possiede « caldo-secco »[27]. L'opera di Ippocrate codifica così, dopo il mito, un'interpretazione simbolico-fisiologica che si innesta sull'ideologia di Apollo. La donna anche per Ippocrate, come per il mito della madre buona, è assimilabile ad una terra molle e umida; essa è dotata di minore intelligenza, ha un carattere debole, minore potere volitivo, perché il suo corpo è intriso di elementi umidi, quelli che Talete chiamava in causa quali fattori di crescita biologica.

L'uomo, al contrario, è determinato, nel senso eracliteo, dal fuoco; è simile al sole, è intelligente, attivo, forte, coraggioso e portato alla creatività spirituale. Nell'uomo prevale il *nous*, nella donna la materia primordiale, quella nutritiva; l'uomo svolge un ruolo che è sorretto da un cervello dove si muove agile il fuoco dell'intelligenza, mentre la donna svolge un compito sostenuto da un corpo acquoso, pregno di umori, di liquidi organici, con funzione nutritiva sull'embrione, come specificamente il sangue mestruale[28]. È questa sostanza che, ambivalente sul piano fisico, in quanto nella donna gravida dà nutrimento mentre nella vergine intossica, svolge un'azione patogena nei casi di isteria.

La biologia, in accordo col mito, confermerebbe il ruolo direttivo dell'uomo, ma indicherebbe la donna come fattore nutritivo, venendo a riabilitare in parte certi risvolti della fisiologia femminile, negati dall'etica di Apollo. La donna è come un terreno reso molle, umido, fertile, nutrito dall'azione della pioggia e del sole. Non è sostenibile l'ipotesi partenogenetica maschile estremistica e ideologica apollinea; lo sperma attiva e feconda, ma il grembo femminile ha un ruolo biologico paritario e complementare a quello dell'organo genitale del maschio, perché dona nutrimento e fa crescere la vita; l'elemento acquoso e umido, tipico dell'organismo femminile, è un basilare fondamento della sorgente della vita sulla terra. Ippocrate riabilita il compito della donna, ritenuta essenziale quale madre che con i liquidi del corpo nutre e cresce; Ippocrate, in un tempo di estrema stabilità civile fondata decisamente sul potere maschile, ritiene doveroso rivalutare la sfera femminile tanto da portarla ad un livello vicino a quello dell'uomo.

Lo sperma attiva e feconda ma il grembo femminile ha un ruolo paritario con quello dell'organo genitale maschile; nel gioco bilanciato degli elementi la terra, l'acqua, l'aria e il fuoco sono inquadrati in via democratica e non monarchica: ognuno gioca un preciso compito, diverso ma non superiore o inferiore. La bilancia equilibrata è la fonte della sanità e al contrario la malattia nasce quando un elemento si oppone agli altri subissandoli. Così Ippocrate riabilita il compito della donna ritenuto complementare a quello dell'uomo perché giustificato dalle caratteristiche biofisiche del corpo femminile, « freddo-umide », del tutto eguali all'acqua, al latte, ai succhi vegetali, agli umori densi e sierosi quali la pituita.

Puntualizzando la dialettica e il dinamismo vitalistico di Eraclito di Efeso[29], Ippocrate giudica l'anima la fonte della vita, ma nel contempo il luogo dove possono avvenire processi patologici. L'anima, struttura fisiologica e organica, è caratterizzata da un metabolismo energetico, fondato su un rapporto bilanciato fra acqua e fuoco; il metabolismo è attivo e passivo e consta di due fasi, anaboliche e cataboliche, costruttive e distruttive. Il materiale biologico liquido deve poter scorrere liberamente per eliminare i « residui » di processi di « distruzione e costruzione », inutili e dannosi. Se questi metaboliti anomali invece di essere emessi con le feci, le urine, il sangue mestruale, il sudore, il catarro, rimangono nell'organismo, svolgono un'azione tossica sull'anima e sul corpo.

Qualsiasi causa che determini un blocco canalicolare, una ostruzione dei « pori », sostiene un « intasamento » di materiale deteriore che provoca processi patologici. L'organismo è sano, per Ippocrate, se il metabolismo anabolico è bilanciato da quello catabolico e se i detriti residuali che si formano sono espulsi.

Le malattie psichiatriche e l'isteria hanno alla base un meccanismo che comporta la stasi di umori e di sangue mestruale, il loro deterioramento e l'accumulo di residui messi in circolo; per questo, sostiene Ippocrate, sono grossolane « imposture » le « purificazioni » che i sacerdoti dicono di poter, con beneficio, operare sul corpo dell'isterica[30]. L'evento patogeno per intasamento più facilmente si realizza nella donna poiché possiede un organismo che contiene più acqua, più umori, specificamente il sangue mestruale, la cui espulsione è una vera purificazione, una *expurgatio.* Anche nel cervello della donna si trova una maggiore percentuale di « pituita »; perciò per le caratteristiche fisiche di questo umore, « freddo-umide », la donna è « meno coraggiosa e meno ferma » dell'uomo[31]. Il corpo della donna è paragonabile ad una spugna che, se ha i pori liberi, espelle i liquidi mentre nel caso contrario, si imbeve di umori e si gonfia. Lo stagnamento degli umori alimenta processi di deterioramento, di « putrefazione »[32] degli stessi così che emettono sostanze tossiche che Ippocrate chiama « residui ».

Il corpo femminile, simile ad uno scolo di spurgo, necessita di avere i canali intercellulari, i pori, ben larghi e non bloccati. Secreti vaginali, sangue mestruale, latte e lo stesso corpo adiposo della donna dimostrano che essa è un organismo umido, acquoso: « molle, umido e freddo »[33]. Il fenomeno più frequente nella donna è la formazione di una stasi umorale, per sangue mestruale e umori vaginali bloccati con formazione di una « pletora » che, come una palude mefitica, evapora sostanze velenose e patogene. La verginità e la ritenzione mestruale per amenorrea sono i fattori patogeni più frequenti nella donna; essi causano manifestazioni isteriche ma possono essere controllati da una normale vita sessuale. Il coito, tramite complessi meccanismi umorali e fisici, favorisce la dilatazione dei « pori » del corpo femminile e l'espulsione dei residui: le vergini di Argo erano diventate folli per un utero gonfio di umori, depurato solo col coito o con l'elleboro[34].

Ippocrate critica, su queste basi, la medicina oracolare, ridimensiona l'ideologia apollinea, accetta la lezione farmacologica di Melampo e non rifiuta gli insegnamenti del mito sull'isteria, che indicano in questa malattia un evento causato dall'utero per verginità. Ippocrate, se in tempi nuovi condanna la superstizione e la tradizione mitologica, valorizza d'altra parte l'impostazione di Melampo, alla quale fornisce un fondamento fisiologico e scientifico. Il conglomerato sociale ellenico aveva intrinseche ragioni per mantenere vive certe credenze chiaramente errate alla luce della consapevolezza scientifica. Ippocrate comprese, quando venne chiamato dai senatori di Abdera, che certe opinioni erano soltanto dei non valori, dei pregiudizi; era convinzione che il filosofo Democrito fosse diventato pazzo, per alcune stranezze e per un comportamento insolito: non usciva di casa, non partecipava alle sedute pubbliche, stava seduto osservando il cervello di animali per scoprire « la causa della follia »[35]. Ippocrate si recò ad Abdera, città che del resto nell'antichità aveva la nomea di ospitare abitanti per natura strani e bizzarri, e conversò a lungo con l'amico che trovò perfettamente equilibrato: « non era per nulla folle, disse, ma tale era ritenuto dagli idioti per la sua immensa conoscenza e intelligenza ». Democrito aveva una mente lucidissima, si esprimeva con una logica coerente ed affrontava i problemi basilari con acutezza. La malattia mentale si presentava con ben altri aspetti ed era il segno di un corpo « intossicato », perché intasato dagli umori: Democrito non si trovava in questa condizione. Questa anormalità somato-psichica, per Ippocrate, come si deduce da una sua lettera all'amico Dionisio di Cos, è congenita nella donna: la donna ha per natura un animo scadente, debole, fragile[36] e per questi motivi, insiste il medico di Cos, deve essere custodita dal marito perché per natura essa è lasciva e lussuriosa. In questi giudizi si tocca con mano, come fosse presente in uno scienziato di alto valore, l'estrema misoginia dell'uomo ellenico, nata in un passato non ancora sfumato sul piano della realtà emozionale.

È comprensibile, riconosce Ippocrate, affrontando la storia genetica del mito, come abbia attecchito la concezione magica e demonologica dell'epilessia e dell'isteria, forme morbose nelle quali le manifestazioni cliniche hanno un inizio repentino, in pieno o apparente benessere e con sintomi vistosi e tanto imponenti da suggerire l'idea di un improvviso « tocco maligno » da parte di una divinità irata, che si può tuttavia placare con « riti, doni e espiazioni purificatorie »; lo sguardo benigno della divinità sulla malata colpevolizzata e pentita avrebbe giocato un potente ruolo terapeutico positivo. Da questa ambivalente relazione con la divinità introiettata nacque l'impressione che queste malattie originassero da colpe interiori che dovevano essere espiate. Nulla di tutto questo è vero sottolinea Ippocrate; sono gli « ingorghi » in certi organi, cervello per l'epilessia e utero per l'isteria, da parte della pituita e del sangue mestruale, a provocare queste malattie, attribuite dall'opinione comune e per determinate ragioni psicologiche e storiche all'opera di Cibele[37]. La critica del mito in chiave razionale chiarisce i motivi, del tutto emotivi e psicologici, che sono alla base delle credenze superstiziose: l'epilessia, l'isteria, la follia acuta, le crisi di panico, sensazioni improvvise di smarrimento, sono ritenute malattie sacre perché generano un profondo stupore nell'osservatore, così che si è creduto che avessero in sé qualche cosa di divino e di fascinoso[38].

Ippocrate critica la tendenza nostalgica di ritenere la vita primitiva una condizione ottimale e felice dell'umanità: per Ippocrate questo regime « naturale » di vita non è per nulla armonico, bensì selvaggio e incivile, e determina « dolori e malattie », che la medicina e il progresso scientifico riescono a controllare. Per questo, l'isteria è riportata non tanto a condizioni demoniache quanto a un complesso di fattori, anche ambientali; essa esprime una determinata situazione della donna alimentata anche da cause di ordine geografico[39]. Climi temperati, posti a oriente con una temperatura media, quasi fosse « sempre primavera » sostengono costituzioni femminili particolari: « le donne sono prolifiche, hanno parti facili e senza complicazioni »[40]. Al contrario nei climi molto secchi e freddi le donne « sono spesso sterili, hanno parti complicati e trattengono spesso i mestrui »[41]. Per questi motivi in certe zone geografiche sono meno frequenti le crisi di *strangulatio uteri*, segno che le donne che abitano in questi climi posseggono un corpo molle, ampio, spugnoso, con canali morbidi e dilatati, al contrario delle donne di climi freddi e secchi che hanno un corpo con pori stretti, duri, quindi spesso intasati da umori[42].

L'isteria, non più segno della « rabbia insidiosa di Ecate »[43], come la sorella epilessia, comporta sintomi diversi, cangianti e proteiformi, dovuti, crede Ippocrate, « ai morsi che la vagina e l'utero »[44] portano nelle varie parti del corpo. L'apparato genitale della donna, incattivito perché vergine, si rivolta e vaga nel corpo, facendo pagare alla fanciulla il fio di una grave colpa verso la creatività. L'utero vergine ne è la causa perché comporta amenorrea, la *retentio menstruorum*, per cui si ha, di conseguenza, un utero pletorico per sangue e umori stagnanti, che si muove per i gas emanati dai liquidi e vagola come un animale inviperito, nel corpo; l'isteria è sostenuta da questo meccanismo che Ippocrate definisce *uteri transmotio*[45]. Anche fenomeni meno appariscenti di quelli motori e deliranti, come « depressione, ansia e astenia » sono ricondotti ad un meccanismo fisico; l'amenorrea rende il sangue delle vergini « sieroso », con un contenuto maggiore in acqua e tossico; quando giunge al diaframma e al cuore, centri anatomici del *thymos*, deteriorandoli in via funzionale, provoca i sintomi. Alla base dei sintomi distimici, depressivo-ansiosi, esiste una depravazione fisicochimica del sangue, una *malitia sanguinis*[46], un tessuto ematico velenoso che produce fenomeni psicopatologici perché altera le funzioni vegetative delle sedi biologiche della vita emotiva e affettiva, nel torace e nella zona diaframmatica, nel *thymos*. Al contrario i disturbi isterici di tipo psicomotorio, come la soffocazione, gli incubi, i terrori, le crisi convulsive, i tremori e i deliri, per Ippocrate originano dalla diretta azione dell'utero o *strangulatio uteri*, portata su specifiche zone del corpo: arterie carotidi, cervello, fegato, trachea, midollo spinale. Non ha senso « ossequiare Cibele », se la causa dell'isteria risiede precisamente in questi meccanismi bio-fisici; non esistono forze divine, malefiche o benefiche, ma il divino è immanente alla natura ed è su questa struttura che il medico può agire, se vuole portare sollievo alla malata. È un pensiero irrazionale, poco virile e un'idea sorretta dalla superstizione ritenere che una divinità, una creazione mitica della mente umana, possa volere « il male dell'uomo e, se pregata, toglierlo »[47].

Eliminando la divinità, Ippocrate toglie il supporto soprannaturale e ideologico alla medicina superstiziosa e, di riflesso, la credibilità terapeutica fondata sul vantaggio che si credeva derivasse da « pratiche occulte » e da « purificazioni ». L'isterica non è colpita dall'ira di Cibele e non deve perciò sentirsi in colpa verso esseri soprannaturali perché « non ha commesso delitti e non ha fatto del male ». L'anima e il corpo della donna isterica non è intossicato da detriti morali, bensì da residui materiali, metabolici, del tutto fisiologici in certe condizioni organiche: la *materia peccans* è specificamente a carattere umorale e richiede l'intervento del medico con adatti farmaci.

Ippocrate, come i Sofisti e Socrate avevano fatto per la vita psicologica, immanentizza nella *physis* il processo psicopatologico: « Non credo », scrive, « che il corpo dell'uomo, essere corruttibile, possa essere contaminato dalla divinità, entità sacra, ma se ciò potesse anche accadere allora ritengo che l'uomo, qualora fosse toccato dalla divinità, dovrebbe con ciò essere santificato, piuttosto che contaminato »[48]. Non esiste la divinità malvagia e vendicativa, come è tipico di credenze di un agglomerato sociale che traspone le colpe in forme mitologiche; l'invidia degli dei è una proiezione del timore, dell'ignoranza, della paura, effetto di uno spostamento emozionale che trasferisce sulle divinità femminili, come Cibele-Ecate, ansie, paure, angosce che hanno un'origine endogena all'anima umana[49].

La malattia mentale si esprime con segni oggettivi, collegati con una patologia di organo, come sostiene Ippocrate nel « Prognostico », che il medico deve con la ragione « correlare » al fine di delimitare un quadro morboso; la comparsa di *tristitia sine causa et demissio animi* non indica, come si voleva per Bellerofonte, una maledizione divina, bensì un caso clinico di « malinconia » originato da un eccesso di bile nera nel cervello. È questa operazione razionale che fonda la « tecnica » base della medicina, insieme di considerazioni oggettive « attorno alle cause di un qualche cosa »[50]. La tensione psicologica del filosofo e del medico è finalizzata alla scoperta delle cause, della « materia prima » alterata e dell'organo interessato dal processo morboso. Così, come una pleuropolmonite scatena per la febbre una malattia mentale acuta, confusionale e delirante, la « frenite », un utero intasato da liquidi mestruali deteriorati può, di riflesso, con metaboliti o direttamente per un meccanismo di spostamento, agire sul corpo e determinare la sintomatologia isterica. Questa dipende dall'utero e ha quale fattore etiologico la verginità, la sterilità, e in generale la mancanza di orgasmo sessuale: l'isterica non ha un'anima « sporca » dal peccato bensì, come voleva già il mitico Melampo, un « utero sporco », come ora puntualizza Ippocrate[51]. Per questo preciso motivo, orfici, pitagorici, coribantici, seguaci della Grande Madre di Eleusi, castrati di Cibele, movimenti menadici e la stessa posizione psicoagogica di Socrate, non purificano l'anima, disturbata da un materiale residuale organico, bloccato nell'utero. Anche se il malato psichico, per la sua emotività, instaura con la divinità, con i sacerdoti e con persone carismatiche quello che Ippocrate chiama « legame magico »[52], questo non può possedere un valore terapeutico, ma favorisce un momentaneo sollievo di tipo suggestivo, in un contesto psicomorboso, che richiede cure e accorgimenti profilattici, come specificato nel *De diaeta*.

L'isteria, che come per il mito, per Ippocrate delimita un'ampia gamma di disturbi psichici di « donne vergini, nubili, vedove, sterili[53] e amenorroiche », identifica un malessere fisico dell'utero impregnato di sangue mestruale. I sintomi isterici o *aerumnae* sono di natura funzionale e non denotano un deterioramento, una *corruptio*, di un organo per un processo; essi esprimono una disfunzione, una temporanea *mutatio* appunto per i colpi, i morsi, gli urti, la *strangulatio* di una bocca dell'utero che peregrina come un pallone gonfio di gas, portata a certi apparati. In questa prospettiva non sono paragonabili alla febbre, alle convulsioni epilettiche, al tetano, alla apoplessia, alla frenite, anche se singolarmente possono mimare questi fenomeni; esiste per Ippocrate una febbre isterica che chiama con acume « erratica o fittizia »[54]. I sintomi isterici esprimono le tribolazioni, le sofferenze psichiche e fisiche, gli affanni e i tormenti di una donna che è vergine e nel contempo amenorroica; l'utero, sessualmente frustrato, si impregna di umori, si gonfia e tormenta con la « soffocazione » la donna. Come Ippocrate scrive e sottolinea nel *De locis in homine,* secondo questa prospettiva, « l'utero è la causa di tutte le malattie della donna »[55]. L'utero è bivalente, nutre il bambino come la terra fertile l'uomo, ma in condizioni di mancata *mensis expurgatio* diventa mobile perché intasato.

Le funzioni ormonali della donna si trovano per natura al limite della patologia, risultando il confine labile e non delimitato: parto, allattamento, gravidanza, menarca, menopausa, sterilità, aborto, puerperio sono eventi che comportano meccanismi sia fisiologici sia fisiopatologici e un margine di possibilità morbose, generalmente tossiche, febbrili, umorali. Un'ampia serie di storie cliniche degli scritti ippocratici riporta eventi psicomorbosi comparsi in corso di puerperio, parto, gravidanza, sterilità, verginità, vedovanza, riferiti a modificazioni idiopatiche dell'apparato genitale femminile, vera fonte demoniaca che determina l'instabilità biologica della donna: per questi motivi Ippocrate ritiene che gli eventi connessi con la fisiologia dell'apparato genitale della donna siano « da valutarsi come delle vere e proprie malattie »[56].

Le funzioni ritmiche e cicliche, le complesse relazioni bio-umorali fra utero, mammelle, psiche e vita emotiva, la periodicità del mestruo, il coincidere il suo inizio e la sua fine con determinate fasi della vita, segnalano meccanismi fragili e, pertanto, da considerarsi al limite della norma fisiologica. Come Ippocrate discute criticamente nelle opere dedicate alle malattie femminili, l'isteria è il segno che nella complessa fisiologia della donna si verifica una disfunzione per una pletora, uno spasmo, che chiama *uteri pnix*[57].

Per Ippocrate, in questo contesto,l'orgasmo sessuale, la gravidanza e il flusso mestruale si contrappongono come eventi normali a verginità, sterilità e amenorrea, stati al limite della patologia e favorenti la comparsa di disturbi isterici; l'ippocratico *De diaeta* prevede che nell'organismo, affinché possa esserci equilibrio « tutto debba confluire, scambiarsi, in modo che esista un ricambio »[58]; in questo modo non si formano i « residui », segno di un blocco del fluire eracliteo degli elementi biologici.

Nell'organismo, canali infracellulari ampi come le vene e le arterie, ricevono umori dalle ghiandole come il cervello, il fegato, il pancreas, le mammelle: il canale femminile per eccellenza come si intuisce dalle sue funzioni e dalla struttura anatomica è l'utero. La stasi del mestruo facilita la formazione di un « sangue putrido », dal quale evaporano « calinogisità », dei vapori tossici che rendono la cavità uterina mobile: « l'utero che così si sposta in alto o in basso è la causa di tutte le malattie femminili »[59]. Dioniso, che per Platone[60] purifica e libererebbe da « cattiveria, ignoranza e aggressività », che rende pura l'anima « con canti e danze » e la purifica da « forti appetiti sessuali che, non scaricati, portano alla follia », applica un metodo suggestivo, ma punto scientifico.

L'isteria, come la mania, la malinconia, la demenza giovanile, la catatonia, l'ansia, le fobie, le ossessioni, non nascono da pulsioni aggressive, come voleva un'ideologia che proiettava nel divino sentimenti di « colpa e vergogna » nutriti dalla donna sterile: la donna vergine perché non trovava il marito o vedova in età giovanile, determinata da una morale che imponeva compiti maternali, avvertiva questa impossibilità con colpa. L'isteria era sentita come una *moira*, una contaminazione da parte di un *miasma* divino: da ciò i tentativi di *katharsis* tramite riti religiosi. Sono le Erinni, le divinità femminili cattive, dice ancora Sofocle nell'« Antigone »[61], al tempo di Ippocrate, che causano la follia. Ippocrate documenta come la *ate*, la condotta irrazionale della donna isterica che nasce dal *thymos*, dai *phrenes*, non è dovuta all'influenza delle Erinni o di Cibele, ma da un sangue tossico. L'isteria origina da un dismetabolismo umorale clinicamente presente al medico: « la donna che non ha le purificazioni mestruali e che non ha mai partorito possiede per ciò un utero mobile, che si alza, tocca i nervi dello stomaco, preme sul fegato, tocca i precordi causando con ciò afonia, deliquio, ansia e agitazione dello spirito »[62]. La natura aiuta a capire il perché di questi eventi; essa possiede un intrinseco finalismo che sostiene la correlazione di tutti i meccanismi biologici, in vista di un equilibrio armonico senza il quale non sussisterebbero né la vita né lo stesso cosmo. La donna, giunta alla pubertà, manifesta la comparsa del ciclo mestruale con l'espurgo periodico di sangue, rivelandosi fisiologicamente pronta al matrimonio, all'orgasmo e alla gravidanza: contemporaneamente a ciò la natura appronta finalisticamente una « dilatazione delle vene che si portano all'utero »[63]. Mestruo e dilatazione dei « pori » sono interdipendenti come appare ovvio anche all'occhio del profano; non potrebbe uscire il sangue in una donna magra, dura e secca con canali del tutto inadatti a lasciar scorrere i liquidi. I « larghi canali » di cui la natura ha dotato la giovane in età procreativa sono adatti a eliminare il sangue mestruale e il liquido vaginale che si forma durante l'orgasmo sessuale. Non sempre la natura riesce a tenere pervi i pori, poiché a questo aiuta l'orgasmo che umidifica e ammollisce il corpo femminile. Nella donna vergine i canali rimangono stretti, addirittura chiusi e la bocca dell'utero, l'*osculum*, è serrata così che lo sperma non può entrare, né può uscire il sangue mestruale[64]. La vergine è, nel senso inteso dal mito artemideo, il simbolo biologico della velenosità del mestruo, di un corpo stretto, rigido e chiuso ai meccanismi metabolici di scambio fluente: « il coito favorisce al massimo un corpo femminile umido perché allarga i canalicoli »[65].

Certi sintomi isterici a carattere ansioso-depressivo nascono da un fattore patogeno ematico, che favorisce la formazione di « vapori » tossici. Il sangue è, per Ippocrate, il tessuto più nobile dell'organismo; contiene i detriti che l'organismo emette nel suo torrente, e che la fisiologia esige siano emessi. L'amenorrea per una stasi di sangue nell'utero per mancanza di coito, favorisce la formazione di una « pletora » dalla quale esalano « oscuri vapori » che colpiscono la sede del *thymos*, della sfera irrazionale, e causano « timori, angosce, difficoltà di respiro, tristezza, malinconia, tremori e tensione »[66]. Per questo motivo l'orgasmo, oltre che dare alla donna una piacevole voluttà, comporta un normale svolgimento del complesso scambio residuale fra tessuti cellulari e torrente sanguigno; la fisiologia femminile è deviata, con elicitazione di ingorghi, nella donna « sterile, vergine, nubile »[67] perché, « manca di un sano coito ». Il medico deve intervenire con rimedi come unguenti, pessari, elleboro, purghe, salassi, succo di papavero e fumigazioni, tutte manovre tese a sedare i sintomi e allargare i pori e la bocca dell'utero; deve avere presente che la vera terapia consiste nel *concubitus viri*[68].

In questo contesto fisiologico il corpo della donna deve emettere, pena le crisi isteriche, il sangue mestruale e i detriti umorali con ritmicità: « la donna che ha il purgamento mensile è sana »; esiste, per Ippocrate, una sincronia fra corpo femminile, fisiologia della sfera sessuale e compito del maschio: questa è la chiave di volta che apre una flussione regolare delle sostanze liquide che scorrono nei canali intercellulari. Lo sperma agisce come attivatore biologico sugli spazi deputati all'evacuazione, è un fattore benefico per la donna; sul corpo della donna vergine in età puberale favorisce i compiti espurgativi dell'utero che rende molle, permeabile al sangue mestruale come un'ampia foce di un fiume per ottimale dilatazione della bocca uterina: « nelle vergini la bocca dell'utero è chiusa perché lo sperma non è entrato e non ha potuto così dilatarlo di modo che il sangue non può uscire »[69]. Il coito agisce come profilattico, risana perché lo sperma agisce come sostanza chimica che aumenta il diametro dei canali del corpo femminile.

L'impostazione etica voluta dal principio apollineo riceve da Ippocrate un'articolata convalida sul piano della fisiologia femminile e della pratica clinica: la donna, se vuole essere sana e non soffrire di crisi isteriche, deve aderire con maturità ai modi di vita impostati dal maschio. La vergine, perché possiede un corpo contratto, è segnalata da Ippocrate come un'anomalia della natura rispetto alla donna, che attraverso regolari orgasmi, ha « un corpo molle e umido »[70]. La donna ellenica dell'età di Ippocrate accetta il principio maschile, di cui riconosce la validità: si reca ai templi di Artemide chiedendo la grazia di un marito, come scrive Ippocrate nel *De morbis virginum*[71], perché ha appreso che lo sperma, oltre che creare una nuova vita, se entra nel suo corpo lo rende soffice, caldo, molle e pervio ai pericolosi detriti; in caso contrario, per esprimere in latino un detto icastico di Democrito, *mater puerorum vehemens illud malum, infinitarum aerumnarum in muliere causa*[72]. Come un animale selvaggio è dalla natura posto in zona impervia: « l'utero è localizzato in una zona nascosta del basso ventre »[73].

Il destino femminile è segnato dall'utero, dalla sua patologia e dalle sue condizioni biologiche sfavorevoli; la donna per questo nasce fragile e debole, già condizionata al concepimento per una fecondazione nella parte sinistra dell'utero[74] e, maggior disgrazia, perché ciò avviene per uno sperma malato: « si ha la nascita di una femmina quando l'embrione si forma da uno sperma più debole »[75]. Il principio maschile ha il primato su tutti i piani e la sua supremazia su quello genitale comporta la supremazia biologica e spirituale. Tutto è oscuro, basso, malato, instabile, deteriore nella donna a partire dai residui dell'apparato genitale; il sangue mestruale è tossico, lo sperma è sostanza pura: qui sono poste le differenze decisive fra i sessi a favore del maschio. Uno sperma degradato e degenerato sostiene la bipolarità maschio-femmina; la compagna dell'uomo trova origine da una difettosità dello sperma.

Per Ippocrate, sul piano della biologia, femminilità e mascolinità sono principi che coesistono, con un'incidenza diversa, nello stesso organismo: la decisa supremazia di un principio sull'altro determina le caratteristiche sessuali dominanti. Se nell'organismo si trova una parte femminile e viceversa, è possibile che una caratteristica maschile o femminile coesista nella femmina o nel maschio, determinando particolarità costituzionali e psico-emotive, come discusse nel *De diaeta.* Ippocrate identifica l'uomo col cervello e la donna « col ventre grande che nutre », perché per natura « è umido come il mare »[76], e per queste caratteristiche e funzioni non ha « intelligenza alcuna ». La fisicità alla base del binomio maschio-femmina comporta caratteristiche anche psicologiche: le donne che possiedono una quantità rilevante di mascolinità sono « audaci e eroiche », mentre gli uomini che hanno una quantità di femminilità sono « effeminati »[77]. Il cammino della donna è geneticamente segnato dalla nascita: « poco dopo che le figlie si sono separate dal ventre della madre diventano puberi e subito hanno una vita mentale adulta, però poi invecchiano più velocemente dell'uomo proprio per la insita debolezza del loro corpo »[78]. Per questo è interesse della donna accettare di buon grado il rapporto sessuale visto che l'orgasmo, oltre che il piacere, comporta un corpo caldo e umido e un ampliamento dei canali dove passa il sangue mestruale[79]. Ippocrate è sulla scia del pensiero mitico dionisiaco: la donna è sana se ha regolari orgasmi che favoriscono un corpo femminile pulito, sciolto, molle e libero da pastoie biologiche; il corpo della donna che ha frequenti rapporti sessuali, per Ippocrate, è « sciolto », al contrario nella donna vergine è « secco e duro ». La fisiologia femminile e l'isteria, in questa prospettiva, sottendono una donna vergine, sterile e nubile per un utero con la « bocca distorta, chiusa, stretta » e una donna con regolari coiti con un corpo molle per un utero con un *osculum amplius*[80]. In Ippocrate, come documentato dalla tradizione medica che si tramanderà sino alla fine del XIX secolo, l'isteria non delinea un preciso quadro clinico, quanto lo specifico meccanismo etiopatogenetico sopra descritto; la semeiologia dell'isteria in Ippocrate è polimorfa, espressa da disfunzioni sul piano di tutto l'organismo, mentre la causa è sempre una; la disfunzione dell'utero: « un morbo delle vergini ».

È naturale, come ripete Ippocrate nel *De morbis virginum,* che la donna si vergogni se non ha figli[81]. Afferma ancora Ippocrate su questo tema: « le donne sono sane se hanno normali rapporti sessuali, l'utero col coito si inumidisce e così non diventa secco e rinserrato, il coito riscalda difatti il sangue e lo rende umido e fluido, provocando così il flusso mestruale; se il mestruo non interviene la donna si ammala »[82]. Guai alla donna che rimane, anche per motivi che non dipendono dalla sua volontà, come la vedovanza, senza il decisivo appoggio terapeutico; essa può incorrere, oltre che nell'isteria, in gravi disturbi endocrinologici, come avvenne, in una storia clinica registrata da Ippocrate, a Fetusa di Abdera poco dopo la morte del marito: « divenne amenorroica, prese un aspetto virile, con folti peli e la barba, parlava con voce rauca; morì non molto dopo l'inizio della malattia »[83]. Anche alla moglie di Gorgippo che abitava a Taso accadde lo stesso che alla sfortunata Fetusa, a seguito della fuga del marito[84]. Per questo Ippocrate si augura che la donna abbia sempre il coito terapeutico e spera che il ciclo mestruale si svolga regolarmente secondo le leggi della natura[85].

Le mogli abbandonate o vedove, compromesse sul piano biologico, hanno sempre una speranza: le malate ritorneranno allo stato normale appena ripresa la pratica interrotta del coito, che avrebbe sostenuto la ricomparsa del mestruo e la gravidanza[86]. Ogni patologia femminile è addebitata all'utero perché per mancanza dell'orgasmo sessuale, è « secco, freddo, chiuso, rinserrato », vera barriera per lo sperma che dovrebbe entrare e per il sangue mestruale che dovrebbe uscire; questa condizione è la peggiore che possa capitare alla donna, perché contraria alle leggi della natura: l'utero è sano se è *mater puerorum*[87].

L'utero non subisce passivamente la sterilità, si ribella a questa condizione che la donna ritiene « vergognosa e indecorosa »[88]. Come impazzito per il dolore della mancata gravidanza, gonfio di umori e di gas, l'utero rompe i legami anatomici e « trasmiga », colpisce, « strangola », morde le arterie carotidi, provocando uno spasmo che si riflette sul cervello causando la *suffocatio*; stringe la gola e determina il « bolo » e l'afonia: la donna cade a terra e non riesce più a parlare, strozzata dall'organo della vita. Arterie, vene, cervello, cuore, diaframma, fegato, arti superiori e inferiori, carotidi, trachea, tutto può essere violentemente morso dalla bocca dell'utero incattivito. Quest'organo, sede dell'anima irrazionale, se frustrato nelle sue finalità, diventa selvaggio, quindi indomabile e patogeno: soffocamenti, deliri, ansia acuta, spasmi, tremori, convulsioni, panico, paralisi, cefalea, deliri *sine febre*, sono tutti dovuti « ad uno spostamento dell'utero »[89].

La vita sessuale della donna, sofferente di attacchi isterici, doveva essere attentamente valutata dal medico, secondo questa prospettiva, in vista di un piano terapeutico, centrato su un adatto regime profilattico e accorgimenti atti a realizzare l'orgasmo e la gravidanza. Il *concubitus*, atto sacro, curativo e supremo, doveva essere avvolto in regole atte a far sì che si svolgesse nella piena normalità fisiologica. La stagione ottimale per l'orgasmo era l'inverno[90] e il periodo della giornata la sera, dopo cena; mai, ritiene Ippocrate, di notte o di mattina, pena l'insorgenza di una penosa sensazione di stanchezza. L'estate controindicava l'orgasmo e l'uomo che si accoppiava con una donna sterile doveva essere di costituzione « robusta », non avere bevuto vino bianco ma moderate quantità di « vino nero austero e forte »[91]. L'alimentazione, affinché il coito comportasse la gravidanza, prevedeva cibi « sostanziosi »[92]. La donna prima del rapporto sessuale doveva « purgarsi l'utero e lo stomaco, frizionarsi la testa e ungerla con olii profumati e affrontare il coito con il capo cinto da una bianca fascia di lino, tutto dopo aver praticato fumigazioni all'utero »[93].

Queste manovre portavano alla gravidanza e guarivano le crisi di *suffocatio*; l'uso di estratti acquosi di radici di elleboro erano utili per ripulire l'utero da residui che potevano nuocere alla fecondità: pastiglie di testicolo di castoro ridotto in pasta, *castoreus testis*, bevute con vino nero rinvigorivano una spinta erotica femminile affievolita. Allo stesso fine risultavano utili prodotti energizzanti di « polvere di corna di cervo » posti nel naso[94]. Se la donna sterile, nonostante questi accorgimenti, non rimaneva gravida e soffriva di crisi isteriche, bisognava somministrare sempre il castoreo bevuto « con vino bianco vergine »[95]; per sedare l'utero incattivito mettere « profumi egizi in vagina e odori sgradevoli, come assa fetida nel naso »[96]; l'idea era quella che l'utero attirato, come fosse un animale, ritornasse nel suo posto anatomico, favorendo il processo gravidico; dopo questi interventi terapeutici è bene, per Ippocrate, sottoporre la donna sterile a ripetuti coiti nella speranza che compaia la sospirata gravidanza[97].

Il sintomo è segno che l'utero « ha toccato, morso, stretto », un organo e la fenomenologia clinica ne rappresenta sul piano figurativo proprio la disfunzione: la *suffocatio*, il sopore psicogeno, discende da un morso portato alle carotidi o da un intasamento della trachea; va curata con vino, zolfo e sandracca, la resina di un pino dell'Africa settentrionale. Disturbi isterici « tenaci e duraturi » devono essere affrontati con vino nel quale è sciolta carne di testuggine marina; la « cefalea » poteva essere curata con pozioni di aceto, malva, acqua e finocchio, ovvero raffreddando il capo con acqua dove era stato diluito succo di mirto e di lauro; frizioni con acqua dove era stato bollito del cavolo ottenevano successo in questa sintomatologia[98]. La classica *suffocatio*, se si presentava con sintomi per i quali « la malata stringeva i denti », risentiva del castoreo, di massaggi con unguenti agli inguini, di vino odoroso, di tisane di narciso, cumino, cantaride, mirra, pepe, radici di crotone; in casi resistenti e disperati il rimedio estremo per eccellenza era il « succo di papavero »[99].

Ippocrate focalizza l'attenzione sulla sintomatologia e sull'etiologia; la prima sembra mimare quasi tutta la patologia somatica, neurologica e psichiatrica. I sintomi della sfera emotivo-affettiva sono frequenti: la ritenzione di sangue mestruale « defluisce » e straripa verso il cuore, il diaframma, le arterie del muscolo cardiaco, indebolisce la spinta vitale che rende « fatua »; compare, segno di indebolimento delle *phrenes*, « un irrigidimento dei muscoli quasi insensibile associato a delirio »[100]. In altri casi le malate sono subitamente prese da brividi di freddo e da un rialzo della temperatura corporea, che Ippocrate chiama « erratica »[101]. In altri ancora, la corruzione del sangue mestruale determina, per azione dei residui tossici, una « depravazione » del tessuto ematico, una *sanguinis malitia*, che agisce come fattore patogeno nel sostenere una grave « malinconia ». In certi casi compaiono crisi convulsive simili a quelle della malattia sacra, alla malattia di Eracle, all'epilessia tipo gran male: « le convulsioni rassomigliano allora all'epilessia, al morbo sacro, alla malattia di Eracle »[102], scrive Ippocrate; questo avviene quando l'utero giunge a « mordere i precordi », i centri anatomici del *thymos*; la donna dimostra uno scarico motorio globale acuto, clamoroso e impressionante per drammaticità patominica[103].

Afferma Ippocrate: « se l'utero colpisce i precordi strangolandoli allora la donna stravolge gli occhi nella loro parte bianca, cade a terra repentinamente, diventa fredda e dalla sua bocca esce saliva e a volte anche della bava come succede ai malati che soffrono della malattia di Eracle »[104]. La crisi isterica, la mutevole e bizzarra sorella dell'epilessia, se si esprime con sintomi distimici nasce da un'intossicazione dei centri vegetativi, se si manifesta con crisi pseudo-comiziali, ha alla base i colpi che l'utero porta direttamente in queste zone anatomiche. Sappiamo che per Ippocrate l'epilessia al contrario origina dal cervello irritato da un improvviso movimento metabolico della pituita, così chiamata perché secreta dalla ghiandola pituitaria[105]. L'isteria ha all'origine non tanto una stimolazione cerebrale quanto una riflessa modificazione dei centri della sfera affettiva per due distinti meccanismi patogenetici: uno chimico e uno meccanico. Un sangue corrotto da residui mestruali trattenuti e un utero mobile perché gonfio di gas emanati da umori stagnanti sono alla base delle manifestazioni di tipo isterico; a monte di ciò si situa il male più grave per la donna: la verginità. La donna isterica ha un sangue denso mentre la donna normale fluido perché prova piacere durante il coito, più a lungo che l'uomo e diventa calda e umida quando l'uomo emette lo sperma, sostanza che accende il fuoco della voluttà della donna e lo estingue[106]. In questa formulazione si situa il pensiero biologico di Ippocrate sul ruolo del coito, sul valore curativo dell'orgasmo e dello sperma e, di riflesso, sull'azione profilattica e curativa del rapporto sessuale. In questa prospettiva, Ippocrate non poteva che rivolgere alla donna un avviso decisivo che, se compreso, l'avrebbe resa sana, perché in possesso di un corpo caldo e molle, di canali evacuativi ampi, di un utero pulito perché ciclicamente espelle il sangue mestruale: tutto questo, deve sapere la donna, è dovuto alla benefica attività chimica dello sperma[107].

L'obiettivo di Ippocrate è far comprendere alla donna che la verginità, così esaltata dal mito erinnico e artemideo, è il male peggiore che possa toccare al mondo femminile. L'esperienza clinica convinse Ippocrate di questa posizione; quante donne vergini aveva visitato, affette, per questo motivo, dai mali più disparati. La donna doveva essere educata, doveva apprendere dati sicuri e perentori in questo campo, sul quale il medico non sentiva dubbi; una sana vita sessuale è il fondamento primo della armonica fisiologia dell'apparato genitale femminile e, di riflesso profilassi di tutti i disturbi isterici.

Il *De morbis virginum* è un manifesto a contenuto pedagogico, perché dimostra cosa accade alle donne che non hanno o non hanno più il coito. Secondo Ippocrate, « L'arte medica è la conoscenza delle malattie isolabili per dati naturali e fra di loro separate: il morbo detto sacro, l'apoplessia, il delirio, i timori angosciosi, le allucinazioni demoniache sono malattie molto più frequenti nelle donne che per natura hanno un animo debole e fragile. Queste malattie poi sono più frequenti nelle vergini, nelle nubili e nelle donne anziane non sposate e sono connesse con le purgazioni mensili. Il sangue che affluisce all'utero deve uscire. Quando la piccola bocca dell'utero non è aperta il sangue non esce e defluisce allora verso il diaframma e il cuore che diventano deboli e da ciò origina l'emozione, la sofferenza depressiva e il delirio. Se il sangue dell'utero defluisce verso le gambe si ha il torpore e la paralisi. Il pericolo maggiore per la donna si ha quando il sangue, però, defluisce verso il diaframma e il cuore perché così si origina anche il delirio e la malattia mentale. Possono comparire anche tremore e angoscia e a volte una febbre apparente. L'infiammazione acuta dell'utero per ristagno mestruale causa disturbi mentali; la putrefazione del sangue l'agitazione; l'emissione dal sangue di calinogisità, cioè di vapori, i timori e le paure; i colpi e la compressione diretta dell'utero sul cuore e sulle arterie provoca la strangulazione. Il sangue mestruale che ristagna genera una malignità intrinseca del sangue, perché diventa tossico, velenoso e agisce sul diaframma causando depressione dell'anima con ansia. Le donne affette da questa malattia portano spesso ricchi doni votivi ai templi di Artemide, affinché la dea favorisca il matrimonio. La vera cura è, però, medica e consiste nella sottrazione del sangue maligno. Quando questa cura non agisce, soltanto allora bisogna invogliare le malate ad avere coiti con l'uomo. Se infatti esse rimangono gravide e concepiscono, allora possono guarire dalla malattia e restare sane: è bene che ciò avvenga alla pubertà, poiché le donne sterili soffrono cronicamente di questa malattia »[108].

Ippocrate codifica, servendosi di una sintesi fra esperienza clinica, concezioni tradizionali, filosofia della natura e teorie umorali, l'isteria come gruppo nosologico polimorfo a genesi uterina: verginità, sterilità, ristagno del sangue mestruale, tossicità dei vapori e migrazione dell'utero sono all'origine della sintomatologia; varia e multiforme perché, se una è la causa, vari sono gli organi sui quali può agire per la *transmotio uteri*: dove questo colpisce, l'organo dimostra un sintomo. Per tali azioni tossico-umorali i disturbi psichici sono frequenti nella donna soprattutto perché possiede un organo, l'utero, potenzialmente patogeno; la donna è, secondo la definizione di Aristotele e di Galeno, « un uomo mutilato »[109], e per Ippocrate questo giustifica la complessità, la gravità e la frequenza dei disturbi psichici.

È l'utero che, per un verso, alza la donna nella sfera della creatività biologica più elevata, perché contiene il nucleo della vita, è la *mater puerorum*; tuttavia, per una serie di motivi endogeni, esso può diventare tossico; l'utero è come una pianta che vive su di un terreno che, se fertile, produce frutti; al contrario se vive in una terra sterile non produce, rinsecchisce e muore. Come la terra la donna è sana se resa fertile dallo sperma; l'uomo ha quello che manca alla donna, col suo organo genitale è il supremo e fondamentale terapeuta delle manifestazioni che trovano la causa in disturbi dell'utero, globalmente sostenuti dalla verginità. Con l'opera ippocratica l'isteria entra nell'ambito delle scienze della natura e della medicina, come disturbo sostenuto da fattori psicosessuali e tossico-umorali come già nel mito identificati da Melampo.

Ippocrate è il creatore dell'isteria clinica, descritta e inquadrata nei suoi aspetti etiologici, patogenetici e semeiologici, secondo direttrici interpretative poi seguite tradizionalmente dagli studiosi: la meccanica dell'utero peregrinante e la tossico-metabolica. La donna è paragonata al mare per una identificazione, operata da Ippocrate nel *De diaeta*, fra organismo femminile e elemento acquoso, nutritivo, basalmente fisiologico e alieno alla sfera spirituale. È codificata sul piano clinico l'idea di una comunanza fra donna e natura: il maschio possiede un cervello con un « fuoco » attivo, la donna una mente lenta per eccesso di acquosa « pituita »; il maschio ha il potere dello spirito, dell'intelligenza creativa; la donna è delimitata, in correlazione con le complesse funzioni dell'apparato genitale, come essere impuro perché possiede un meccanismo che elicita la formazione e l'espulsione periodica di un sangue deteriore. L'*anthropos* perfetto sul piano fisico e su quello mentale e psicoemotivo è il maschio: possiede, per natura, un apparato genitale e ormoni sessuali con un intrinseco potere risanatore sulla fisiologia della donna.Il giudizio sulla biologia dei due sessi è giustificato scientificamente: identificare la donna col mestruo e l'uomo con lo sperma.

La polemica del naturalista Antifonte con Socrate è sorpassata in una sintesi che mutua i dati in un ordine omeostatico superiore, fondato sull'identità fra natura e spirito: le diversità della natura riflettono diversità psicologiche, emotive, caratteriali e cognitive come esaurientemente esposto nel *De aere, aquis et locis.* La *natura muliebris* è tipicamente centrata su di un organismo « molle, umido e pieno di sangue » che corre il pericolo di essere intasato e dover essere purgato. Icasticamente sostiene Ippocrate, come l'ozio richiama il lavoro, come la mente la memoria, come il corpo la mente, così l'utero la *purgatio*[110]. Sono accennate le fondamentali idee fisiologiche ippocratiche che permisero la identificazione monistica nell'ambito della femminilità di *nomos* e *physis.* La femminilità è ricondotta allo spugnoso, al molle, all'umido, al freddo, al nutritivo e contrapposta alla virilità che è sostenuta dal secco, dal caldo, dal duro, dal generativo e creativo: l'intelligenza è dell'uomo, il nutrimento della donna. I due principi fisici contrapposti sono però complementari e devono risultare equilibrati; se uno vince sull'altro c'è malattia, che si manifesta con donne « viriloidi » e « maschi effeminati, quindi malati, come nel caso dell'androgino »[111]; una fusione dei due principi è l'annullamento della vita e la prevalenza di uno sull'altro esprime una mostruosità fisiologica.

Ippocrate codifica a livello epistemologico ciò che tradizione e mito avevano intuito, confermando l'idea di Platone che il mito non rappresenti tanto il non vero e la non ragione ma, al contrario, un supporto alla ragione; Ippocrate ritiene proprio nell'ambito della medicina che sia illusorio identificare la teoria con la verità: la natura non nasce dal *nomos* come si può assurdamente credere[112]. La medicina agisce sui dati della natura riordinandoli e interpretandoli ma non inventandoli ex novo; la natura della donna è innata e da essa bisogna tirare le somme fisiologiche e sociali.

Ippocrate vede nel dibattito ideologico come svolto dai naturalisti e da Socrate a proposito della malattia psichica, per alcuni di natura fisica e per altri psicologica, un modo scorretto di impostare il problema. Egli così pensa a questo proposito che, come la tristezza molesta il corpo in modo simile alla fame e come questa è sedata dal cibo, così la sofferenza psichica è calmata dal farmaco[113]. Il mitico Melampo riconobbe l'azione farmacologica del *veratrum* o *helleborus* dal fatto che animali che se ne alimentavano avevano vomito, diarrea e convulsioni; esso aveva dunque una azione purgativa[114]. Questa esperienza lo indusse a soppesare l'ipotesi che le radici della pianta dell'elleboro esercitassero un'azione farmacologica sugli umori, perché questa si dimostrava con l'espulsione dal corpo di sostanze con aspetto tossico, bile nera, liquidi gastrici e feci nerastre. La modalità di azione dell'elleboro sostenne la prima ipotesi biologica dell'isteria: il sintomo esprimeva un blocco metabolico e l'ingorgo di un organo, ripieno di uno specifico umore. La farmacologia clinica e i positivi risultati terapeutici confermavano che l'utero della donna vergine poteva riempirsi di sangue e di umori; la farmacologia fornì le basi per il primo modello dell'isteria. La correlazione fra azione farmacologica del *veratrum* e condizione psicopatologica si mantenne nella memoria delle generazioni e giunse, tramite la corporazione dei Melampoidi, a Ippocrate.

Inizia la storia medica dell'isteria, il cammino segnato dalla concezione di una malattia che attinge ad una visione naturalistica fondata sull'azione farmacologica di una ranuncolacea le cui radici contengono alcaloidi simili a quelli della segale cornuta, ad azione dopaminergica, antidepressiva. L'effetto antidepressivo sulla malinconia e su sintomi malinconiformi con tinte paranoidi del male isterico, come riportato nel *De morbis virginum*, aveva fornito una conferma scientifica al modello incisivo e pregnante dell'isteria. Ippocrate, dopo sette secoli, accoglie il mito di Melampo, lo racchiude nella medicina, lo codifica sul piano delle scienze della natura e lo convalida elaborandolo con una suggestiva veste clinica. L'isteria riceve da Ippocrate, per la prima volta nella storia, una connotazione psicopatologica e clinica che trae dal mito l'allegoria dell'utero migrante e la invera in un modello scientifico. Ogni elemento semeiologico del disturbo è inquadrato secondo una finalistica prospettiva: il pene e lo sperma sono i veri terapeuti dell'anima femminile.

Ippocrate in questa operazione affonda le radici dell'indagine nel mondo della natura, nella convinzione dell'esistenza di uno stretto rapporto fra dati geografici e carattere delle istituzioni, fra condizioni sociali e psicopatologia. In questa prospettiva sono proprio gli Sciti che, per diverse caratteristiche fisiche, psicopatologiche e sociologiche, sembrano avvalorare l'ideologia apollinea, la clinica dell'isteria di Ippocrate e il mito misogino dell'eroe greco: presso questo popolo le donne hanno il potere, dirigono la società tribale, hanno asservito l'uomo rendendolo schiavo perché sono riuscite a evitare l'incivilimento della famiglia monogamica e vivono vergini al modo di Artemide. I maschi in questo popolo sono « molli e flosci », poco virili e deboli e incapaci di assumere un ruolo direttivo: subordinati alle forti donne guerriere perché vergini, si assoggettano a umilianti compiti casalinghi, che eseguono con abiti femminili.

L'eroe greco aveva sempre guardato al destino del maschio scita con commiserazione e l'aveva sempre sentito come una condizione fondata sulla debolezza dell'uomo verso una donna virile, proprio perché vergine; il mito di Melampo, l'umiliante fine di Attis, il corpo grasso e umido degli Sciti e la verginità guerriera delle Amazzoni sono le fonti che giocano un ruolo decisivo nell'orientare il pensiero di Ippocrate spingendolo a racchiudere l'isteria nell'ambito della psichiatria clinica. Ippocrate, come dimostra nel *De aere, aquis et locis*, crede di avere trovato il codice per chiarire la stolta condizione del maschio scita: egli è « debole, molle e flaccido » perché rassomiglia al tipo femminile, non ha virilità, è sessualmente impotente, non possiede la spinta del principio maschile. La donna al contrario è forte e di animo valoroso e abile nel fare la guerra: « ardita nella caccia, nel tirare con l'arco, precisa nella mira col giavellotto e nel cavalcare ». Non è dominata dal maschio ma lo domina; essa ha le caratteristiche virili perché possiede un'anima selvaggia, che trova le sue ragioni fisiologiche e biologiche nella verginità. Questo è dimostrato dal fatto che quando le donne degli Sciti lasciano il servizio di guerra per l'età, si sposano e restano gravide e hanno numerosi figli, diventano docili e materne; anche il loro corpo, per i numerosi coiti, l'azione positiva dello sperma e per le gravidanze assume il tipico aspetto femminile: molle, umido e ampio.

I dati anatomo-fisiologici e etico-sociali combaciano nel dimostrare, per Ippocrate, la validità della teoria sull'isteria; il coito ingentilisce la donna, favorisce l'inserimento nell'ordine della famiglia monogamica, blocca la spinta selvaggia della giovane vergine: il matrimonio è la cura autentica della donna isterica. La strada della donna inizia con l'abbattimento della verginità, si definisce col matrimonio, con la gravidanza e attitudini materne verso la prole, cioè col totale inserimento nella sfera etica come è stata elaborata dal maschio.

La molteplicità dell'accadere isterico è ridotta ad una *physis* che è *arche* di sé; il sintomo isterico, per una naturale patologia femminile, è un frammento di una complessa realtà che l'osservatore può sintetizzare secondo le leggi fisiologiche. La speculazione ionica fornisce a Ippocrate le basi per un totale immanentismo dell'isteria; posta la verginità come etiologia tutto discende in via consequenziale da questo dato. La molteplicità della sintomatologia isterica è ridotta entro leggi specifiche; nel cuore misterioso dell'utero avvengono fenomeni interdipendenti e sorretti da una necessità ineluttabile. Il problema dell'isteria non riguarda il mito né la filosofia ma le scienze della natura; l'empiria del sintomo rimanda a leggi che il medico, il *nous* laico, interpreta. Ippocrate smitizza il fenomeno isterico ma lo inquadra in un mito laico; in un'ideologia che nasce nel cuore indomito dell'eroe greco, spaventato dalla penosa fine del maschio scita. Il pensiero di Ippocrate è critico verso il mito, la religione e la superstizione, intesi come credenze che ritengono possibile un colloquio con gli dei; per l'isteria però utilizza un codice che ha una apparenza di scientificità ma nasce da un principio maschile storicamente determinato. L'organismo umano tendeva alla omeostasi fisiologica; parve utile inquadrare l'isteria come momento critico a causa del disequilibrio dei fattori di difesa. Il minacciato equilibrio poteva essere ristabilito o la conclamata patologia eliminata con una terapia che prendeva fede da un mito come enunciato dall'eroe Melampo. Ippocrate codifica con una prospettiva biologica il nucleo del pensiero maschilista della Grecia classica: tutto ciò che di valido, di elevato e di positivo si può osservare nel mondo civile è opera del maschio[115]. Il sentimento comune riteneva che la donna dovesse essere soddisfatta della vita in famiglia e che soltanto una sana vita erotica fosse il vero toccasana di ogni disagio psicologico[116]. La donna, come si nota dalla diatriba di Ippolito, se non si adegua alla morale maschile, rappresenta la fonte del male e il veleno che intristisce la vita sociale; assume una raffigurazione positiva quale madre, ruolo nel quale appare trasformata dal profondo amore verso i figli maschi[117]. La vita della donna senza legame matrimoniale è una condizione orribile che la stessa compagna dell'uomo sente intimamente come maledizione[118]. Soltanto nella letteratura utopica la donna greca, come si rileva dalla « Repubblica » e da « Le leggi » di Platone, assume un ruolo paritario col maschio. Lo stesso Platone, del resto orientato verso un deciso femminismo, ritiene che l'unica forma di superiorità maschile sia quella connessa con la forza fisica. L'impostazione del problema femminile di Ippocrate è in linea col pensiero classico, affonda le radici nella tradizione mitologica e comporta una visione scientifica che inquadra la donna come essere inferiore; Platone, come vedremo, cercherà di rivalutare l'eros femminile, il legame fra il figlio e la madre, l'originaria comunità paritaria per questo omeostatica e felice. Aristotele rimetterà il pensiero greco sulla linea più tradizionale e misogina, servendosi, come fece Ippocrate, e in grado più decisivo, della biologia femminile per elaborare un sistema ideologico fortemente antifemminista.

Note

1 Galen. *De atra bile,* V, pp. 132-33 Kühn.

2 Cfr. C.A. Meier, *Antike Inkubation und moderne Psychotherapie,* Zürich, 1949 (trad. inglese: *Ancient Incubation and Modern Psychotherapy,* Evanston, 1967).

3 Sulla medicina praticata negli Asclepiei, cfr. R. Herzog, *Die Wunderheilungen von Epidauros. Ein Beitrag zur Geschichte der Medizin und der Religion,* Leipzig, 1931, pp. 139-60. Inoltre, cfr. F.C. Roulet, *L'Asklepieion de Pergame,* in « Gesnerus », 1952, 9, pp. 1-8; H. Erhard, *Arzt und Priester in Pergamon,* in « Gesnerus », 1954, 11, pp. 11-16; G. Lanata, *Medicina magica e religione popolare in Grecia fino all'età di Ippocrate,* Roma, 1967; E.D. Phillips, *Greek Medicin,* London, 1973, pp. 199-201.

4 Hom. *Il.* XI, 835. Gli attributi del « medico » sono sempre positivi: *Il.* II, 732; IV, 194; XI, 514-515 ecc.

5 Cfr. Hippocr. *De arte,* 2-7, 28-29.

6 Hippocr. *Epistulae,* 16 (IX, p. 346 Littré).

7 Cfr. L. Bourgey, *Observation et Expérience chez les Médicins de la Collection Hippocratique,* Paris, 1953, pp. 79-103.

8 Hippocr. *De morbis virginum,* 1 (VIII, p. 468 Littré).

9 Per il *De insomniis* (o IV libro del *De diaeta*) cfr. vol. VI, pp. 640-62 Littré.

10 Cfr. Hippocr. *De arte,* 5-10; *De flatibus,* 28.

11 Hippocr. *De diaeta,* I, 35 (VI, p. 514 Littré).

12 Hippocr. *De morb. pop.* I, 3, aegrotus 2 e 12; III, 3, aegrotus 6, 10, 11 e 16.

13 Hippocr. *De diaeta,* I, 35 (VI, pp. 512-22 Littré).

14 Hippocr. *De morbo sacro,* 1 (VI, p. 362 Littré).

15 Hippocr. *Epistula ad Democritum de veratro,* 21 (IX, pp. 388-92 Littré).

16 Hippocr. *Epistulae,* 23 (IX, p. 393 Littré).

17 Plin. *Nat. Hist.* XXX, 1.

18 Hippocr. *De diaeta,* 35 (VI, pp. 512-22 Littré); cfr. *Aphor.* II, 22.

19 Hippocr. *De morb. mul.,* I, 62 (VIII, p. 266 Littré).

20 Hippocr. *De morbo sacro,* 1 (VI, p. 354 Littré).

21 Cic. *De nat. deor,* III, 91.

22 Soph. *Phil.* 1329-34 (= Asclepius, T 152 Edelstein); Asclepius T 587 Edelstein.

23 Per la tipologia dei culti di fecondità relativi a Attis e Adonis cfr. W. Atallah, *Adonis dans la littérature et l'art grecs,* Paris, 1966.

24 Hippocr. *De morbo sacro, 1,* (VI, p. 354 Littré).

[25] Hippocr. *Epistulae,* 15 (IX, p. 342 Littré).
[26] Hippocr. *De diaeta,* I, 35 (VI, pp. 512-22 Littré). Sul trattato *De diaeta* cfr. fondamentale: R. Joly, *Recherches sur le traité pseudo-hippocratique du Regime,* Paris, 1960.
[27] Hippocr. *De diaeta,* I, 34 (VI, p. 512 Littré).
[28] Hippocr. *De diaeta,* I, 26-27 (VI, pp. 498-500 Littré).
[29] Sull'eraclitismo di Ippocrate cfr. A. Thivel, *Cnide et Cos? Essai sur les doctrines médicales dans la Collection Hippocratique,* Paris, 1981, pp. 273-275.
[30] Hippocr. *De morbo sacro,* 18 (VI, p. 396 Littré).
[31] Hippocr. *De morbis virginum,* 1 (VIII, p. 466, 9-10 Littré).
[32] Hippocr. *De natura pueri,* 15, 6.
[33] Cfr. Hippocr. *De morb. mul.*, I, 1 (VIII, p. 12 Littré); *De natura pueri,* 15, 3.
[34] Hippocr. *Epistulae,* 16 (IX, p. 347 Littré).
[35] Hippocr. *Epistulae,* 17 (IX, p. 355 Littré). Cfr. A. Delatte, *Les conceptions de l'enthousiasme chez les philosophes présocratiques,* Paris, 1934, pp. 28-30; J. Pigeaud, *La maladie de l'âme. Etude sur la relation del l'âme et du corps dans la tradition médico-philosophique antique,* Paris, 1981, p. 465.
[36] Hippocr. *Epistulae,* 13 (IX, p. 332 Littré).
[37] Hippocr. *De morbo sacro,* 1 (VI, p. 360 Littré).
[38] Cfr. M. Vegetti, in *Opere di Ippocrate,* a cura di M. Vegetti, Torino, 1965, pp. 265-266.
[39] Il trattato *De aere, aquis et locis* è un manifesto di questa teoria. Cfr. il fondamentale M. Pinna, *La teoria dei climi. Una falsa dottrina che non muta da Ippocrate a Hegel,* Roma, 1988, (e per Ippocrate, in particolare, pp. 27-39).
[40] Hippocr. *De aere, aquis et locis,* 5 (II, p. 24 Littré).
[41] Hippocr. *De aere, aquis et locis,* 7 (II, p. 28 Littré).
[42] Sul trattato in questione cfr. L. Edelstein, *perì aéron und die Sammlung der ippokratischen Schriften,* Berlin, 1931.
[43] Hippocr. *De morbo sacro,* 1 (VI, p. 362 Littré).
[44] Hippocr. *De morb. mul.* I, 7 (VIII, p. 32 Littré).
[45] Cfr. R. Joly, *Le niveau de la science hippocratique. Contribution à la psychologie de l'histoire des sciences,* Paris, 1966, pp. 41-43; cfr. per il modello dell'utero vagolante nella antica medicina egizia, H. Merskey, P. Potter, *The Womb Lay Still in Ancient Egypt,* « Brit. J. of Psychiatry », 1989, 154, 751.
[46] Hippocr. *De morbis virginum,* 1 (VIII, p. 468, 12-13 Littré).
[47] Hippocr. *De morbo sacro,* 1 (VI, p. 358 Littré).
[48] Hippocr. *De morbo sacro,* 1 (VI, p. 362 Littré).
[49] Hippocr. *De morbo sacro,* 1 (VI, p. 362 Littré).
[50] Hippocr. *Progn.* I, 25.
[51] Cfr. Hippocr. *De morbis mul.,* I, 15-20.
[52] Cfr. Hippocr. *De morbo sacro,* 3-4.
[53] Hippocr. *De morb. mul.* I, 7 (VIII, p. 32 Littré); II, 127 (VIII, p. 272 Littré). cfr., P. Manuli, *Fisiologia e patologia del femminile negli scritti ippocratici dell'antica ginecologia greca,* in *Hippocratica.* Actes du Colloque hippocratique de Paris (4-9 septembre 1978), Paris, 1980, p. 401; D.G. Gourevitch, *Le mal d'être femme. La femme et la médicine dans la Rome antique,* Paris, 1984, p. 119.
[54] Hippocr. *De morb. virg.,* I (VIII, p. 468 Littré).
[55] Hippocr. *De locis in homine,* 47 (VI, p. 345 Littré).
[56] Hippocr. *De locis in homine,* 47 (VI, p. 344 Littré); *De partu septim.* 9 (VII, p. 450 Littré).
[57] Hippocr. *De morb. mul.* I, 7 (VIII, p. 32 Littré); II, 123 (VIII, p. 268 Littré).
[58] Hippocr. *De diaeta,* I, 32 (VI, pp. 506-10 Littré).
[59] Hippocr. *De locis in homine,* 47 (VI, p. 344 Littré).
[60] Plat. *Legg.* 790 e 791 b.
[61] Soph. *Antig.* 1075.
[62] Hippocr. *De morb. mul.* I, 7 (VIII, pp. 32-34 Littré).
[63] Hippocr. *De nat. pueri,* 15, 3.
[64] Hippocr. *De morb. mul.* I, 2 (VIII, p. 14 Littré).
[65] Hippocr. *De genit.* 4, 3.

[66] Hippocr. *De virginum morbis,* 2.
[67] Hippocr. *De morb. mul.* II, 127 (VIII, p. 272 Littré).
[68] Hippocr. *De genit.* 4, 3.
[69] Hippocr. *De morb. mul.* I, 2 (VIII, p. 15 Littré).
[70] Hippocr. *De genit.* 4, 3; cfr. *De morb. mul.*, I, 1 (VIII, p. 13 Littré).
[71] Hippocr. *De morbis virginum,* 1 (VIII, p. 468 Littré).
[72] Hippocr. *Epistulae,* 23 (IX, p. 397 Littré).
[73] Hippocr. *De morb. mul.* I, 16-20.
[74] Hippocr. *Epid.* II 6, 15 (V, p. 137 Littré); VI 4, 21 (V, p. 312 Littré). Cfr. Ippocrate, *Epidemie.* Libro sesto, Introduzione, testo critico, commento e traduzione a cura di D. Manetti-A. Roselli, Firenze, 1982, p. 99. Inoltre, per *Epid.* VI 2, 25 (V, p. 290 Littré), la cui teoria embriologica, secondo cui il maschio si forma a destra e la femmina a sinistra, si fonde con la teoria empedoclea, per cui il maschio si forma nella parte più calda dell'utero, cfr. Lesky, *Die-Zeugungsund Vererbungslehre der Antike und ihr Nachwirken,* « Abh. der Ak. der Wiss. und Lit. in Mainz » 1950, 19, pp. 1260-62.
[75] Hippocr. *De genit.* 6,1.
[76] Hippocr. *De diaeta,* I, 28 (VI, p. 484 Littré).
[77] Hippocr. *De diaeta,* I, 28-29 (VII, pp. 500-504 Littré).
[78] Hippocr. *De partu septim.* 9 (VII, p. 540 Littré).
[79] Hippocr. *De genit.* 4, 3.
[80] Hippocr. *De morb. mul.* I, 1 (VIII, p. 10-12C Littré); II, 146 (VIII, p. 322 Littré).
[81] Hippocr. *De morbis virginum,* 1 (VIII, p. 644 Littré).
[82] Hippocr. *De genit.* 4, 3.
[83] Hippocr. *Epid.* VI 8, 32 (V, p. 356 Littré).
[84] Hippocr. *Epid.* VI 8, 32 (V, p. 356 Littré).
[85] Cfr. P. Diepgen, *Die Frauenheilkunde der alten Welt,* in W. Stoeckel (a cura di), *Handbuck der Gynäkalogie,* XII, 1, München, 1937, pp. 127-128; P. Manuli, *Donne mascoline, femmine sterili, vergini perpetue: la ginecologia greca fra Ippocrate e Sorano,* in S. Campese-P. Manuli-G. Sissa, *Madre materia,* cit., p. 161.
[86] Cfr. Hippocr. *De morbis virginum,* 1 (VIII, pp. 468-469 Littré).
[87] Hippocr. *Epistulae,* 23 (IX, p. 392 Littré).
[88] Hippocr. *De morbis virginum,* 3.
[89] Hippocr. *De morbis mul.* II, 123-30 (VIII, pp. 274-8 Littré).
[90] Hippocr. *De diaeta,* III, 68 (VI, 596 Littré).
[91] Hippocr. *De morb. mul.* III, 218 (VIII, p. 422 Littré).
[92] Hippocr. *De morb. mul.* III, 218 (VIII, p. 422 Littré).
[93] Hippocr. *De morb. mul.* II, 127 (VIII, p. 272 Littré); II, 128 (VIII, p. 276 Littré); cfr. H. Fasbender, *Entwicklungslehre, Geburtshulfe und Gynäkologie in den hippokratischen Schriften,* Stoccarda, 1897, p. 219.
[94] Hippocr. *De morb. mul.* II, 203 (VIII, p. 388 Littré).
[95] Hippocr. *De morb. mul.* II, 203 (VIII, p. 388 Littré).
[96] Hippocr. *De morb. mul.* II, 126 (VIII, p. 270 Littré).
[97] Hippocr. *De morb. mul.* II, 128 (VIII, p. 276 Littré).
[98] Cfr. l'indice dell'ed. Littré (vol. X) s.v. Hystérie (p. 644); Matrice (pp. 680-4); Suffocation utérine (p. 805).
[99] Hippocr. *De morb. mul.* II, 124 (VIII, p. 169 Littré).
[100] Hippocr. *De morb. mul.* II, 201 (VIII, p. 384 Littré).
[101] Hippocr. *De morbis virginum,* 1 (VIII, p. 468 Littré).
[102] Hippocr. *De morb. mul.* I, 7 (VIII, p. 32 Littré).
[103] P. Diepgen, *Die Frauenheilkunde der alten Welt,* cit., p. 194.
[104] Hippocr. *De morb. mul.* I, 1, 17.
[105] Hippocr. *De morbo sacro,* 8 (VI, p. 376 Littré).
[106] Hippocr. *De genit.* 4, 2.
[107] Hippocr. *De genit.* 4, 3.
[108] Hippocr. *De morbis virginum,* 1 (VIII, pp. 466-70 Littré). Ancora il primo psichiatra americano Benjamin Rush nell'opera *The Disease of the Mind,* a cavallo fra il XVIII e il XIX secolo si

dimostra sempre del parere di Ippocrate: l'isteria, disturbo di un Sexual Appetit bloccato si cura col matrimonio: *op. cit.*, pp. 351-352. Cfr. anche F.G. Alexander, S.T. Selesnick, *The History of Psychiatry*, pp. 120-3.

[109] Arist. *De gen. an.* 775 a 14-16.

[110] Hippocr. *De natura muliebri*, II, 49; *De morbis mulieribus*, I, 70; *De humoribus*, 20-25.

[111] Hippocr. *De diaeta*, I, 28 (VI, p. 502 Littré).

[112] Hippocr. *De diaeta*, I, 4 (VI, p. 476 Littré): il *nomos* è in opposizione alla natura; I, 11 (VI, p. 486 Littré). Cfr., F. Heinimann, *Nomos und Physis. Herkunft und Bedeutung einer Antithese in griechischen Denken des 5 Jahrunderts*, Bâle, 1945; Ducatillon, *Polémiques dans la Collection Hippocratique*, Lille, 1977, p. 103; *De arte*, 30-32.

[113] Cfr. Hippocr. *Lex; De arte*, 1-6; *De flatibus*, 22-23.

[114] Cfr. Hippocr. *Epistola Hippocratis de veratri usu.*

[115] Soph. *Antig.*, 332-64; Aesch. *Prom.*, 436-71, 476-506.

[116] Eur. *Medea*, 569-73.

[117] Eur. *Phoen.*, 355; *Androm.*, 720-79; *Hecuba*, 650-56.

[118] Eur. *Iph. Taur.*, 219; *Suppl.* 790-92; *Heraclides*, 579-580.

4.
Platone: le malattie dell'anima e l'isteria

L'amore ricrea l'unità primigenia

Platone

L'ideologia misogina intrinseca al mito greco aveva incisivamente agito nel modificare la realtà psichica e oggettiva della donna; nella « Repubblica » Platone intuisce come la linea ideale del sistema patrilineare sia fondata su certi elementi sociali: proprietà privata, matrimonio monogamico, trasmissione per via maschile della proprietà.

Ippocrate, nell'intento di usufruire del mito, era riuscito in modo originale a giustificarlo con un modello medico: l'isteria è una malattia psichica con caratteristiche etiologiche, come l'epilessia e le malattie psichiatriche. I tratti significativi del mito, come la tossicità del sangue mestruale, la mobilità dell'utero, la correlazione fra verginità e mondo ferino sono utilizzati da Ippocrate e vengono proiettati sullo sfondo del paradigma dell'isteria: ogni momento fisiopatologico è riconducibile ad un frammento presente nel mondo mitologico.

La società greca del V secolo a.C. era pregna di spirito antifemminista: Democrito, Ippocrate, Eschilo, Sofocle, Euripide svolgono un ruolo deciso in tale prospettiva elaborando coerentemente il mito della superiorità del sistema patrilineare. Con l'opera di Aristofane l'atteggiamento dell'uomo verso la donna non cambia: nelle commedie « Lisistrata », « Ecclesiazuse » e « Tesmoforiazuse », la misoginia sprizza ironicamente. Lisistrata ammette la superiorità del maschio; la donna è lussuriosa, amorale e incapace di una sana vita interiore; giustamente, aveva posto in luce Euripide nelle « Baccanti », le donne tediate da una vita di lavoro amavano la parentesi orgiastica delle feste di Dioniso. Platone, nelle opere utopiche, modifica questo orientamento culturale e etico; la donna, scrive nella « Repubblica », è eguale all'uomo, soltanto ha meno vigore fisico. Eliminate le strutture patrilineari, matrimonio monogamico, proprietà privata e successione patrimoniale per via maschile, saranno tolte le spine che condizionano i conflitti sociali e l'infelicità umana; la comunità sessuale avrebbe tolto uno dei motivi più profondi di contrasto e facilitato la tolleranza fra i due sessi. Aristofane, ironicamente, aveva posto in rilievo le pesanti problematiche connesse con la vita erotica delle donne brutte, vecchie o malate, che non avrebbe trovato adeguata soddisfazione anche in un sistema orientato verso il matricentrismo.

Platone comprese la difficoltà di realizzare l'utopia e nelle « Leggi » modifica il suo atteggiamento verso le donne configurandole secondo punti di vista vicini a quelli di Ippocrate. Platone aveva compreso come la misoginia fosse strettamente collegata con una specifica ideologia, che prendeva alimento da istituzioni specifiche; l'eroe greco, addomesticando la donna, aveva operato con egoismo e nell'interesse economico del maschio; aveva pure compreso, come Aristofane, che la realtà non sarebbe stata facilmente modificabile, perché il maschio aveva originariamente una maggiore tendenza per la vita mentale creativa e di riflesso le istituzioni politiche, la cultura, la civiltà erano indubbia opera dell'uomo. Pur tuttavia Platone, come secoli dopo Sorano di Efeso, si pone davanti al problema femminile e alla malattia isterica senza pregiudizi e avvalora una linea ideale che al limite tiene conto di una sostanziale parità psicobiologica fra i sessi.

La sintesi fra *nomos* e *physis* come operata da Ippocrate è ripresa da Platone, seppur spostata su di un piano ideale: soma e psiche si riunificano nell'archetipo divino. Platone accetta la lezione biologica di lppocrate, ma la inserisce in un modello di valore universale, nel quale trova un posto di rilievo il mito di figure divine quali Dioniso e Afrodite, simboli dell'eros che guarisce. Se è necessario ricorrere ai farmaci per i disturbi psichici, serve, secondo Platone, piuttosto che l'elleboro e l'oppio di Ippocrate, il catartico e liberatore succo della vite donato da Dioniso.

La speranza di poter realizzare la « città della giustizia e dell'armonia » è alla base del pensiero di Platone, che rivaluta così quanto l'aggressività dell'eroe greco, il razionalismo etico di Socrate e il naturalismo di Ippocrate avevano criticato. L'orfismo e il movimento pitagorico avevano giustamente posto in chiaro l'azione negativa della lotta e dell'ostilità distruttiva fra principi opposti, fra loro disarmonici e disequilibrati; la salute psichica nasce da un bilanciamento fra principi opposti, come del resto ben sapeva anche Ippocrate che, per un certo verso, cerca appunto di delimitare i compiti che ritenne complementari, perché fisiologici, del maschio e della femmina.

La società del tempo, d'altra parte, dimostrava come la rottura col mito e con la tradizione avesse comportato, per dissacrazione di certi valori, un'irreparabile frattura nell'animo dell'uomo. Il « fango » del corpo, l'ostile divisione fra la madre della fertilità e il figlio, le lotte politiche, le turbe mentali nate da istinti sfrenati, ponevano in rilievo il male derivato dalla scissione dell'unità armonica primitiva.

L'uomo doveva aver conosciuto in precedenza una vita migliore, perché sostenuta da archetipi immortali, divini e perfetti; bisognava recuperarli, capirli, ritornare a essi, fare in modo che il moto eracliteo dell'anima li raggiungesse. La sanità psichica non risiedeva del tutto nelle terapie fisiche, ma nella realizzazione di questo legame col tutto, in una unione « mistica » fra l'uomo e la donna, fra la madre e il figlio, fra il padre e il figlio: un principio non doveva prevalere sugli altri, perché ciò avrebbe comportato la disarmonia dell'anima. Era necessario avere fiducia nell'eterno « calcolo della ragione », che permette la completa ripulitura dell'anima dell'uomo. Questo era un mezzo intrinseco alla natura stessa, bastava che l'uomo lo accettasse; esso risiedeva nell'eros, una forza che conduce all'unione, alla completezza e che miticamente si realizza nell'unione divina della madre e del *paredros* e nel sempre rinnovato legame fra il genere umano e la madre Terra. Il ritorno alle origini, alla condizione felice del mito, all'unità primordiale di legami di genitura e di fratellanza coincide con l'aspirazione ad una società di uomini buoni e giusti. L'esperienza della vita politica aveva profondamente deluso Platone circa la possibilità concreta di creare un governo di uomini colti e assennati, che potesse controllare e debellare le « sciagure umane »[1] e portare un apporto « all'armonia del corpo e dell'anima ». Al tempo di Platone l'oscuramento del mito della dea madre, l'appropriazione da parte dell'eroe del ruolo di *genitor* e di padre, la sovranità delle divinità maschili, come quella medica di Asclepio, avevano tolto alla donna ogni protezione psicoemotiva. Il ruolo di salvaguardia e di tutela era esercitato principalmente dalle divinità maschili, Zeus, Apollo, Dioniso, Asclepio, interlocutori nella sfera religiosa ufficiale. In gravi circostanze di crisi psicologica e fisica, come nel parto, la donna si rivolgeva, traendone conforto ed ausilio, alla dea che presiede alle condizioni critiche della femminilità, ad Artemide.

L'ideologia della divina partenogenesi maschile aveva adombrato il ruolo biologico della donna; la figura femminile è deprezzata, la donna ritenuta inferiore all'uomo, una morale difensiva e rigida protegge l'uomo dai possibili ritorni del matricentrismo. Dopo Ippocrate la civiltà androcentrica ha le prove cliniche che la malattia isterica è il segno della mancata adesione, voluta o subita, al culto del Fallo. Il primitivo legame del figlio con la madre, che per un tempo indefinito aveva segnalato l'ammirazione per un oggetto buono che aveva dato la vita e aveva fatto crescere, ora è ritenuto indegno di sopravvivere; è proprio questa sostanziale ingratitudine per un indirizzo unilaterale e razionalistico che ha portato nel mondo aggressività, malattie mentali e disordini sociali. Soltanto un governo di uomini buoni e colti, severi ma giusti, che rappresentino il simbolo maternale e patrilineare può salvare l'umanità.

Nel V secolo a.C. l'isteria è raffigurata con tratti plastici e vivi: il medico vede nella donna turbata l'utero che violentemente si muove e colpisce con forza gli organi; il male della donna, che trova ben altre ragioni e motivi, è ideologicamente localizzato nell'organo della vita. L'immagine dell'utero vagolante, come elaborata dalla medicina di Ippocrate, rappresentava, sul piano epistemologico, un programma pregno di ulteriori possibilità evolutive, seppur stereotipate e prefissate, scientificamente molteplici.

L'uomo aveva risolto il contrasto fra il principio maschile e quello femminile con norme etiche e giuridiche giustificate dalle cognizioni medico-psichiatriche. L'aratro aveva aperto nuove prospettive al rapporto fra l'uomo e la terra: erano sorte le città, segno della vittoria della stabilità contro il caos ferino della ginecocrazia. L'uomo ha vinto il legame con la pura naturalità della terra e con la madre: è chiaramente formulato il concetto di società civile che sarà codificato dalla morale aristotelica, che prescrive all'uomo di stabilirsi in determinati luoghi con le donne e con i figli, aborrendo il regime di vita selvaggia artemideo. L'operazione avviata da Melampo, teorizzata dal pensiero biologico di Ippocrate, si era conclusa pienamente: l'isteria è segno di verginità, la relazione sessuale è terapeutica, lo sperma innesca meccanismi fisiologici che portano la donna sulla strada della sanità psichica. La teoria di Apollo, vinto l'approccio orgiastico di Dioniso, ha trovato la sua giustificazione scientifica proprio nel principio maschile, in concreto nel padre. Per Ippocrate lo sperma è una sostanza attiva, benefica, solare e con elevato potere farmacologico intrinseco; è un dono divino che nasce nel cervello del maschio; il mestruo è, al contrario, una sostanza deteriore, tossica: lo sperma pulisce il corpo della donna da residui endogeni auto tossici. Il corpo femminile contiene del materiale potenzialmente patogeno, mentre la purificazione è a portata di mano con lo sperma e non con magiche purificazioni, lustrazioni o rituali maneggiati dai sacerdoti di Dioniso o di Cibele. Ippocrate immanentizza il malessere femminile nella sua *physis,* come Socrate aveva localizzato la malvagità umana nell'anima del singolo per specifici motivi cognitivi: l'ignoranza soggettiva. Una disarmonia fisica, come viene discussa dal medico Erissimaco nel « Simposio » di Platone[2], è all'origine della malattia psichica, oppure, spesso con un ruolo ben maggiore, una disarmonia psicologica; Socrate e Ippocrate non chiamano in causa la divinità, non la menzionano né la invocano come partecipe della vita umana.

Nell'anima dell'uomo, secondo Socrate lottano due principi diversi e fra loro contrari, un eros buono e uno cattivo, come nel corpo coesistono elementi biochimici opposti, secchi-umidi, caldi-freddi[3]: la vittoria di un principio sugli altri esprime la malattia perché la sanità è nell'equilibrio interiore e non nella vittoria concreta del maschio sulla femmina: per Ippocrate il male risiede nella natura fisica, per Socrate in quella morale. Per il filosofo la ragione tramite la conoscenza interiore, l'autoconsapevolezza, può controllare i sentimenti, le emozioni, gli istinti e le stesse strutture somatiche. Come appunto si legge nel « Protagora »[4], l'insipiente è tale perché non sa e non conosce; conoscenza, saggezza e sanità psichica coincidono del tutto; cultura, *paideia* ed equilibrio mentale, per il razionalismo socratico, sono fenomeni che si sostengono uno con l'altro. La posizione razionalistica di Socrate e quella naturalistica di Ippocrate avevano preso il posto del mito e seguivano appaiate le fondamentali impostazioni apollinee; da una parte, era avvalorato il *nous* e dall'altra lo sperma, che si ergevano quali elementi creativi della civiltà e della vita ed escludevano ogni legittima ingerenza della sfera della femminilità.

Il punto di partenza di Platone per affrontare le malattie mentali, specie l'isteria, e di riflesso la complessa questione femminile, si situa fra il *nomos* socratico e la *physis* ippocratica. Orfeo e Pitagora, le esperienze dell'invasamento divino dionisiaco, Filistione di Locri, Filolao di Crotone e l'amico Timeo di Locri forniscono a Platone idee e suggerimenti per inquadrare la sofferenza mentale nel quadro di una disarmonia biopsicologica complessa, sostenuta sia da conflitti emotivi e da fattori psicoreattivi, sia da meccanismi endogeni umorali. L'anima contiene due forze, due forme di eros, uno buono e uno cattivo; nel conflitto fra queste pulsioni risiede l'origine di molti disturbi psichici rigidamente addebitati da Socrate e da Ippocrate all'azione di un solo fattore patogeno[5]. Platone recupera il mito per interpretare il disagio psichico e sociale, il malessere femminile, l'importanza dinamica del sogno e i conflitti dell'anima dell'uomo. La stessa vaticinazione di Asclepio, come del resto quella di Apollo, il fanatismo dei seguaci di Afrodite e di Dioniso, i riti coribantici dei seguaci di Cibele, i cultori della Grande madre, la dea della fertilità di Eleusi, sono delle realtà profondamente valide e veri simboli terapeutici, che aiutano l'uomo sofferente a sopravvivere a disagi fisici e morali, « colloquiando » appunto con gli dei. La divisione dell'androgino primitivo in due sessi ostili[6], maschio e femmina, ha reso difficile ricreare la positiva sintesi sempre ricercata da tutte le generazioni: i due principi maschile e femminile sono staccati, vivono separati e nemici. L'eros è quella forza che incessantemente ricerca l'unità bisessuale; soltanto l'eros buono riconquista l'antica felicità perduta, imperniata sull'unità: l'amore è specificamente il desiderio e la ricerca della originaria unità perduta[7]. La separazione fra i due principi, quello maschile e quello femminile, come voluta da Zeus[8], ha portato nel mondo la lotta e la stessa malattia psichica.

L'unità arcaica fra maschio e femmina creava un organismo autentico e autosufficiente, armonico. L'amore, tramite legami con certi oggetti, ricerca nostalgicamente questa originaria unità[9] fonte di pace, condizione privilegiata, in cui si trova il neonato quando succhia il latte dal seno turgido o sente incantato la voce della madre. Maschio e femmina si cercano per rifondare ciò che l'autorità del Padre ha per sempre scisso. La lotta fra lo sperma e il sangue mestruale è un segno della disunione e incomprensione voluta dal *nous,* che, per giungere alla verità scientifica e oggettiva di condizioni fisiche o psichiche, deve analizzare, scindere deteriorandolo, l'organismo globale.

Eraclito e Senofane avevano freddamente e ironicamente attaccato il mito, la divinazione onirocritica e i riti dionisiaci con rabbia distruttiva, mentre per Platone i riti dionisiaci, come quelli dei seguaci di Cibele, come la musica del flauto usata dai Coribanti, sono utili per controllare la sofferenza psichica[10]. Svuotando il mito, il razionalismo illuministico aveva tolto ogni supporto al valore catartico della divinità; l'uomo malato di mente non ha altro che i farmaci per controllare i movimenti disordinati dell'eros cattivo, che non desidera l'unità, ma aspira a distruggere l'oggetto, spinto da brama di possesso. Soltanto l'eros buono aspira all'unità con un oggetto buono, al fine di creare una relazione feconda; l'eros positivo crea fatti, immagini, oggetti e cultura; l'eros buono induce all'amplesso sessuale fra maschio e femmina, per creare una nuova vita.

L'eros buono si distingue da quello cattivo perché comporta la nascita di un bene, di un oggetto con determinati valori, di una relazione che avvia una realtà nuova; l'eros, se è buono, contiene dentro di sè una forza naturale che aspira alla creazione, idiopaticamente portata a superare in una nuova sintesi l'unione fra gli opposti; non deve esistere un principio vittorioso e un altro sconfitto, ma maschio e femmina si uniscono spinti dal fine innato e divino di dare una nuova vita all'umanità[11]. L'eros malvagio, per difetti somatici, trova alleanza nella parte irrazionale dell'io, simbolicamente un « cavallo selvaggio », e cerca di placare la tensione istintiva interiore che nasce da sentimenti negativi, tramite atti asociali, sintomi psichici, attacchi criminosi; non si lega all'oggetto e non crea nuovi valori, ma, pensando soltanto a sé, cerca di eliminare con un *expurgo* violento il male interiore tramite comportamenti anomali.

L'eros, pur risultando sul piano biologico una forza pura, comporta, nel suo risvolto buono, una spinta creativa a livello conoscitivo, artistico, scientifico e biologico; l'eros è la maieutica di base e non soltanto conoscenza, una spinta che forma oggetti, relazioni, immagini mentali che si avvicinano, mano a mano, alle pre-concezioni innate e divine. L'eros è la energia creativa dell'anima, qualitativamente diversa, in quanto localizzata in disparati organi che la possono inquinare, in quanto assume le caratteristiche specifiche, connesse con la loro funzione fisiologica particolare. Anche un corpo degenerato, malato, un cervello con lesioni specifiche influiscono negativamente sull'eros, di modo che in alcuni individui riesce difficile giungere a livelli maturi di comportamento: proprio per questo, pensa Platone, sono utili i riti purificatori delle divinità del mito, Dioniso, Apollo, Afrodite, Cibele. L'anima del cervello esprime la conoscenza[12], mentre l'anima dell'apparato digerente gli istinti come fame e sete; l'anima localizzata nell'apparato genitale la pulsione sessuale e l'innata pre-concezione della creatività biologica[13]. In questa prospettiva, ragione e non ragione sono due estremi, perché riflettono la fisiologia di organi diversi, a volte meiopragici o malati, certi con funzioni cognitive, altri sede di spinte e bisogni del tutto istintivi, quindi spesso incompatibili con l'apprendimento educativo.

Proprio per questa complessità strutturale dell'anima, strato vitale che contiene livelli razionali e istintivi, non è facile raggiungere un equilibrio armonico fondato sulla ragione, in grado quindi di controllare, come voleva Socrate, le pulsioni più somatiche; è questo un obiettivo ottimale che pochi eletti possono raggiungere[14]. Una vita razionalmente elaborata, impostata su di un rigido controllo dell'io, d'altronde, per Platone, risulterebbe monca e imperfetta; gli organi appetiscono, perché formati da una materia che pulsa, brama e, per vivere omeostaticamente, deve assimilare oggetti che generalmente distrugge. La sessualità stessa, per essere soddisfatta, richiede che uomo e donna si uniscano, si fondano per un attimo fra loro, secondo una legge universale a cui soggiacciono gli esseri viventi. Per questo motivo, la vita intera dell'anima oscilla fra soddisfazione e insoddisfazione, fra piacere e dolore, in una continua richiesta di oggetti che appaghino la bramosia e l'avidità dell'anima localizzata in certi organi, specie in quelli genitali.

L'anima si pone fra la pura materia dell'organo, che appetisce oggetti per appagare i bisogni, e la ragione posta nel cervello, che dovrebbe modulare le richieste somatiche: l'anima è una serie stratificata di energie biologiche, che risentono dei dettami della ragione e dei bisogni e delle richieste del corpo; se appagati, l'anima sembra felice; al contrario, intristisce se contrastata nei bisogni fondamentali. È in questa struttura che, in via somato-psichica o psico-somatica, possono localizzarsi i sintomi psichiatrici. Ogni organo del corpo umano possiede un'anima, che risulta del tutto fisica, come quella sostenuta dai bisogni connessi con « fame, sete e sesso » e divina come quella localizzata da Platone nel cervello, deputata ai processi cognitivi[15]. Lo stesso universo è un « animale vivente »[16] entro il quale è collocata l'anima individuale; le due anime coesistono secondo un piano divino originario voluto dall'architetto del cosmo. L'uomo è spinto ad agire da richieste che provengono dagli organi di natura fisica, dell'« anima mortale », che ha strette connessioni, per propri « legami fisici »[17] col soma, realizzati tramite innervazioni che dagli organi confluiscono « tramite il midollo spinale » al cervello[18].

Ogni organo esprime specifici bisogni che identificano certi metabolismi con la finalità di mantenere in una condizione fisiologica i tessuti organici, che per l'omeostasi globale devono essere appagati; questi « appetiti » sono avvertiti dall'anima come spinta ad agire in un definito modo e dal cervello « come passioni potenti e irresistibili »; la mente ricerca nel modo migliore di tacitare i bisogni fisici, che non sempre è facile soddisfare pienamente: i sintomi psichiatrici nascono, per Platone, dalla sofferenza di un organo inappagato, che si riflette sull'anima e che percepisce lo stato di frustrazione come emozione. Le leggi che regolano i rapporti fra la pulsione fisica, il moto istintivo, la sfera animica e le funzioni della ragione sono stabilite dalla forza dell'eros secondo modelli innati « fissi e necessari ». L'uomo, per Platone, è condizionato sia dal corpo sia dalle leggi cosmiche, che non sempre conosce ne comprende pienamente; è mosso dalle pulsioni istintive che a loro volta soddisfano la realizzazione di piani generali ideati dall'architetto divino. La conoscenza di queste supreme verità, del rapporto fra le idee innate e i piani divini, per Platone è una « navigazione » che non è facile percorrere e che pochi eletti possono portare a termine; il mito, la superstizione, i riti divinatori, quelli catartici e abreativi sono necessari perché socialmente utili a mantenere l'unità del conglomerato della *polis*. Essi occupano uno spazio particolare nell'anima dell'uomo, specie se insoddisfatto, infelice e ansioso e, quali immagini consolatorie o euforizzanti, impediscono l'emergere di disturbi mentali. In questa prospettiva, le costruzioni mitologiche, come i movimenti dionisiaci e coribantici, sono necessarie per l'umanità, che gode di vivere secondo natura e piacevolmente senza obiettivi elevati[19].

L'organismo umano, per questa visione articolata secondo prospettive orfico-pitagoriche e vitalistico-umorali, come voluta da Filolao e Democede di Crotone, può presentare difficoltà di adattamento omeostatico, con possibilità di disarmonie e psicofisiche e relazionali. Come si desume dalla lettura delle « Leggi » e della « Repubblica », è probabile che la nascita aristocratica di Platone, le sue esperienze politiche negative nella Magna Grecia, e il timore di rivolgimenti sociali abbiano condizionato questa impostazione stratificata dell'essere umano. Essa nacque dalla convinzione, che era di Timeo e di Filolao, che le parti basse e istintive dell'anima, irrazionali, corrispondessero alle classi sociali inferiori, mentre la ragione divina si contrapponeva all'irrazionalità ed era tipica della classe colta e aristocratica. In questa prospettiva, la sintomatologia psichiatrica esprime l'emissione in circolo di umori tossici, sostenuta da spinte aggressive alimentate dalla collera, in relazione a difficoltà di appagamento di pulsioni istintivi; Platone, sulla scia di Alcmeone e di Epicarmo di Siracusa si pone il problema del controllo, da parte del *logos* della sfera irrazionale, « sorda e cieca » alla ragione.

Come volevano Empedocle e le scuole mediche di Siracusa, di Locri e quella di Crotone, apprezzata da Platone in modo particolare, l'organismo umano in condizioni di stress emotivo « geme »[20] residui tossici, gonfio di umori intasati secreti in eccesso a motivo dell'elevata tensione psichica; il controllo del *logos* e lo scarico catartico degli umori sono le strade che possono condurre ad un traguardo terapeutico; Platone aveva presente il caso riportato da Ippocrate in merito alle donne vergini di Abdera, isteriche per una « ripienezza di umori ».

Platone, discendente da una nobile e ricca famiglia, imparentata con Carmide e con capostipite il saggio Solone, avrebbe potuto avviarsi con successo alla carriera politica: la morte violenta di Socrate, le negative esperienze nella Magna Grecia, una personale ritrosia verso problemi politici concreti e scottanti lo spinsero a dedicarsi allo studio e alla filosofia. Tuttavia non abbandonò il progetto iniziale: formare la classe dirigente; fondata l'Accademia, per circa quaranta anni insegnò nella convinzione di formare uomini politici, colti e onesti. Platone era dell'idea che i disordini sociali, come quelli psichici, originassero da pulsioni somatiche incontrollate e che, in maggior misura potesse trovarsi aggressività nelle persone degenerate e nelle classi inferiori per natura ostili al *logos* e al potere legale. Platone aveva appreso dai medici italici ipotesi psicobiologiche, attribuite all'insegnamento di Pitagora, di Ippaso e di Filolao; a Crotone aveva potuto formarsi un'idea del complesso rapporto esistente fra la psiche e il soma: una emozione esagerata alimentava un aumento della temperatura dell'anima, che alterava il sangue con conseguenti modificazioni della bilancia umorale. Aveva appreso un'impostazione singolare di Pitagora, che contrastava con la teoria apollinea; l'essere è bideterminato, nasce, vive e si sviluppa in quanto struttura « democratica », che si regge sull'armonico equilibrio di due elementi opposti: padre-madre, maschio-femmina. La malattia è l'espressione di una dittatura « monarchica » di un elemento sugli altri. Il padre che prevale sulla madre come il maschio sulla femmina, sottendono una disarmonia che è contraria ad un buon adattamento alla realtà; la parte che è sconfitta, deteriorata dalla prevalenza di un fattore, prova rabbia e odio; in questi casi, la parte fisica dell'organismo, insoddisfatta, emette « residui », come accade in molti piccoli animali in condizioni di pericolo, espressione di accumulo di umori che agiscono sull'anima e la « sporcano »: da ciò la sintomatologia che esprime la parte animica interessata e compromessa. Il sintomo mentale, in questa prospettiva orfico-pitagorica, si prospetta come il « male » innato al corpo elicitato da fattori emozionali. Per questo, Platone rivaluta il « fanatismo » sacro, l'invasamento divino, come meccanismo che comporta, per via affettiva profonda, una catarsi, una « ripulitura », la purificazione dell'anima. Così le emozioni, le passioni dell'anima, per Platone, non esprimono un fenomeno fisico monistico col corpo, ma una relazione dialettica fra soma e psiche, fra pulsione e oggetto, fra bisogno e soddisfazione; la parte « vitale » dell'anima riflette, attraverso i sintomi, un particolare stato biologico, molte volte elicitato da conflitti fra parti dell'io o fra l'anima somatica e la struttura organica.

Ogni organo, sul piano del simbolo animico che è innato, è deputato ad una specifica funzione e ad una finalità, che trascende, per la presenza dell'anima, il semplice dato fisiologico; il sistema cardio-vascolare, oltre che nutrire gli organi, esprime le emozioni che rimandano a problemi psicologici; l'apparato genitale sottende istinti complessi che rimandano ad una relazione erotica, che comporta la soddisfazione degli istinti e la nascita di una nuova vita; il cervello, che contiene il *logos* con funzioni direttive sull'anima fisica è deputato alla formazione di forme cognitive, ma ha in sé anche parti dell'io, in contrasto con l'egemonico divino. Un'armonia, una « simmetria » fra i bisogni dell'organo, la finalità dell'anima in esso contenuta e il piano cosmico divino, sostiene la sanità psichica: il destino della donna, i fini dell'anima dell'utero e la fisiologia di quest'organo, che sottende bisogni istintivi, devono coincidere con l'obiettivo cosmico voluto dall'architetto divino[21].

Platone valorizza la psicologia di Orfeo a carattere dinamico e conflittuale, che concentra ogni problema interiore sul contrasto fra corpo e anima. L'anima pagherebbe colpe tramite l'azione del corpo per sostanze tossiche emesse, per le eccessive richieste istintive del soma. La sofferenza dell'anima originerebbe dal corpo che si rifletterebbe in secondo tempo sull'anima, sottoposta ad anomalie, tensioni e malattie somatiche. Secondo un orientamento orfico, come si apprende dal « Cratilo », dal « Menone » e dalle « Leggi », Dike punisce quell'anima che si allontana dalle leggi della natura, anche per Orfeo localizzate nella fisiologia del corpo. In questa dicotomia anima-corpo, si localizza la sofferenza psichica e la genesi dei disturbi psichici, che esprimono una *passio* dell'anima; per la cura di questi disturbi Orfeo impiegava canti, amuleti, riti, diete vegetariane, musica, psicoterapia e farmaci, nella prospettiva di alleviare la sofferenza dell'anima. Come voleva il medico pitagorico Alcmeone di Crotone, Platone crede che nel cervello risieda la parte più elevata dell'anima, più staccata dal corpo, più pura, meno sporcata dal corpo e più vicina all'originaria natura divina. La parte più irrazionale dell'anima è localizzata in basso, nelle zone escretorie, negli organi genitali ed è per natura violenta, ineducabile e « bestiale ». In questa visione dinamica e conflittuale, che pone nel rapporto soma-psiche una condizione di guerra e di instabilità perpetua, l'omeostasi organismica può derivare o da un rigido controllo della mente sugli istinti, o da una soddisfazione perentoria degli impulsi: in ambedue i casi si realizza un accordo e quindi una « armonia ». La patologia dell'anima nasce da una disarmonia fra richieste istintive e soddisfazione, o fra appagamento del finalismo somatico a livello metabolico e compiti innati dell'anima. Un organo con forti pulsioni, ovvero con anomalie funzionali, o innate degenerazioni fisiche e, di riflesso, un'anima turbata, insoddisfatta perché associata a un corpo disfunzionante, sono i fattori patogeni a fondamento delle malattie dell'anima, dei disordini sociali e della globale infelicità del genere umano. Fra la teologia razionalistica di Socrate e la organicistica di Ippocrate, Platone inserisce, servendosi della psicofisiologia di Orfeo, di Pitagora, Filolao e Alcmeone un modello psico-dinamico onnicomprensivo che valorizza la struttura animica. È questa entità, con le radici nel soma ma con risvolti psico-emozionali suoi propri, fra i quali la componente genetica archetipica, in quanto avvertita dalla mente come stato emozionale, che dà vita ai sentimenti e agli affetti; l'anima per Platone subisce e esprime la stessa « follia del corpo »[22]. Il *logos*, spazialmente distante, originariamente asincronico rispetto al soma, può avvicinarsi a questo mondo oscuro, irrazionale, demoniaco della sfera del soma e delle passioni, che si muovono, premono e pulsano nello spazio fra corpo e anima divina; può in rari casi controllarle o coartarle e comprenderle facendo ricorso a figure allegoriche, al mito, a un sistema di rappresentazioni mentali. L'io è la guida saggia che deve contemperare anche le tendenze di un io che accetta la voce degli istinti, « cavallo selvaggio », con le richieste pressanti del soma-anima mortale; l'anima divina ha un alleato in una parte buona dell'io, paragonato ad un « cavallo addomesticato », che accetta i dettami della ragione.

Il mito esplicita, rappresentandoli con immagini o drammatizzazioni, questi complessi rapporti fra strati animici diversi, soma e *logos* cerebrale, segno di armonie o disarmonie di rapporti di forze, di legami erotici, altrimenti non facilmente descrivibili. Come Platone sostiene nel « Protagora », il male è insito alla inesauribile avidità del corpo e si manifesta nei disturbi emotivi dell'anima che esprimono un'insoddisfazione degli istinti[23]. Il sogno esprime questa situazione, perché manifestazione figurativa di istinti profondi di tipo genitale che, rimossi dalla ragione, si localizzano nel tessuto epatico e si liberano nel sonno, quando la « ragione dorme » e viene meno il controllo. Le scene oniriche, così ricche e rivelatrici di desideri conculcati nella veglia, dimostrano la complessità e la verità pulsionale amorale del mondo dell'irrazionalità. Ogni organo, come voluto dalla divinità, è avido di elementi e di oggetti specifici[24], che si incastrano con i bisogni fisici e con la finalità dell'anima mortale al servizio del corpo. L'organo genitale contiene un'anima violenta che deve appagare pulsioni sessuali « sorde alla ragione » e soddisfare il piano divino che prevede la nascita di una nuova creatura; il fegato contiene l'anima del sogno e l'apparato digestivo un'anima « vegetale » deputata alla nutrizione.

L'anima è una via finale comune delle pulsioni fisiche e cassa di risonanza del loro destino; l'orgasmo sessuale appare come puro piacere per l'apparato genitale, però comporta la maternità, fonte di soddisfazione per l'anima dell'utero felice di adempiere al fine dell'architetto divino. Il desiderio erotico è innato all'apparato genitale, che soffre se non lo soddisfa; compito superiore, archetipo o idea innata è realizzare la finalità divina che esige di « perpetuare la specie ». L'uomo e la donna, soddisfacendo il bisogno erotico, nel contempo appagano l'utero, ma portano a termine un piano della natura. L'utero è avido di orgasmo, ma la sua anima anela alla procreazione; l'isteria esprime sia un inappagamento fisico sia un disturbo dell'anima dell'utero, infelice perché incapace di procreare. In questa visione l'anima dell'utero è « avida di maternità », di creatività biologica, mentre l'utero, in sé e per sé, come lo stomaco per il cibo, agogna al piacere orgastico[25]. L'ingordigia dell'utero è del resto fisiologicamente legittima, come la fame e la sete dell'apparato digerente e la spinta alla conoscenza innata alla mente che è collocata nel cervello: ogni organo contiene un'anima affine e omologa alla sua fisiologia, di modo che la condizione omeostatica ottimale si ha quando l'organo è soddisfatto e di rimando è appagata l'anima, in pace con la divinità e col corpo.

L'ingordigia del corpo preme sull'anima ponendola in uno stato di stress per la ricerca dell'oggetto adatto a sedare la pulsione; il desiderio dell'utero è legittimo sul piano fisico e si riflette sull'anima, che a sua volta diventa « come un animale selvaggio » che tende all'appagamento fisico; in realtà, la sua anima desidera la maternità, adempiere al compito previsto dalla divinità: è il sogno di « essere immortale », desiderio pre-formato, idea innata, che esiste nell'anima dell'utero. Il corpo, l'irrazionale, si esprime tramite il linguaggio dell'anima di un certo organo e rimanda all'insoddisfazione, da un lato di natura fisica, dall'altro derivante dall'impossibilità di rispondere allo scopo prefissato.

I disturbi psichici sono per Platone « malattie dell'anima » seppur con etiologia diversa, sostenuti da cattiva educazione o da traumi familiari, ovvero da intasamento umorale o, i più frequenti, da un conflitto che esprime « dissimetria » fra corpo, anima e ruolo superiore, ideale[26]. Il sintomo rimanda verso il corpo, esprime un'inquietudine dell'anima che riflette una mancata realizzazione specifica insita in un'idea innata. Il corpo invia stimoli dolorosi all'anima se insoddisfatto, piacevoli se soddisfatto; l'anima riflette una condizione bipolare, fondata su sentimenti di piacere e di dolore[27]. La sanità dell'anima risiede in due stati fisiologici per un organo completamente appagato o del tutto conculcato da forze repressive: l'organo chiede, l'anima urla e sussulta per i bisogni insoddisfatti di un organo gonfio di umori, che vengono fisiologicamente evacuati col soddisfacimento del bisogno.

Platone, riprendendo Ippocrate, ritiene, come si deduce dal « Timeo », che il maschio giovane, che non riesce a soddisfare gli impulsi erotici, diventa folle non tanto per la mancata paternità, quanto perché il corpo si riempie di « pituita », umore eccedente che inonda l'anima del cervello e determina, quale ormone inibitorio, « freddo e umido », la demenza stupida o *hebetudo* per deterioramento delle funzioni cognitive, come voluto da Eraclito di Efeso[28].

L'organismo umano fu voluto dall'artefice divino, che di sua mano creò il cervello e in esso pose l'anima superiore[29], la più pura, con funzioni conoscitive e il cui mondo è popolato di simboli in riferimento agli archetipi immortali. Altri « operatori inferiori »[30] costruirono il resto del corpo, ponendo nei diversi organi anime secondarie, in relazione a finalità istintive, fisiche, da cui deriva l'avidità selvaggia[31]. Tuttavia, in queste anime inferiori si trova un'impronta divina, un simbolo in riferimento a compiti superiori; soddisfacendo « fame, sete e sesso » le anime di organi subalterni portano anch'esse un supporto al piano divino, permettendo di perpetuare la specie umana. Ogni organo non è né pura materia come voleva Ippocrate, che identificava l'anima con canalicoli nei quali scorreva acqua e fuoco, né eterea anima, bensì struttura composta di tono vitale e di organico, che Platone chiama « animale »[32]. Le due forme, quella fisica e quella vitale, coesistono nello spazio e, connesse fra loro in modo da influenzarsi a vicenda. L'anima fisica e mortale di ogni organo si esprime con sentimenti, emozioni, passioni in stretta correlazione con la fisiologia dell'organo, con modi non del pensiero razionale, ma come si esprimerebbe un essere inferiore, un animale, dotato di vita ma privo di ragione.

Con Platone avviene un recupero della femminilità: con Ippocrate nella donna l'eros si oppone alla malattia mentale; ciò è anche possibile per il maschio che, se non scarica gli umori sessuali, diventa folle, perché questi intasano la sede del logos. Nella donna, secondo Platone, l'*eros* non si contrappone al *logos,* bensì a *thanatos,* alle forze distruttive, che comporterebbero la fine del genere umano; il disturbo isterico nasce da un'anima femminile infelice, perché incapace di creare e non solo perché privata del piacere orgastico: il corpo, con i suoi bisogni appagati o frustrati, sostiene la risposta emotiva dell'anima, specchio di forze « potenti e irresistibili »[33]: maniacale se soddisfatti, depressiva per rabbia se insoddisfatti. Questa sfera fisico-psichica è alquanto « sorda »[34] alla ragione, e sente soltanto la necessità dell'oggetto che acquieta e soddisfa l'istinto. Per questi motivi e a scopo difensivo, la divinità pose la ragione dentro la scatola cranica, in un organo come il cervello per sua natura « freddo e umido »[35], inattaccabile, di norma dalle emozioni e da esse difeso dal diaframma, dalle arterie carotidi e dall'apparato polmonare, che con la loro fisiologia, in corso di emozioni violente, sarebbero in grado di « raffreddare » le violente pulsioni che scuotono l'organismo[36]. Gli « appetiti » dell'organo genitale e dell'apparato digerente risultano immodificabili dai moniti della ragione: « tendono soltanto all'appagamento »; le pulsioni sessuali sono sorde al *logos* divino, perché gli ordini dello stesso non sono « neanche compresi »[37]; cercano ardentemente, anche per vie allucinatorie, immaginarie o oniriche ogni via per appagarsi: nel maschio insoddisfatto, come si legge nel « Timeo », si hanno sogni in proposito che drammatizzano « coiti con la propria madre »[38]. Il cervello, tramite segnali che giungono dagli organi attraverso il midollo spinale, avverte l'appagamento con impressioni di « simmetria » e l'inappagamento con spiacevoli sensazioni di « asimmetria », che parlano alla mente di « insaziabili e voraci bisogni fisici ». Questi fisiologicamente hanno bisogno di una struttura neurologica « intermediaria », il sistema nervoso periferico, per giungere al cervello, renderlo edotto di condizioni biologiche e reclamare un comportamento che soddisfi l'appetito[39]; le emozioni sono la forma assunta da un bisogno frustrato, che si fa voce tramite l'anima di un organo che « entra in tumulto e urla » perché non soddisfatto[40]. La ragione può risultare offuscata da residui messi in circolo da umori che dovrebbero trovare una via di uscita con l'orgasmo, come avviene per la pituita; è proprio in questo caso che giocano un ruolo terapeutico, per Platone, la musica, la ginnastica, la recitazione che armonizzano, per sublimazione o catarsi, l'anima turbata dal corpo inquieto. A Platone queste modalità curative, come attuate da Dioniso e da Orfeo, sembrano valide, almeno per quanto si riferisce alle malattie mentali minori, ai *morbi animi*, più che la somministrazione di sostanze farmacologiche, come il succo di oppio o le pozioni di infuso di radici di elleboro. Una relazione di oggetto frustrata è alla base della sintomatologia psichica, che manifesta la rabbia e la tristezza per la mancanza del bene desiderato e che, ottenutolo, calma il corpo e di riflesso porta l'armonia dell'anima[41].

Il sintomo, in questa prospettiva, rimanda ad un eros che ha fallito nella possibilità di instaurare un valido legame oggettuale; la relazione su base erotica fra uomo e donna esprime il bisogno di « riempire l'amore », di dare una forma soddisfacente all'istinto e, nel contempo, nell'ambito di un finalismo universale, di mantenere in vita il genere umano. Questa relazione è complessa e, per la possibile frustrazione che comporta con la conseguente « fame » e per le ferite all'orgoglio che un rapporto tanto necessitante può trascinare con sé, causa « passioni, dolori e paure »[42]. L'ideale è, secondo Platone, tacitare del tutto i bisogni fisici, rendendosi indipendente da essi con una « pulizia del corpo » e, soprattutto, staccando i legami dell'anima razionale dal corpo e dai suoi appetiti. L'anima, collegata naturalmente con gli organi, non può sempre e del tutto allentare le relazioni fisiche alle quali è connaturata ed è perciò suscettibile di « corruzione ». L'anima razionale può frenare con difficoltà le pulsioni dalle quali è aggredita e « continuamente bucata come fosse un'otre »: i sintomi dell'anima sono secrezioni che nascono nel soma e si configurano semeiologicamente in quanto « escono » come espressioni di dolore, di rabbia, di tristezza e in questo riflettono un disequilibrio fra corpo, bisogni e appagamento che si localizza nel complesso biologico detto « animale »[43]: la « bestia » che è nell'organo, l'istinto in sé, affinché non colpisca l'anima, deve in qualche modo o essere repressa ovvero soddisfatta. I sintomi, per Platone, in accordo con Empedocle, sono dei « secreti » dell'anima, che nascono nell'organo insoddisfatto, quasi sempre quello genitale[44].

Per Platone entro lo stesso *logos* si trovano parti cattive e corruttibili dalle pulsioni, che si alleano e si affiancano all'irrazionalità, creando difficoltà adattive nell'ambito della sfera dell'anima superiore. Nella ragione esisterebbe una parte dell'io inquinata, propensa al male e facile nel mettersi al servizio senza problemi morali dei bisogni del corpo. Per questo, l'uomo ha potentemente bisogno dell'aiuto della divinità, di « colloquiare » col soprannaturale per poter salire in spazi puliti e lontani dalle pulsioni. Il *logos* sano, che opera secondo « scienza, conoscenza e intelligenza », esce esaltato e purificato dall'invasamento fanatico della *mania* divina; in questo stato entusiastico « l'onda divina » porta alla conoscenza di conflitti reconditi, di immagini nascoste che la ragione da sola non avrebbe localizzato e identificato; il mondo del sogno, lo strato dell'irrazionale inconscio che vivono in zone dell'anima situate al confine col somatico, vengono con l'aiuto di Afrodite, di Cibele e di Dioniso, alla luce tramite raffigurazioni allegoriche.

La « purificazione psichica » per invasamento divino è di difficile attuazione in individui grossolani e poco intelligenti; bisognava impedire il « rigonfiamento umorale » con l'appagamento del bisogno fisico, specie se erotico. Quando il dolore morale è profondo sino alla malinconia per una grave perdita, anche Orfeo non metteva mano alla cetra, non chiamava in aiuto Apollo, ma somministrava l'egiziano *nepenthe,* il succo del papavero che toglie il dolore fisico e psichico[45]. Per Platone il possesso dell'oggetto d'amore è il supremo rimedio dei disturbi psichici; l'oggetto del desiderio appaga le pulsioni e le fantasie di possesso e prende un aspetto ideale che assume in sé le migliori qualità che un uomo affamato e assetato può attribuire al cibo e alle bevande e un uomo conculcato sessualmente alla donna: l'oggetto appaga e cura. Per Platone, proprio per la mediazione antidepressiva dell'oggetto per sedazione del bisogno, « l'oggetto d'amore è visto come fosse un dio, perché su di esso si posa l'onda del desiderio »[46]. Il sintomo isterico, come vedremo, rimanda per Platone ad una relazione di oggetto reale o fantasmatica depressiva, connessa con una perdita. La proiezione sull'oggetto dei bisogni insoddisfatti fa sì che esso assuma un posto eminente nella mente di chi desidera: « l'anima è percorsa da un fiume di desiderio, di amore, che la nutre e la rende palpitante e cerca l'oggetto d'amore, unico rimedio ai suoi mali, sofferente per i bisogni dell'eros, che di per sé è povero, nudo e desideroso pertanto di avere la ricchezza »[47]. L'anima anela all'oggetto per impedire che la palpitante tensione erotica, frustrata, rimanga chiusa in sé; non spostandosi sull'oggetto commuove il corpo; l'eros senza oggetti è malattia e dimostra che questa pulsione esiste in quanto deve realizzarsi in una forma definita; la fame necessita del cibo, nel caso contrario il corpo e l'anima soffrono.

L'eros è una forza che si manifesta con un bisogno; l'oggetto è l'ideale, perché investito delle qualità che mancano all'amante; la fusione fra amante e amato crea un'unità armonica. In questo contesto dinamico l'eros preda e ingoia l'oggetto per sedare la fame di amore, senza la cui soddisfazione cadrebbe nella cupa malinconia. L'opposto dell'eros è la malattia psichica depressiva, la rabbia per non poter possedere l'oggetto; la relazione è di tipo introiettivo, perché tesa alla soddisfazione della « fame » organica ovvero del « desiderio » per l'utero di « fare figli ». La relazione d'amore è sana se l'eros investe l'oggetto buono, così che il rapporto procede nel migliore dei modi; al contrario, l'eros inappagato o umiliato, perché frustrato da un oggetto cattivo, si trasforma in rabbia o odio: non potendo attaccare e distruggere l'oggetto d'amore, è costretto a mordere se stesso; il sintomo nell'isteria esprime una introflessione della rabbia dell'anima, che non riesce ad appagare la sessualità e la creatività biologica. L'anima inappagata nei suoi bisogni, gonfia per una energia rabbiosa, attacca il corpo cercando, in qualche modo, di scaricare le pulsioni sessuali insoddisfatte: l'eros non è un bene in sé, ma lo è l'oggetto che lo soddisfa. L'isteria per Platone non indica un intasamento dell'utero, ma una conversione di istinti sessuali inappagati e rabbiosi, è un meccanismo di conversione a carattere nettamente psicosomatico; è una malattia dell'anima.

L'eros dell'utero, l'anima organica dell'utero, contiene, per Platone, sia una intrinseca energia sia un desiderio innato, posto in lei dal disegno divino: quello di creare una nuova vita. L'eros che deve sfogarsi col possesso dell'oggetto ha due compiti, godere di sé e dell'oggetto e dare alla luce un frutto vitale: per il fallimento di questi obiettivi l'eros si riflette collerico sull'utero, lo agita, lo scuote, così che, come una bestia incattivita, erra nel corpo. Non tanto gli umori e i gas trascinano l'utero quanto una rabbia motivata da un fallimento oggettuale; il fallimento nell'investimento dell'eros sull'oggetto comporta fenomeni fisici, psichici e emozionali che turbano l'organismo. Quella forza che Platone chiama « onda di desiderio »[48] rimane chiusa in sé, attorcigliata, bloccata nell'organo genitale, non investe l'oggetto, non si declina in un possesso e fornisce un'energia patogena all'anima, che geme dal dolore per un amore impossibile.

L'eros, risvolto animico dell'istinto organico, se non investe l'oggetto « patisce e opera », diventa una forza d'urto che sconvolge mente e corpo determinando una vera e propria « follia ». L'eros è idiopaticamente « un puro desiderio », che soltanto l'oggetto arricchisce e ingentilisce e mostra, nel fallimento relazionale, qual è la sua fondamentale natura: spinta selvaggia, aspirazione al possesso di un oggetto idealizzato dal bisogno e dalla necessità. L'eros non ha morale e può così essere spinto dalla parte malvagia dell'io, legandosi in tal modo a oggetti cattivi per « invidia » del bene; così si manifestano quelle disarmonie sociali e politiche che, secondo Platone, sono alla base dei conflitti che inquinano l'agglomerato umano. La relazione di amore, per l'idealizzazione dell'oggetto e per la carica potenzialmente alienante dell'eros, secondo Platone è « un rapporto delirante », perché chi ama ipervalorizza le qualità dell'oggetto e deprezza e disistima le proprie; al contrario, il rapporto mistico con Demetra e con Dioniso purifica e pacifica l'anima che si trova in una condizione melanconica: il dio consola chi si trova in uno stato di carenza di amore. Il recupero dell'approccio mitologico e sacrale alle malattie mentali, da parte di Platone, si giustifica sia per il suo orientamento originale e psicodinamico, sia per una tendenza antiscientifica che giudica gli obiettivi di Ippocrate, come affrontati nel « Fedro », di un livello decisamente inferiore a quelli che si raggiungono con i riti psicoagogici dei culti purificatori[49]. Le malattie dell'anima, concetto che troviamo per la prima volta nella storia, non esprimono un primitivo disturbo umorale; esso compare in via riflessa, secondaria; è l'emozione che, sconvolgendo il corpo, scuote gli umori. La psicopatologia dei disturbi psichici minori è connessa con il destino del rapporto relazionale di amore supportato dall'eros che in sé e per sé è una pulsione « affamata », povera di valori solo caratterizzata dal desiderio di mordere, appropriarsi, saziarsi, dimostrando l'intrinseco egoismo biologico: l'eros comporta tuttavia un fine intrinseco superiore, che risulta al di sopra di ogni considerazione, « un amplesso creativo ». Questo valore, che nasce come sintesi di pulsioni irrazionali con finalità divine, è contenuto nella relazione eterosessuale fra maschio e femmina. L'orgasmo sessuale realizza un valore che coincide con l'archetipo divino, che va oltre il dato pulsionale, realizzando il modo attraverso il quale « le generazioni si passano l'una all'altra la fiaccola della vita »[50]. Per questo, per l'emergere di una nuova vita che avvera il piano divino del mantenimento della specie, scopo superiore e primario, l'unione sessuale va oltre l'egoismo dell'eros, supera il gioco dell'orgasmo in quanto più alta realizzazione dell'anima mortale. Perciò, afferma Platone: « l'unione dell'uomo con la donna è procreazione, è un fatto divino e, per l'uomo destinato a morire è un fatto immortale »[51]. L'orgasmo creativo libera dalla passione dell'eros, perché soddisfa il desiderio di gravidanza e di procreazione della donna e realizza l'immortalità dell'umanità: questo ha alla base una necessità fisiologica, per Platone un « tremendo bisogno di generare », che è avvertito come pulsione insopprimibile, un male di amore; la natura tramite esso cerca di perpetuarsi e di essere immortale. L'anima razionale con sede nel cervello, in quanto di origine divina, tende a forme superiori, spinta dal desiderio di giungere all'unità con le forme innate; cerca un certo distacco dal bisogno degli organi, per la ricerca di un tipo di vita aristocratico e elevato. Non è facile giungere a queste acquisizioni e la maggior parte dell'umanità è continuamente alla ricerca di modalità utili a calmare, sedare e accontentare i bisogni strettamente biologici « di un corpo impuro e fangoso ». La stessa vita superiore dello spirito si può mantenere pura soddisfacendo le necessità fisiche: psiche-soma, ragione-non ragione sono dialetticamente poli opposti che, spazialmente, si situano verso l'alto e verso il basso del corpo, nel senso che a questa dimensione dava il movimento pitagorico. L'alto segnala e esprime la tendenza dell'anima a elaborare forme astratte di conoscenze pure e intellettive, il basso si situa concretamente sul piano anatomico, nelle zone escretorie del corpo, organi genitali e apparato digerente, dove hanno sede processi metabolici che comportano l'emissione di residui tossici: urine, feci, mestruo, liquidi vaginali, sperma. L'eros ha origine e sede in strutture fisiche selvagge, demoniache, del tutto irrazionali, comuni all'uomo e alle bestie; esse contengono una forza che chiede in continuo di essere placata, in quanto sede di un metabolismo ciclico che, per essere completo, necessita di oggetti da introiettare: cibo, bevande, orgasmo sessuale.

L'eros è energia che instaura un legame e con ciò diventa altro da sé, un ponte fra organo e oggetto, fra desiderio e sua soddisfazione, fra soma e psiche; le vicissitudini ambivalenti di questa relazione possono comportare la slatentizzazione di sintomi psichici. Per Platone l'equilibrio dell'organismo, in quanto connesso con un oggetto, non può essere il risultato di una esclusiva operazione cognitiva, bensì è la sintesi di forze diverse, complesse e coagenti, alcune delle quali, poiché istintive, rappresentano rapporti fondati su aspettative che, se frustrate, possono scatenare emozioni aggressive. Soltanto una corretta relazione di oggetto appaga i bisogni fisici; in caso contrario, possono intervenire potenze divine, come quelle che invasano nei riti di Dioniso, che con la musica, il canto, l'ebbrezza alcoolica permettono il riscatto dalle crisi dell'esistenza. I riti purificatori rientrano non tanto nell'etica socratica, quanto in un contesto umano che raggruppa soggetti in stato di scompenso psichico e per i quali le impostazioni razionalistiche non possono portare aiuto. I culti di Afrodite, di Cibele, di Dioniso, purificando i singoli da emozioni aggressive e disequilibranti, cementano il tessuto sociale, formato da individui degenerati, infelici, aggressivi, incolti, affetti da lievi anomalie o devianze somatiche e preda di pulsioni istintive violente e strutture animiche deboli e facilmente disorganizzate da modeste frustrazioni istintive. Come ritiene Platone nelle « Leggi » e nella « Repubblica », la *polis* deve usare tutti i mezzi, anche la somministrazione sperimentale di farmaci e di alcool, per sondare il profondo inconscio dei cittadini in modo da avere dei parametri utili per regolamentare la vita di relazione entro spazi controllati e correlati con specifiche leggi.

Platone teorizza l'esistenza di una stretta correlazione fra violenza dei contrasti sociali e psicopatologia; l'aggressività si può manifestare interiormente con una sintomatologia psichiatrica, ovvero in modo estrovertito con modalità sociopatiche. Anche i culti di Cibele, della dea della fertilità, risultano utili a cementare fra loro le parti dell'anima, in una unità armonica che è terapeutica. Questi mezzi abreativi e catartici aiutano l'io razionale, il « guidatore buono », a controllare, addomesticandole, le indomite « bestie selvagge » che scalpitano. È necessario, in quanto profilattico, scaricare la tensione fisica, ovvero coartarla con la ragione; in molti casi questo non riesce e la cura può consistere nella purificazione dell'anima mediante l'ausilio della divinità.

La stretta unione fra corpo e anima favorisce un'interazione: qualora il corpo sia ammalato modifica per simpatia la condizione dell'anima; le passioni dell'anima agiscono sulla fisiologia del soma e la disturbano: « l'irritazione dell'anima può commuovere il corpo e farlo ammalare »[52]. Per questo meccanismo psicosomatico, una cattiva relazione di oggetto sostiene la ritenzione di umori anche nel maschio, come avviene per la « pituita », che si accumula per mancanza di sfogo erotico; questo umore « perché rimane chiuso nel corpo erra per i canalicoli, forma dei vapori che si mescolano all'anima, nelle sue tre sedi e causa diversi tipi di malattie »[53]. L'anima somatica, perché risente di tutto quello che avviene nell'organo, si copre di residui, di scorie che formano stratificazioni umorali, segno di metaboliti tossici non emessi, come avvenne per Glauco, il dio del mare deturpato nella sua originaria bellezza da incrostazioni di alghe, conchiglie e animali marini. Le passioni sono l'espressione sul piano del comportamento dell'azione tossica di un corpo « gonfio » di umori sull'anima, che diventa impura del fango del corpo; in questa prospettiva, i sintomi psichici sono il segno di un'anima corrotta nella originaria purezza da ingorghi umorali[54].

Platone, valutando l'organismo nel contesto anima-corpo, imposta un'originale visione dell'isteria e dei disturbi psico-sessuali: l'armonia sottesa da un'equilibrata distribuzione dell'energia fra soma e anima è la fonte della sanità psichica. Questo si nota, quando è alterata, nei maschi « con un corpo robusto e pieno di sperma », perché essi non riescono ad avere rapporti sessuali e per sovrappiù geneticamente sono in possesso di « un'anima debole »; ne risulta uno squilibrio per instabilità del contesto anima-corpo, con manifestazioni dissociali e aggressive, per eccesso di pulsioni somatiche e incapacità di un controllo da parte di un'anima debole[55]. Qui la spinta irrazionale dell'eros devia e si estrinseca sul piano del comportamento con sintomi, a volte psicotici come l'ebefrenia, ovvero con atteggiamenti criminogeni. Soltanto un rapporto armonico fra spinte istintive e forza dell'anima somatica da un lato e valore etico dell'io mentale dall'altro permette l'instaurarsi di una relazione oggettiva adeguata, sostenuta da un eros non inquinato, ottimale perché « desidera creare un oggetto buono »[56]. Il segno della sanità dell'eros non è tanto indicato nella relazione, ma emerge dal prodotto di essa; l'eros buono si sublima in oggetti buoni, come la spinta biologica di un albero intatto porta alla maturazione frutti belli e sani, buoni e gustosi. L'eros femminile equilibrato aderisce al piano della natura e non esprime una pura pulsione di scarico per detendere le vescichette seminali: l'anima dell'utero non desidera soltanto un orgasmo liberatorio, perché vive in correlazione con un intrinseco piano divino, ha in sé l'idea innata: « partorire un figlio ». È questa pre-concezione che vive e opera nell'anima dell'utero e che ne fa, per Platone, un « animale » e non tanto un semplice organo fisico, fisiologico canale di scolo del mestruo o struttura deputata al piacere orgastico. L'utero si eleva su tutti gli altri organi, perfino su quello maschile, perché contiene una forma precostituita che coincide col disegno divino. In rapporto a questi compiti, l'anima dell'utero ha una relazione col corpo fisico dell'organo e con l'idea innata che contiene ed è dotata di sentimenti, istinti e emozioni in relazione ai risultati dei due bisogni: orgastici e creativi. L'utero contiene un'anima arcaica e primitiva, dotata di una preforma, di una traccia segnata dalla divinità, di un « desiderio » che coincide con lo stesso fine della natura: l'organo genitale femminile è armonico e felice se gratificato nel portare a termine il compito che ha già geneticamente in sé. Materia con un'idea, gene pensante vitale, l'utero ha una sua intrinseca razionalità e logica arcaiche, ma insopprimibili, necessarie alla vita. L'utero non è il mondo puramente fisico di Ippocrate, non è la zona pericolosa perché passibile di ingorghi, ma la forma della vita, il luogo dove, più che nel *thymos,* vita come fisicità e vita come idea si congiungono.

L'anima dell'utero è un'entità viva, seppur in grado minore rispetto a quella che ha sede nel cervello, ed è « simile ad un albero che fruttifica »[57], quindi che nutre e fa crescere. L'organo genitale femminile non contiene per Platone soltanto umori putridi, ma è una terra sulla quale si erge la vita; è la sede donde trae origine il disturbo isterico, fenomeno, secondo Platone, di frustrazione delle « nobili intenzioni » che sono nell'anima. L'eros dell'utero, se non si realizza, si dispera, si irrita e intristisce, come un animale che non riesca a ottenere quello che brama: si chiude in sé, cupo e incattivito, perché non è riuscito a creare. La forza dell'eros, fermata nelle sue intenzioni che collimano col piano divino, è bloccata, non si trascende in un oggetto vivente che sublimerebbe una forza istintiva; si contorce in sé e si chiude come una massa di energia che non ha potuto realizzarsi in una forma vivente. L'incapacità a diventare struttura da parte di un'energia pura è il momento scatenante di emozioni reattive che, a loro volta, per scaricarsi, causano la sintomatologia isterica. L'eros da Platone è paragonato ad un « animale »[58] in quanto forza ostinata e prepotente, cocciuta e decisa a giungere al fine che rappresenta una liberazione da « una tremenda tensione che si impossessa di animali e di uomini che sentono il bisogno di procreare; presi dal male di amore sono portati ad unirsi fra di loro »[59]. Questa innata tensione supporta un fine che la trascende e non può trovare una via sostitutiva orgastica, perché mirata a raggiungere un fine precostituito che è parte di un disegno cosmico. L'eros non tanto si soddisfa di sé perché, « forza che tende all'immortalità del genere umano che si estingue soltanto con l'unione sessuale ». Nel caso questo non avvenga, l'eros rimane quello che biologicamente è, intrinseca tensione cattiva, in quanto inappagata. La frustrazione modifica l'eros buono in eros cattivo, irritato per il fallimento nella realizzazione del compito precipuo e più elevato della donna. Incapace di portare a termine un'unione che comporta una forma vivente, sente la sua inabilità, che l'anima sensitiva e vegetativa dell'utero avverte con rabbia e tristezza: « rimane attorcigliata su di sé, brutta e cupa »[60].

L'eros, per Platone, non è carico in sé di valori morali, non è idiopaticamente « né buono né cattivo »[61]. L'eros femminile cerca un valore che coincide con l'archetipo intrinseco, tende « ad un oggetto buono e bello, perché ne sente la mancanza »[62]. L'impossibilità di creare un valore superiore determina una crisi di identità per perdita di una forma di riferimento ideale e, di conseguenza, una depressione caratterizzata da rabbia per una ferita all'orgoglio; l'eros, senza il rapporto creativo, si avverte un nulla, un vuoto di forme, tale quale è biologicamente e originariamente per sua intrinseca natura, un bisogno, un non essere che si sente « povero e squallido »[63]. Esiste, all'origine, un piano cosmico preordinato, che si configura in un'armonia prestabilita fra utero come organo, anima dell'utero e fine creativo come idea precostituita. L'armonia femminile non discende da un puro equilibrio metabolico fra quantità di umori e possibilità evacuative delle sostanze residuali, ma, al contrario, dalla realizzazione di un piano ideale che si fonda, come raggiro della ragione, sull'orgasmo sessuale. L'isteria, in questa prospettiva cosmologica e finalistica, è il grido di dolore, esprime la sofferenza morale e la rabbia dell'anima dell'utero, diventata consapevole di non riuscire a realizzare un fine elevato. L'utero contiene, per Platone, un'anima che ha dentro di sé la chiave di volta della storia biologica della specie umana: l'utero crea, nutre e la madre alleva; il maschio « insemina » con lo sperma[64]. Non esiste per Platone una superiorità del principio maschile o di quello femminile, poiché ambedue hanno compiti complementari e quindi necessari; l'uomo getta il seme mentre la madre nutre e fa crescere. Con un paradigma allegorico che contiene una finalità, la più alta del genere umano, Platone presenta un utero sterile, che si ribella e si addolora: « diventa triste e si abbatte se non riesce a realizzare il suo compito »[65]. L'isteria non indica tanto la ribellione della vergine artemidea al compito fondamentale, non un utero sporco di umori e di gas putridi, quanto l'infelicità della donna sposata che non riesce a dare alla luce un bambino. L'eros, è pur vero, « è sordo alla ragione », ma veicola dentro di sé un compito ben più alto del piacere orgastico, sorta di trappola che la natura ha elaborato per invogliare l'uomo e la donna a unirsi, in vista di uno scopo che appartiene alla mente divina.

L'anima dell'utero, prima di defluire dentro l'organo adatto allo scopo, secondo Platone, conteneva il compito immortale, così come la musica, come idea innata, esiste prima che uno strumento adatto la manifesti in concreto. L'isteria esprime questo supremo disagio: non poter realizzare il compito pre-dato. Come deve esistere un perfetto accordo fra strumento e musica, così deve esistere fra anima e corpo; soltanto in questo modo si giunge a quell'armonia prestabilita dalla divinità che comporta la sanità psichica. L'anima simbolicamente è un accordo fra bisogni fisici, anima mortale e anima immortale, e non si identifica, come volevano i naturalisti e i medici, con gli umori, i canalicoli, gli elementi e le qualità fisiche primarie. Essa vive in un corpo, ne risente le vicissitudini, ma è qualche cosa di diverso e di superiore: una forma vivente, con una propria energia e autonomia e scopi precipui. Nel caso dell'isteria, la sterilità dell'utero rende disarmonico il rapporto e « trascina » l'utero verso il dolore morale e la rabbia, che si manifestano « con ansie, preoccupazioni e false immaginazioni ». Il sintomo isterico segnala non tanto un fenomeno tossico, quanto la sofferenza animica per un valore ideale non raggiunto, cioè per un vuoto esistenziale. L'unione omosessuale, infatti, si situa nel non essere e nella stessa morte biologica: « non genera figli »; la famiglia, l'unione fra uomo e donna, configurano un supremo valore: la procreazione.

Platone nel « Timeo » configura la condizione clinica isterica in questo contesto, che segnala la sottostante condizione di non creatività della donna: « nella donna la matrice e la vulva sono come un animale desideroso di fare figli; qualora ciò non avvenga i due organi si affliggono e si dolgono e errano qua e là per il corpo e, chiudendo i canali dell'aria e non lasciando così respirare, gettano il corpo nell'angoscia e causano tanti sintomi. La guarigione avviene quando il desiderio e l'amore dell'uno e dell'altro sesso generano con l'accoppiamento, come se cogliessero un frutto. Con l'unione sessuale si seminano nella matrice, come se fosse un campo, piccolissimi animaletti invisibili, che poi crescono e sono infine messi alla luce »[66].

L'anima dell'utero, arrabbiata, spinge di riflesso l'organo che vagola nel corpo, esprimendo la profonda depressione emotiva, la violenta passione che nasce nella struttura animale, « per rabbia in seguito ad una cattiva disposizione del corpo »[67]. Nell'impossibilità di portare a termine il compito « immortale », l'utero sterile e non fertile, dibattendosi, dimostra la sofferenza emozionale dell'anima. La terra, la madre Terra, la donna che crea, è pienamente riabilitata da Platone, favorevole a vedere nei due sessi una sostanziale parità di meriti, per quanto si riferisce al processo creativo, segno di una perfetta unione fra maschio e femmina, fra desiderio e amore, fra anima e utero. La madre Terra è infatti, per Platone, uno dei simboli più alti e significativi del mito[68], insieme a quello dell'architetto divino che pose una specifica anima dentro l'utero, col compito di mantenere la vita, come la terra fa con i suoi frutti. Riabilitando il mito, assumendo un'impostazione tanto biologica quanto psicoemotiva, Platone prospetta una psicopatologia dell'isteria in una viva raffigurazione plastica, inserita in una visione cosmologica seducente e coerente col suo sistema. La ragione, il *nous,* non riesce a dare una chiara dimostrazione di taluni fenomeni, mentre il mito « col suo incantesimo » aiuta a penetrare e a comprendere le condizioni esistenziali in cui versano l'uomo e la donna. Uniti originariamente nell'Androgino, separati quindi e guidati dall'eros, essi si cercano e creano una nuova vita, per ricadere nel grembo eterno della madre Terra.

In questo contesto, l'unione sessuale ricrea l'unità primigenia e questo avviene per la paritetica partecipazione dei due sessi. L'isteria rappresenta con i suoi sintomi un dramma complesso, che trascende la stessa clinica ed esprime il dolore profondo della donna per non riuscire a giungere al traguardo dell'immortalità biologica. Come il *nous* tende a creare forme cognitive che si avvicinano all'idea assoluta, così l'apparato genitale femminile non tende soltanto all'orgasmo, ma ad assecondare il piano della natura, cercando anch'esso, come avviene per la ragione, di soddisfare aspirazioni più elevate di quelle del semplice accoppiamento fisico.

Il corpo dell'utero, proprio perché « concupisce », agisce sull'anima per mezzo di certi « movimenti biologici », segno di un mancato appagamento, da cui l'emergere di sintomi psichici propri di un « organismo vivente » che soffre e patisce. L'apparato genitale femminile, in quest'ottica, è « felice se crea e prova piacere col coito e soddisfa se stesso, proprio perché ha dentro un desiderio irrazionale che tende all'appagamento »[69]. L'idea di maternità è contenuta dentro la stessa irrazionalità dalla quale è supportata: la spinta sessuale « indomabile dalla ragione » trova la giustificazione etica in valori più alti e ideali[70]. Per questo motivo, un eros buono « è il vero guaritore dei mali dell'anima »[71] mentre un eros cattivo provoca un *pathos* dell'anima, come appunto nel caso specifico dell'isteria; un eros buono, perché gratificato, ristabilisce quello che è il desiderio più profondo dell'anima umana: giungere alla perduta unità primigenia[72]. L'oggetto del desiderio della donna non è tanto l'orgasmo, come voleva Melampo, quanto la procreazione, segno della vera e genuina traccia incisa nell'anima dell'utero dalla divinità. L'immagine più alta dell'anima dell'utero è la creazione, la gravidanza, la maternità, (riempire il cavo dell'utero con un bambino per allattarlo), come simbolizza la mitica figura della dea Artemide dalle molte mammelle. Al di là del simbolismo assunto, Platone comprende come la sintomatologia isterica rappresenti una sofferenza psichica, che esprime emozioni, sentimenti e affetti, ma non indica la preconcetta ostilità della donna per l'uomo, né un puro meccanismo umorale, come aveva voluto Ippocrate. L'isteria indica una condizione depressiva, una reazione melanconica dell'anima dell'utero, concretamente della donna, per la mancanza di fertilità, una turba psico-emotiva per una perdita reale: la fertilità. L'isteria indica un conflitto, una turba derivata dall'orgoglio ferito dell'anima dell'utero, una frustrazione per la mancata maternità: il corpo drammatizza e rende visivamente espressivo il dolore morale della donna. Così, come un albero secco, malato e sofferente non dona frutti a causa di una terra arida che non alimenta la vita della pianta, l'utero sterile non rende vitale l'anima che contiene, che si avverte morta, e urla il suo dolore per non poter dare all'umanità una nuova vita: i sintomi isterici, per Platone, sono il fenomeno che indica un fallimento dell'anima femminile, che sarebbe armonica e sana con la maternità.

Da Melampo a Ippocrate si ritenne che l'utero vagasse nel corpo per una spinta del tutto meccanica in quanto gonfio di sangue e umori tossici che emettevano vapori. Platone inserisce l'isteria nel mondo ideale del mito e la narra con una immagine allusiva e intuitiva: l'utero sterile contiene un'anima « arrabbiata »[73], perché non riesce a identificarsi con l'idea innata di creazione, con l'essenza stessa della vera femminilità che vive nella mente divina quale archetipo. In questa prospettiva, la cura con l'elleboro e la pura soddisfazione carnale sono inappropriati e devianti, perché configurano la donna esclusivamente come un canale di scolo per residui metabolici.

Il mito per Platone illumina il *logos* e la malattia isterica, così strana e bizzarra, appare in una nuova luce, più chiara, stimolante e feconda. Il mito dell'isteria, come Platone mostra di esserne consapevole, è soltanto un modo per avvicinarsi ad una realtà profonda altrimenti oscura alla ragione e al pensiero naturalistico: è una narrazione del probabile e del possibile, un modello esplicativo, quindi soltanto verosimile[74]. Il pensiero di Platone eminentemente narrativo e visivo si avvicina al mondo dell'isteria con il modello delle idee innate e la sottrae, per certi aspetti, all'ambito delle scienze della natura, per inquadrarla come *pathos,* come una spiccata reazione depressiva dell'anima dell'utero.

Sviluppando una impostazione dualistica, come di già accennata nella cultura greca da personaggi come Abari, Aristeo, Epimenide e Ferecide e dal filosofo Pitagora, Platone rifiuta il monismo organicistico dei filosofi della natura: i disturbi psichici possono originare dall'azione del corpo, da umori velenosi, ma in certi casi trovano la genesi in una struttura, l'anima, che crea un campo di forze, di tensioni e di conflitti. L'anima si costituisce come un terreno di incontro di delicati equilibri fra ragione, emozioni e istinti. Il desiderio, che tende a estinguersi con la soddisfazione dell'istinto, l'emozione connessa con una relazione di oggetto frustrante, possono entrare in conflitto con la sfera razionale; il *pathos* riflette il contrasto fra le componenti dell'anima come sofferenza interiore che riflette l'impossibilità di soddisfare la brama degli istinti. Il sintomo rispecchia non tanto l'azione di umori patogeni quanto la sofferenza soggettiva elicitata da un desiderio insoddisfatto. Un eros inappagato, una pulsione non tacitata determinano un ripiegamento dell'eros su di se stesso e da ciò il *pathos,* il patire, segno di una frustrazione del tutto reale[75].

La medicina non sempre recepì questa articolata e originale lezione di Platone, che si situava su di una linea che portava nell'ambito di un paradigma non biologico certi disturbi psichici; gli stoici e Galeno svilupparono l'impostazione di Platone e vennero codificati i *morbi animi* secondo una particolare prospettiva; le malattie dell'anima esprimono un conflitto, tuttavia la sintomatologia può svilupparsi soltanto sulla base di una specifica predisposizione costituzionale detta *proclivitas.* Gli *affectus,* le *perturbationes,* i *pathemata,* forme psichiatriche minori, assumono una connotazione specifica con Platone, con lo stoicismo e con correnti mediche, specie le vitalistiche, che accettano, nell'ambito della medicina, la validità del concetto di anima. La possibilità che un conflitto, specie una inibizione del desiderio erotico, comportino una tensione emotiva e la formazione di una vita psichica morbosa, riflesso della pulsione non scaricata, sarà accettata anche dalle correnti mediche, che però situeranno il conflitto in uno spazio collaterale, quale fattore coadiuvante, secondario rispetto al valore giocato dalla costellazione umorale costituzionale.

Un'originale sintesi del pensiero biologico di Ippocrate e di Aristotele con la visione psicodinamica di Platone sarà realizzata da Galeno, studioso che storicamente è riscoperto da medici che collocheranno l'isteria in un'impostazione bio-psicologica; il sintomo riflette l'inibizione sessuale e nel contempo la correlata azione di sostanze tossiche formatesi per la coartazione erotica. Da Platone a Galeno sino agli psichiatri delle scuole di Parigi e di Vienna del XIX secolo, come Charcot e Freud, corre un legame sottinteso, sottaciuto, misconosciuto e velato, ma sostanziale sul piano concreto, clinico, semeiologico e etiopatogenetico.

Note

1 Plat. *Epist.* VII, 326b.
2 Plat. *Symp.* 186a-189c.
3 Plat. *Symp.* 186c-e.
4 Plat. *Prot.* 333e.
5 Sulla concezione del « duplice » amore: Plat. *Symp.* 180d-181a; cfr. Lucian. *Amor.* 37; Plut. *Amat.* 62.
6 Plat. *Symp.* 189e. In prospettiva semeiologica, cfr. R. Barthes, *Frammenti di un discorso amoroso,* trad. it., Torino, 1979, p. 34 (ed. originale: Paris, 1977).
7 Plat. *Symp.* 192d-193d. Sulla concezione dell'eros di Platone cfr. R. Flacelière, *L'amour en Grèce,* Paris, 1960; inoltre: K. Hildebrandt, *Platon. Logos und Mythos,* Berlin, 1959, pp. 188-189.
8 Plat. *Symp.* 190c-d.
9 Cfr., nel quadro teorico della psicologia del profondo, di ispirazione junghiana, A. Carotenuto, *Eros e Pathos. Margini dell'amore e della sofferenza,* Roma pp. 38-47.
10 Plat. *Symp.* 215b-c.
11 Plat. *Symp.* 192c.
12 Plat. *Tim.* 73d.
13 Plat. *Tim.* 91a-d.
14 Plat. *Tim.* 89e-90d.
15 Plat. *Tim.* 72d. Per la dottrina delle parti dell'anima resta fondamentale la discussione di M. Isnardi Parente in E. Zeller-R. Mondolfo, *La filosofia dei Greci nel suo sviluppo storico,* trad. it., Parte II, 1974, pp. 418-24 (ed. origin.: Leipzig, 1922).
16 Plat. *Tim.* 69c.; cfr. 77b.
17 Plat. *Tim.* 73b.
18 Plat. *Tim.* 73b-c.
19 Plat. *Legg.* 804b; cfr. 803e-804a.
20 Plat. *Tim.* 91c.
21 Plat. *Tim.* 91c. Sulla concezione della medicina e sulla medicina di Platone, e sui rapporti

fra medicina ippocratica e Platone cfr. K. Abel, *Plato und die Medizin seiner Zeit,* in « Gesnerus » 1957, 14, pp. 94-118; M. Vegetti, *La medicina di Platone,* in « Riv. di storia della filosofia », 1965, pp. 1-37; 1966, pp. 3-39; 1967, pp. 251-70; 1968, p. 251-67; 1969, pp. 3-22; G.E.R. Lloyd, *Plato as a natural Scientist,* in « Journal of Hellenic Studies » 1968, 88, pp. 78-92; G. Cambiano, *Platone e le tecniche,* Torino, 1971.

[22] Plat. *Tim.* 86c-87e. Cfr. H. Miller, *The aetiology of disease in Plato's Timaeus,* in « Trans. Am. Philol. Ass. » 1962, 93, pp. 175-87; J. Pigeaud, *La maladie de l'âme. Etude sur la relation de l'âme et du corps dans la tradition médico-philosophique antique,* cit., 53.

[23] Plat. *Prot.* 355a-356e.

[24] Plat. *Tim.* 69c-70d.

[25] Plat. *Tim.* 91c.

[26] L. Brisson, *Le Même et l'Autre dans la structure ontologique du Timée de Platon,* Paris, 1974: Plat. *Tim.* 86a-87b.

[27] Plat. *Tim.* 86b-c.

[28] Plat. *Tim.* 87e.

[29] Plat. *Tim.* 74d.

[30] Plat. *Tim.* 69c.

[31] Plat. *Tim.* 69e.

[32] Cfr. Plat. *Tim.* 77b.

[33] Plat. *Tim.* 69c.

[34] Plat. *Tim.* 91c.

[35] Plat. *Tim.* 75c-e.

[36] Plat. *Tim.* 70d.

[37] Plat. *Tim.* 71a.

[38] Plat. *Tim.* 4.

[39] Cfr. Plat. *Tim.* 87c-d.

[40] Plat. *Tim.* 70e.

[41] Plat. *Phaedo* 66b-c.

[42] Plat. *Tim.* 87a.

[43] Plat. *Tim.* 87e.

[44] Plat. *Tim.* 83b-d.

[45] Plin. *Nat. Hist.* XXV, 2.

[46] Plat. *Phaedr.* 251d; cfr. 255a.

[47] Plat. *Phaedr.* 251c.

[48] Plat. *Phaedr.* 251d; *Tim.* 77b.

[49] Cfr. P. Kucharski, *La méthode d'Hippocrate dans le Phèdre,* in « Rev. ét. gr. » 52, 1939, pp. 301-57.

[50] Plat. *Symp.* 207d.

[51] Plat. *Symp.* 206c-d.

[52] Plat. *Tim.* 86e.

[53] Plat. *Tim.* 87a.

[54] Cfr. Plat. *Tim.* 72d.

[55] Plat. *Tim.* 86c-d.

[56] Plat. *Symp.* 199c-201c.

[57] Plat. *Tim.* 91c.

[58] Plat. *Tim.* 91a.

[59] Plat. *Symp.* 207a.

[60] Plat. *Symp.* 206d.

[61] Plat. *Symp.* 202b.

[62] Plat. *Symp.* 202d.

[63] Plat. *Symp.* 203c-d.

[64] Plat. *Tim.* 91d.

[65] Plat. *Tim.* 91c.

[66] Plat. *Tim.* 91c-d.

[67] Plat. *Tim.* 86e.

[68] Plat. *Symp.* 178b; *Tim.* 23e; 40e; cfr. *Crat.* 410b.

[69] Plat. *Tim.* 91b.
[70] Plat. *Tim.* 91b-c.
[71] Plat. *Symp.* 189d.
[72] Plat. *Symp.* 189e.
[73] Plat. *Tim. 91c.*
[74] *Cfr. Plat. Tim.* 29b-c.
[75] Plat. *Resp. 435a-441c;* Cfr. Giambl., *Vita pitagorica,* 8, 39; Apoll. Rhod. *Argonautica,* IV, 1316; Aristot. *Metaph.* 987b, 988a; Cfr. C. Gill, *Ancient Psychoterapy,* J. Hist. of Ideas, 307, 1985.

5.
Aristotele e la questione femminile

La donna è un uomo sterile

Aristotele

Platone aveva recuperato il mito della dea Madre, genitrice e altrice, proponendolo sulla linea dell'ideologia orfico-pitagorica e della psicobiologia della scuola medica italica, in un senso preciso: riabilitare Cibele come simbolo di fecondità, valorizzare il mito positivo dell'unità primaria, anche al fine di cementare il corpo sociale ellenico, ridare credito alle terapie sacrali e oracolari di Apollo e di Dioniso. In questa prospettiva, come esplicita condanna della psichiatria biologica di Ippocrate, l'isteria è prospettata in una luce originale e suggestiva, perché vista come una « malattia dell'anima », che segnala il fallimento del piano originario voluto dall'architetto divino. La donna, quando in concreto non risponde all'idea innata di procreazione finalizzata al mantenimento della vita, si sente immiserita e infelice e scuote disperatamente il corpo dell'apparato genitale, come segno di tristezza, che perciò vaga infuriato.

Aristotele, come altri esponenti dell'Accademia, che proseguono linee di ricerca avviate sulla base della dottrina platonica, ma nello stesso tempo sviluppano branche del sapere trascurate o poco trattate da Platone, opera un deciso ritorno alle scienze della natura. Queste erano state coltivate per tradizione di famiglia: il nonno e il padre di Aristotele erano medici famosi e il padre per molti anni era stato il medico della corte macedone.

Il modello dell'isteria di Platone risultava in netto contrasto con l'indirizzo « apollineo » e con l'orientamento della cultura del tempo, che per motivi di ordine psicologico, sociale e professionale faceva rientrare lo studio di tutte le malattie mentali nell'ambito delle scienze della natura. I sintomi dell'isteria per il medico erano troppo simili a quelli dell'epilessia, dell'apoplessia e a quelli di molte manifestazioni psichiatriche acute, per poter essere fondati su conflitti psichici.

Il naturalismo della scuola di Aristotele, con Teofrasto e Stratone, indirizza la ricerca verso mete scientifiche[1], tralasciando le visioni e le spiegazioni del mito. Un orientamento psico-neurologico e fisiologico impronta la psicopatologia, valorizzato dalla scuola empirica alessandrina. Lo scetticismo di Pirrone di Elide, l'eclettismo empirico di Erasistrato e di Erofilo e la cultura ellenistica svilupperanno un atteggiamento critico verso la filosofia di Platone e giudicheranno un'allegoria l'ipotesi del filosofo sull'isteria. Il pensiero di Ippocrate, il suo orientamento biologico, il suo metodo e il suo indirizzo clinico e terapeutico saranno ritenuti gli unici validi su questo argomento. Il Liceo di Aristotele è legato direttamente alla scuola di Alessandria, che ne recepisce le teorie biologiche e le rende patrimonio della scienza ellenistica. Lo stile tecnico e positivistico di Aristotele contrasta con quello plastico, duttile e armonico di Platone; ma non è soltanto questione di forma. Lo studio scientifico e obiettivo della natura e l'analisi empirica dei fenomeni sociali fondano la biologia teorica e l'etica del filosofo di Stagira. Le scienze della natura non possono trovare alcun aiuto in un pensiero onnicomprensivo e la stessa morale, utile per inquadrare i compiti femminili, deve appoggiarsi a elementi pratici e non tanto a presunti compiti di ispirazione religiosa.

Platone cerca una sintesi armonica fra principio maschile e quello femminile giustificata da una presunta tensione innata verso l'unità dell'eros; Aristotele si basa sulla forma, sulla anatomia, dicotomizza, polarizza e separa, ricercando al contrario ciò che identifica e oppone, distingue il maschile dal femminile, esaltando precipuamente, sul piano biologico, ciò che nella sua teoria giustifica e avvalora la superiorità del maschio. L'idea che un'unione paritaria fra principio maschile e femminile conduca all'equilibrio psichico per fusione e scomparsa dei contrasti, propria di Platone, è condannata da Aristotele, che deprezza il mito femminile e cerca di delimitare la donna con tutte le caratteristiche anatomiche, fisiologiche e bioumorali negative; sopra tutte, adduce ad esempio la velenosità e la intrinseca tossicità del sangue mestruale, fondamento della stessa caratteristica psicologica della femminilità naturale.

L'indirizzo naturalistico di Aristotele comporta un approccio anatomico di tipo dicotomico, che tiene conto di elementi e caratteristiche formali positive e negative: taluni organismi hanno un apparato, che manca in altri. In biologia, la classificazione è strettamente formale e quantitativa e divide i due sessi in base alla presenza, o alla assenza, di certi organi e di specifici metabolismi. Sono due le maggiori differenze naturali fra il maschio e la femmina, una anatomica e una metabolica: l'uomo ha il pene e la donna ne è priva; l'uomo emette con forza lo sperma, la donna espelle il sangue mestruale. Da ciò Aristotele arguisce che la donna è un organismo deficitario e passivo, l'uomo all'opposto completo e attivo. Anche sul piano sociale, per stretta conseguenza, l'uomo si differenzia dalla donna per la presenza di qualità etiche: coraggio, senso della giustizia, desiderio di gloria e di immortalità, sentimento dell'onore e virtù militari. L'uomo ha una struttura biologica che comporta una psicologia eroica, possiede un profondo senso della storia e si realizza in valori superiori. Queste virtù del « principio maschile » non sono possedute dalla donna, in correlazione al suo *habitus* somatico: ella, come non ha il pene, « manca » di queste virtù[2].

Platone aveva riconosciuto nella donna un fattore biologico di crescita, un'anima inserita in un grande disegno cosmico, con ruolo paritario rispetto a quello dell'uomo. Aristotele elude questa problematica connessa con l'eros, pulsione che contiene una tensione verso l'oggetto e, in quanto a carattere istintivo, passibile di insuccessi che tramutano questa energia in sofferenza, in *pathos*. Nell'equilibrio delle relazioni su cui si regge la società umana alla donna è assegnato il ruolo fondamentale di sposa e negata ogni funzione che non sia predeterminata dal maschio. Aristotele nega così il giudizio di Platone, attribuendo alla donna la posizione etica di suddito fedele del re della famiglia, del marito e del padre[3]: la donna si realizza soltanto nell'ambito del nucleo familiare. Ontologicamente la donna è un non essere, un uomo incompleto per mancanza del pene, cosicché deve assoggettarsi alla direzione del maschio, come il suddito al suo re. La donna è « materia », perché lo stesso suo principio formativo interno così la costituisce, come assenza di finalità, quale materiale amorfo, che soltanto la spinta organizzatrice dell'uomo può indirizzare verso una determinata forma e un fine definito[4]. La donna ricopre un ruolo subordinato, in quanto accetta la sollecitazione maschile che la conduce in una precisa identificazione gerarchica; senza di questa, resta pura materia, come è la terra incolta. Storicamente, il compito di Melampo fu quello di rompere il mito artemideo della verginità, simbolo di una donna che rifiuta la società, la civiltà, il matrimonio monogamico e, di riflesso, valorizza la vita autonoma, libera da costrizioni perché condotta secondo regole naturali. Il primo punto di difesa della donna venne abbattuto dall'eroe argonautico, il secondo venne reso inservibile da Ippocrate, avvalorando il compito di madre, quello nutritivo, correlandolo nello stesso tempo alla superiorità del fallo e dello sperma: la donna è madre. Aristotele elabora un'ulteriore ideologia, che inquadra la donna nella funzione di sposa, di suddito del re della famiglia, eludendo e sottacendo il ruolo dell'eros femminile e quello materno; i diritti della donna sono quelli stabiliti dal marito, così che essa si configura soltanto come entità giuridica nell'ambito della famiglia, come punto politico di una relazione impostata su mansioni servili e subordinate alle leggi del maschio. Con Aristotele il passaggio dalla pura naturalità di Artemide a compiti delimitati da leggi specifiche nell'ambito di un diritto familiare, come voluto dalla religione di Apollo, è definitivamente realizzato. Il modello ippocratico dell'isteria, basato sull'utero migrante per stasi mestruale, con conseguente formazione di vapori tossici, è accettato soltanto in parte. Per Aristotele, valente anatomico, l'utero non si può spostare; la vera causa dell'isteria, come di altre malattie mentali, quali la mania e la malinconia, è dovuta all'azione tossica di un sangue deteriore, perché contiene sostanze metaboliche anomale, velenose; sono i residui, simili a depositi fangosi per debole *concoctio* a causa di un difettoso *calor vitalis,* che intorbidano la purezza del sangue e determinano la corrispettiva sintomatologia: depressiva, se « freddi », irritativa ed espansiva, furente se « caldi ». La psicopatologia esprime l'effetto sugli organi e sul cervello di una *materia peccans* contenuta nel letto vascolare, che diventa così un elemento tossico per una *malitia sanguinis,* secondo quanto Aristotele discute nei « Problemata »[5]. L'annosa questione femminile è da Aristotele risolta nell'ambito della fisiologia e della biologia, come avevano già fatto i suoi predecessori, ma ora è ancorata ad una scienza della forma, all'anatomia, che dimostra, proprio sul piano della stessa normalità strutturale, l'inferiorità del corpo femminile: il superiore maschile ha un organo, il pene, l'inferiore femminile non lo possiede; il sangue mestruale è un metabolita residuale e tossico, lo sperma al contrario è una sostanza nutritiva, energetica e creativa, perché composta degli stessi elementi che formano il sole e gli astri[6]. Esiste una somiglianza bio-fisica, come spiega anche il mito, fra la vita solare e la spuma dello sperma da un lato, fra una palude stagnante e miasmatica e il sangue mestruale dall'altro[7]. Per questi motivi, per Aristotele, la donna, sul piano biologico, è assimilabile al barbaro, allo schiavo, al malato mentale, all'ubriaco e al bambino e in quanto debole mentale può vivere solo, proprio perché incapace di intendere e di volere, sotto l'autorità e la guida prima del padre e quindi del marito.

Il luogo della donna è la famiglia monogamica, dove essa svolge il ruolo economico richiesto dal marito: i diritti della donna, secondo Aristotele, sono limitati e analoghi a quelli del bambino e dello schiavo[8]. Per dimostrare l'inferiorità biologica, psichica e morale della donna, non occorre rifarsi al mito, elaborare complesse ideologie sorte dall'odio e dalla paura, giacché essa è verificabile a livello della forma anatomica e dei processi biochimici della fisiologia dell'apparato genitale. La fisiologia suprema della donna si fonda sull'anatomia; la forma sostiene la funzione e la determina; ambedue questi fattori sostengono a loro volta la stessa psicologia, psicofisiologia e reattività emozionale. Non c'è quindi bisogno di rifarsi a piani divini per trovare il giusto posto della donna nella società, poiché esso è chiaramente indicato dalla struttura somatica. I compiti della donna non possono trovare supporti nella divinità; le uniche realtà con cui valutare la donna sono quelle biologiche e quella sociale. Gli stessi comportamenti eroici, la profondità di pensiero e gli aspetti del carattere sono fenomeni dipendenti da un metabolismo umorale che avviene nel sangue e che per la sua anormalità comporta condizioni melanconiche: Aiace, Bellerofonte, Empedocle, Socrate e Platone erano infatti affetti da uno stato melanconiforme su base costituzionale[9]. Lo stesso mito, per Aristotele, deriva dal fatto che certi fenomeni biologici sono stati elaborati in forme immaginarie, che trovano la loro giustificazione in singolari comportamenti: Dioniso raffigura e indica l'esaltazione euforica, Afrodite il piacere sessuale, come Artemide il dramma di una donna che si scosta dalla norma, perché nell'organismo prevale la componente mascolina.

Per Aristotele le scienze della natura possono dare l'ultima e definitiva conferma del valore dell'eroe, del genio maschile, della validità delle istituzioni conseguenti alla vittoria di Apollo. Aristotele torna nell'alveo dei suoi ascendenti, valorizza le scienze fisiche e biologiche e la speculazione filosofica fondata sui dati della medicina e della psicofisiologia, indirizzi di ricerca certamente non vasti e onnicomprensivi come il sistema filosofico di Platone, ma tuttavia anch'essi ripieni « degli dei »[10]. Vale più, secondo Aristotele, carpire un piccolo segreto alla natura, che comporti una realizzazione pratica che portare a termine elaborati e suggestivi, ma astratti, sistemi filosofici teorici e compendianti spesso un'etica staccata dalla realtà. Bisogna localizzare in un preciso contesto la giustificazione della morale, come nella famiglia, e allo stesso modo centrare in definite sostanze fisiche la sede del processo delle malattie mentali e dell'isteria; essa risiede nel sangue, in questo tessuto nobile sempre valorizzato dai filosofi, come Diogene di Apollonia, dai medici e dai naturalisti dell'indirizzo vitalistico[11]. Il sangue è il centro della vita dell'organismo, è il « focolare »[12], il nucleo assiale di tutti gli organi e gli apparati, il luogo di specifici processi metabolici che concorrono alla formazione del temperamento, del carattere e dell'intelligenza. Pertanto, un sangue puro, fluente e privo di sostanze residuali è il fondamento di ciò che nell'uomo è bello, buono, forte e sano. Talune deviazioni fisico-chimiche, sostenute da idiopatiche o secondarie modificazioni della temperatura del *calor vitalis* contenuto nel sangue, che di conseguenza diventa più caldo o più freddo, alimentano di riflesso la formazione di residui umorali patogeni: il sangue diventa più « spesso » o più « sieroso ». Una *concoctio* degli umori che scorrono nel torrente sanguigno sia deficitaria sia eccessiva, per un *calor vitalis* freddo o ardente, rispettivamente nella malinconia e nell'ira reattiva, causa la formazione di « scorie » con valore tossico. Questi residui conseguenti al raffreddamento del *calor innatus* sono densi, opachi, viscidi, come del « carbone secco » o della « feccia di vino », e si depositano nel sangue e sono alla base di disturbi psichici freddi, come la malinconia, la paura, il timore, certe turbe isteriche quali il sopore. Le scorie metaboliche che si formano per eccesso del calore vitale formano dei residui simili a « carboni accesi » e sostengono malattie psichiche calde, come la mania e le crisi isteriche acute, ovvero reazioni emotive estrovertite come rabbia, ira, collera o esaltazioni di tipo furente[13].

Basandosi sulla teoria dei residui metabolici ematici, delle sostanze che scorrono nel tessuto sanguigno per essere portate fuori dal corpo e che risultano essere lo scarto di un metabolismo fondamentale deviato, per azione di un calore vitale eccessivo o deficitario, Aristotele porta il primo colpo al prestigio della donna. L'organismo femminile per natura possiede un corpo con maggiore tessuto adiposo, contiene più acqua e possiede un tono vitale meno attivo perché più freddo, motivo per cui con più frequenza si possono formare residui tossici, « sierosi »[14]. Il residuo maschile per eccellenza è lo sperma[15], che però non è tossico, ha origine nel cervello[16], è « utile »[17] e composto di sostanze « solari »; il vero residuo è il sangue mestruale, pericoloso scarto biologico, scoria « inutile » e velenosa, proprio perché segno di una mancata gravidanza: ciò che doveva essere utile all'embrione come cibo, stantio si putrefà[18].

Il sangue mestruale è formato da residui ematici « freddi e umidi » e quindi patogeni e come tale costituisce un materiale da espurgare, pena la comparsa di sintomi psichiatrici. Creato dalla natura con la precisa finalità di nutrire l'embrione, nel caso di amenorrea, invece, che compare senza che vi sia gravidanza, esso resta inutilizzato e non viene espulso; questo intasamento è il più grave disturbo che possa comparire nella donna non gravida. Il corpo della donna si ingentilisce perché si purifica in tutti i sensi con la gravidanza nella famiglia monogamica; il corpo della donna è originariamente come una terra sterile che diventa fertile tramite l'azione dello sperma: « la donna è come un campo arido che l'uomo deve arare »[19].

Se Ippocrate aveva dato veste clinica e scientifica ai disturbi isterici, come vengono definiti dal mito di Melampo, Aristotele si interessa relativamente poco di questo disturbo, poiché, al contrario, tende a delimitare sul piano naturale la morale di Apollo relativa all'inferiorità della donna. Aristotele cerca quindi di risolvere oggettivamente quella che da tempo era la questione femminile, affrontandola dal punto di vista sia anatomofisiologico sia bio-umorale e giungendo a conclusioni in pieno accordo con la morale delfica. La divisione naturale dell'umanità in due sessi è operata proprio sulla base di una precisa anatomia: nel pensiero aristotelico, i due sessi non corrispondono soltanto, in quanto differenti, ad un piano della natura al fine procreativo, ma anche ad un sistema di opposizioni, su cui si fonda tanto la costituzione politica quanto la riflessione biologica. Essi indicano un organismo che possiede e uno che non possiede, il superiore e l'inferiore, sottolineano due principi innati che sono alla base dell'anatomia formale, quello spirituale e quello materiale, soprattutto segnalano la necessità di una precisa organizzazione gerarchica della famiglia, ordinata sulla base dell'autorità maschile illuminata[20]. La forma anatomica esprime in concreto, plasticamente, un principio interno alla materia, un'*entelechia,* una *horme* che non è soltanto una spinta vitale come l'*eros* di Platone, ma un superiore elemento direttivo finalistico, organizzativo, che comprende in sé sia la forza sia la forma: diversa la forma, diverso anche il principio formativo. È quindi l'esistenza di un congenito principio specifico che sostiene l'anatomia e la fisiologia dei due sessi e le loro diverse caratteristiche formali e strutturali, a tutti i livelli, incluso quello etico. Il « principio innato » geneticamente contiene tutto quello che è in potenza e che poi, sul piano anatomico, fisiologico, temperamentale, caratteriale e intellettivo, differenzia l'uomo dalla donna. Non si tratta, pertanto, solo di una complementare diversità formale e relazionale di aspetti anatomici dell'apparato genitale, al fine di giungere ad un'unione sessuale, che dia luogo ad un nuovo essere vivente; questo è solo un aspetto, il più appariscente. In realtà, l'uomo e la donna sono diversi non soltanto come pari a dispari, come pieno a vuoto, come organismo che possiede e organismo che non possiede, ma, essenzialmente, come attivo e passivo, come direttivo e subordinato, come organizzato e informe, come *nous* e *physis.* L'elemento femminile origina da un principio freddo, molle e umido e poco attivo e con scarse capacità formative, in sé amorfo e puramente materiale, cosa che la stessa anatomia dimostra sigillando l'essere intimo della donna. Al contrario, il principio maschile è di ben altra natura; è secco, caldo e attivo e si trascende quindi in forme spirituali, storiche, perché è lo stesso elemento creatore della civiltà: il principio maschile, per Aristotele, è essenzialmente un « agente attivo e trasformatore », creatore di forme. In via puramente naturale i due principi, secondo l'assunto del *De diaeta* ippocratico, coesistono nello stesso individuo, ma in proporzioni ben diverse[21]. Se predomina quello freddo e umido, informe e materiale, si ha una femmina, se quello caldo, secco, attivo, un maschio; tutto avviene, per Aristotele, proprio a livello morfogenetico e dinamico, in modo che « il corpo nasce dal principio femminile, mentre l'anima da quello maschile »[22]. La donna tende al materiale, l'uomo allo spirituale.

Secondo Aristotele, la natura contiene un principio immanente, un motore, che ne determina la forma, sorta di pensiero che la plasma secondo un determinato fine; esso si attua in una struttura, che è potenziale, in una forma anatomica; il dinamismo proprio è la causa efficiente immanente. In questa prospettiva, lo sperma rappresenta un principio solare, attivo, che genera; il mestruo una sostanza materiale che non genera, perché espressione di processi di corruzione. Il principio motore è di natura caldo-secca, mentre quello nutritivo e corruttibile di natura freddo-umida; la donna possiede pertanto un'anima vegetativa, nutritiva, mentre il maschio generativa, intellettiva[23].

La ricostruzione scientifica del mito si presenta con una metodica del tutto scientifica: l'eroe, lo scienziato, il filosofo, il politico e il grande condottiero vittorioso, come Alessandro Magno, sono simboli maschili per eccellenza e del tutto precostituiti biologicamente; essi contengono in sé di già un destino predeterminato da una forza che implica le forme che si svolgono nella storia, mentre la donna, pura materia, non può altro che servire supinamente chi attua la storia. Aristotele vide così nel grande Macedone il figlio ideale, il novello eroe che avrebbe ringiovanito l'Ellade, quale incarnazione del principio maschile eroico e guerriero, che si attua nel mondo con opere e fatti destinati a perdurare nella memoria dei secoli.

Ogni organismo vivente contiene un principio, una forza direttiva intrinseca di per sé efficiente, che coordina la nascita, lo sviluppo, la maturità, la degenerazione involutiva e la morte. Perciò, il punto di partenza per un discorso corretto sulla sessualità e sui rapporti fra l'uomo e la donna non può che essere fondato sull'anatomia, sulla fisiologia e sulla biochimica, visto che tutti questi aspetti segnalano il carattere della sottostante e agente causa motrice. Ogni organismo è così strutturato in modo che le singole parti funzionino armonicamente al fine di attuare, all'interno della forma vivente, una omeostasi ottimale, che realizza il fine stesso potenzialmente contenuto nel principio attivo. Sono, in ultima analisi, le caratteristiche del principio formatore che condizionano la tipicità strutturale e formale dell'organismo, di natura « passiva » nella donna e « attiva » nell'uomo[24].

Lo dimostra la stessa fisiologia dell'organo sessuale, che non a caso localizza nella vagina l'umido, il molle, il penetrabile dunque, nell'utero il sangue corrotto per degenerazione e nell'organo sessuale maschile una forma turgida, che si muove, si gonfia attivamente e penetra nella donna emettendo con forza una sostanza che genera[25]: « è maschio chi emette lo sperma nel corpo della donna, mentre è femmina chi emette il seme nel proprio corpo »[26].

L'apparato genitale maschile è erettile, è visibile dallo stesso individuo, si alza, penetra e lo sperma schizza; questo indica l'esistenza di un sottostante principio attivo, forte, virile che è concretamente alla base della tendenza eroica, guerriera e intellettiva del maschio. La donna, al contrario, si lascia penetrare, non può direttamente vedere i propri genitali, il suo apparato genitale si umidifica e si ammollisce e non ha la forza di emettere speciali liquidi. La donna è rappresentata da un contenitore spugnoso, vuoto che si adatta come materia alla forma impressa dal maschio. Da questo consegue che il padre deve « educare » e la madre al contrario « nutrire »; questo è dimostrato anche dal fatto che il seme vaginale è molle, umido e freddo, lo sperma invece è formato da elementi caldo-secchi. La forma e la fisiologia dell'apparato genitale dei due sessi condizionano la stessa psicologia, il carattere e, di riflesso, lo stesso ruolo sociale. Lo sperma è un enzima, un catalizzatore che pone in movimento una serie di processi formativi, che portano ad una ottimale fisiologia « attivando e riscaldando » il corpo freddo della donna e promuovendo un ottimale calore vitale per la stessa *concoctio* del sangue.

L'uomo coraggioso è di temperamento « caldo e secco », mentre quello timido, vile e pauroso, « freddo e umido », così come è la struttura naturale della donna, anch'essa « vile » per costituzione biologica[27]. Il corpo della donna è biologicamente deteriore, perché il suo sangue è corruttibile e determina scorie tossiche; lo dimostra il fatto che la natura ha posto « nelle parti basse della donna organi che emettono secreti putrescibili »[28]; la vagina e l'utero sono posti fra gli organi escretori, quali la vescica e il retto, mentre l'organo genitale maschile è fuori della portata di questi canali di scolo. Il corpo stesso della donna dimostrerebbe la natura deteriore e degenere del principio formale femminile; basterebbe a tal fine indicare la differenza oggettiva fra sperma e mestruo per identificare l'essenza del maschile e del femminile.

Anche se è indiscutibile che alla base delle differenze sessuali esiste il fine di « lasciare un nuovo essere », esse sottendono altri e importanti fattori, che incidono decisamente sul ruolo complessivo della donna e lo determinano. Una serie di dati fisiologici e patologici confermano la netta inferiorità biologica della donna. Il primo fattore emerge dall'osservazione di un uomo « castrato »[29], che diventa del tutto somigliante ad una donna: con un corpo molle, floscio, con adipe in eccedenza, di carattere vile e pauroso. Ciò dimostra come il principio attivo che conforma carattere e intelligenza risieda proprio nell'apparato genitale, copia formale fedele di una forza formatrice immanente. Questo sarebbe anche confermato, per Aristotele, dal fatto che una debolezza del principio maschile, che forma di riflesso uno sperma « tenue e acquoso », genera individui di sesso femminile[30].

La vita sessuale che si concretizza nella famiglia, i rapporti fra i coniugi, la gravidanza, il parto, l'allattamento condizionano la vita dell'essere umano in modo determinante, perché sono fondamentali per la sopravvivenza stessa della specie umana. Lo stato, la *polis* e la famiglia, con le implicazioni giuridiche, etiche e pratiche, si ergono come valori soltanto e in quanto hanno alla base, come fondamento, un'organizzazione monogamica che tiene conto della biologia dei due sessi. Questo comporta che le relazioni sessuali siano regolamentate da norme precise: la maggior parte della vita di un uomo e di una donna trascorre in attività sessuali, nella gravidanza, nella procreazione, nell'allevamento e nell'educazione dei figli. Il corpo umano contiene tutta una complessa organizzazione biochimica, sostenuta dal *calor innatus,* che alimenta le caratteristiche psico-fisiche, come acutamente e diffusamente Aristotele esamina nel IV e nel X dei « Problemata ». È la differenza anatomica fra i sessi che rende del resto possibile la procreazione, la famiglia e, di riflesso, la società civile nel suo insieme gerarchicamente strutturato. La scissione androginica non è stata un'operazione punitiva di Zeus, non una vendetta né un male, poiché da essa è nata la civiltà: l'individuazione di singole forme vitali attraverso principi opposti, nel senso voluto da Eraclito, ha determinato la storia.

Dal puro rapporto sessuale, legalizzato nella famiglia, si passa progressivamente a forme sociali sempre più articolate e complesse, proprio perché esse costituiscono idealmente la forma del principio interiore che pone in movimento la sessualità: la forma globale condiziona la parte, la famiglia il singolo, lo stato la famiglia, l'umanità la specie[31]. Nel singolo atto sessuale si pone la nascita di una struttura più alta e gerarchica perché sorretta da un fine: « la città è prima della famiglia, questa del singolo individuo, il tutto precede la parte »[32]. Ogni organismo è formato da organi e apparati che sussistono e funzionano in vista del tutto; se questo non sussistesse, se la parte non funzionasse per il tutto, l'organismo non avrebbe alcuna ragione di esistere; ogni parte staccata dal tutto esisterebbe nel caos originario di una vita cosmica polverizzata e, di rimando, di una società del tutto ferina e primitiva e socialmente improbabile.

Il disegno è dentro la materia stessa, che contiene il suo principio attivo; lo sperma è la sostanza più sublime del creato, vera sintesi dell'*eros* di Empedocle e del *nous* di Anassagora. Qui si dimostra, per Aristotele, come una differenza del tutto quantitativa dia luogo ad una dinamica che comporta forme qualitativamente diverse, inferiori e superiori. Un minore *calor innatus* conforma la donna e il mestruo, un maggiore *calor innatus* il maschio e lo sperma. Se per Platone la donna rientra in un piano cosmico superiore perché progettato dalla divinità e al quale partecipa, per Aristotele il principio femminile si declina in un valore soltanto se si aliena in sfere create dal maschio: nell'etica, nella famiglia e nello stato; è parte precisa della famiglia, della *polis,* con definiti ruoli che discendono dal suo modo di essere fisico e formale. Esso nutre, cresce e alleva, ma al servizio non dell'archetipo, ma della *paideia* dell'uomo, nell'ambito di una famiglia che Aristotele vede come una monarchia in nuce: « il migliore comanda al peggiore, l'uomo è il padrone, il padre, il marito »[33]. Tutto questo è ampiamente giustificato dallo stesso « temperamento » femminile a carattere « freddo-umido », che sottende e determina peculiarità psicologiche centrate su sentimenti ed emozioni negative, come sono la paura, la viltà, il timore, la mancanza di valori etici: Aristotele nella « Retorica » sostiene che il maschio possiede valori interiori connaturati, perché sostenuti dal suo essere biologico, di tipo « caldo-secco », specificamente il « desiderio di infinito e di glória »[34]. La donna è materia inerte, che può essere valorizzata e dinamizzata soltanto dall'azione dello sperma. La donna, in sé e per sé non sarebbe portata a creare alcun valore né biologico né culturale, così come una terra sterile, paludosa e intrisa di secrezioni putrescenti: « la donna è un uomo sterile »[35]. Aristotele conseguentemente ad un'impostazione biologica codifica, sulla base dell'osservazione anatomica e di considerazioni fisiologiche, la religione domestica, il matrimonio e la continuità della famiglia sotto l'egida dell'autorità maschile. Il celibato, la verginità e la sterilità sono infatti condannati come modi di vita asociali, che non concorrono alla trasmissione della vita e della successione patrimoniale.

Ogni periodo storico ha concepito e ricostruito, usufruendo dell'immagine primaria del mito, una precisa immagine ideale della donna, uno stereotipo che si identifica in un preciso ruolo. La dea Cibele madre, che nutre e protegge; la Cibele matrigna che uccide il figlio e psicopatogena; la donna utero e madre che nutre di Ippocrate; la donna che contiene un ideale cosmico di Platone; con Aristotele prende corpo la donna sposa che vive, fedele e obbediente, sotto il potere illimitato ma giusto del marito. Aristotele imposta l'annoso problema femminile e lo risolve secondo la prospettiva biologica, tenendo presenti le istanze etiche della società: soltanto un dio e un folle possono vivere isolati[36]. Accetta così l'impostazione ippocratica, che vede nella donna la parte contestuale che fornisce il nutrimento, ma, negando che sia figura contenente una parte significativa del disegno cosmico, secondo il pensiero di Platone, come portatrice della fiaccola della vita; la vede soltanto come un contenitore biologico: « il maschio e la femmina non possono vivere separati perché sono ambedue strumenti di generazione, non tanto per una libera scelta quanto per legge di natura »: la donna infatti ha l'utero per « contenere » e per « nutrire »[37]. Il corpo molle e spugnoso e acquoso, secondo la visione eraclitea dell'anima, svolge l'importante compito di nutrire. Tuttavia, questa intrinseca finalità della biologia del corpo femminile risulterebbe inattiva, se non intervenisse il maschio: « nelle donne il rapporto sessuale provoca le mestruazioni; infatti l'utero viene riscaldato e attira l'umidità, fatto che favorisce l'apertura dei canali del corpo »[38]. Aristotele, però, non inquadra l'isteria e in genere i disturbi psichici tenendo conto solo della diversità anatomica, bensì centrando un problema già discusso da Ippocrate: quello della patogenicità del tessuto sanguigno, per una *malitia sanguinis* che compare in determinate condizioni fisiopatologiche. Nel sangue, per Aristotele, si trova il principio della vita, il *calor innatus,* fonte dell'energia che alimenta i processi biochimici dell'organismo, il tono primario dell'anima; quando questa sostanza chimica si viene a trovare per temperamento o per fenomeni emozionali, come paura e rabbia, in una condizione non ottimale, perché o più calda o più fredda della norma, determina un difetto del metabolismo del tessuto sanguigno che non è più fisiologicamente adatto alla *concoctio* degli umori. Per questo errore o inceppo metabolico causato da un *calor vitalis* più caldo o più freddo, gli umori, che per Aristotele non costituiscono di per sé sostanze fisiologiche come voleva Ippocrate, bensì come pensava Filistione di Locri, liquidi potenzialmente tossici, formano dei « residui », delle

« scorie », dense e sierose, pesanti o leggere, comunque anomale e tossiche che giocano un ruolo psicopatogeno. Esisterebbero in questa prospettiva, per Aristotele, malattie psichiche e emozioni « calde » come la mania e la collera e emozioni e malattie « fredde » come la paura e la malinconia. Il centro della psicopatologia è lo stato fisico-chimico del *calor innatus* e i riflessi delle sue modificazioni sul sangue e sulla conseguente formazione di residui, di metaboliti « innaturali ». La vita è l'espressione del metabolismo del *calor innatus* e si esprime con « emissione di calore », per cui un raffreddamento dell'organismo comporta processi degenerativi come la vecchiaia e all'estremo la morte stessa, che è il massimo e totale grado di raggelamento del tono vitale endogeno. La donna, per sua natura, avrebbe un *calor innatus* geneticamente meno attivo, più orientato verso temperature basse o « fredde » rispetto a quelle dell'uomo; pertanto tutti i suoi meccanismi vitali sarebbero fragili, deboli e imperfetti; lo dimostra la stessa emissione di sangue mestruale periodica, che indica un'incompleta metabolizzazione ematica per un basso calore vitale, con la conseguente formazione di un sangue sieroso, acquoso, « freddo » e tossico; si tratta, pertanto, di sangue « corrotto » perché espressione di un processo non generativo ma degenerativo. Per questo la natura, provvida e finalizzata, ha fornito la donna dell'utero, di un organo che serve da canale di scolo che periodicamente elimina sangue deteriore, che si forma per un debole metabolismo; la donna, infatti, è un organismo freddo. Per questo la formazione di pericolosi accumuli di sangue deteriore, dette « pletore », è frequente nell'organismo femminile, acquoso e spugnoso per natura: basta una breve amenorrea e subito scorie velenose si accumulano pericolosamente nel suo corpo: il corpo della donna ha frequenti spurghi di sangue e umori malsani per un meccanismo naturale[39].

È quindi anche un intoppo di questo salutare processo fisiologico che può alimentare disturbi isterici. Perciò, per Aristotele, essi sono un tipico esempio di « malattia pletorica », per un utero che non emette residui, in quanto i tessuti sono imbibiti di sangue malsano: in questo contesto, il coito è un atto purificatore. Il flusso mestruale, ritmo biologico delicato e facilmente compromesso, esprime un metabolismo di tipo catabolico, distruttivo, prodotto dal finalismo intrinseco alla natura, per eliminare delle sostanze attraverso una via finale comune tramite un meccanismo umorale del corpo femminile di già con la base fisiologica meiopragico.

Guai alla donna che non ha regolari e periodici sacrifici espurgativi ematici, del tutto simili « a quelli che si attuano sgozzando un animale per gli dei »[40]; essa cadrebbe nella malattia mentale. Come per Ippocrate, anche per Aristotele i « canalicoli dilatati », con conseguente regolare flusso mestruale, rappresentano le condizioni anatomiche e funzionali primarie per la salute psichica della donna; in caso contrario, « il corpo della donna si riempirebbe di scorie tossiche », con l'inevitabile insorgenza di malattie[41]. È nella natura delle cose che tutto esista secondo una precisa finalità, così che verso l'alto l'organismo umano dispone di strutture anatomiche e di organi per l'immissione di cibi e di aria, in basso, al contrario, possiede dei canali di scolo per eliminare le scorie potenzialmente tossiche, vescica, retto, utero, dai quali escono le ultime particelle organiche non assimilate né assimilabili, scorie e rifiuti del tutto inutili. La donna, proprio perché è un « uomo difettoso »[42], emette residui tossici, mentre lo stesso seme vaginale è per natura « impuro »[43], al contrario dello sperma « puro e utile »[44]. Per questo, sulla linea biologica che classifica in base alle categorie di puro-impuro e di utile-non utile, Aristotele giudica l'utero, per la sua forma anatomica che ne convaliderebbe la funzione, una sorta di « ricettacolo », col compito preciso di eliminare la *materia peccans* che si forma giorno dopo giorno e si accumula nel sangue della donna per natura « freddo »; evidentemente una imperfetta *physis* condiziona con dinamiche piuttosto precarie l'esistenza della donna. L'anatomia, la fisiologia e la funzione di un certo organo collimano fra loro; ciò si verifica in tutti gli organi, dai denti al polmone, e quindi anche nell'utero: la natura ha una sua finalità, per cui ogni organo è finalizzato secondo uno scopo che identifica la sua stessa funzione[45]. Lo dimostrerebbe, per il vitalista e finalista Aristotele, che come è noto propende per un paradigma cardio-centrico dell'organismo, il fatto che il cervello « molle freddo e umido », servirebbe anche a raffreddare il sangue nel caso fosse « diventato troppo caldo »[46].

Se la determinazione delle qualità del tessuto cerebrale in funzione del calore vitale del sangue può far pensare ad un estremismo semplicistico, nel complesso il finalismo di Aristotele è sistemato secondo modalità assai valide; l'organismo è « organizzato spontaneamente secondo adatte modalità per una conclusione finale »[47]. Questa affermazione può essere convalidata da molti aspetti dell'anatomia, della fisiologia e della biochimica del metabolismo. È indubbio che la forma dell'apparato digerente, dai denti al retto, è in funzione di una certa fisiologia che direttamente sostiene e appoggia. Il sistema cardio-vascolare è la struttura biologica primaria, attorno alla quale, come dimostra la stessa ontogenesi embrionale, filogeneticamente si sarebbe formata, nel tempo, l'intera struttura umana, proprio in seguito al fatto che, lentamente, i detriti presenti nel sangue si sarebbero depositati alla periferia del cuore, dando luogo alla formazione di tessuti solidi. Questi, per Aristotele, non hanno altra funzione, dai polmoni, ai reni, al fegato, all'utero che di facilitare il metabolismo globale e emettere residui; tutto questo può avvenire proprio e soltanto perché nel sangue si trova il principio della vita, il *calor vitalis.* Afferma Aristotele a tale proposito: « tutti gli organi sono come del fango, dei sedimenti lasciati col tempo dal flusso ematico, soltanto il cuore è un organo primitivo e il centro stesso dell'intero organismo »[48]. Il finalismo risiede nella natura vitale del sangue, nel muscolo del cuore che pulsa, nel *thymos,* nelle *phrenes* dell'eroe omerico; qui nasce il calore vitale, il fuoco della vita, caldo, attivo, secco nel maschio, freddo, passivo, umido nella donna. Tutto nell'organismo è al servizio del cuore e del sangue; l'utero per eliminare i detriti tossici del mestruo, il diaframma per bloccare le emozioni, i denti per masticare, i polmoni per inspirare l'aria, lo sperma per facilitare l'azione del calore vitale, le arterie carotidi per regolare il sangue che affluisce al cervello e questo tessuto per raffreddare il sangue caldo per emozioni violente[49]. Quanto più il sangue è esente da residui per un ottimale rendimento metabolico del *calor innatus,* cioè esso è « caldo e denso », scorre limpido, puro e in modo fluente, tanto più la vita dell'intero organismo, compresa quella psichica, è regolare, armonica, sana[50]. Per Aristotele « ogni organo ha un fine perché l'intero corpo e un congegno naturale »[51]: è il fine utile che convalida la stessa funzione fisiologica. Gli umori ad esempio, la bile nera, la gialla, la pituita sono metaboliti tossici, residui di un complesso metabolismo dei tessuti, quindi delle materie ultime inutili, che devono essere eliminate affinché non si denaturino ulteriormente, formando delle scorie che si depositano nel sangue come una « fanghiglia »[52] e intossicano l'organismo: esse sono come la « feccia del vino », inutile, che richiedono di essere eliminate dal corpo per mezzo di specifici organi emuntori: l'utero, le mammelle, la vescica, il retto, tutto funziona per Aristotele allo scopo di mantenere il sangue pulito. I canali di scarico del corpo si trovano in basso, mentre in alto entrano aria, cibi e bevande; dall'utero, dal retto e dalla vescica sono emessi materiali corrotti, acri, purulenti, sanguigni e devitalizzati, feccia, cioè: « l'utero è addetto alla espulsione dei residui del sangue tramite regolari flussi mestruali »[53]. Aristotele codifica la concezione biologica del corpo femminile come struttura di per sé anomala e potenzialmente tossica, perché umida, molle e spugnosa e facilmente preda di meccanismi di stasi e di ingorgo di materiale deteriore, che si viene a formare periodicamente nel sangue per un calore vitale debole, per un metabolismo deficitario che deriva da un tessuto ematico, « sieroso, freddo, acquoso ».

Il modello metabolico-ematico dei disturbi psichici, come viene elaborato da Aristotele, che risente dell'impostazione dei medici della scuola italica di Locri, e del medico contemporaneo Diocle di Caristo, fornisce una base sicura per imporsi su quello dell'utero migrante che aveva imperato da Melampo a Platone. La morfologia del corpo femminile e i suoi processi metabolici comportano una auto-attività imperfetta, quindi un'individualità organismica con facili inceppamenti nel meccanismo della regolazione omeostatica. L'adattamento funzionale è insicuro, proprio dall'essere stesso del corpo femminile: qui, in questo *minus* congenito deve essere ricercata la causa dell'isteria. Lo studio anatomico svolto da Aristotele, per il tempo assai preciso e corredato da tavole morfologiche, non poteva convalidare una concezione allegorica dell'isteria per un utero che si muove nel corpo. La malattia isterica può dipendere invece da una pletora sanguigna dell'utero, organo invero anatomicamente ancorato al bacino in modo stabile e tale da non spostarsi nel corpo. L'isteria trova spesso un fattore scatenante anche nell'insoddisfazione sessuale, in un eccitamento erotico che non riceve sfogo. È quindi una sorta di disfunzione psicosessuale che in via emotiva e quindi psicosomatica può riflettersi sull'utero. Allora l'utero, come « commosso », scosso, in un contesto organismico autoregolantesi, può manifestare piccoli movimenti muscolari di assestamento, così come avviene nella rabbia e nella paura per i muscoli del corpo, per il cuore, per i battiti del cuore, senza tuttavia abbandonare la regolare sede anatomica. Esso può sobbalzare con movimenti locali, statici, tonici, così come il cuore, i muscoli delle mani che tremano, ma non invero meccanicamente spostarsi nel corpo. Eccitamento sessuale e mancanza di orgasmo possono essere alla base della « insoddisfazione » della donna con disturbi isterici. Si tratta, invero, di donne costituzionalmente già portate ad una forte sessualità per l'età giovanile, ma che, per vari motivi, non sono appagate: « in molte donne che avvertono ardentemente il bisogno sessuale, proprio perché sono nel fiore della giovinezza o perché se ne sono a lungo astenute, l'utero scende allora un poco in basso, per risalire tuttavia quando esse hanno un figlio »[54]. In questo passo si trova l'innovazione aristotelica dell'isteria, che si innesca sulla valorizzazione di una forte spinta istintiva costituzionale o provocata da una lunga coartazione; il movente istintivo agisce in via psicosomatica sull'utero; tutto si placa con l'appagamento sessuale e con la maternità.

Come la rabbia, la collera, il timore, la paura, la tristezza si manifestano con disturbi fisici appunto perché riscaldano o raffreddano il calore innato, che a sua volta eccita o inibisce certe funzioni, così l'isteria, per un tono vitale innalzato connesso con un desiderio sessuale forte ma inibito o insoddisfatto, si estrinseca tramite una partecipazione funzionale dell'apparato genitale della donna; come la paura provoca alterazioni dell'apparato digerente e cardio-vascolare, con diarrea e tachicardia, così l'utero, che si dilata o si sposta di poco, esprime l'esistenza di una emozione specifica. L'utero subisce la forza di una pulsione, di un desiderio insoddisfatto, e non agisce quindi sul corpo in via primitiva, bensì riflette un istinto inappagato: l'isteria, come tutte le emozioni, esprime una sintomatologia passiva, subita dal corpo per un sommovimento che condiziona una *passio*. Come tale, essa trae giovamento da terapie psicologiche, dal canto, dalla musica, da emozioni con funzione « catartica », come quelle elicitate da rappresentazioni teatrali tragiche; Aristotele ricorda infatti che « certe melodie calmano i malati mentali come se essi fossero sottoposti ad una terapia medica o per una cura catartica »[55]. La malattia isterica nasce da un eccesso di desiderio sessuale e si può curare con un altro « eccesso », come è documentato, per Aristotele, dal fatto che certi disturbi psichici per incontinenza possono migliorare con una somministrazione « eccessiva di vino »[56]. In tal modo un frequente numero di rapporti sessuali giova alle donne che hanno il corpo intasato da umore « flegmatico », originato da un accumulo di tale umore « freddo » per una patologica « decomposizione del sangue ». In questa prospettiva, Aristotele vede il desiderio sessuale come un fenomeno che sostiene una « incontinenza » emotiva; allo stesso modo che la rabbia confluisce nel basso del corpo e lo « turba », così agirebbe anche il desiderio sessuale inappagato. La salute psichica è sostenuta da un giusto equilibrio fra emozioni fredde e calde: se una di queste eccede oltre misura determina uno « squilibrio spirituale »; questo, per Aristotele, si fonda strumentalmente su un corpo « equilibrato per canalicoli ben larghi » che eliminano di conseguenza le « scorie che, altrimenti stagnanti, imputridiscono »[57]. L'interessamento cinetico dell'utero, limitato a piccoli spostamenti, non è sostenuto dalla rabbia per non poter creare una nuova vita, come voleva Platone, poiché esso subisce l'azione di un'emozione, di un desiderio inquieto in quanto insoddisfatto: l'ira e la rabbia della donna non nascono dal desiderio di maternità, bensì dal bisogno di un salutare orgasmo sessuale. Questa posizione di Aristotele, che si rifà sostanzialmente all'approccio del mitico Melampo e che avvalora il gioco delle emozioni, dei desideri e degli appetiti, influirà decisamente sulla corrente stoica e, di riflesso, sulla scuola di medicina pneumatica. Aristotele, centrando il problema della psicopatologia sulle modificazioni emotive subite dal *calor vitalis* e sull'azione fisiopatogena degli « appetiti », aprirà una nuova strada alla comprensione dell'isteria, percorsa dalla filosofia stoica di Crisippo, Posidonio e Zenone e dai clinici della corrente vitalistica, Archigene di Apamea, Areteo di Cappadocia e in particolare Rufo di Efeso.

La catarsi, il vino e l'ipersessualità, in soggetti affetti da eccessi appetitivi, attuano una purificazione che avviene in via psicosomatica, allargando i canalicoli dell'anima e facilitando lo spurgo di materiale stagnante; una commozione dell'anima anche tramite sentimenti di pietà, paura, entusiasmo agisce in modo da liberare il corpo da scorie tossiche: « l'anima è scossa e si hanno un sollievo e una purificazione »[58]. In questo contesto Aristotele, che rivaluta il metodo di Dioniso, ritiene che un desiderio sessuale coartato, da un lato, possa disturbare l'organo dal quale insorge la pulsione che spinge a raggiungere lo sfogo, dall'altro, possa trovare uno scarico liberatorio sostitutivo con modalità abreative e catartiche: ciò che commuove il corpo, in certe situazioni « purificatorie » può scuotere l'anima e fare in tal modo defluire la tensione emotiva con meccanismi catartici; la purificazione dell'anima impedisce che forti emozioni e istinti si portino sul soma e lo disorganizzino. In questa direzione, Aristotele avvalora una terapia suggestiva dell'isteria, come era stata proposta da Dioniso e attuata con i riti coribantici; in questa direzione operò l'allievo Teofrasto, che insiste sulla proposta di cura dei disturbi psichici, ad esempio, tramite la musicoterapia[59].

Nel corpo femminile, con maggior frequenza e incidenza che in quello maschile, avvengono processi metabolici tossici, come dimostra il fatto che una donna mestruata è intrisa di scorie sanguigne velenose provenienti da difettoso metabolismo: lo dimostra il fatto che l'alito di donne mestruate contiene delle particelle vaporose di sangue tossico che possono depositarsi su uno specchio che « si appanna per un vapore rossastro »[60]. È la mancanza di un organo, il pene, che, in quanto elemento attivo in funzione morfogenetica, fa sì che il corpo della donna sia di natura deteriore; maschile e femminile si distinguono, come si è detto, per un più e un meno: più cervello, più intelligenza, maggiore moralità, più vitalità perché nel maschio si ha un organo sessuale erettile: « gli animali di genere diverso si distinguono in base al possesso o alla mancanza di certe parti anatomiche »[61]. È noto, rammenta Aristotele, come la castrazione di un animale o dell'uomo provochi una complessa e visibile modificazione della struttura somatica, delle funzioni psichiche e della stessa intelligenza[62]; un più o un meno sono dati quantitativi che si traducono in modificazioni qualitative rilevanti. Su nessun piano esiste una parità dei sessi, dal momento che la biologia li ha differenziati in modo tanto caratteristico e significativo. Così la famiglia e la società non possono essere organizzate orizzontalmente, bensì in modo verticale e gerarchico, anche se questo può sembrare a prima vista una concezione dettata da egoismo: una società fondata su di un modello comunistico, che nasca da un primo sguardo di amore e di carità, esclude e non tiene conto della intrinseca malvagità umana; così si annullerebbe come una armonica polifonia che diventasse una omofonia[63]. La donna, visto che l'unità androginica di Platone è regressiva, deve accettare di buon grado e con orgoglio la superiorità del maschio e, come Atena, essere una bandiera alzata in onore dell'eroe dell'universo. Soltanto l'identificazione matura e completa con la figura del padre, come esige Atena, salva la donna dalla disperazione, dalla solitudine e da impossibili sogni di rivalsa e di vendetta come il mito di Artemide documenta: la donna accetti una relazione economica e politica con l'uomo basata « su chi comanda e su chi è comandato »[64]. Essa ne trarrà anche vantaggio, in quanto la ragione dell'uomo detterà un tipo di vita tutt'altro che dittatoriale ma, al contrario, basato su un governo domestico fondato sopra una « monarchia costituzionale »[65].

Aristotele, dopo aver documentato scientificamente i motivi biologici dell'inferiorità costituzionale della donna, e dopo aver dimostrato il bene che deriva al corpo femminile sia dall'orgasmo sia dalla maternità, abbandona la strada percorsa da Melampo, da Dioniso, da Ippocrate e da Platone. Egli offre in cambio di un ruolo subalterno, del resto per lui dettato da un destino fondato sull'anatomia, un ruolo compensatorio e di natura democratica nell'ambito della famiglia, che si amministra sotto lo sguardo del marito, ma lascia alla donna un certo spazio operativo, seppur delimitato dai compiti dell'economia domestica. Soltanto materia anonima e instrutturata, la donna riceve tutti i benefici possibili e legittimi se, sapientemente, si tiene al servizio dell'uomo, accettando la separazione dal simbolo onnipotente materno e si identifica con la figura del padre, con l'autorità del Fallo. Questo non deve essere ottenuto né con mezzi brutali, come quelli usati da Melampo, né con quelli suadenti di Dioniso, ma neppure con astruse e cosmologiche teorie in fondo incomprensibili all'anima femminile. La famiglia è una piccola monarchia costituzionale col suo re, con l'erede al trono nel figlio maschio e con i subordinati quali la moglie e gli schiavi. L'uomo a questa donna addomesticata fornirà razionalmente « energia e forma », la madre infatti dice Aristotele, « nutre », ma il padre si assume il compito elevato di « educare »[66]. Tutte queste regole nascono da un « più e un meno anatomico »[67], come ha stabilito la natura, con forme biologiche complementari e necessarie: pieno e vuoto; più e meno; presente e assente; maschio e femmina, sono rispettivamente come attivo e passivo, forma e materia; l'organo vuoto è pari al nulla, indica un ruolo di deposito, rispetto al visibile, all'eretto. In questo senso, la donna è il negativo e il vuoto, costituisce un'antropologia della mancanza e della privazione, contro la quale sarebbe assurdo lottare visto che è intrinseca alla stessa natura (per un organo che un piano immanente alla fisiologia non le ha dato): « la natura femminile deve essere considerata come una menomazione »[68].

Il mondo della moralità è supportato dalla diversità e non esiste nei gruppi primitivi e indifferenziati; l'etica stessa, quindi, nasce e si fonda sulla differenza anatomica dei sessi, cosicché le leggi che regolano lo stato e la famiglia non possono non tenere conto di questa disparità, che riflette una forma mentale oppositiva. Il maschio è padre, marito, signore, re e giudice; la felicità ottimale nasce dall'equilibrio degli opposti, del maschio e della femmina, come del caldo e del freddo; la continenza, l'equilibrio non possono essere ricercati in sfere mitiche, operazioni magiche, ruoli devoluti a compiti divini; esso si attua nell'ambito della famiglia, sede naturale dello stesso diritto, ed è regolato e mantenuto dai « comandi » del marito. Lo stesso rapporto sessuale, se in casi estremi è utile a purgare l'anima e il corpo, nella normalità deve non tanto tendere all'egoistico orgasmo voluttuoso, quanto a svolgere una precisa funzione sociale: « lasciare un nuovo essere »[69]. L'uomo è per natura incontinente, « ingordo e perverso » e non deve deviare l'unione sessuale verso il puro piacere erotico, che deve limitare e contenere entro il limite « delle ragioni igieniche specie se i rapporti non sono procreativi »[70]. L'uomo si deve comportare con la donna come un accorto e assennato contadino, che rispetta e feconda la sua terra, al fine di avere buoni raccolti, visto che « il figlio prende anche dalla madre come la pianta dalla terra »[71].

Il destino della donna si compie e si esaurisce nell'ambito dell'economia domestica: nutrire i figli e amministrare le entrate e le uscite necessarie al buon andamento giornaliero del bilancio (donato dal marito e correlato alle usuali necessità quotidiane). La famiglia è la prima forma stabile della società e ne è anche la struttura portante e più alta, fondamento dello stesso Stato e libera associazione democratica fra uomo e donna con scopi etici, pedagogici e economici. Soltanto la divinità e le bestie possono vivere isolati; per Aristotele, un uomo senza legami con la terra, la patria e la famiglia conduce una vita asociale e ai limiti della stessa criminalità, perché non si basa su alcun fondamento stabile.

La famiglia definisce la donna nel suo complesso e nel suo ruolo più consono, quello di sposa; vergini, nubili e vedove non possiedono funzioni sociali e rappresentano una sorta di anomalia, se non di mostruosità. Il nucleo familiare, struttura che « esiste infatti soltanto presso la specie umana »[72], si eleva al di sopra della comunità femminile anonima tramite il ruolo direttivo del padre e la trasmissione della proprietà privata. Non è assolutamente vero, in realtà, se non nell'ideale immaginario mitologico, segno di una regressiva nostalgia poco virile, che una unità androginica indistinta fra uomo e donna, come voleva Platone, conduca alla felicità. Neppure il legame dell'eros ha un ruolo omeostatico, come spesso si nota dalla lunga serie di contrasti, crisi, lotte e sofferenze che trovano la loro origine in amori infelici: l'eros contiene il *pathos*, mentre l'ordine della famiglia si trascende nell'etica, in una armonia stabile perché di natura politica e economica. L'unità e la felicità possibile e reale esistono soltanto in un'organizzazione solida per ruoli diversi, ma finalisticamente ordinati secondo una scala di valori che del resto la stessa natura segnala e predispone. L'unione indifferenziata sia fra i gradi sociali sia fra maschio e femmina comporterebbe la morte, la stasi, l'indifferenziato e anonimo mondo comunitario primitivo ormai morto e sepolto. Una relazione maschio-femmina che non tenesse conto degli aspetti anatomici e fisiologici e di quelli etici si annullerebbe come polo positivo e polo negativo: « in questa unione i due si annullerebbero oppure uno solo vincerebbe sull'altro »; come ribadisce ancora, in proposito, nella « Politica » Aristotele ritiene che « l'essere felice non è un numero pari »[73]. La natura nel suo fine provvidenziale ci insegna la strada e le regole, distinguendo appunto i ruoli maschili e femminili, adeguando a ciò delle nette differenze sul piano anatomico, specie sessuale, costituzionale e bio-umorale. La famiglia riflette queste leggi e rappresenta un'istituzione che si fonda su un diritto naturale, fisiologicamente armonica, perché le differenze sessuali sono state volute a questo scopo: « la natura dà ad uno ciò che toglie all'altro »[74].

La donna, del resto, trae vantaggio dall'unione con l'uomo regolata da precise norme; così essa si ritrae dal mondo naturale e da influenze estremamente negative che agiscono nel suo stesso corpo con il blocco della sessualità e l'arresto del mestruo. È noto, come Zeus stesso aveva sottolineato[75], e Ippocrate scientificamente dimostrato, come la donna guadagni dal rapporto sessuale perché il suo orgasmo « è più intenso e dura più a lungo », in quanto elicitato, scatenato e mantenuto « dal contatto col pene ». La zona vaginale stimolata dal pene non necessita di altro, giunge all'orgasmo lentamente e la donna prova piacere in via riflessa per un tempo molto lungo, mentre l'uomo ha un orgasmo più acuto e breve. Idealmente, come aveva posto in rilievo Platone, la donna dovrebbe ottenere pari diritti su tutti i piani e quindi in pratica la posizione subalterna della donna potrebbe venire giustamente contestata; tuttavia esistono delle condizioni naturali che sono tali perché connaturate alla stessa divina natura. È esperienza comune, oltre che di certi miti, che, allorquando l'uomo pensa alla creazione della specie umana, istintivamente si rivolge al cielo e agli astri « come generatori e padri »[76].

La famiglia toglie la donna dalla schiavitù delle passioni, la lega all'eticità del padre e alla ragione del marito, che controllano pulsioni innate e selvagge, instabili e non facilmente controllabili senza l'aiuto di una figura maschile autoritaria ma giusta; la pulsione sessuale della donna, come aveva rilevato Eschilo nelle « Coefore », « acceca la ragione »[77]; non servono il pugno duro dell'uomo, nè il cuore freddo e aggressivo di Perseo, giacché la donna, se assume il ruolo positivo di sposa e madre, allenta i legami patogeni con gli istinti. È pur vero, pensa Aristotele, che la donna giovane possiede una fonte istintiva profonda per natura, così che appare « intemperante come fosse un bambino ». Le numerose gravidanze, i parti, l'allattamento, la dedizione alla crescita dei figli e alla famiglia sotto il dominio razionale del marito, pertanto « aristocratico »[78] nella forma, riconducono la donna ad accettare lavoro, sacrifici e dedizione « in silenzio »[79].

L'amoralità innata dell'anima femminile, percorsa da fremiti passionali, da pulsioni e da istinti che travolgono la sua debole struttura razionale, è delimitata dall'organizzazione familiare, sede appunto di riferimenti etici che non sarebbero raggiunti spontaneamente, se non sotto la direzione dell'uomo; la donna infatti, secondo Aristotele, è per natura « insincera, troppo pietosa, impulsiva, irritabile, impudente, pigra e falsa »[80]. Aristotele sembra avere trovato la strada maestra per appiattire le pulsioni e rinchiudere in barriere indistruttibili l'amoralità femminile. Tutti i mezzi prima adottati apparivano inadatti allo scopo, sia quelli che cercavano di soddisfare gli istinti, sia quelli che promettevano un'impossibile conoscenza interiore. La donna, specie se molto giovane, deve vivere sotto l'egida di un tutore, proprio come un bambino, perché facilmente può deviare dalla giusta strada della moralità, giungendo le pulsioni erotiche al culmine, « proprio appena il corpo della donna inizia a essere adatto alla loro soddisfazione »[81]. È in questa fase critica, dell'età adolescenziale, che la giovane deve dunque essere « attentamente sorvegliata » dal padre[82]. Il matrimonio, una vita sessuale regolata, la gravidanza e l'allevamento dei figli sono i compiti precipui, perché naturali, della donna sana, equilibrata e matura: verginità e omosessualità rappresentano, al contrario, dei comportamenti dissociali e contro natura, « bestiali », quindi del tutto immorali[83]. La morale del fallo e dello sperma deve dominare il comportamento femminile, inquadrato come vuole la ragione del padre: l'esistenza del pene condiziona la funzione del maschio, come la sua assenza nella donna determina le caratteristiche psicoemotive negative: « la variazione di un piccolo organo comporta modificazioni nell'intero organismo come dimostra chiaramente il fatto che, asportando l'organo genitale maschile, si manifesta una deviazione della costituzione verso la femminilità »[84].

Sia Artemide sia Afrodite sono estremi che Aristotele condanna, proponendo l'ideale di una vita condotta con rigore, parsimonia e equilibrio nella famiglia. La strada percorsa naturalmente dal maschio, che tende a valori superiori, è già predeterminata dalla stessa biologia, essendo la vita psichica armoniosa e superiore del maschio sostenuta « da un cervello più grande di quello posseduto dalla donna »[85]. La donna è un organismo che non ha una propria autonomia su nessun piano né biologico, né sociale, né spirituale e, quale ponte di unione fra la pura materia e la vita etica, si situa « fra l'utero e l'educazione del padre », simile ad un tragitto che comporta la nutrizione e porta poi il figlio al padre; l'utero condiziona con la gravidanza la formazione « del latte che fa crescere »[86], in via fisiologica, riflessa: è questo il ruolo preciso e irripetibile della donna.

Nell'accezione di Parmenide, la femmina è un non essere, è un non maschio, visto che *eviratio* equivale a *effeminatio*[87]. La concezione aristotelica dell'inferiorità morale e biologica della donna e della necessità di una direzione maschile affonda le sue radici in una crisi di ideali civili ed etici di una società che andava lentamente ma inesorabilmente cambiando i vecchi modi di vita. Sciolti i legami col mito, fallito il sogno di Platone di una *polis* diretta da una classe dirigente aristocratica e di intellettuali, colta e eticamente fondata, bisognava cercare e trovare un complesso di valori stabili contro il sovvertimento; Aristotele lo identifica nella stabilità della famiglia patrilineare.

Aristotele codifica in ogni aspetto, e di fatto blocca, la millenaria lotta fra i due sessi; la conflittualità è ora definitivamente eliminata in nome di una complessiva superiorità dell'uomo: la biologia è dalla parte del maschio. La donna è in tutto inferiore all'uomo e ha un solo organo degno, seppur potenzialmente pericoloso, l'utero, il vaso, *angos*, dalla cui bocca, *stoma*, entra lo sperma e esce un bambino. L'ultimo eroe ellenico, Alessandro Magno, chiude il ciclo iniziato nel mito con le imprese degli Argonauti: la separazione dalla madre era stata così violenta, il dominio matricentrico così ambivalentemente subito, che la violenza dell'eroe si sublimò in ogni campo, quale segno di un'energia fallica a lungo compressa. Il mito amplificò le imprese, le avventure, le conquiste, gli obiettivi culturali e scientifici raggiunti; la scienza e la filosofia, la medicina e la letteratura, aprirono lo scrigno del mito entro il quale tutto era rappresentato e lo affidarono alla ragione.

Nuove filosofie, lo stoicismo e l'epicureismo, avanzano senza obiettivi vasti e senza pregiudizio verso la donna; da Efeso e da Roma Iside e Giunone, i simboli dell'arcaico potere femminile, ritornano a emozionare il cuore dell'uomo, dell'eterno figlio che vive in ogni maschio e che invoca l'amore della Grande Madre, a causa dello struggente rimpianto per un mondo simbiotico.

Il principio maschile con l'opera di Aristotele raggiunge la sua più alta dignità e schiaccia quello femminile, identificato in un corpo molle, spugnoso e denso di umori tossici: l'uomo è immortale, perché portatore di un'energia che scaturisce dal cervello. Il corpo molle e pieno di fori della donna indica l'esclusivo ruolo materno, di processi tesi a nutrire il figlio del signore della terra. L'isteria non trova la genesi nel vagolare dell'utero, come voleva Ippocrate, né come pensava Platone in via deduttiva, da un innato desiderio di maternità insoddisfatto, bensì in passioni sessuali inappagate in giovani donne incontinenti; spesso i due meccanismi sono connessi per « simpatia », in un corpo femminile denso di sangue mestruale.

L'impostazione psicosomatica di Aristotele, che si regge sia su dati somatico-costituzionali, sia sul concetto clinico di pletora, sia sull'azione di forze istintive sull'apparato genitale della donna, aveva tolto credibilità al paradigma ippocratico. L'impostazione di medici della scuola vitalistica valorizzerà l'approccio fondato sull'ipotesi di stasi ematica, mentre il medico contemporaneo del filosofo di Stagira, Diocle di Caristo, valorizzerà questo modello in grado di spiegare altre malattie psichiche, come l'ipocondria e la malinconia. Dagli organi intasati di umori e di sangue sarebbero immessi in circolo sostanze « vaporose » leggere e impalpabili, ma tossiche, che si riflettono come « un'ombra » sul cervello e sulla mente. La scienza ellenistica è orientata dal pensiero di Aristotele: l'isteria non segnala un utero che vagola, ma un sangue corrotto perché stagnante; la terapia consiste nello svuotare il corpo femminile dai residui tossici: entrano in scena e sono applicate nuove terapie, giustificate da questo modello, a base di salassi, purghe e clisteri. Aristotele in chiave naturalistica si allinea sull'idea del mito di Melampo, che fonda la superiorità maschile su una condizione naturale e fornendone una giustificazione biologica. Aristotele conclude il processo di sviluppo dell'idea della debolezza del sesso femminile[88] e la consegna al patrimonio culturale della medicina; l'antropologia di Aristotele, sorretta da istituzioni patriarcali, si rinsalda con l'avallo della scienza[89].

La cultura alessandrina, enciclopedica e nello stesso tempo specialistica, sia medica sia psichiatrica, empirica e sperimentale, vede il fiorire della filosofia stoica, che concorrerà a riabilitare il ruolo della donna[90]. Lentamente, ma progressivamente, si affermerà la convinzione che le manifestazioni isteriche non soltanto non indicano il rabbioso vagolare dell'utero, fenomeno che poteva invero scandalizzare i severi anatomici Erofilo e Erasistrato, non soltanto non sono la pura espressione di una condizione ematico-tossica, ma segnalano soprattutto un turbamento dell'anima, indicano un *pathos,* sono una malattia dell'anima. In questo nuovo contesto, che raggiungerà la sua maturità nel I secolo a.C., l'isteria è inquadrata come espressione di un conflitto per pulsioni erotiche violente che turbano la sfera razionale e si riflettono sulla mente e sul corpo. Esisterebbe nell'isteria, secondo gli Stoici, una conversione sul corpo di forti appetiti dell'anima « concupiscibile », rafforzati dall'azione psicogena di una vivida e irrazionale immagine mentale anomala detta « fantasma », aliena dalla realtà perché elicitata esclusivamente dalle pulsioni insoddisfatte.

Aristotele era ancora vivo quando Epicuro giunse ad Atene e vi fondò la sua scuola impegnata ad insegnare come acquistare la salute dell'anima, tralasciando i pregiudizi di razza, di classe e sessuali che avevano contrassegnato con una marca indelebile la filosofia aristotelica. Diversamente dalla scuola di Aristotele, quella di Epicuro era accessibile a chiunque, senza distinzione di ceto, di nazionalità e di sesso; quindi anche alle donne e persino alle cortigiane. I valori esaltati da Epicuro avrebbero sollecitato l'orgoglio di Artemide: eguaglianza fra maschi e femmine, elogio della verginità, distacco dalle regole rigide della società, disprezzo verso i valori borghesi, rifiuto delle regole del matrimonio monogamico, avvaloramento del legame maternale e critica feroce verso la tradizione mitologica eroica. Le fonti delle regole della vita non si trovano in sistemi filosofici o etici vasti e ideologici di natura deduttiva, rigidi e poco responsabili verso i valori individuali, ma nelle immagini mentali interne, negli stati affettivi e emotivi individuali, nel modo come la persona vive e si adatta alla realtà, riesce a manovrare le proprie pulsioni e relazioni di oggetto specifiche; in questo contesto, la filosofia insegna regole di vita: essa è l'arte del vivere.

I valori così esaltati da Aristotele, quelli della famiglia e della *polis,* perdono il loro mordente e sono indicati dal pensiero epicureo come del tutto negativi. Viene valorizzato dal pensiero stoico, sotto la dizione di *pneuma,* il concetto di *calor innatus,* mentre la spinosa antinomia maschio-femmina viene sottaciuta per valorizzare un tono innato detto « soffio germinale », che risulterebbe simile nell'uomo e nella donna[91]. Un certo tono emotivo, mentre per Aristotele sarebbe risultato utile a sollecitare l'io all'azione, per gli epicurei deve essere controllato se non addirittura estirpato, perché può condurre all'*insipientia:* l'importante è vivere con coerenza con se stessi anche al di fuori di ogni dovere pubblico, politico e sociale. Lo sviluppo delle scienze particolari, come matematica, geometria, astronomia, biologia, scienze tecniche e specie la neuroanatomia eliminano la stessa possibilità pratica di sviluppo di una scienza globale e onnicomprensiva.

L'ideologia che ora regge e salda il tessuto sociale cambia per la stessa commistione, prima impossibile, fra greci e non greci. Anche il carattere degli studi sia neurologici sia psichiatrici, come si può notare dalle opere di Teofrasto, si profila come analisi su singole patologie; Teofrasto compose infatti trattati di carattere monografico: sull'educazione, sui modi di vivere, sulla vecchiaia, sulle immagini, sull'amore, sull'epilessia, sull'entusiasmo, sugli svenimenti, sul soffocamento, sulla follia, sulle passioni, sull'astenia, sull'anima, sui sogni, sull'intelligenza. La specializzazione caratterizza gli studi e le ricerche dell'età ellenistica e costituisce un indubbio progresso per la scienza del tempo. Anche il successore Stratone di Lampsaco si interessò di psicopatologia in scritti di cui si conoscono i titoli: sul coraggio, sul sonno, sui sogni, sul piacere, sull'entusiasmo, sulla fame, sulle vertigini[92]. Con Aristotele finisce la storia ellenica dell'isteria e comincia una nuova epoca. Per i Greci natura e spirito coincidevano del tutto; l'ordine della natura fisica comportava di riflesso la stessa armonia psichica. Divino e natura coincidevano perfettamente; l'equilibrio psichico, in un globale naturalismo immanente, era del tutto connesso con una totale adesione alle fisse leggi della *physis*. La concezione mitologica della vita, fondata su di un potente e immediato sentimento della realtà, aveva inquadrato l'isteria secondo precise delimitazioni, intesa come segno di una donna disarmonica, preda di una folle e terribile *hybris:* le Erinni sanguinarie, ctonie, divinità notturne della morte, sono il simbolo della donna isterica, segno tangibile della innaturale verginità della donna, che si rifiuta al compito più alto che le ha assegnato la natura. Lo sdegno, l'orrore, il ribrezzo per la donna isterica traevano origine da questa impostazione. La caduta del matricentrismo tolse potere alle divinità telluriche, che tuttavia il pensiero greco lasciò sussistere come simboli consolatori delle donne ribelli; le arcaiche divinità femminili sovrane divennero divinità malefiche. Apollo si pone alle spalle dell'eroe e lo protegge nell'opera di distruzione del regno delle divinità materne; questa ideologia supportò la concezione dell'isteria nel mondo greco classico. L'isteria da Melampo a Aristotele cade sotto la ferrea legge di Apollo, interpretata da medici, filosofi e naturalisti in senso dogmatico. Il presupposto fondamentale dell'isteria, l'inferiorità biologica della donna, si basa sulla visione apollinea: la donna non possiede nulla che possa essere paragonato alla *causa formalis* del maschio; la sua debolezza fisica, mentale e fisiologica, come suggerita da Apollo, è un dato di fatto e supporta l'atteggiamento conflittuale della donna nei confronti di quei principi etici che intuisce come limitanti la sua personalità. In questa visione, l'ideologia apollinea agisce nei millenni, spesso in modo eclatante, spesso meno evidente, per risorgere ogni qual volta si vuol coartare il femminile; di qui l'idea dell'isteria come segno clinico delle innate tare biologiche o delle fantasie di inferiorità psicologiche che la donna produce, ma che è incapace di elaborare in modo razionale; essa agisce col sintomo sostenuto dall'amoralità e dalla rabbia.

Aristotele fornisce una precisa base al principio maschile apollineo come risulta esposto da Eschilo nelle « Eumenidi »; con l'aiuto di una solida base culturale, medica, filosofica e mitologica Aristotele indica nello sperma la materia della libido attiva, prerogativa del maschio: l'anatomia e la fisiologia indicano il destino ferreamente delimitato in senso inferiore della donna, soggetta per natura alle regole fallocentriche. La donna nascerebbe da uno sperma « sottile, acquoso e tenue »; la stessa simmetria dell'essere umano indicherebbe la superiorità del maschio, dove predomina la parte destra, perché la nascita di una femmina è condizionata dal fatto che lo sperma si depositerebbe proprio nella parte malefica e deteriore dell'utero, la sinistra[93].

Aristotele usa le armi di Apollo per elaborare un sistema naturalistico, teso a delimitare la femminilità come oggettualità e materialità inferiore, aspirituale. La femmina altro non fornirebbe allo sperma che la materia bruta, la « prima materia », lo scarto localizzato nel sangue mestruale, mentre lo sperma rappresenta la punta di diamante della biologia cerebrale e di una « cozione » perfettamente portata a termine da un *calor vitalis* attivo, che è invece per natura debole e imperfetto nella donna, incapace, sul piano della biologia, di trasformare una sua sostanza in vera *causa formalis*[94].

Il pensiero medico di Aristotele si diffuse nell'età ellenistica e ebbe una gloriosa rinascita tramite l'opera di Galeno nel II secolo d.C. Teofrasto contribuì a diffondere l'impostazione del maestro in merito all'isteria, impostazione che passò nell'ambito della medicina attraverso la mediazione dei filosofi stoici. Aristotele non riteneva fossero possibili movimenti dell'utero: i disturbi isterici erano dovuti a tensioni dell'organo per modificazioni del *calor innatus* a seguito di emozioni. Questo indirizzo psicosomatico venne sviluppato da Teofrasto: forti emozioni come *appetitus et cupidines* sono alla base della sintomatologia isterica, appunto di quel quadro clinico che egli, precorrendo gli stoici chiama *aegritudo*[95].

L'idea di *calor innatus,* mutuata dal pensiero vitalistico degli stoici come *pneuma,* permette a Teofrasto di ritenere la fisiologia una scienza certa, diversamente da Platone, per il quale tutti i discorsi sulla fisiologia umana sono elaborazioni « verosimili »[96]. La *suffocatio,* l'isteria nel suo aspetto classico, non dipende dall'utero che arrabbiato si muove nel corpo, ma esprime il venir meno del tono vitale per una sua *refrigeratio,* che si attua nel suo centro idiopatico, nell'apparato cardio-vascolare[97]. Teofrasto, se agisce da intermediario fra il pensiero del suo maestro e la filosofia stoica, anche per altri aspetti contribuisce a diffondere quella visione sociologica della femminilità che, tipica della *polis* greca, impostò poi tutta la cultura del mondo occidentale; a proposito dei compiti femminili, egli è preciso nell'indicarli: *mulierem non in civilibus sed in domesticis rebus oportet ingeniosam esse*[98].

La questione femminile, da Aristotele e dalla sua scuola è racchiusa nell'ambito dell'ideologia della civiltà ionico-attica e codifica il giudizio di Apollo sulla selvaggia società della dea madre. Aristotele porta la donna davanti al tribunale del diritto paterno; sono infatti Teseo e Eracle che hanno posto fine ai sacrifici umani della ginecocrazia; la donna si incivilisce col matrimonio monogamico. Aristotele è sulla linea del pensiero biologico di Melampo, Asclepio e Ippocrate; il diritto di una società civile si fonda sullo sforzo, sull'intelligenza e sulla spiritualità del maschio che sfugge alla maledizione della nascita materna e di un matriarcato che è stato una vera sciagura per il genere umano.

Il completo distacco dell'anima femminile dalla figura della Grande Madre è possibile soltanto se la donna accetta un nuovo e originale ruolo: quello di sposa. La stessa biologia, che per molti aspetti suggerisce un modello svalutativo della donna, pone le premesse per la realizzazione di un destino completo: quello di regina della casa. La stessa sessualità femminile si addomestica nel matrimonio, si addolcisce e si armonizza con l'etica della *polis.* Aristotele configura così perfettamente un nucleo familiare ideale, composto dal Re, dalla regina, dai figli e dai servi. Dioniso e Apollo sono due estremi devianti per la femminilità; il primo eticamente improponibile, il secondo traguardo troppo alto per la mente femminile; conviene alla donna pacificare la sessualità nella famiglia, ponendola al servizio della fecondità e portare all'uomo l'agognato erede maschio[99].

Note

[1] Fondamentali a questo proposito: J.H. Randall, *Aristotle,* New York, 1960; M. Grene, *A portrait of Aristotle,* London, 1963.

[2] Arist. *Pol.* 1260a 14-24. Cfr. *Hist. anim.* VIII, 588a; *De part. anim.* I, 642b-644a.

[3] Arist. *Pol.* I 3, 1253a; I 12, 1259a.

[4] Arist. *De gen. an.* II 4, 738b: « La femmina offre sempre la materia, il maschio l'agente del processo di trasformazione ».

[5] Arist. *Probl.* XXX, 1, 954a.

L'opinione che il mestruo rappresenti una *purgatio* e che di riflesso la *mensis suppressio* sia causa della passio hysterica sarà una credenza costante sino al XIX secolo: Cfr. *S. Freind, Emmenologia,* in *Opera Omnia,* I, pp. 86-87, 118.

[6] Arist. *De gen. an.* II, 3, 736b 33.

[7] Arist. *De gen. an.* II 3, 736a 18. Cfr. G. Sissa, *Il corpo della donna. Lineamenti di una ginecologia filosofica,* in S. Campese-Manuli-G. Sissa, *Madre Materia. Sociologia e Biologia della donna greca,* cit., p. 113.

[8] Arist. *Pol.* I 13, 1259b.

[9] Arist. *Probl.* XXX, 1, 953a, 21-8.

[10] Arist. *De part. gen.* I 5, 645a.

[11] Cfr. Diogenes, 64 A 24 Diels-Kranz. C.E. Lesky, *Die Zeugungs und Vererbungslehre der Antike und ihr Nachwirken,* « Akad. Wiss. Lit. Mainz: Abhandl. Geistes-und Sozialwiss Klasse » 19, 1950, Wiesbaden, 1951.

[12] Cfr. M. Vegetti, *Akropolis/Hestia. Sul senso di una metafora aristotelica,* in *Poikilia. Études offerts à J.P. Vernant,* Paris, 1987, pp. 557-68.

[13] Cfr. Arist. *De respirat.* 5, 470a; *Problemata,* XVII, 3-10.

[14] Arist. *De gen. an.* I 20, 728a.

[15] Arist. *De gen. an.* II 4, 738b.

[16] La teoria encefalomielogenetica, per cui lo sperma è una sostanza affine a quella del cervello e del midollo spinale, è già in Alcmeone (24 A 13 Diels-Kranz).

Cfr. Arist. *De gen. an.* II 7, 747a: « la natura dello sperma assomiglia a quella del cervello ».

[17] Arist. *De gen. an.* I 18, 725a.

[18] Cfr. la discussione di D. Lanza, in *Opere biologiche di Aristotele,* a cura di D. Lanza e M. Vegetti, Torino, 1971, p. 796.

[19] Arist. *De gen. an.* II 4, 738b; II 4, 739b. Cfr. I. M. Lonie, *On the Botanical Excursus in « De Natura Pueri »* 22-7, in « Hermes » 1969, 97, pp. 391-411; S. Byl, *Recherches sur les grands traités biologiques d'Aristote: sources écrites et préjugés,* Bruxelles, 1980, p. 101; G. Sissa, *Il corpo della donna,* cit. p. 101.

[20] S. Campese, *La donna e i filosofi,* in *Atti del Convegno Nazionale di Studi su La donna nel mondo antico,* Torino, 21-22-23 aprile 1986, Torino, 1987, p. 114. Sesso, alimentazione e prole sono i campi di operazione femminili: Arist. *Hist. anim.* VIII, 589a, 596b.

[21] Arist. *Pol.* I 13, 1260a.

[22] Arist. *De gen. an.* II 4, 738b, 26.

[23] Cfr. D. Lanza, in *Opere biologiche di Aristotele,* pp. 808-17.

[24] Arist. *De gen. an.* I 20, 729a; *Phys.* II, 1; II, 2.

[25] Arist. *De part. an.* IV 10, 688a.

[26] Arist. *De gen. an.* I 2, 716a, 11-22.

[27] Arist. *De gen. an.* II 4, 738b; IV 1, 766b.

[28] Arist. *De part. an.* III, 90b-971a, 972b, 974a, 975b; IV, 689a; *Probl.* I, 18; XIV, 6.

[29] Arist. *De gen. an.* I 2, 716b, 5-10.

[30] Arist. *De gen. an.* IV 2, 766b.

[31] Cfr. S. Campese, *Madre materia. Donna, casa, città nell'antropologia di Aristotele,* in S. Camponese-P. Manuli-G. Sissi, *Madre Materia,* cit., pp. 17-18.

[32] Arist. *Pol.* I 2 1253a, 18-19.

[33] Arist. *Pol.* I 3, 1253a; I 12, 1259a.

[34] Arist. *Rhet.* I, 1367a, 10-20.

[35] Arist. *De gen. an.* I 20, 728a.

[36] Arist. *Pol.* I 2, 1253a, 29-30.

[37] Arist. *Oec.* I, 1343b.

[38] Arist. *De gen. an.* III 1, 751a.

[39] Arist. *De gen. an.* I 1, 727a-727b.

[40] Arist. *Hist. an.* VII 1, 581b, 1. Cfr. Hippocr. *De morbis mul.* I, 6 (VIII, p. 30 Littré); II, 113 (VIII, p. 243 Littré).

[41] Arist. *De gen. an.* II 4, 738a, 34-6; cfr. I 19, 727a, 1-5.

[42] Arist. *De gen. an.* II 3, 737a, 28.

[43] Arist. *De gen. an.* I 20, 728a, 27.

[44] Arist. *De gen. an.* I 18, 725a.

[45] Arist. *De part. an.* I 5, 645b; cfr. II 1, 647b; II, 7, 652b.

[46] Arist. *De part. an.* II 10, 656b.

[47] Arist. *De part. an.* I, 639b; IV, 694b, 641b.

[48] Arist. *De part. an.* II 1, 647b.

[49] Arist. *De part. an.* II 7, 652b.

[50] Arist. *De part. an.* II 3, 648ab-649b; *Phys,* 198b.

[51] Arist. *De part. an.* I, 639b-640a.

[52] Arist. *De part. an.* II 1, 647b.

[53] Arist. *De part. an.* IV 10, 689a.

[54] Arist. *Hist. an.* VII 582b.

[55] Arist. *Pol.* VIII 7, 1342a; *Problemata,* I 1; I, 2; I, 50; II, 52, XIV, 1; XXVII, 3; XXVII, 7.

[56] Arist. *Problemata,* I, 1-2.

[57] Arist. *Hist. an.* VII, 581b-582a.

[58] Arist. *Pol.* VIII 7, 1342a.

[59] Cfr. E.R. Dodds, *I Greci e l'irrazionale,* cit., pp. 105-7.

[60] Sulla tossicità del sangue mestruale cfr. Arist. *De gen. an.* I, 725ab-726b; *Hist. an.* III, 511b; Plin. *Hist. nat.* XXVIII, 7.

[61] Arist. *De part. an.* I 4, 644a.

[62] Arist. *Hist. an.* VIII 2, 590a.

[63] Arist. *Pol.* II 5, 1263b.

[64] Arist. *Pol.* I 5, 1264a, 24-31.

[65] Arist. *Pol.* I 13, 1259b-1260a.
[66] Arist. *Oec.* I 3, 1344a, 6-8.
[67] Arist. *De gen. an.* I 4, 644a.
[68] Arist. *De gen. an.* IV 6, 775a; cfr. *De gen. an.* II 3, 737a, 27-28.
[69] Arist. *Pol.* I 2, 1252a, 27-30; cfr. *De anim.* II 415a, 26ss.
[70] Arist. *Hist. an.* VII 1, 582a, 21-5.
[71] Arist. *Pol.* VII 16, 1335b, 20.
[72] Arist. *Pol.* I 2, 1252a.
[73] Arist. *Pol.* II 5, 1264b, 20.
[74] Cfr. Arist. *De gen. an.* IV 76, IV 1, 765a-765b.
[75] Cfr. per l'episodio: Ov. *Met.* II, 320-3.
[76] Arist. *De gen. an.* I 2, 716a, 17.
[77] Aesch. *Coeph.* 595-601.
[78] Arist. *Eth. Nic.* 1160b, 32-35. Cfr. *Eth. Nic.* 1119a, 33.
[79] Arist. *Pol.* I 13, 1260a, 30-31; cfr. *Eth. Nic.* V 1260a: le giovani « lussuriose » si dominano con frequenti parti, *Hist. anim.* VII, 582a.
[80] Arist. *Hist. an.* IX, 608ab; *De gen. an.* II, 732a, 740a-741b.
[81] Arist. *Hist. an.* VII 1, 581b.
[82] Arist. *Hist. an.* VII 1, 581b.
[83] Cfr. S. Campese, *Madre Materia,* cit., p. 51.
[84] Arist. *De gen. an.* I 2, 716b.
[85] Arist. *De part. an.* II 7, 653a.
[86] Arist. *De gen. an.* IV 8, 777a.
[87] Arist. *Hist. an.* VIII 2, 590a; *De gen. an.* V 7, 787b-788a.
[88] Cfr. S. Campese-S. Gastaldi, *La donna e i filosofi. Archeologia di un'immagine culturale,* Bologna, 1981^2, pp. 32 ss.
[89] U. Mattioli, *Astheneia e Andreia,* cit.
[90] E.V. Arnold, *Roman Stoicism,* Cambridge, 1911 (rist. 1958), p. 270; A.J. Völke, *Les rapports avec autrui dans la philosophie d'Ariostote à Panétius,* Paris, 1961, p. 118.
[91] Arist. *De gen. an.* I 20, 729a, 33.
[92] Per le opere di Stratone e i frammenti cfr. F. Wehrli, *Die Schule des Aristoteles, V: Straton von Lampsacus,* Text und Kommentar, Basel, 1969^2.
[93] Arist. *De gen. an.* IV 1, 765a; *Hist. an.* VII 3, 583b.
[94] Arist. *De gen. an.* I 20, 729a, 33.
[95] Teophr. fr. 53, p. 426 Wimmer; fr. 77, p. 433 Wimmer.
[96] Teophr. fr. 51, p. 424 Wimmer.
[97] Teophr. fr. *De animi defectione,* 1-4, p. 409 Wimmer.
[98] Teophr. fr. 158, p. 451 Wimmer.
[99] Aristotele, *Politica,* 1296b, 1313b, 1319b; *Me an.* 415a, 26-27.

6.

Da Diocle di Caristo a Celso: isteria e tossicità ematica

Il sangue mestruale è un tossico velenoso

Aristotele

La teoria dell'utero vagolante aveva dominato in medicina sino a Platone; il filosofo dell'eros ne aveva fornito una giustificazione basata sul mito, fondata su meccanismi fisio-psichici elicitati dalla frustrazione e su una concezione cosmologica dei compiti della donna come previsti dal grande archetipo: perpetuare la specie umana. Ippocrate aveva delimitato, come il mitico Melampo, l'isteria quale malattia delle vergini per amenorrea; peraltro, inglobava il complesso della psicopatologia femminile riscontrabile in donne vergini, vedove, sterili e nubili, nelle diverse manifestazioni di crisi pseudo epilettiche, sopori, tremori, astasia, abasia, ansia acuta, deliri e allucinazioni demonopatiche, crisi di panico, depressione del tono dell'umore.

Per Ippocrate l'isteria non costituiva una terminologia propria di un quadro clinico preciso, potendo la fenomenologia semiologica risultare assai varia; il punto fermo si situava nell'utero migrante. Galeno codificherà questo concetto ippocratico in una famosa frase: *multas esse puto uteri affectuum differentias, vel pro causae efficentis magnitudine, vel pro specierum quarundam varietate inter se differentes*[1]. Tutto ciò che deviava dal modello apollineo della donna ideale, come elaborato dall'uomo, poteva determinare la comparsa di disturbi isterici; l'*uteri affectus* comportava implicazioni psicologiche, etiche e biologiche negative per una civiltà e struttura patrilineare. L'isterica aveva fallito nei fini fondamentali: sessualità e maternità. Di nessun'altra forma morbosa nell'opera di Ippocrate era stata data una descrizione così accurata nei dettagli semeiologici ed erano stati affrontati tutti gli aspetti nosologici, etiologici e patogenetici oltre che terapeutici; davanti alla donna isterica il medico non aveva dubbi: si trattava di una donna priva dei benefici del pene. Neanche l'epilessia o *morbus sacer* aveva ricevuto tanta attenzione, provocato tante appassionate discussioni e richiesto così dettagliate delucidazioni. L'isteria aveva trovato il suo spazio nell'ambito delle complesse e travagliate relazioni fra l'uomo e la donna e segnalava che esse erano profondamente turbate; l'isteria occupava uno spazio clinico, ma in realtà indicava una protesta femminile plu干determinata, e non certo meccanicamente sostenuta dall'utero incattivito. I compiti di sposa e di madre specifici della donna, che per diverse ragioni la malata isterica sembrava decisamente rifiutare, venivano dal medico valorizzati. Il medico proponeva all'attenzione della donna, enfatizzandola, questa situazione fondata su dati di fatto clinici, indicando con prolissità e ostinazione ripetitiva le cause della malattia: la mancanza del coito e dell'amorevole dedizione alla cultura del Fallo. Con Ippocrate e con Aristotele prende rilievo un'ipotesi, già prospettata nell'ambito del paradigma dell'utero migrante, ma ora decisamente ipervalutata sul piano dell'etiologia: l'isteria rimanda ad un problema igienico e profilattico di un corpo femminile intasato di sangue mestruale: l'isteria è da identificare non tanto con una *uteri transmotio* quanto con una *retentio mensis*[2]. Il corpo della donna e gli organi genitali devono essere ripuliti; in via fisiologica agiscono in questo senso il coito e l'azione terapeutica svolta dallo sperma: questo dilaterebbe gli spazi intercellulari, le arterie, le vene e favorirebbe l'emissione, tramite un'*expurgatio*, delle scorie tossiche[3].

La *uteri transmotio* costituiva un'allegoria di stampo pedagogico che, assecondando la spiegazione del mito, le credenze tradizionali, l'interpretazione filosofica e la dottrina medica svelava il fallimento dell'utero rispetto al suo compito inscritto in un piano universale. La donna viene consigliata a seguire le norme che dovrebbero condurre ad un reale equilibrio psicoemotivo: la *physis* della donna deve essere armonica col *nomos* del maschio.

L'ideologia del maschio mirava pur sempre a inculcare nella donna il desiderio dell'orgasmo, fattore dinamico per lo scolo di liquami sanguigni e la ripulitura della cavità dell'utero: l'unione sessuale col maschio, legittimata dal matrimonio, donava alla donna la *voluptas* e la precauzionale *expurgatio*[4]. Con Aristotele l'anello più debole della fisiologia già fragile della donna diventa quello connesso col meccanismo del ciclo mestruale: la causa dell'isteria è la *retentio mensis*, cosicché la cura precipua risiede nell'efficacia terapeutica specifica dello sperma; è questa l'interpretazione dell'isteria che prenderà campo dopo la morte di Aristotele.

Il decadere della civiltà della *polis* e l'affermarsi della cultura ellenistica trascinarono sul banco degli imputati l'ipotesi della *transmigratio uteri*, come codificata da Ippocrate e da Platone. L'utero nell'isteria è gonfio di sangue, di residui, di vapori, sostanze mefitiche, ma tutto ciò non determina spostamenti reali dell'utero, ma sostiene un interessamento fisiopatologico degli organi da parte dell'azione tossica degli elementi residuali: i sintomi sono l'espressione dell'irritazione causata dai vapori sui vari organi. L'impostazione tossico-metabolica dell'isteria elaborata da Aristotele e fondata sull'ipotesi dell'azione di residui di umori deteriorati per una temperatura anomala del *calor innatus*, è sviluppata ulteriormente da Diocle di Caristo e da Crisippo di Cnido, che promuovono una teoria biochimica dell'isteria che valorizza l'azione tossica delle scorie presenti nel sangue. L'isteria originerebbe da una patologia dell'utero, ma non dal fatto che quest'organo porta colpi ai diversi apparati, bensì perché esso immette nel circolo sanguigno metaboliti anomali che si sono formati nel sangue mestruale a seguito di processi fisici di evaporazione.

Le conquiste raggiunte dai medici alessandrini Erasistrato e Erofilo nell'ambito dell'anatomia e della fisiologia, non solo negli studi sul sistema nervoso centrale, cardio-circolatorio e respiratorio, ma anche nell'esame dell'apparato genitale maschile e femminile sia esterno sia interno, apportarono un ulteriore sostegno alla critica iniziata da Aristotele all'ipotesi dell'utero vagolante[5].

La cultura specialistica della scuola alessandrina, la delimitazione di scienze particolari, l'impostazione scettica e empirica sul piano metodologico in varie branche e lo sviluppo dello stoicismo, che avvalorava una teoria vitalistica e cardiocentrica delle malattie mentali, furono, unitamente ad una ricerca scientifica impostata su basi induttive, ulteriori fattori che, insieme alle scoperte anatomiche, determinarono la crisi della visione « dogmatica » dell'isteria; l'immaginario maschile si acquietava del tutto soddisfatto dalle nuove teorie biochimiche, che convalidano pur sempre, in modo forse più scientifico e dunque verosimile, il positivo apporto del pene e dello sperma ai disturbi isterici; se l'etiologia sposta di poco la mira, la terapia reale è pur sempre connessa con gli organi maschili che bloccano alla base la stasi sanguigna per amenorrea. L'isteria è non solo sino ad Aristotele, ma in maggiore o minore misura anche in seguito, l'unica storia di quelle donne che sembrano non accettare con fedeltà e umiltà le leggi del maschio. L'interiore spirito di ribellione si manifesterebbe sul piano psicosessuale e, di conseguenza, con anomalie biologiche che causano i sintomi. La conquista decisiva della teoria aristotelica consiste nella rigorosa definizione della questione femminile aliena da interpretazioni o giustificazioni mitologiche: la teoria ematica dell'isteria è meno mistificatoria ma è pur sempre il segno di una precisa ideologia fallocentrica. I simboli fisici del principio maschile e femminile manifestano qual è il superiore e quale l'inferiore: lo sperma vince sul sangue mestruale.

Verso la fine del IV secolo a.C. Erasistrato e Erofilo avevano reso noto i risultati di studi sull'anatomia dei genitali femminili, confermando le precedenti indicazioni di Diocle di Caristo sulla funzione ghiandolare femminile: avevano messo in luce che la donna possiede *vasa et testes seminaria*[6]. Gli organi sessuali interni della donna erano stati paragonati a quelli maschili che veicolano il seme generatore: la teoria partenogenetica maschile, come espressa da Apollo e ripresa da Aristotele, riceveva per queste scoperte un colpo decisivo. Ancora al tempo di Teofrasto infatti l'idea dell'isteria è del tutto ben delimitata, perché giustificata da una sistematizzazione sociologica scrupolosa della fisiologia femminile: la donna si può declinare pienamente ed esclusivamente nel ruolo di sposa.

Da anni l'isteria rimanda all'utero, agli umori, a vapori tossici, immagine biologica di una vita erotica coartata per odio al maschio; il represso si sfoga tramite strutture biologiche. La psicosessualità femminile riveste di un ampio alone semantico il corpo della donna, che è segno e bersaglio di un utero intossicato per una insoddisfacente vita sessuale.

L'isteria era nata come il segno di una donna clitoridea che rifiutava la linea sociale patrilineare e opponeva decisa resistenza a lasciare libera la strada all'ingresso del pene nella vagina, conscia che la gravidanza e il matrimonio l'avrebbero delimitata nel ruolo voluto dal maschio. Il pensiero greco classico, come il mito, ebbero infatti sempre una finalità ontologica: identificare l'elemento primario alla base delle manifestazioni fenomenologiche dell'essere; l'uomo classico è convinto che queste fossero transeunti: la scienza è la conoscenza delle cause prime, ontologiche, come codificò Aristotele. Per questo dal mito sino a Ippocrate le manifestazioni morbose dell'isteria diedero modo di giustificare la ricerca e la identificazione delle cause, della condizione primaria che le sosteneva, segnalata nell'utero mobile. L'isteria esiste in quanto i sintomi sono l'espressione fenomenica di un meccanismo ontologicamente fondato; non si situa nel vano apparire temporale, ma in un procedere causale necessario, retto da precise leggi cliniche. Il velo di Iside non aveva alcuna realtà per il filosofo e il medico, non vi era alcun fantasma occultato dietro il sintomo isterico, ma una realtà precisa, identificabile, misurabile, oggettivabile. L'essere dell'isterica è conforme ad una realtà sottostante che agisce come causa: tutto quello che esprime il quadro clinico isterico origina da un fattore che esiste in precedenza e ne è la causa.

Questa assoluta certezza dello studioso nella possibilità di poter delimitare ontologicamente l'isteria viene meno nell'età alessandrina, perché gli studiosi si orientano verso un'indagine sui modi di manifestarsi dell'isteria e lasciano in ombra, come inafferrabili per la scienza, le « cause prime »; l'essere è il sintomo che indica la vera realtà e tutto quello che si ritiene possa esistere di causalmente attivo all'origine non è identificabile dal pensiero razionale. L'isteria così si frammenta in tanti quadri clinici proprio perché è venuta a cadere la certezza di poter indicare una causa teleologicamente fondata, alimentata dalla convinzione orgogliosa della ragione. Nasce l'indirizzo empirico alessandrino che si contrappone al pensiero « dogmatico » ellenico orientato alla ricerca dell'etiologia in senso aristotelico: l'isteria è vista come un sintomo e come tale può essere ubiquitario; è parte di una sindrome che può avere localizzazioni nosologiche e etiologiche diverse. Cade la rappresentazione della donna come un recipiente che accoglie e, al massimo, nutre un piccolissimo embrione già formato. Seme maschile e seme femminile risultano godere di parità di funzione, poiché i due sessi svolgono un paritetico ruolo nel concepimento di una nuova vita. Il mito arcaico della nascita di Atena e di Dionisio, dalla testa e dalla coscia di Zeus quali « maschie matrici » non è più percepito nel suo originario significato né riveste valenze neppure sul piano emozionale. Nella civiltà ellenistica[7] prevale nel campo delle scienze un indirizzo specialistico; lo scetticismo e l'empirismo denunciano il dogmatismo delle dottrine filosofiche e naturalistiche onnicomprensive; nell'ordine del comportamento sociale il ruolo della donna di riflesso è più ampio e i suoi diritti meno conculcati. La cultura dell'età ellenistica, con il suo orientamento scientifico-erudito, si pone in contrasto e in polemica con le dottrine dei naturalisti, con le impostazioni filosofiche delle scienze naturali, con i principi e l'etica della civiltà della *polis*, che ora non può trovare alcuna giustificazione ideologica e politica. Superato il particolarismo ellenico, la civiltà dell'età ellenistica sorge come superamento delle barriere nazionali e si proietta nell'idea cosmopolita che, per cementare il tessuto sociale, non ha bisogno di vincoli religiosi né di supporti del mito, ma si alimenta di riflessioni e di principi etici.

Appariva dunque valida, perché staccata dal mito e limitata all'aspetto medico, la teoria ematica dell'isteria che si avvalorava, come si apprende già nella « Repubblica » di Platone, della funzione patogena di « flatulenze » emesse da un utero « paludoso ». Secondo il vitalista Prassagora di Cos, maestro di Erofilo, è sempre l'amenorrea che favorisce « l'ingorgo dell'utero » per cui la terapia ideale si basa su salassi, vomitivi, purganti o clisteri, che eliminerebbero dal corpo della donna le sostanze patogene, e non tanto sull'orgasmo sessuale[8]. Risale a questo tempo la nascita della teoria « vaporosa » dell'isteria, malattia che non esprimerebbe tanto un'alterazione umorale, bensì l'azione patogena di invisibili metaboliti che, quali gas tossici, altererebbero in via funzionale i vari organi e apparati. L'impostazione ippocratica presente nel *De flatibus*, ripresa dalla filosofia stoica che sviluppa in particolare il concetto di *pneuma*, è codificata da Diocle di Caristo[9]. Per questo studioso il problema delle malattie psichiche e dell'isteria è connesso con difetti della « fermentazione » del sangue, delle trasformazioni chimiche che questo tessuto subisce ad opera del calore innato. Diocle di Caristo vede l'isteria come segno di disturbi che insorgono in seguito ad una « pletora » di sangue nell'utero, che comporta una secondaria *inflammatio*, con aumento di temperatura e un « ispessimento » del tessuto ematico dovuto a stagnazione, come discute nell'opera *De mulierum affectibus*[10].

Questo processo biochimico patologico a carico di un sangue fermo favorisce un « intasamento » delle vie venose e arteriose dell'apparato genitale, che peggiora la primitiva stasi sanguigna: l'utero gonfio di sangue deteriorato e riscaldato dalla stasi e dai difettosi processi fermentativi per ipercalore, diventa una palude bollente che emette « vapori ». L'isteria, come l'ipocondria, è da Diocle di Caristo localizzata come una malattia « flatuosa », e i disturbi sostenuti da meccanismi che agiscono in via indiretta sono detti « simpatici »[11], per un cointeressamento secondario degli organi da parte di metaboliti aerei tossici: non è l'utero che colpisce il corpo della donna, che invece viene alterato nelle sue funzioni da particelle vaporose emesse dalla pletora sanguigna. L'isteria è una malattia che nasce da una pletora dell'utero; tale evento non è però specifico ma si può verificare anche in altri organi: il nome dell'organo interessato denomina la malattia, così che in tal modo lo stesso significato semantico e riduttivo dell'isteria viene a perdere il carico mitologico e psicosessuale. Se la pletora è a carico dello stomaco, si avrà la cosiddetta « malinconia flatuosa », che Diocle di Caristo chiama « ipocondria »; questo studioso opera una dicotomia, che verrà ripresa e convalidata nei secoli seguenti, nelle malattie psichiatriche minori dell'uomo e della donna, dividendole in ipocondria e isteria[12].

Diocle di Caristo era un medico con vasti interessi, farmacologici, nosologici, anatomici, embriologici[13]; in quest'ultimo ambito di studio aveva accuratamente esaminato l'evoluzione della « piccola e informe vescichetta » che si andava formando sulla parete dell'utero all'inizio della gravidanza e aveva notato che dopo la « prima settimana », essa si andava organizzando sino a che, all'incirca « nella quinta settimana, dimostrava la forma di un embrione simile del tutto ad una piccola creatura umana »[14]. Questa fu una scoperta decisiva per la sconfitta della teoria partenogenetica maschile, perché dimostrava che l'embrione si formava progressivamente da un iniziale grumo informe di materia, segno dell'unione del seme femminile con quello maschile: l'uomo e la donna, come dimostrava l'embriologia, partecipavano in via paritetica alla morfogenesi ontogenetica.

L'isteria con Diocle di Caristo diventa, anche per tale scoperta, una malattia al pari delle altre e perde gli orpelli filosofici, l'alone mitologico e la grossolana implicazione psico-sessuale. Secondo Diocle, infatti, come una pletora a carico delle meningi causa una frenite, una *concoctio* lenta e difettosa degli umori digestivi causa una pletora in tale regione e, di riflesso, l'ipocondria o *morbus flatuosus*; come una stasi sanguigna polmonare determina un processo infiammatorio, appunto una polmonite, così l'isteria è l'espressione del « rigonfiamento » dell'utero per intasamento. I vapori che ascendono dall'utero gonfio di sangue e di umori sostengono la sintomatologia e le relative caratteristiche, collegate agli organi che vengono colpiti o sono intossicati; se viene colpito violentemente il cervello, compare la mania furente con « audacia irrazionale ». Quanto alla *suffocatio uteri*, essa può originare anche da una situazione psicoaffettiva basata su « eccessive preoccupazioni che possono sostenere uno svuotamento mentale e un addensamento della materia del cervello », che di riflesso determinano sincopi, svenimenti, stati di sopore[15]. Il sopore isterico non è dovuto al classico morso della bocca della vagina portato sulla gola o sulle arterie carotidi, dette perciò « portatrici di sopore », bensì ad un'interazione fra vapori tossici, emozioni, funzioni della mente e del cervello per un meccanismo psicosomatico, al quale avevano già accennato Aristotele e Teofrasto.

Alla fine del IV secolo e nella prima metà del III secolo a.C., la scuola di medicina di Alessandria è diretta da Erasistrato di Giuli[16], studioso che applicò e svolse nell'ambito della clinica i concetti neuropsicologici di Aristotele e della sua scuola, ampliando l'impostazione vitalistica e biochimica di Diocle di Caristo, sotto l'influenza evidente del vitalismo del maestro Crisippo di Cnido[17]. Partendo da un punto di vista biochimico, Erasistrato impostò un discorso sui disturbi psichici e sull'isteria: aveva indagato soprattutto sulla fisiologia dell'apparato cardiovascolare e in particolare sui meccanismi dello scambio ossigenativo che avviene a livello artero-venoso nel polmone, convinto che il sangue « impuro » proveniente dalla « vena cava » ricevesse ossigeno dall'aria inspirata e si formasse una sostanza attiva, detta appunto *pneuma*, e fosse poi « purificato » e diffuso in tutto il corpo dall'arteria aorta[18]. La psicopatologia per Erasistrato è la scienza clinica che dimostra l'esistenza della stretta correlazione fra disturbi del circolo sanguigno e funzioni neuropsicologiche del cervello. Il tessuto cerebrale vive a opera del nutrimento che a lui arriva dal sangue; la distribuzione della massa sanguigna, la sua velocità di circolo e le modificazioni di alcune componenti ematiche sono alla base dei disturbi psichici.

Il sangue, secondo Erasistrato, come aveva sostenuto Aristotele, contiene l'elemento più nobile del corpo, il *calor innatus*, il *calor vitalis*, vale a dire il *pneuma* degli stoici[19]. Sono i movimenti anomali e eccessivi del *pneuma*, anche sotto la spinta di violente emozioni, a provocare specifici disturbi psichici: l'isteria avrebbe alla base un sangue « spesso e denso », che ristagna nell'utero[20] con negative conseguenze sul tono vitale, procurando anche secondarie anomalie psichiche: un tessuto gonfio e pletorico, la « pienezza dell'utero » è l'origine dell'isteria. Ne deriva la necessità di una terapia evacuativa a base di clisteri, salassi e un indirizzo igienico che valorizza la ginnastica, i bagni freddi e caldi, massaggi e diete specifiche al fine di eliminare l'ingorgo. Erasistrato prese in considerazione il ruolo dei fattori organici ma anche le alterazioni psicoreattive del pneuma, del tono animico; lo testimonia la tradizione, per cui avrebbe curato con abilità psicoterapeutica una « malinconia amorosa » di Antioco, figlio del re di Alessandria, perdutamente innamorato della matrigna Stratonice[21].

Anche Erofilo[22], del resto valente neuroanatomico, subì l'influenza del vitalismo imperante, come inteso da Prassagora di Cos, che sottolineava l'incisivo ruolo giocato dal sangue e dal pneuma nello scatenare i disturbi psichici. Erofilo suddivise il pneuma, secondo la tradizione, in strati specifici che localizzò in precisi organi: nel cervello il pensiero razionale, nel fegato e nel cuore le emozioni, nell'apparato genitale gli istinti erotici. Le caratteristiche fisiche del pneuma dei tre strati erano diverse e venivano rispettivamente chiamate, « spirito animale », « vitale » e « naturale ». A seconda della caratteristica semeiologica dei disturbi psichici, il medico poteva arguire il tipo di pneuma interessato dal processo morboso. I casi clinici di tipo psicotico con componente delirante e allucinatoria sarebbero dipesi da un primario processo « irritativo dei corpuscoli delle meningi cerebrali »; questo era spiegato con l'idea che l'infiammazione si riflettesse, comprimendolo, sul tessuto cerebrale secondo ciò che sostenevano i neuroanatomici di Alessandria, che ponevano la sede di specifiche funzioni psichiche negli strati meningei[23]. I disturbi ansiosi e depressivi avrebbero origine da una perturbazione dello spirito vitale localizzato nel sangue, nel cuore, nelle *phrenes*; dimostrerebbero l'esistenza di un tono fisiologico dello spirito vitale il movimento ritmico di contrazione e di dilatazione delle arterie e le loro modificazioni e la compromissione dello stesso battito cardiaco in relazione con affetti, emozioni e sentimenti[24].

L'isteria, come per l'ipocondria di Diocle di Caristo e la *lassitudo* di Teofrasto[25], per la focalizzazione dei suoi sintomi emotivi e dell'etiologia biochimica, è inquadrata nell'ambito dei disturbi psichiatrici minori, presi in considerazione e discussi dal medico vitalista e dai filosofi stoici; essa in sé e per sé non sottende istanze etiche o irrazionali, rappresentando una sostanza caldo-umida, con specifiche funzioni fisiologiche. Aristotele aveva giustificato la passività e la materialità del principio femminile con il fatto che l'uomo emette lo sperma che sprizza a distanza, mentre il seme femminile scorre sulla muscosa e rimane nell'apparato genitale: la violenza dello spruzzo dello sperma sarebbe la prova dell'attività maschile. Erofilo dimostrò per la prima volta che anche nella donna il seme viene « emesso » dalle ovaie e compie un lungo percorso per giungere sino all'utero, per cui esso è dotato di una spinta e di un conseguente movimento assai simile a quello dello sperma[26].

Come la scoperta che la donna aveva propri *testes*, il cui « seme » scorreva sino all'utero, aveva minato la teoria dell'isteria quale era stata formulata sino al tempo di Diocle di Caristo, nella religione dell'età ellenistica godeva di un favore particolare il culto delle divinità femminili, come Iside e Cibele.

Altro elemento di critica verso la medicina ippocratica dell'isteria si ritrova nella discussione degli orientamenti nosologici secondo un indirizzo empirico, senza mire classificatorie, che critica le precedenti concezioni naturalistiche perché troppo ampie e onnicomprensive; Galeno nelle *Medicae definitiones* propone una tipologia delle malattie psichiche che risale ai medici empirici alessandrini[27].

Vengono dai medici empirici valorizzati i sintomi, connessi in base non tanto ad intenti tassonomici, quanto ad un ragionamento teso a configurare gruppi semeiologici; il medico opera una sintesi delineante un quadro clinico detto « sindrome ». In questa direzione agisce il medico Andrea di Caristo, che ingloba l'isteria nell'ambito di sintomatologie di tipo fobico. Centrando l'attenzione su di un singolo sintomo, vengono implicitamente tralasciate tutte quelle sfumature psicosessuali che i quadri soporosi in giovani donne avevano sempre fatto balenare davanti alla mente del medico. Spesso in questi casi il medico era nella necessità di « mettere un fiocchetto di lana sotto il naso » per evidenziare i movimenti respiratori; l'uso del diacodio, preparazione di succo di papavero, miele e liquirizia, si andava diffondendo quale terapia di casi psicopatologici proprio perché determinava sedazione e una « piacevole voluttà »[28].

Il movimento empirico[29], che annoverava medici con vivi interessi psichiatrici come Filino di Cos, Serapione di Alessandria, Glaucia, Eraclide di Taranto, Eraclide Pontico e Appollonio Cizio, sosteneva che nell'ambito della medicina si possono raggiungere le conoscenze soltanto attraverso l'esame analogico dei fatti osservati o « analogismi »[30]: in questa prospettiva, la *suffocatio uteri*, detta *apnous*[31], può avere alla sua genesi varie cause e non solo l'utero. Necessita perciò definire precisamente la sintomatologia, senza volere subito rivolgersi all'identificazione delle cause, e indagare con un'operazione razionale mirante « al passaggio per similitudine da sintomo a sintomo »: alla base del metodo dell'empirismo vale la norma dei *symptomata observanda*[32].

I sintomi osservati non devono essere correlati in base alle supposte cause, come aveva fatto Ippocrate, che aveva raggruppato molti e svariati disturbi psichici femminili secondo una idea dogmatica e preconcetta: i colpi dell'utero, la *strangulatio*. L'etiologia dei disturbi psichici per il medico empirico è spesso *ob-*

scura, e lo scienziato può notare soltanto i segni che possono essere connessi per *analogismus*, comparati per *similitudo*; pertanto la scienza medica deve staccarsi dalla filosofia e sottostare a *observatio, memoria et experientia*[33].

Anche gli *affectus* sono diversi non soltanto a seconda dei sintomi, ma anche per altri fattori, come età del malato, tipo di organo disfunzionante, costituzione pre-morbosa, gravità della sintomatologia, natura del temperamento del malato, durata della malattia; non è perciò possibile catalogare i disturbi isterici in base ad un modello esclusivo e dominante, perché ciò coarta in un unico quadro clinico entità non omologhe.

La *cephalea* e il *deliquim*, sostengono ad esempio gli empirici, sono stati spesso addebitati acriticamente all'isteria, quando le cause di tali disturbi sono a volte del tutto ignote: *obscuris causis*. L'*affectus* deve essere inquadrato soltanto come una sintesi di sintomi rassomiglianti detta perciò *syndrome*, quadro clinico unificato non in base all'etiologia ma esclusivamente per *symptomatum concursus*[34], per una *congregatio signorum*. Il medico empirico ha ben presente che il *capitis dolor*[35] in una giovane donna non è sempre segno di isteria, perché alla sua origine possono esserci il freddo, il caldo, la febbre, l'uso di vino, le malattie allo stomaco e così via; sulla base di queste osservazioni e di tali considerazioni, si trova il fondamento per la critica del disturbo isterico più noto e frequente, la *suffocatio*. Per il medico empirico la *suffocatio* non è altro che un sintomo connesso con difficoltà della respirazione con tendenza alla diminuzione di ampiezza e di frequenza degli atti inspiratori e espiratori, quindi un *apnous;* esso non nasce dall'azione dell'utero che blocca la trachea, le carotidi e i grossi bronchi. L'*apnous* è un sintomo che può segnalare svariate malattie: dello stomaco, del cuore, dei polmoni, del fegato e deve quindi essere inquadrato secondo un indirizzo clinico globale che tenga conto soprattutto della *historia* della malattia. Un totale empirismo basato sulla osservazione e sulla minuziosa « raccolta dei casi », che è detta « autopsia » e sull'esatto resoconto si sostituiva così ad un'interpretazione ideologica dell'isteria; la medicina per gli empirici è uno « strumento euristico » e richiede niente altro che l'abilità di un tecnico, un uomo « pratico nell'arte »[36].

Nella società romana del II secolo a.C. è proprio la cultura medica, filosofica e scientifica in generale delle scuole ellenistiche che viene conosciuta e diffusa in forma enciclopedica e manualistica. Nei confronti della donna la società romana assume un atteggiamento diverso da quello dei greci, riconoscendole maggiori funzioni e diritti. Tuttavia vigono sempre i presupposti biologici, per i quali la femminilità, in sé e per sé, costituisce una condizione di inferiorità: *infirmitas sexus et levitas animi*. La sessualità femminile, proprio per le caratteristiche bio-umorali, comporta una specifica fragilità globale, per un tono animico e intellettivo deficitario e una struttura somatica sempre al limite della disfunzione: essa conferma un *locus minoris resistentiae*. Perciò la donna è ritenuta meno intelligente e meno forte dell'uomo e soltanto adatta ad una attività domestica e maternale, sottoposta alla *patria potestas*. Come in Grecia, però, l'autorità dell'uomo cede davanti alla donna vestale, vergine perché consacrata alla divinità;

peraltro, il diritto romano concedeva uno spazio riabilitativo alla donna, sostenuto dalla creatività biologica; la donna prolifica per molti figli maschi entrava nel *ius liberorum.*

Diversamente da quella greca, la religione romana concepiva le divinità femminili con un volto buono e funzioni protettive: l'uomo romano non aveva mai lottato miticamente contro figure e simboli negativi della donna. Giunone, la *Magna Mater* e la *Mater Matuta* avevano sempre svolto ruoli di tutela. Una lunga serie di divinità femminili proteggeva e presiedeva benevolmente alle funzioni fisiologiche della sfera sessuale e procreativa della donna. *Fortuna Virginalis* donava il piacere sessuale, *Lucina* favoriva un buon parto, *Carmenta* facilitava la regolarità del ciclo mestruale, *Iuno Floria* l'abbondanza del flusso mestruale[37]. Dal tempio del colle Capitolino Giunone Regina proteggeva Roma, l'impero e le sue popolazioni: Roma si presentava al mondo, metaforicamente, come la « Madre delle genti ».

La cultura romana, che fiorisce in piena età ellenistica, recepì anche le teorie mediche improntate all'atomismo di Democrito e di Epicuro, allo stoicismo e soprattutto all'indirizzo empirico alessandrino. Benché contrapposti, i due primi filoni di pensiero offrivano teorie coerenti e sistematiche sia per quanto riguarda il mondo fisico sia per quanto concerne l'antropologia. In particolare, della malattia mentale le due scuole filosofiche potevano suggerire interpretazioni esplicative nell'ambito del loro quadro dottrinario. La dottrina epicurea e atomistica divulgata da Lucrezio nel *De rerum natura* costituisce lo sfondo nel quale si profila la prima scuola medica e psicopatologica ellenistica che attecchì a Roma e si sviluppò floridamente.

La mentalità tradizionalistica e conservatrice ancorata a concezioni arcaiche e credenze magiche nell'interpretazione dei disturbi psichici, come denotano i *Praecepta ad Marcum filium* di Catone il Censore, fu scalzata dal razionalismo critico della cultura ellenica, che penetrava negli ambienti intellettuali romani a partire dal II secolo a.C. Il circolo degli Scipioni, col suo atteggiamento filoellenico, determinò profondi mutamenti nel costume nello stesso tempo in cui contribuì alla più ampia diffusione della cultura greca[38].

Su questo terreno attecchì una visione delle malattie mentali e dell'isteria che non aveva trovato uno spazio proprio nell'ambito della cultura ellenica: l'interpretazione atomistica, che negava risolutamente ogni implicazione psicosessuale nella genesi dell'isteria. Per questa corrente medica tutte le malattie sia fisiche sia psichiche originerebbero non tanto da disfunzioni a carico degli umori, del sangue, del tono vitale, dei vapori tossici, quanto da una meccanica disorganizzazione idiopatica della struttura atomica della materia degli organi e apparati.

Fu Asclepiade di Prusa[39] che, alla fine del II secolo a.C., introdusse a Roma questa teoria circa la causa dei disturbi psichici. Uomo attivo e facondo oratore, era in contatto col circolo di intellettuali raccolto attorno a Cicerone, di cui facevano parte Lucrezio, Crasso e Pompeo. L'isteria per Asclepiade nasce da un'idiopatica patologia d'organo, senza che vi sia una componente psicosessuale particolare e rilevante; l'utero può presentare un assetto atomico rilassato o agglomerato, ovvero possono coesistere queste due condizioni, dette rispettivamente stato lasso, stretto e misto. Il ruolo attribuito tradizionalmente alla verginità, al ciclo mestruale, alla maternità, alla amenorrea, al coito, allo sperma, costituisce soltanto una rappresentazione mitologica, priva di basi scientifiche. L'isteria spesso raggruppa sintomi di una *strictura uteri*, una condizione di *pnix*, per *leptomeres* intasati nei *meatus*, che sostiene una *oppilatio* e quindi una *confricatio*. Per l'isteria a nulla serve l'orgasmo; per « ricorporare » l'assetto atomico al limite sono utili terapie diverse: bagni, diete, soggiorni presso le terme, cavalcate, passeggiate, viaggi, ginnastica, frizioni e massaggi[40]. La furia uterina, così esemplificata come patologia da inibizione sessuale, non nasce altro che da *pnix* dei genitali, che di riflesso irrita le meningi e il cervello, causando il quadro psicotico detto quindi più correttamente « amenza »[41]. Il *furor uteri* non indica, come aveva creduto Melampo, odio verso il maschio, ma segnala soltanto una infiammazione delle « meningi cerebrali »; il bisogno erotico delle Pretidi, che si riteneva del tutto sottaciuto o negato, non sarebbe mai esistito altro che nella mente del maschio: l'isterica non agogna al coito, giacché il suo ipererotismo nasce soltanto da « meningi infiammate e gonfie »[42].

In realtà, la spiegazione meccanicistica dell'isteria, utile per eliminare arcaiche concezioni, non trovò seguito eccessivo nelle scuole scientifiche dell'antichità, che accoglievano le ipotesi ora di Ippocrate, ora di Platone, ora di Aristotele; nella cultura tradizionale e popolare, come bene documentano le fonti letterarie, i sintomi isterici erano sempre interpretati come fenomenologia di una problematica sessuale o facciata per nasconderla. Si riteneva infatti che coito, matrimonio e gravidanza fossero pur sempre i pilastri della sanità fisica e psichica femminile; Plinio il Vecchio[43], appoggiandosi a Aristotele, credeva sinceramente nella profonda tossicità del sangue mestruale, mentre Marziale[44] descrive le violente crisi isteriche di una giovane donna insoddisfatta del suo matrimonio con un uomo vecchio, la quale subitamente guarisce appena può unirsi col giovane che ama. Anche gli aderenti alle scuole mediche eclettiche, vitalistiche e umorali continuavano a collegare, più o meno apertamente, seppure con differenti angolazioni e impostazioni, i sintomi isterici con una vita sessuale femminile del tutto coartata; soddisfacenti rapporti sessuali difatti eliminavano i sintomi.

L'atomismo, divulgato a Roma in età imperiale secondo la linea seguita da Lucrezio, aveva mostrato l'inconsistenza delle superstizioni, della magia e delle credenze mitologiche. Nell'età imperiale, la corrente del nuovo stoicismo aveva invece riproposto in tutta la sua ricchezza l'idea di « simpatia », che lega l'individuo alla vita del cosmo e lo inserisce in un piano provvidenziale da cui dipendono il suo destino e quello dell'umanità intera: i legami di fratellanza fra gli uomini richiamano quelli di relazione fra le parti dell'organismo umano, come d'altra parte è un organismo vivente l'universo. La concezione del mondo come organismo vivente si esprime nella nozione di *anima mundi*, entrata nella trattatistica scientifica dell'antichità di impronta stoica.

L'ideale etico del cosmopolitismo e quello scientifico tipicamente romano dell'enciclopedismo segnano con un marchio ben distinguibile la letteratura di argomento scientifico in lingua latina di Cicerone, Varrone, Seneca, Plinio il Vecchio, scrittori che, all'intento divulgativo, uniscono un programma di organizzazione sistematica del sapere tradizionale universale[45]. In quest'ottica si spiegano le affermazioni di Plinio[46] e di Columella[47], secondo le quali il sangue mestruale della donna è un potente veleno.

Un esponente dell'indirizzo enciclopedico nel I secolo d.C. è il medico romano Celso, di cui ci è pervenuto il *De medicina.* Formato e influenzato dalla corrente di pensiero del sodalizio dei Sexti e di Sozione, elaborò una propria concezione delle malattie mentali, dell'isteria e della vita erotica, tenendo presenti gli insegnamenti delle correnti empiriche e eclettiche[48]. Presupposto della teoria di Celso è l'idea del *vir bonus* guidato dalla ragione, che controlla le pulsioni istintive e irrazionali; in conformità al principio del giusto mezzo l'attività sessuale ha effetti negativi se eccessiva, oppure coartata all'estremo; se inibita, essa comporta la comparsa di « ansia e angoscia », se smisurata, al contrario, determina « astenia nervosa »; l'ipererotismo sfrenato consuma la preziosa energia contenuta nello sperma e provoca un pericoloso *languor animi.*

Celso è preceduto da una psichiatria su basi magiche e superstiziose, che codificava il malato psichico come un individuo posseduto da forze malefiche, che doveva pertanto subire una « purgazione dell'anima » tramite determinati rituali. Queste tecniche terapeutiche erano state ideate « dagli antichi padri » e consistevano in precise formule rituali: l'*invocatio,* la *precatio* e la *supplicatio*; voti, offerte e *lustrationes* si riteneva impetrassero la grazia presso la divinità irata. In questo contesto, la causa del malessere femminile fatta risalire all'azione del sangue mestruale, aveva le più profonde radici nella credenza popolare; Celso accetta così l'idea del ruolo patogeno svolto dall'amenorrea in fanciulle che appassiscono e sfioriscono in mancanza dell'igienico coito.

Plinio, che nella *Historia naturalis* riporta dati sia di ordine scientifico sia di carattere magico, religioso e mitologico, è una fonte assai utile per delimitare la concezione dell'isteria presso gli ambienti romani non colti. Si apprende così che per il « malessere delle donne » sono impiegati vari infusi composti con numerose erbe, fra le quali la betonica, la plantaggine, l'artemisia, la peonia, e che d'altra parte la ritenzione dei mestrui è la causa di tutti i mali della donna, al punto che la maggior parte delle erbe prescritte mirano alla determinazione « del movimento dei flussi mestruali », secondo il principio che il sangue mestruale costituisce un residuo velenoso del sangue[49]. Infatti, per Plinio, esso uccide animali, intossica l'aria, fa rinsecchire persino i vigneti da poco messi in opera. Che l'idea dell'utero vagolante di Ippocrate fosse ancora largamente condivisa, specie presso le classi non colte degli ambienti non medici, è segnalato dal fatto che Plinio indica nell'uso della plantaggine il metodo più adatto e sicuro « per far ritornare l'utero nel suo posto naturale quando per malattia si sia spostato nel corpo »[50]. Il corpo femminile per Plinio può addirittura fornire tossici potentissimi, come il fumo prodotto dai capelli bruciati di una giovane vergine, ma anche sostanze ad azione farmacologica benefica e quindi utilissime in medicina; fra queste, il più attivo, « in grado di curare tutte le malattie », sarebbe il « latte di una donna che ha partorito due figli maschi »[51]. In quest'ottica, anche per Celso il mestruo trattenuto svolge un'azione decisamente auto-tossica; la giovane vergine, infatti, di solito è magra, pallida e amenorroica, di frequente anoressica e di conseguenza muore per cachessia: il morbo delle vergini caratterizza una giovane magra, debole, febbricitante, ansiosa e con batticuore[52].

Il farmacologo Scribonio Largo[53] riflette la coesistenza di concezioni magiche e popolari con intenti clinici e quindi corretti sul piano scientifico; anch'egli romano di nascita, contemporaneo e amico di Celso, valorizzò al massimo la credenza sull'effettivo valore tossico del sangue mestruale e indicò in proposito precise regole terapeutiche. Lasciò infatti scritto nell'opera a noi pervenuta e intitolata *Compositiones* che l'unico rimedio valido contro il complesso quadro clinico istero-epilettico è senz'altro l'orgasmo sessuale, appunto nel caso in cui la malata sia una vergine: « Lo sverginamento di queste malate, specie se hanno anche crisi epilettiche, è curativo soprattutto se vi si associano farmaci fatti con erbe raccolte durante le notti di luna piena »[54].

Nello stesso periodo il farmacologo Dioscoride di Anazarbo[55], medico dell'imperatore Nerone e di Claudio, affronta la medesima problematica nel *De materia medica.* Dioscoride ritiene che la *strangulatio uteri* indichi una donna sessualmente eccitata oltre ogni limite, ma del tutto insoddisfatta; perciò è utile sedare l'eccitamento erotico morboso con l'uso di speciali erbe, dalla proprietà sedativa: meon, lattuga, viole, ninfee, i cui infusi conterrebbero sostanze che « raffreddano l'eccessiva libido dell'utero »[56].

Un noto anatomico vissuto poco dopo, al tempo dell'imperatore Traiano, seguace convinto del vitalismo aristotelico e quindi assertore del potere benefico del coito, Rufo di Efeso, nelle sue opere di anatomia applica all'apparato genitale della donna termini anatomici in base al ruolo espletato durante l'unione sessuale. Egli cioè definisce le zone anatomiche in relazione alla funzione svolta nel contatto con l'uomo; l'utero è l'organo dell'unione sessuale, la vulva è chiamata *ninpha,* le labbra esterne della vagina sono dette *cunnus,* perché, dice Rufo, ivi può avvenire il *cunnilungus*[57].

Celso non condivide simili impostazioni megalomaniche, con richiami nostalgici per il mondo dionisiaco, né tanto meno per i costumi e la semplicità del passato, in particolare dell'arcaica civiltà contadina latina; però il lusso, i consumi voluttuari, il sesso sono visti come fattori che indeboliscono il fisico e il carattere[58]; l'orgasmo sessuale non gioca il compito liberatorio e terapeutico decantato da Rufo di Efeso, Scribonio Largo e Discoride. L'uomo che vive nella città è debole di costituzione[59], perciò è necessario che l'individuo sia occupato ma moderatamente; l'ideale del giusto mezzo tende alla salute fisica e psichica, dal momento che soltanto « l'uomo sano è libero ». In generale la sintomatologia psichica, presente in ogni tipo di malattia, deve essere occultamente valutata dal medico, perché essa può segnalare la presenza di processi morbosi somatici, che assai spesso si manifestano inizialmente con « cambiamento del senso del sé, sensazioni di calore, sonnolenza, sonno agitato, risvegli precoci, abbattimento morale, astenia, cefalea »[60].

Anche per Celso l'apparato genitale della donna svolge compiti che oltrepassano il puro dato psicosessuale, concretizzandosi nei ruoli della vergine, sposa e madre, compiti nei quali si sintetizza quell'idea della femminilità che si manifesta, come scrive Celso, « nella mirabile natura della vulva »[61]. Perciò non bisogna fare riferimento esclusivamente a Dioniso e a Afrodite, che costituiscono i simboli di eccessi da evitare, così come si devono allontanare le pulsioni opposte ed estreme di « avidità e timore »[62]. La giovane vergine può essere infatti spinta da pulsioni eccessive anche nei confronti del cibo, quasi che esso venga a rappresentare un sostituto della sessualità, tanto da avviarsi per anoressia verso la « tabe », un quadro clinico caratteristico per un grave e accentuato dimagrimento sostenuto da rifiuto del cibo: « vi sono molte specie di tabe. Una è quella che origina in un corpo che non si alimenta, così che, non formandosi particelle organiche in luogo di quelle che normalmente periscono, continuamente disperdendone il corpo, ne origina una estrema magrezza e l'inferma, se non si alimenta, muore. Questa varietà di tabe, dai greci detta atrofia, deriva dal fatto che per timore del cibo la paziente mangia di meno o a volte, per troppa avidità, mangia eccessivamente. In questi due casi, se mangia di meno dimagrisce e se si alimenta eccessivamente il cibo si corrompe. In ambedue i casi il risultato è però sempre lo stesso »[63]. Nel decorso di questo quadro clinico a carattere anoressiforme coesiste un'amenorrea marcata, che giocherebbe un ruolo patogeno; questo sintomo detto *mensis retentio* dimostra, pertanto, la verità sull'azione velenosa del sangue femminile mestruale: « questa malattia è infatti connessa con la soppressione del mestruo e la sua cura consiste nella flebotomia, con la quale è estratto dal corpo il sangue corrotto »[64].

Pur valorizzando la patogenicità del sangue mestruale in quadri clinici di tipo anoressico, Celso non esalta il rapporto sessuale come mezzo terapeutico ideale, che anzi, al contrario, inquadra secondo una prospettiva igienica tendente a conseguire un equilibrio psico-fisico: « il rapporto sessuale non deve essere né troppo frequente né troppo raro; poche volte dona energia al corpo; se praticato spesso lo rende stanco. La frequenza degli atti sessuali deve essere commisurata non soltanto al loro numero, ma deve essere messo in relazione alla costituzione del soggetto e alla sua età; non è comunque mai dannoso se non è seguito da dolore. Ha un risvolto negativo se praticato di giorno, positivo se di notte. Se è praticato di giorno l'uomo deve poi riposare, evitare fatiche eccessive, veglie notturne e deve distrarsi. Il buon uso di queste regole conserva la salute »[65].

L'interpretazione dell'isteria, pur risultando Celso un deciso sostenitore dell'empirismo alessandrino e un franco elogiatore del ruolo positivo giocato dall'opera rivoluzionaria di Asclepiade di Prusa, è condotta secondo un modello vitalistico, come voluto dalla psicofisiologia stoica. Per Celso, che notoriamente era al corrente dei risultati delle ricerche anatomiche di Diocle, Erasistrato e Erofilo, l'utero non si può muovere e vagolare nel corpo; l'organo genitale della donna, se malato o disfunzionante, può soltanto « commuovere », influenzare per via « simpatica », riflessa, altri organi ai quali comunica la propria patologia. L'utero disfunzionante contiene un pneuma vitale alterato che, a sua volta, modifica omologamente il tono vitale generale; l'isteria è dunque una malattia che si instaura per « simpatia » e si presenta come una serie di sintomi secondari, connessi con modificazioni che l'organo genitale femminile determina, a distanza, su altri apparati, tramite la mediazione del moto tensionale. Afferma infatti Celso: « Nelle donne dalla vulva nasce una grave malattia. Quando essa soffre, commuove e disordina tutto il corpo. A volte l'utero toglie i sensi, così che la donna cade come avviene nel male caduco. Questa malattia causata dall'utero differisce, però, dall'epilessia, perché non si stravolgono gli occhi, non esce bava dalla bocca, né vi è contrazione muscolare. Il sintomo principale è il sopore. Questo disturbo deve essere inizialmente curato con estrazione di sangue e con coppette agli inguini. Se il sopore dura molto tempo, occorre mettere sotto il naso della malata sostanze con cattivo odore, onde con ciò si stimoli la malata. Questo si ottiene anche spruzzando sul viso acqua fredda. Utile è anche la ruta sciolta nel miele, il cerotto ciprino e cataplasmi umidi e caldi posti sul pube. Serve a volte massaggiare le cosce e l'addome. Farmaci utili sono pure il solano sciolto nel latte e dato per infuso, la midolla di cervo, il grasso di toro e di capra. Bisogna spesso dare anche il castoreo. Se vi sono dolori all'utero occorre fare delle fumigazioni con zolfo, oppure coppette alle mammelle. In casi estremi bisogna somministrare succo di papavero »[66].

Cauto è Celso nel consigliare l'orgasmo sessuale come terapia dell'isteria poiché, da un punto di vista igienico, la sessualità è un possibile fattore degenerativo. La quantità e qualità dello sperma indicano la sua preziosa funzione energetica: se Ippocrate indicava nella verginità, anche del maschio, una condizione negativa e un fattore patogeno per la donna, Celso, uomo romano, eclettico e esperto, è propenso a vedere il lato pratico della questione; ammonisce perciò il maschio a non indebolirsi nel lusso e nei piaceri. L'eccesso erotico per perdita di tono vitale rende languidi, deboli, flosci, neurastenici, proprio per lo spreco di sperma; il lusso, un'alimentazione eccessiva, la vita dedita al piacere non formano cittadini forti né valenti soldati, secondo una concezione antica, che voleva l'uomo al servizio della potenza dello Stato. La *profusio seminis* è uno spreco della sostanza più preziosa della vita, soprattutto quando la sua emissione avviene in via automatica e senza alcuno scopo, *sine venere et sine imaginibus*[67].

L'equilibrio psichico della donna, per la medicina greca, dipendeva da una pratica sessuale intensa e metodica; per Celso, al contrario, la salute fisica e psichica coincidono con una pratica parsimoniosa del coito: così soprattutto l'uomo risparmia lo sperma. L'uomo che emette troppo e frequentemente lo sperma diventa molle come una lattuga e muore defedato come il mitico Faone: « L'emissione del seme maschile senza piacere e senza immagini erotiche, che avviene di notte, porta l'uomo alla morte per una grave consunzione tabetica »[68].

Se, al limite, la mancanza di rapporti sessuali può determinare la stasi della pituita e provocare l'ebefrenia, avviene di peggio nel caso di frequenti rapporti sessuali. Aveva fatto lezione presso i medici la terrificante storia clinica del giovane Gripalore, riportata da Ippocrate: « Un giovane Satiro ipererotico per natura, che addirittura perdeva tutte le notti lo sperma, si indebolì a tal punto che divenne tabetico e morì all'età di trent'anni »[69].

Diocle di Caristo, sulla base della teoria ematica delle psicosi, aveva innestato un nuovo modello sulla trama storica della clinica dell'isteria, che avvalorava un'etiologia vaporosa, cioè l'azione di sostanze residuali di un metabolismo ematico e umorale alterato. Evidentemente Diocle vedeva l'isteria non tanto come una vera e propria malattia, ma come un disturbo « vaporoso », funzionale per organi e apparati colpiti dai « fumi ». Da Diocle a Celso la storia dell'isteria si svincola per certi risvolti dalle teorie generali a carattere psicosessuale, per avviarsi, sulla scia delle correnti empiriche e metodiche, verso l'inserzione di questo disturbo, considerato una malattia come le altre, nell'ambito della medicina generale. Celso opera in questa direzione, tenendosi allineato col metodo empirico: l'isteria è parte della medicina e questa è una *ars coniecturalis,* che rifugge da teorie generali e astratte; il medico deve essere un *expertus*[70].

Il vitalismo e il meccanicismo da circa un secolo avevano dato al medico due possibilità originali, rispetto alla tradizione, per interpretare l'isteria: una basata sul vitalismo e l'altra sull'atomismo. Celso, pur avvalorando l'opera di Asclepiade di Prusa, come del resto quella di Diocle di Caristo, rimane ancorato all'empirismo: *ut alimenta sanis corporibus agricoltura, sic sanitatem aegris medicina promittit*[71]. Sostanzialmente il medico non tanto deve tendere alla costruzione di vasti sistemi con l'aiuto della filosofia quanto, praticamente, tendere con ogni mezzo alla cura e alla guarigione del malato: il medico *debet esse rationalis* e, ciò che più conta, deve basarsi sull'esperimento, *ab experimentis medicina deducta*[72].

Celso infatti dal punto di vista nosologico limita l'isteria ai disturbi psicomotori convulsivi, non tanto per delimitare tale disturbo quanto per indirizzare alla diagnosi differenziale, quasi a volere mettere in guardia il medico a non sbagliare nella identificazione in casi di reali crisi comiziali: e su questo aspetto egli insiste spesso, raccomandando infatti un attento esame critico della sintomatologia. L'isteria rassomiglia al *morbus comitialis,* ma esprime in realtà una disfunzione, non una vera e propria malattia, giacché essa origina da influssi negativi che l'utero invia al corpo e specie al cervello: *corpus adficit* sottolinea a questo proposito Celso[73].

L'utero vagolante di Ippocrate appare ora chiaramente come l'emblema di un passato che si alimentava di metafore e di simboli mitologici. Le conquiste anatomiche della scuola alessandrina tolgono ogni supporto alla credenza della mobilità dell'utero. I suggerimenti della medicina atomistica, ma soprattutto le suggestioni della filosofia stoica, così adeguate ai risvolti psicopatologici, offrono al medico spunti interessanti per ideare nuovi paradigmi dell'isteria. Questa è infatti da Celso indicata come una malattia per « simpatia » e i sintomi sono visti come un disordine promosso da una *cum-motio.*

La progressiva attenuazione della pesante visione organica e umorale dell'isteria, per la puntualizzazione di meccanismi disfunzionali, implica che il medico, stimolato da nuove concezioni filosofiche e da un clima sociale mutato, ha intuito l'assoluta impossibilità di delimitare l'isteria come una vera e concreta malattia fisica. Si profila l'opinione del medico, sorretto in ciò dai dati anatomici e da filosofie particolari, che il sintomo isterico esprima la disfunzione di un organo e non la sua lesione, non tanto per un'azione meccanica dell'utero o per umori alterati, quanto per l'azione di invisibili metaboliti detti residui, fumi, vapori. La materia con azione patologica diventa evanescente, sottile, impalpabile; ciò perché si impone una nuova verità: l'isteria esprime un *pathos*, una *cum-motio,* un disordine che anche Celso chiama *perturbatio.* L'isteria è dunque una malattia dell'anima, una passione, che esprime all'estremo anche una complessa condizione psico-emozionale. L'isteria risulta, sebbene non ancora distintamente, niente altro che una serie di disturbi con una patogenesi emozionale, un disturbo, come dicevano gli stoici, del *phantasma.*

La sessualità sia maschile sia femminile viene prospettata inoltre secondo un particolare indirizzo igienico, che ha per meta l'equilibrio fisico e psichico e la stessa sanità della specie umana, in linea con i dettami della filosofia stoica e di quella epicurea. L'etica e i principi della cultura romana, fondati sull'ideale del giusto mezzo, dell'equilibrio e della misura e contemperati dalle varie dottrine filosofiche greche costituiscono la linea interpretativa dell'etiologia, che individua all'origine dei disturbi psichici, in particolare dell'isteria e dei disturbi a carattere sessuale, eccessi del comportamento: l'equilibrio, in effetti, sosterrebbe la sanità mentale e fisica. La medicina scientifica poteva allinearsi così all'etica e alle linee di tendenza della cultura romana, nel momento in cui superava le concezioni mitologiche e tradizionali dell'isteria per formulare una teoria globale su fondamenti psicoemotivi. Le cure e le ricette mediche anche nei dettagli sembrano ancora accogliere quanto il sapere degli antichi aveva tramandato, ma certo presuppongono una più impegnata analisi e una più meditata spiegazione della malattia. Precetti di origine empirica, raccomandazioni e terapie ispirate a criteri più propriamente scientifici coesistono nel quadro di una visione dell'isteria che si sviluppa indipendentemente e autonomamente nell'ambito della riflessione e della scienza medica. Il cammino dell'interpretazione dell'isteria, pur seguendo sempre tracciati segnati dagli autori classici, confluisce in spazi meno ristretti, trova spiegazioni più articolate e dinamiche e soprattutto sembra abbandonare i presupposti ippocratici, così rigidamente supportati da ideologie maschiliste. La corrente detta « razionalistica » aveva tralasciato ogni implicazione psicosessuale dell'isteria, centrando l'attenzione sul rapporto fra evento precedente e sintomatologia. La causa detta « procatartica », antecedente alla malattia, veniva posta in risalto quale fattore etiologico. In questa prospettiva i disturbi isterici come spasmi, tremori, convulsioni, perdite di coscienza venivano collegati con eventi specifici, non sempre psicosessuali, ma spesso emotivi, fisici, traumatici. Il sintomo isterico, per la scuola razionalistica veniva a perdere l'alone erotico che lo aveva caratterizzato nel tempo, per essere collegato esclusivamente con un evento precedente ritenuto di valore etiologico[74]. Anche l'indirizzo empirico peraltro aveva tralasciato la visione sessuologica dell'isteria, isolando la sintomatologia e classificandola esclusivamente quale aspetto di un processo psicopatologico del quale non si conoscevano le cause; così Demetrio di Apamea aveva frammentato i disturbi isterici in tremori, spasmi, letargo, mania e così via[75].

Un'altra scuola, quella solidistica, non solo abbandonerà ogni prospettiva ideologica e psicosessuale, ma inquadrerà l'isteria come malattia organica connessa esclusivamente con particolari condizioni biologiche del tessuto dell'utero, localizzate in processi infiammatori, in stati di minore vitalità detti astenici e in condizioni in cui l'irritazione coesisteva con stati di rilassamento[76].

La vita culturale che ruotava attorno al Liceo di Aristotele si era spostata al Museo di Alessandria; presso le scuole mediche di questo centro culturale, specie i medici Prassagora di Cos, Erofilo e Erasistrato impostano una direttiva nuova e originale: puntare tutto sull'esperienza e abbandonare la fiducia cieca nella medicina della *polis* come elaborata da Ippocrate. Come documenta l'introduzione al *De medicina* di Celso, la concezione dell'isteria di Ippocrate entra in crisi; l'orientamento dei medici del Museo è centrato sull'idea che « non bisogna prestare fede a Ippocrate, che bisogna basarsi sulla pratica e non sulle speculazioni che riempiono migliaia di libri ».

Prassagora di Cos, Erasistrato e Erofilo elaborano la teoria ematica dell'isteria; una pletora sanguigna dell'utero comporta una stasi, che favorisce la putrefazione e la fermentazione degli umori; il calore che si svolge da questi processi chimici favorisce la formazione di vapori, di flatulenze dette « ventosità » e da ciò l'isteria, l'ipocondria e la malinconia. Un apparato colpito da un intasamento ematico o umorale si comporta da elemento tossico, giacché emette vapori, degli « umori attenuati » come voleva Galeno, che colpiscono organi anche distanti dal processo morboso. L'isteria diventa una malattia riflessa, secondaria ad un processo anche distante dagli organi che, perché disfunzionanti, appaiono alterati.

Questo nuovo orientamento iniziato da Diocle di Caristo localizza l'isteria come una disfunzione causata da sostanze impalpabili, aeree: lo « spirito nervoso », per natura puro e sottile, può essere intossicato da vapori tossici e a sua volta provocare svariati disturbi, come l'ipocondria, la cefalea, palpitazioni cardiache; la causa dell'isteria è dunque da ricercarsi nell'azione patogena dello *spiritus flatuosus*. L'isteria diventa una malattia vaporosa, niente altro che un'insieme di sintomi sostenuti da sostanze impalpabili: per questo malattia a scarse pregnanze mediche e al contrario incisivi impegni funzionali, anche psicoemotivi. L'agente patogeno dell'isteria non è più l'utero o direttamente il sangue mestruale, ma una sostanza impalpabile. Questa impostazione avviò lentamente il processo di revisione dell'isteria, che è portato a termine dalle correnti vitalistiche; l'anima è paragonata ad un *calor innatus*, ad un'energia fisico-chimica distribuita in tutto il corpo; la parte dell'anima localizzata nel cuore, nel fegato e nell'apparato genitale è detta concupiscibile. Questa energia possiede una determinata temperatura e in questi organi convive e coagisce con le sostanze umorali e col sangue; il *calor innatus* è infatti veicolato dal sangue. Un aumento della temperatura del *calor nativus*, anche dipendente da un'emozione, si riflette sulle costanti bio-fisiche degli umori che appunto possono risultare riscaldate; si produce un *vapor a calore*, che per via sanguigna invade il corpo e determina svariati sintomi isterici se appunto la passione, l'emozione predominante, sembra appartenere alla sfera psicosessuale; a livello tassonomico tali sintomatologie saranno indicate quali *animi aegritudo* o *animi perturbatio*. La valorizzazione dell'azione patogena dei « vapori », iniziata con Diocle di Caristo e la critica all'ideologismo di Ippocrate, di Platone e di Socrate da parte dei medici della scuola del Museo, comporta un taglio col passato e con il modello utero-centrico dell'isteria e soprattutto la fine del paradigma dell'utero vagabondo. Per un insieme di ragioni anche politiche e sociali la medicina di Ippocrate e la filosofia di Platone, nei suoi aspetti bio-fisiologici come riportati nel « Timeo », saranno riprese e godranno di un nuovo vigore con Galeno. La grande e complessa enciclopedia del medico di Pergamo risulterà così essere il fulcro del futuro dell'isteria, che si proietterà nei secoli ora col modello di Ippocrate, ora di Platone, ora di Aristotele. Il modello vaporoso sarà comunque sempre a fianco delle teorie classiche e, tramite una convincente sintesi con quello vitalistico-stoico, apparirà spesso, specie al medico orientato su strade psicodinamiche, molto adatto per interpretare disturbi isterici connessi con problematiche conflittuali psicosessuali. La medicina alessandrina abbandona l'ideologia fallocentrica della *polis* greca; l'isteria non indica altro che una sintomatologia connessa con un processo biochimico, che comporta, per una cattiva fermentazione, la formazione di metaboliti tossici. L'isteria è un *affectus* che non ha una dignità propria ma indica che certi organi sono colpiti secondariamente e come tali resi disfunzionanti da specifiche ventosità. I liquidi del corpo, gastrici, uterini, vaginali, sanguigni, epatici sono preda di processi chimici detti *fermentatio;* se questa avviene per via di una cattiva temperatura, eccessiva o difettiva, allora si verranno a formare dei sottilissimi corpiccioli di natura acida che, quando interferiscono con altri organi determinano certi sintomi. L'isteria è quindi un *affectus* connesso con un dismetabolismo a carico di processi chimici dei liquidi organici che provoca la formazione di vapori « acri e acidi »[77].

Note

[1] Galen. *De locis affectis,* VI, 5 (VIII, p. 414 Kühn).

[2] Galen. *De locis affectis,* VI, 5 (VIII, p. 430 Kühn): *Non ergo veluti animal errabundum alias ad alium locum discurrit in mulieribus uterus.*

[3] Galen. *De locis affectis,* VI, 5 (VIII, p. 423 Kühn).

[4] Cfr. D. Gourevitch, *Le mal d'être femme,* cit. pp. 113-28. Cfr. inoltre: R. Kaech, *La conception somatique de l'hystérie,* in « Revue Ciba » 1952, 82, pp. 2874-2884; H. Kindt-E. Kloë, *Zur*

Enstehung und Entwicklung des Kindlichen Hysteriebegriffes», in « Gesnerus » 1981, 38, pp. 281-300.

[5] Cfr. i fondamentali: M. Michler, *Die hellenistische Chirurgen,* Wiesbaden, 1968; P.M. Fraser, *Ptolemaic Alexandria,* Oxford, 1972, pp. 338-76.

[6] Cfr. Galen. *De naturalibus facultatibus,* II, 3 (II, pp. 83-84 Kühn); *De semine,* II, 1 (IV, p. 596 Kühn); *De usu partium,* XIV, 11 (IV, p. 193 Kühn).

[7] Cfr. J. Longrigg, *Alexandrian medicine,* in « Hist. of Science » 1981, 19, pp. 155-200.

[8] Su Prassagora cfr. K. Bardong, s.v. *Praxagoras,* in R.E.-P.W. XXII 2, 1954, cll. 1735-1743. Per i frammenti del medesimo autore cfr. F. Steckerl, *The fragments of Praxagoras of Cos and his school,* Leiden, 1956.

[9] Cfr. T.C. Albutt, *Greek Medicine in Rome,* London, 1921 (= rist. New York, 1970), pp. 134-8; F. Kudlien, *Probleme über Diokles von Karystos,* in « Sudhoffs Archiv. » 1963, 47, pp. 456-64.

[10] Cfr. Galen. *In Hippocratis epidemiarum librum sextum commentarius,* II, 49 (XVII A, p. 1006 Kühn).

[11] Cfr. Galen. *De locis affectis,* VIII, 10 (VIII, pp. 185-8 Kühn).

[12] Cfr. Galen. *De locis affectis,* III, 10 (VIII, p. 185 Kühn).

[13] Cfr. in generale W. Jäger, *Diokles von Karystos,* Berlin, 1902.

[14] Cfr. Oribasius, III, 78. Cfr. T.C. Albutt, *Greek Medicine in Rome,* cit., p. 137.

[15] Per questa parte cfr. Galen. *De locis affectis,* III, 10 (VIII, pp. 179-89 Kühn).

[16] I frammenti di Erasistrato sono raccolti in *Erasistrati Fragmenta.* Collegit et Digessit, I. Garofalo, Pisa, 1988. Su Erasistrato cfr. M. Wellmann, s.v. *Erasistratos,* in RE.-PW., VII, 1907, cll. 333-350; P.M. Fraser, *The career of Erasistratus of Ceos,* in « Rend. Ist. Lomb. » 1969, 103, pp. 131-144: cfr. J.F. Dobson, *Erasistratus,* Proc. Roymoc. Med., 1927, 20, 825.

[17] Erasistrato, fr. 8 Garofalo. Cfr. R. Fuchs, *Lebte Erasistratos in Alexandreia?,* in « Rh. Mus. » 1897, 52, pp. 377-90.

[18] Cfr. I. Garofalo, *Introduzione,* in *Erasistrati Fragmenta,* cit., pp. 23-6. Sempre utile: L. Wilson, *Erasistratus, Galen and the pneuma,* in « BHM » 1959, 33, pp. 293-314.

[19] Cfr. W. Jäger, *Das Pneuma im Lykeion,* in « Hermes » 1913, 38, p. 68; I Garofalo, *Introduzione,* in *Erasistrati Fragmenta,* cit. p. 37.

[20] Erasistrato fr. 285 Garofalo.

[21] Erasistrato, fr. 1; 8; 24; 25; 26; cfr. 27 Garofalo. Cfr. J. Mesk, *Antiochos und Stratonike,* in « Rh. Mus. » 1913, 68, pp. 366-99.

[22] Cfr. in generale, H. von Staden, *The art of medicine in early Alexandria,* Cambridge, 1988[4]; cfr. A. Souques, *Connaissances neurologiques d'Hérophile et d'Erasistrate,* Rev. Neurol., 1935, 63, 145.

[23] Cfr. Galen. *De historia philosophica liber spurius,* 28 (XIX, p. 315 Kühn).

[24] Galen. *De pulsibus,* I, 3 (VIII, pp. 500-502 Kühn); II, 6 (VIII, p. 592 Kühn). Cfr. Galen. *De tremore, palpitatione, convulsione et rigore,* 5 (VII, p. 605 Kühn). Cfr. F. Solmsen, *Greek philosophy and the discovery of the nerves,* in « Museum Helveticum » 1961, 18, pp. 185-186; J. Pigeaud, *Du rythme dans le corps, quelques notes sur l'interprétation du pouls par le médicin Hérophile,* in « G.A.G.B. » 1978, 3, pp. 258-67.

[25] Galen. *De sanitate teunda,* III, 5 (VI, p. 190 Kühn).

[26] Cfr. Galen. *De semine,* II, 1 (IV, p. 596 Kühn). Cfr. T.C. Albutt, *Greek Medicine in Rome,* cit., p. 323.

[27] Cfr. Galen. *Medicae definitiones,* XIX, pp. 414-16 Kühn; p. 462 Kühn.

[28] Galen. *De locis affectis,* VI, 5 (VIII, p. 415 Kühn): *carptae lanae flocculos prae naribus suspendi iubent.*

[29] Cfr. in generale, K. Deichgräber, *Die griechische Empirikerschule,* Berlin-Zürich, 1930 (rist. 1965).

[30] Galen. *Medicae definitiones,* 18 (XIX, pp. 353-354 Kühn).

[31] Cfr. Galen. *De locis affectis,* VI, 5 (VIII, p. 415 Kühn).

[32] Galen. *In Hippocratis librum de humoribus commentarium,* II, 8 (XVI, pp. 239-41 Kühn); *De optima secta ad Trasybulum,* I p. 131-3 Kühn.

[33] Cfr. Galen. *In Hippocratis librum de humoribus commentarius,* I, 7 (XVI, pp. 82-7 Kühn); *De optima secta ad Thrasibulum,* I, p. 131 Kühn.

34 Galen. *Medicae definitiones,* 169 (XIX, p. 395 Kühn); cfr. *De plenitudine,* I (VII, p. 516 Kühn).

35 Galen. *Medicae definitiones,* 248 (XIX, p. 416 Kühn); 249 (XIX, p. 417 Kühn); cfr. *De plenitudine,* 9 (VII, p. 557-60 Kühn).

36 Galen. *De locis affectis,* IV, 10 (VIII, p. 281 Kühn); cfr. *De difficultate respirationis,* III, 10 (VII, p. 493 Kühn); *De sentis ad eos qui introducuntur* (I, pp. 66-69 Kühn).

37 Sulla specializzazione delle sfere d'influenza delle divinità romane cfr. il classico H. Usener, *Götternamen. Versuch einer Lehre von der religiösen Begriffsbildung,* Frankfurt a M., 1948.

38 Cfr. T.C. Albutt, *Greek Medicine in Rome,* cit., pp. 60-5.

39 Cfr. in generale M. Wellmann, *Asklepiades aus Bithynien von einem herrschendmn Vorurteil befreit,* in « NJ » 1908, 21, pp. 684-703. Per i frammenti di Asclepiade cfr. *Asclepiadis Bithyni Fragmenta,* ed. C.G. Gumpert, Berlin, 1794; *Asclepiades, his life and writings. A translation of Cocchi's Life of Asclepiades and Gumpert's Fragments of Asclepiades,* ed G.R. Montraville, New-Haven, 1955.

40 Cfr. per un inquadramento generale le pagine fondamentali di J. Pigeaud, *La maladie de l'âme,* cit., pp. 171-96 (con bibliografia). Cfr. Galen. *De historia philosophica liber spurius,* 5 (XIX, p. 244 (Kühn). Cfr. Plin. *Nat. Hist.* XXVI, 7, 13.

41 Galen. *De symptomatum differentiis,* 3 (VII, p. 60 Kühn).

42 Cfr. Cael. Aurel. *De morbis acutis,* int. I, 1; *De tardis passionibus,* I, 5.

43 Plin. *Nat. Hist.* VII, 13, 63.

44 Martial. *Epigr.* XI, 71.

45 Cfr. W.H. Stahl, *La scienza dei Romani,* trad. it., Bari, 1974, pp. 128-30 (ed. originale *Roman Science,* Univ. of Wisconsin, 1962). Per i caratteri della produzione enciclopedica dei Romani cfr. F. della Corte, *Enciclopedisti latini,* Genova, 1946 (= *Opuscula VI,* Genova, 1978); U. Dierse, *Enzyklopädie. Zur Geschichte eines philosophischen und wissenschaftstheoretischen Begriffs,* in « Archiv. für Begriffsgeschichte » Suppl. 2, Bonn, 1977.

46 Plin. *Nat. Hist.* VII, 13, 63.

47 Colum. *De re rustica,* XI, 3, 64.

48 Su Celso cfr. I Mazzini, s.v. *Medici (scrittori),* in *Dizionario degli scrittori greci e latini,* II, Milano, 1987, pp. 1323-1324. Cfr. P. Mudry, *Problèmes autour de la Médicine de Celse,* in G. Sabbah (ed.), *Mémories III. Médicins et médicine dans l'antiquité,* Saint Etienne, 1982, pp. 185-7.

49 Plin. *Nat. Hist.* VII, 13, 63.

50 Plin. *Nat. Hist.* VII, 13, 64; XXX, 43-45; XX, 15, 30.

51 Plin. *Nat. Hist.* XXVIII, 21, 72.

52 Cels. *De re medica,* II, 7, 7-8.

53 Per un quadro generale su Scribonio Largo cfr. la Prefazione di S. Sconocchia all'edizione delle *Compositiones (Scribonii Largi Compositiones,* ed. S. Sconocchia, Leipzig, 1983). Inoltre, risultano sempre utili: U. Capitani, *Celso, Scribonio Largo, Plinio il Vecchio e il loro atteggiamento nei confronti della medicina popolare,* in « Maia » 1972, 24, pp. 120-40; S. Sconocchia, *Le fonti e la fortuna di Scribonio Largo,* in *I testi di medicina latini antichi. Problemi filologici e storici* (Atti I Convegno Internazionale-Macerata-S. Severino M., 26-28 aprile 1984), Roma, 1985, pp. 151-213.

54 Scrib. Larg. *Compositiones,* 18 (p. 21, 1-3 Sconocchia).

55 Per l'edizione di Dioscoride cfr. Pedanii Dioscoridis Anazarbei *De materia medica libri quinque,* ed. M. Weldmann, Berlin, 1958^2.

56 Dioscoride, *De materia medica,* I, 3; I, 7; III, 132.

57 Ruphus Ephesinus, *De appellationibus partium corporis humani,* I, 13; II, 16.

58 Cels. *De re medica,* I, 1, 1-3.

59 Cels. *De re medica,* I, 2, 1.

60 Cels. *De re medica,* IV, 2, 2.

61 Cels. *De re medica,* VII, 29, 1.

62 Cels. *De re medica,* III, 22, 1.

63 Cels. *De re medica,* III, 22, 1.

64 Cels. *De re medica,* II, 7, 7-8.

65 Cels. *De re medica,* I, 1, 4; cfr. Lucret. *De rerum natura,* IV, 1037-57; 1269-71.

66 Cels. *De re medica,* IV, 27, A.

[67] Cels. *De re medica,* IV, 28, 1.
[69] Cels. *De re medica,* IV, 28, 1.
[69] Hippocrates, *Epid.* VI, 8, 29 (V, p. 354 Littré).
[70] Cels. *De re medica,* pr. 48.
[71] Cels. *De re medica,* pr. 1.
[72] Cels. *De re medica,* pr. 33.
[73] Cels. *De re medica,* IV, 27A.
[74] Galen. *De sectis ad eos qui introducuntur* (I, p. 74 Kühn).
[75] C. Aurelianus, *De morbis acutis,* I, 1; II, 1; II, 7.
[76] Galen. *De sectis ad eos qui introducuntur* (I, pp. 79-81 Kühn).
[77] M.R. Whytt, *Traité des maladies nerveuses, hypocondriaques et hystériques,* II, pp. 379-88.

7.

Il vitalismo medico e l'isteria

Nell'organismo tutto confluisce

Ippocrate

Con l'affermazione e la diffusione della filosofia stoica nel III secolo a.C. viene riproposta una concezione dell'isteria basata su concetti psicodinamici, già espressi da Pitagora e da Platone, e formulati con chiarezza da Empedocle di Agrigento. La tassonomica psichiatrica comprenderebbe due categorie di malattie, le *alienationes mentis*[1] e i *morbi animi.* I primi disturbi avrebbero una genesi organica, mentre i secondi psicosomatica, emotigena o reattiva. L'alienazione mentale costituirebbe un vero e proprio processo, un *morbus,* mentre il disturbo dell'anima sarebbe un *pathos,* indicherebbe una *passio*[2], alimentata da eventi stressanti fantasticamente elaborati, da conflitti emozionali per sentimenti negativi. Zenone, Crisippo e Posidonio, seppur con impostazioni diverse, come del resto anche Epicuro, si interessarono alla psicopatologia di queste forme psicomorbose minori, dal momento che la dottrina stoica affronta il problema fondamentale del rapporto fra soma e psiche, dell'interazione fra vita mentale e eventi stressanti. Lo stoicismo analizza il carattere patogeno delle emozioni, dei sentimenti ostili, della relazione fra pulsioni istintuali e io e fra questi le percezioni e le relative rappresentazioni psichiche. Inoltre, discute il ruolo psicopatogeno del vissuto mentale deteriorato dall'emozione, del fantasma, le modificazioni che possono avvenire in via emotiva del tono del pneuma e le indicazioni psicoterapiche dei *morbi animi:* il tema letterario delle *consolationes* è svolto sulla linea di questi interessi.

Paragonando la condizione normale della mente ad un paesaggio limpido perché sereno giacché dominato dalla luce solare, i disturbi psichici o *morbi animi* vengono visti come uno sconvolgimento, una *perturbatio animi,* o meglio, secondo quanto afferma Cicerone[3], una *aegritudo,* così che viene posto in rilievo il ruolo svolto dall'emozione nello scatenare uno sconvolgimento di una vita mentale prima armonica. L'emozione agisce sul tono vitale detto *pneuma,* lo sommuove, per via di una *cum-motio*[4]; di riflesso, un pneuma perturbato disorganizza sia le funzioni somatiche sia quelle mentali. Tali disturbi non hanno quindi una origine somato-psichica quanto psico-somatica, così che il classico asse etiologico corpo verso mente viene ribaltato, risultando valorizzati la componente emotiva ed affettiva, i conflitti all'interno della sfera psichica, specie la lotta e i contrasti fra l'« egemonico » e la spinta irrazionale che proviene dai « fantasmi » psichici. L'ideale dello stoico contempla la figura dell'uomo saggio, capace di autocontrollo e autodelimitazione, che estirpa pulsioni indomabili in modo da soffrire raramente di disturbi psichici.

In questa prospettiva assume valore la *proclivitas*[5], l'evento esterno emotigeno e la sottomissione dell'« egemonico » all'azione patogena del « fantasma ». L'isteria nella psicopatologia elaborata dagli stoici appare in una luce nuova, perché non costituisce tanto una sintomatologia connessa alla patologia dell'utero, quanto la predisposizione a soffrire di « tempeste emozionali »; così assumono rilievo le disfunzioni del pneuma dell'apparato genitale che emergono in conseguenza di un conflitto psichico. Un « tono cinetico » alterato in via psicoemotiva agisce sull'organismo come fattore patogeno, in quanto sostanza elastica che, per l'azione delle passioni, si può dilatare, contrarre, concentrare, espandere. L'isteria segnala in quest'ottica un sottostante e patologico stato fisico della sostanza che conforma il pneuma, il cosiddetto tono cinetico[6].

Esisterebbe una stretta correlazione fra evento, modificazioni del tono cinetico del pneuma, rappresentazioni psichiche patologiche e disfunzione del tono vitale di un organo o apparato; i *morbi animi* inquadrano la sintomatologia che emerge da tale dinamica interazione fra psiche e soma. L'emozione, in quanto è il momento energetico che correla l'evento, il vissuto psichico e il sommovimento del tono cinetico, diventa la chiave di volta di tali disturbi psichici. Nell'isteria, in quanto disturbo che non raggiunge quasi mai livelli psicotici delimitati dal concetto di *alienatio mentis,* ma pur sempre delimitabile come *passio,* connessa col *pathos* emotivo e le sue correlate *commotiones,* non è solo un disturbo a genesi bio-umorale. L'isteria, come tutti i *morbi animi,* insorgerebbe pertanto solo in correlazione con una elevata predisposizione, *proclivitas*[7], una forte carica emotiva legata al fantasma e un'incapacità dell'egemonico a controllare e resistere. Questa situazione spiega la vittoria delle pulsioni, delle tendenze organiche che appetiscono e concupiscono e delle correlate emozioni sull'io e la conseguente formazione di una vita mentale irrazionale, determinata da *affectiones:* amore eccessivo, odio, rabbia, timore, invidia, paura, gelosia, tristezza per perdite di oggetti amati. Il turbine passionale travolge l'io, così che la sfera razionale è sotto il dominio della *vitiositas*[8], che sorregge la formazione di un quadro clinico per un *motus turbidus cum irae tum cupiditatis, contrarius et inimicus rationi*[9]. I *morbi animi* esprimono un conflitto per un determinato legame oggettuale, localizzato in strutture sia somatiche sia mentali, i cui sintomi fenomenici contrassegnano l'incapacità di affrontare positivamente determinati problemi psicologici e emozionali. In contrasto con l'ideale ellenico di armonia e di equilibrio, il soggetto affetto da *morbus animi* è un individuo debole, con un io arrendevole, travolto dalle emozioni, dalla paura, dai timori, dalla gelosia, dalla rabbia o dal dolore per una perdita; ne risulta un grave disadattamento fra attività e comportamento dell'individuo e leggi della società politica e della stessa possibilità di un armonico accordo fra ragioni dell'individuo e confini normativi.

Nella donna il sintomo isterico si configura come incapacità di un comportamento adattivo agli schemi e ai modelli etici e sociali: la *cupiditas* sessuale conforma una lussuria, una *salacitas* che sconvolge la stessa fisiologia. Nella società ellenistica, infatti, sotto l'influenza della cultura di ambiente stoico e epicureo, vengono valorizzati i problemi del singolo individuo e ricevono attenzione gli aspetti emotivi di una determinata relazione di oggetto e il ruolo giocato da eventi che, per la loro carica emotiva, sconvolgono il sistema di difesa dell'io. L'equilibrio psichico è un ideale perseguito dai sistemi filosofici, nella consapevolezza che le aspirazioni e le esigenze individuali non coincidono né collimano sempre con quelle della collettività e nella coscienza che, tuttavia, all'individuo sono sempre aperte scelte e soluzioni etiche personali all'interno della struttura sociale. Compito importante è la creazione, in ogni individuo, di una barriera di difesa, basata sul controllo delle emozioni e sulla forza dell'egemonico; questo per gli epicurei può anche essere egoisticamente realizzato indipendentemente dai doveri sociali, che trascendono i reali interessi dell'individuo. La filosofia non è più un sistema globale e onnicomprensivo entro il quale il singolo occupa una posizione autonoma e armonica, quanto una dottrina che tende a plasmare il comportamento tramite l'insegnamento di norme di vita, che perseguono una felicità fondata su comportamenti adeguati, adatti ai processi intrapsichici armonici fra singolo e società, individuo e ambiente; l'obiettivo non è tanto il rispetto di una concezione di vita pre-data, quanto la formazione di un carattere e di una personalità che riescano a controllare le spinte irrazionali e le *perturbationes.*

La filosofia stoica e quella epicurea sviluppano argomenti psicoagogici, proponendosi in tal modo quasi come ideologie dell'arte del corretto modo di vivere. In questa ottica, che mette a fuoco situazioni interpersonali del tutto concrete, il filosofo affronta temi di psicopatologia, di semeiologia psichiatrica e cerca di codificare un modello interpretativo basato sul presupposto fisiologico dell'esistenza del pneuma. Le modificazioni a genesi conflittuale o reattiva del tono del pneuma sostengono tutti i quadri psichici minori, le cosiddette affezioni: ipocondria, astenia, la celeberrima *defatigatio,* isteria, disturbi della personalità e del carattere, reazioni emotive esagerate all'evento stressante, deviazioni sociopatiche e psicosessuali: tutte sono sostenute da una disposizione al male, da cupidigia e da bramosia. Pertanto, lo stoicismo insiste sui danni funzionali che conflitti e emozioni reattive eccessive provocano sul pneuma e sulla mente: l'obiettivo prefisso è la salute dell'anima. Il modello stoico delle *perturbationes animi* è centrato sull'analisi delle relazioni di oggetto depressive e sulla reazione melanconiforme, paragonata al lutto, nel caso che l'oggetto amato sia perduto. Lo stato irrazionale sostenuto dalla libido insoddisfatta determina sia timore sia tristezza, condizioni connesse con la dinamica relazionale.

Questi sentimenti, nati dalla bramosia per un oggetto, alimentano il timore della perdita immaginaria: *metus* e *timor* nascono dal *desiderium*[10] che lega un individuo ad un oggetto. Questa complessa situazione psicodinamica favorisce la formazione di immagini mentali dette « fantasmi » che non sono correlate con i segnali adeguati della realtà, ma rappresentano raffigurazioni psichiche irrazionali che insorgono da « timore e paura del futuro ». Da questa condizione psicoemotiva sorgono anche modificazioni del tono del pneuma che comportano sintomi come *defatigatio, languor, pervigilia.* Il tono cinetico del pneuma di tipo « elastico » trasmette, tramite intrinseche modificazioni fisiche di allungamento o accorciamento, per « simpatia », il risvolto fisiopatologico delle emozioni e dei contenuti dei fantasmi mentali: la paura e il timore di perdere l'oggetto amato rende il pneuma freddo e umido. Il sintomo raffigura sul piano del corpo modificazioni del pneuma determinate da eventi psicoemotivi, parla il linguaggio degli affetti e di un legame oggettivo, tramite un meccanismo di *cummotio*[11].

La riflessione feconda sulle passioni umane o malattie dell'anima elicitate dal conflitto fra *ratio* e *opinio,* in specie da parte di Crisippo, come diffusa dalle opere di Cicerone e di Seneca, è fondamentale per comprendere l'originale inquadramento dell'isteria operato dalla corrente medica vitalistica sulla linea del pensiero stoico; essa lasciò un'orma stabile nella storia della psichiatria rintracciabile nel pensiero di Areteo di Cappadocia, di Archigene di Apamea, di Galeno e successivamente in molti medici del XVII e del XVIII secolo sino a Baglivi, Whitt, Pinel e Esquirol.

Il fondamento del pensiero stoico risiede nella filosofia di Pitagora e di Platone[12], che distinguono un'anima razionale e una irrazionale, la prima connessa con funzioni psichiche superiori, la seconda alimentata da pulsioni somatiche. Il comportamento umano secondo il *logos* è dettato da giudizi equilibrati sulla realtà che sostengono, secondo Crisippo, una placida quiete, mentre il comportamento irrazionale, in quanto spinto dalle pulsioni e da giudizi errati, presenta atteggiamenti torbidi e irosi. Per Crisippo, pertanto, l'equilibrio psichico si basa su spinte istintive coartate perché controllate dalla ragione, dalla forza di quello che gli stoici chiamavano « egemonico »; la malattia dell'anima indica un soffrire per un evento stressante, è una *aegrotatio animi.* Per questa impostazione dualistica, che scinde in certa misura l'anima dal corpo, un evento stressante sostiene un'emozione che, se non controllata dall'io, provoca una *passio;* sulla base di questo meccanismo possono instaurarsi « false opinioni » e di riflesso un comportamento viziato per i giudizi irrazionali, da cui deriva la sintomatologia, specie quella psichica. La *passio* origina da un *impetus irrationalis sine assensu,* subito dall'io che viene sconfitto, per Posidonio dall'impeto fisico delle turbolenze del pneuma, sostenente a sua volta una *agitatio animi.* Le malattie dell'anima, per Crisippo, per Posidonio e generalmente per gli stoici, non sono vere e proprie malattie mentali, ma delle *perturbationes*[13], non raggiungendo la gravità del *morbus.* Sentimenti aggressivi come rabbia, collera, ira al pari di quelli connessi con colpa e paura, come timore, angoscia, inquietudine, innescano una serie di sintomi psichici e somatici che comportano sia *defatigatio* sia *praemeditatio:* stanchezza per lo stress e timore per la realtà condizionano il quadro clinico.

L'ira, la rabbia del mitico utero infelice perché non giunge alla creatività, come descritto da Platone, è una norma fondamentale anche per la psicopatologia degli stoici, per cui l'isteria è una turba psicoemotiva, che colpisce il pneuma dell'apparato genitale della donna, la sua anima generativa. I moti violenti e torbidi dell'utero indicano appunto lo stato di una anima sensitiva, irrazionale, non controllata, come dovrebbe avvenire di norma, dalla forza dell'egemonico, vinto dalla profondità della *desperatio* di un organo disfunzionante in quanto triste e avvilito.

Per la prima volta, nella storia della medicina, l'isteria non è più inquadrata secondo una visione ideologica alimentata da un pensiero fallocentrico. I movimenti disordinati, le emozioni, le alterazioni affettive della donna sono viste come espressione di una *passio,* segno di un tono pneumatico alterato nelle sue qualità fisico-chimiche a seguito di conflitti, depressioni reattive per perdite oggettive che alimentano rabbia e di riflesso tristezza. Sia l'uomo sia la donna, date certe circostanze e condizioni costituzionali e la presenza di legami sentimentali esagerati, possono, specie se di temperamento *torminosus*[14], presentare disturbi psicoemotivi, *aegritudines,* che per la femmina non segnalano per nulla un intasamento dell'utero o una mancata gravidanza o la verginità patogena. La sanità psichica indica un'armonia fra l'io, i giudizi del *logos* e le opinioni, *iudicia et opiniones;* questo stato ottimale di *virtus* esprime una *temperantia,* una condizione di equilibrio interiore, come un *morbus animi* indica una situazione conformata da accesa *concitatio* a genesi passionale.

Il punto centrale dell'isteria non è più l'ingorgo di sangue mestruale trattenuto per mancanza di un sano orgasmo sessuale, bensì un conflitto fra impeto delle emozioni originate dalla *cupiditas* o dalla perdita di un oggetto di amore[15] che si ama più di se stessi e la relativa forza di resistenza dell'egemonico: l'individuo affetto da una *passio* è oppresso da fantasmi, da immagini mentali false o esagerate, da emozioni o giudizi errati emessi sotto la spinta di una *commotio.*

In questa prospettiva, presso gli stoici fiorisce la produzione di opere psicoagogiche tese alla *consolatio,* a elaborare in via psicoterapeutica il dolore psichico di persone affette da una sofferenza emotiva connessa con una perdita. La dottrina stoica offre i principi per intraprendere sul piano psicologico la cura di disturbi da tempo affrontati esclusivamente con terapie fisiche, ovvero con grossolani metodi abreativi, suggestivi, catartici.

Le grandi epifanie di Apollo, di Dioniso e della Madre Cibele non solo perdono credibilità, ma vengono derise e rifiutate come frutto della superstizione, secondo l'insegnamento di Epicuro. Epicuro pone le basi etiche e naturalistiche per un approccio all'isteria che sarà chiaramente impostato dal medico Sorano di Efeso, critico nei confronti della posizione fallocentrica di Ippocrate e di Aristotele. Epicuro introduce un'articolata disanima delle malattie dell'anima, proponendo come risvolto psicoagogico ed educativo il taglio deciso delle fonti biologiche delle passioni, allo scopo di perseguire uno stato di atarassia, unica forma di felicità. Non l'appagamento orgastico della *cupiditas* dell'eroe e generalmente dell'istinto e neppure l'adesione fideistica ad un piano cosmico teleologico possono portare l'uomo ad un equilibrio e alla serenità, ma il razionale, volontario e non sofferto allontanamento dai bisogni che, anche se appagati, tornano sempre a reclamare soddisfazione. Per Epicuro, pertanto, la verginità, la sterilità, il celibato maschile sono soluzioni ottimali per evitare malattie fisiche, turbe emotive, contrasti e conflitti inestinguibili[16]. La filosofia non deve ingannare la donna con ideologie astratte, nate da preconcetti tesi a inquadrare certi comportamenti secondo giudizi morali aprioristici o secondo una visione dell'organismo di tipo finalistico: la filosofia deve tendere ad ammaestrare, educare, indicare le direzioni che portano a mete equilibrate e non pericolose per la vita psichica dell'individuo. Libero da condizionamenti religiosi, ideologici o teologici l'uomo, come la donna, deve tendere ad un tipo di esistenza misurata e tranquilla, felice perché priva di turbamenti: lo stato ottimale non è il piacere attivo, ma la *vacuitas doloris*. La filosofia epicurea sostiene la necessità di non lasciarsi condizionare da rigide norme sociali e morali: è per questo che la donna non può essere vista come esclusivo soggetto di diritto del maschio, della famiglia e dello stato. Suo compito non è accettare imposizioni in vista di obiettivi generali, ma giungere alla conoscenza interiore per raggiungere l'equilibrio psicofisico[17].

La concezione materialista e meccanicistica della realtà fisica e psichica, impostata da Leucippo, Democrito e Eraclide Pontico si riflette sul piano dell'antropologia e dell'etica, mentre comporta la critica al mito, alle divinità terapeutiche, alle dottrine dogmatiche e ai sistemi medici ippocratici. In una prospettiva essenzialmente individualistica, le mete da perseguire sono l'equilibrio psichico, ottimali relazioni d'amicizia, la serenità interiore. L'uomo non deve tendere alla soddisfazione orgastica, perché proprio dagli istinti, specie da quelli sessuali che perennemente bramano l'oggetto d'amore, secondo Epicuro, vengono i mali più gravi; essi, perciò, non devono trovare ascolto, non devono essere soddisfatti se non attraverso un comportamento casto, o meglio, devono essere sradicati con speciali diete povere di cibi ritenuti stimolanti.

Il desiderio erotico contiene in nuce il *pathos,* esprime certo una piacevole spinta istintiva in « movimento » che, se soddisfatta, dona una breve voluttà, un godimento quindi dinamico: esso, però, se pure appagato non si sazia, ma richiede un nuovo esaudimento, creando così una frustrante catena continua fra stimolo e soddisfazione che alimenta disagio, conflitti, infelicità, tormenti, timori e disordini del comportamento. Il matrimonio e la maternità non sono quindi per Epicuro dei doveri, né comportano per adempimento di un fine cosmico la salute psichica, ma rappresentano duri compiti e pesanti necessità sociali che è consigliabile evitare, perché turbano l'equilibrio auspicabile sia sul piano fisico sia su quello mentale. Il parto, l'allattamento dei figli e la stessa gravidanza sono pene che la donna riceve in cambio di un breve godimento fisico; sono spesso, inoltre, delle condizioni patogene che occorre dunque evitare. L'individuo, poiché è formato da agglomerati di atomi in continuo movimento, è destinato con la morte ad un processo di disaggregazione; non ha perciò alcuna ragione di assumersi il compito di propagare la specie umana, come voleva Ippocrate e Platone. Epicuro e poi Lucrezio diffondono l'idea di una sessualità intimamente patogena e vedono nel legame d'amore non il segno di un eros divino, ma un rapporto istintivo del tutto irrazionale.

La donna, dal pensiero classico localizzata come vagina che appaga l'eros e come utero che nutre, deve sfuggire ai compiti dolorosi e pericolosi che derivano dalla genitalità, ricercare un'ottimale felicità, anche se modesta, nell'amicizia e in relazioni equilibrate e caste, per evitare i rischi connessi con le funzioni fisiologiche dell'utero e della vulva, secondo il modello mitico-religioso di Artemide e del suo fedele seguace Ippolito. L'impostazione filosofica di Epicuro, sia per la sua componente fisiologica sia per quella etica, avvalora il comportamento dei due mitici simboli della verginità, scelta d'obbligo secondo il filosofo per chi voglia evitare i travagli della gravidanza e i sacrifici del matrimonio.

Questa impostazione influenzerà la medicina detta « solidistica » o « atomistica », come elaborata da Asclepiade di Prusa, amico di Cicerone e di Lucrezio, determinando quella visione dell'isteria che fu espressa dal medico, di professione ostetrico e ginecologo, vissuto al tempo degli imperatori Traiano e Adriano, Sorano di Efeso. La filosofia stoica non impostò il problema della estirpazione delle fonti biologiche dei sentimenti e delle emozioni, limitandosi ad elaborare la teoria del loro controllo razionale. Essa, infatti, che affondava le sue radici nel pensiero biologico di Ippocrate, con valenze vitalistiche assai pronunciate, e nell'impostazione biopsicologica dei Pitagorici e di Platone, contribuì alla deliminazione dei *morbi animi* e favorì, sul piano metodologico, il sorgere della corrente medica detta « pneumatica »[18].

Il centro di tutta la psicopatologia non è più il sangue o gli umori, bensì il pneuma, l'anima somatica, diffusa in tutto il corpo quale tono cinetico, con proprie caratteristiche fisiche caldo-umide. I *morbi animi* e quindi l'isteria, sono correlati con modificazioni delle qualità fisiche del pneuma o del suo tono: esso può diventare più caldo, più freddo, più secco, più umido, ovvero dilatarsi, restringersi, frammentarsi. Queste modificazioni fisiopatologiche nella *aegritudines* avvengono in via psicoreattiva per eventi che elicitano determinate emozioni: la rabbia riscalda il pneuma, la paura lo raffredda, il timore lo sposta verso il basso del corpo. Ogni organo contiene un tipo di pneuma sotto forma di una tensione elastica che, per meccanismi di simpatia, si collega con gli altri organi; un determinato sintomo psichiatrico è sostenuto da un'alterazione del pneuma. La sintomatologia della *passio* è soprastruttura di una modificazione del pneuma determinata da emozioni: la perdita di un oggetto di amore causa la tristezza, questa emozione raffredda il pneuma e da ciò la *defatigatio,* l'astenia, il dimagramento, l'anoressia, il pallore. La fisiologica connessione fra pneuma e *logos* determina, in via emotiva, la formazione di meccanismi somato-psichici e psico-somatici; da ciò deriva la complessità della sintomatologia dei *morbi ani-*

mi. In questa prospettiva un giudizio irrazionale, una *opinio,* un'immagine mentale patogena come il *phantasma,* una previsione pessimistica come nel *timor,* possono determinare l'avvio di disfunzioni del pneuma fisico che si manifesta con una definita sintomatologia. In questa prospettiva, il filosofo stoico Crisippo aveva trattato degli aspetti clinici delle malattie mentali e delle *aegritudines* da un punto di vista razionalistico; il sintomo dei *morbi animi* sarebbe l'espressione non tanto di una emozione quanto di un giudizio falso. Egli aveva influenzato il pensiero medico con le opere *De animi passionibus* e con il *De curandi ratione*[19]. La distinzione di due tipi di pneuma, uno psichico localizzato nel cervello e uno somatico nei vari organi, supportava svariate possibilità interpretative circa l'etiologia delle *passiones.* La più lineare ma intellettualistica era quella di Crisippo[20], che riteneva bastasse un giudizio errato, per un assenso dell'io al contenuto del *phantasma,* perché fosse possibile cadere preda di stati passionali; la tristezza e il timore come la rabbia e l'ira originavano da una sopravvalutazione dell'oggetto d'amore. Al contrario, Posidonio, positivamente valutato dai medici, specie da Galeno, riteneva che soltanto l'interessamento del pneuma fisico, per una sua *proclivitas* e per l'impeto emozionale potesse trovare la strada verso la psicopatologia, indice che l'emozione aveva piegato la resistenza del *logos*[21].

Per Zenone[22] la dialettica fra il logos psichico e il pneuma fisico localizzato nella *physis* degli apparati dell'organismo animale nasce dalla stessa struttura biopsicologica dicotomica della fisiologia umana, fondata sull'intima diversità di funzioni razionali e di spinte istintive. Per raggiungere l'eudemonia occorre che la ragione non ceda alle lusinghe degli istinti e mantenga la direzione dell'organismo; per Zenone la parte naturale, animale, della *physis* è necessaria e non deve essere del tutto coartata, come volevano gli epicurei e Crisippo, bensì piegata alla ragione secondo le « leggi della natura ». Il concetto di *pathos,* in questo contesto psicofisiologico, indica un sommovimento psico-fisico che comporta una sofferenza passiva di un individuo sopraffatto dalle emozioni che non riesce a controllare tramite il *logos.*

Un clinico dell'antichità, Areteo di Cappadocia, del II secolo d.C., che proseguì l'opera avviata dal maestro Archigene di Apamea, uno dei fondatori della corrente medica « pneumatica », studiò le funzioni del sistema nervoso centrale secondo la fisiologia stoica e le psicosi ciclotimiche, accogliendo i dettami del vitalismo per interpretare le malattie psichiatriche e l'isteria[23]. La sua trattazione più completa dell'isteria è contenuta nell'opera « Sulle malattie femminili »[24]. Areteo, come Ippocrate, ritiene che l'isteria sia un disturbo che origina dall'apparato genitale della donna, ma non a seguito di ingorghi umorali, sanguigni o per l'emissione di vapori tossici. Il sistema genitale della donna è per natura proclive a subire in via idiopatica o riflessa alterazioni patologiche che si manifestano con sintomi psichici; esso contiene un pneuma fisico per natura estremamente instabile, proprio per intime ragioni fisiologiche: esso risente sfavorevolmente dell'influenza negativa del *phantasma* caricato di energia erotica.

Il pneuma dell'utero, come pensava il medico Magno di Efeso[25], è un facile terreno per l'azione patogena di emozioni, sentimenti e immagini mentali, quindi sede frequente di « affezioni » dette « turbamenti » o *pathemata.* Esso non è stabile, perché sollecitato da un metabolismo umorale cangiante in quanto ciclico, connesso con la fisiologia dell'apparato genitale: mestruo, gravidanza, parto, aborti, allattamento, orgasmo sessuale. L'anima vegetativa dell'utero è, secondo Areteo, estremamente fragile, da un lato perché connessa con una fisiologia « instabile », dall'altro perché facilmente influenzabile da una particolare vita mentale: infatti è soggetto a ritmi circadiani e mensili con modificazioni estreme del *tonos.* L'utero non raggiunge quasi mai una stabilità ottimale, proprio perché soggetto a movimenti tonici di contrazione, detti da Areteo *collectiones,* e da altri dilatativi chiamati *efflationes.* L'isteria è l'indice patognomonico di questa eccessiva instabilità fisiologica del pneuma dell'utero, vera e propria *proclivitas* femminile, da cui derivano i sintomi sul piano della clinica[26]. Gli elementi che costituiscono l'organismo e lo stesso pneuma possono identificarsi in tensioni, nuclei di energia biologica, secondo la terminologia della scuola pneumatica dette *potestates*[27]. Se queste fonti di energia localizzate nell'utero diventano meno calde e si contraggono, di riflesso si manifesta la *suffocatio;* se l'energia delle *potestates* aumenta e diventa più calda, si avranno disturbi isterici estrovertiti come tremori, contrazioni, convulsioni, deliri. Il pneuma, in quanto energia dinamica diffusa in tutto il corpo, connessa con lo stesso pneuma psichico, è pronto a ricevere sollecitazioni per ogni stimolo: fisico, psichico, emotivo, mentale. Le modificazioni del pneuma dell'utero si riflettono sul pneuma psichico per il tramite di immagini psichiche che nascono dall'influenza simpatica di un tono cinetico modificato sulla mente; la paura per un tono cinetico freddo alimenta timori e la formazione di immagini mentali orientate in questa direzione; pneuma organico, pneuma psichico o *logos* e fantasma sono connessi da un legame simpatico. L'isteria è un *affectus* di tipo simpatico, per un pneuma diventato caldo o freddo, dilatato o concentrato: essa si presenta con sintomi « caldi » o « freddi » detti *torminationes.*

Al tempo di Nerone si era formata in Roma una scuola medica con interessi psichiatrici, che annoverava clinici esperti che si ispiravano alla filosofia stoica, la cui metodologia e i cui principi permettevano di inquadrare e classificare i disturbi mentali: Agatino di Sparta, Ateneo di Attalia, Magno di Efeso, Archigene di Apamea ne sono i principali esponenti.

Essi spostano la prospettiva etiologica su un piano diverso rispetto a quello classico, sostituendo la patologia del sangue mestruale con quella connessa col pneuma; la mania uterina, la ninfomania, nasce da un pneuma eccessivamente caldo, mentre la soffocazione uterina da un pneuma troppo freddo. Lo spostamento dell'obiettivo comportava il distacco da un arcaico approccio all'isteria basato sulla tossicità del sangue mestruale, che rifletteva una proiezione sulla donna di sentimenti ostili di una ideologia fallocentrica. La valorizzazione della interazione fra *logos*, pneuma psichico e pneuma fisico comportava ulteriori sviluppi con sfondo psicosomatico e psicodinamico sino ad allora poco valutati dall'ambiente medico. L'ideologia del pneuma non si fondava sull'esistenza di individui con un apparato genitale anatomicamente diverso: in quanto energia pura, che saliva e si localizzava nella mente e diventava forma psichica, immagine, *nomos,* il pneuma non è esclusivo né del genere maschile né di quello femminile. Il modello pneumatico dell'organismo e della vita mentale si prestava sia a interpretazioni razionalistiche strettamente ideogene come quelle di Crisippo, sia a valutazioni psicodinamiche e biopsicologiche come quelle di Zenone e di Posidonio; esso distaccò l'isteria da un paradigma rigidamente psicosessuale a base bio-umorale e contribuì a valorizzare il ruolo svolto dalla vita mentale e dalle emozioni in una malattia che da secoli era correlata a una disfunzione del ciclo mestruale. Questo fu reso possibile anche dal fatto che i medici pneumatici spostarono il centro della vita irrazionale dagli organi genitali al sistema cardiovascolare, nucleo anatomico e fisiologico della vita « animale ».

Il nucleo della vita organismica non è nelle sostanze liquide, negli umori, per cui la psicopatologia non riflette dismetabolismi quantitativi e qualitativi degli stessi, ma nella *potestas del pneuma,* come voleva Ateneo di Attalia[28]. Archigene di Apamea nelle opere *De insania* e *De morbis uteri* avvalora le componenti psicoemotive, come avevano fatto Cicerone nelle *Tusculanae disputationes* e Seneca nel *De ira.* Sentimenti negativi possono modificare lo stato fisico del pneuma; la « paura, l'ira, la rabbia e la tristezza » per Archigene raffreddano il tono cinetico del pneuma e tale mutazione si riflette sul pneuma del cuore, rendendolo omologo; da ciò la *suffocatio* che Archigene correttamente chiama sincope. La donna perde coscienza non per i colpi, la assiomatica *strangulatio,* di un utero ingorgato di sangue che si muove disperatamente nel corpo alla ricerca dell'orgasmo liberatorio, quanto per emozioni correlate con specifici eventi o con particolari immagini mentali, per una *perturbatio animi.*

I disturbi isterici per Archigene nascono da una funzione alterata di un organo e assumono sempre un aspetto somatico: essi non hanno alla loro base però una disfunzione idiopatica, bensì un meccanismo che avviene per connessioni ideogene, psicogene o emotigene[29].

Questo noto e valente psichiatra, profondo conoscitore della terapia delle disfunzioni psicosessuali, professò l'arte medica con notevole successo al tempo di Traiano[30], tanto che scrittori e poeti ne parlano con rispetto. Egli accolse l'ipotesi di Agatino di Sparta circa la possibilità che il pneuma potesse subire ben otto modificazioni fisico-chimiche, sostenendo altrettante condizioni psicopatologiche. Isolò dal complesso delle *suffocationes* quadri clinici di tipo neurologico chiamati *sopores,* che derivavano non tanto dall'utero quanto da una sofferenza per *sympathia* del pneuma cerebrale. Si trattava di un pneuma diventato eccessivamente freddo che, per « consenso », diminuiva la temperatura del sangue provocando il sopore. Il pneuma, nel caso diventi troppo caldo, al contrario riscalda il sangue che, a sua volta, si riflette come « un'ombra » patogena sulle funzioni psichiche che diventano eccitate: un eccesso di sangue caldo al cervello determina quadri clinici maniacali. Anche « cefalea e emicrania » non rappresentano sintomi dell'isteria, ma modificazioni di caratteristiche fisiche del sangue, con mutazioni nel tessuto cerebrale.

Archigene di Apamea, come altri medici pneumatici contemporanei, quali Filippo di Cesarea, Posidonio di Apamea e Cassio, come anche il clinico Erodoto, aprì quella strada con percorso semeiologico che portò, in un tempo felice e fecondo per la scienza, alla frammentazione della nosologia dell'isteria, dapprima conformata attorno a quadri clinici dogmaticamente addebitati ad una patologia umorale dell'apparato genitale della donna. Il *catochos* e la mania, proprio perché spesso confusi con la *suffocatio* e con la ninfomania, furono i due quadri clinici accuratamente esaminati da Filippo di Cesarea e da Erodoto e addebitati all'azione di un pneuma rispettivamente freddo e caldo.

Ateneo di Attalia modificò l'approccio pneumatico, ammettendo l'esistenza di una correlazione fisiologica e patologica fra pneuma e umori, fra caratteristiche fisiche del sangue e stato dei quattro elementi, aria, acqua, terra e fuoco. Le modificazioni del pneuma sarebbero una sorta di via finale comune dell'interazione di molti fattori; esse si rifletterebbero sulle caratteristiche del tono arterioso periferico, che diventerebbe più ampio, più stretto, più forte, più debole in rapporto con eventi che, in qualche modo, modificherebbero il tono idiopatico del pneuma. Ateneo di Attalia, come Agatino di Sparta, ritiene che nei disturbi psichici e nelle malattie dell'anima non debbano essere prescritti aprioristicamente i bagni caldi, bensì bagni freddi, perché i primi causerebbero un abbassamento del tono vitale con disturbi di tipo « sincopale »: i bagni freddi risulterebbero stimolanti sul pneuma psichico. Affrontando l'annosa questione del rapporto fisiologico fra sangue mestruale e sperma e il loro rispettivo apporto alla generazione, per il passato risolta a vantaggio del maschio, Ateneo ritiene che ambedue siano necessari alla nascita di una nuova vita; egli rimane ancorato all'impostazione ippocratica per la convinzione che il sangue della donna nutra mentre lo sperma agisca come fattore attivo e creativo[31]. Altri medici pneumatici, vissuti al tempo di Traiano, esaminarono criticamente crisi di *suffocatio* che chiamarono *sopor* e di ansia acuta notturne dette *incubus*, non accettando l'ipotesi uterina di tali manifestazioni. Erodoto addebitò la prima sintomatologia a disturbi cerebrali organici e la denominò *cataphora*, Posidonio precisò che le crisi di ansia acute notturne sono indice di malattia epilettica larvata, sintomi premonitori di tale disturbo[32]. Nel II secolo a.C. la filosofia stoica aveva influenzato l'indirizzo psicopatologico: il medico Filagrio[33] e la dotta ostetrica Aspasia di Mileto[34] avevano affrontato l'isteria, in specie la *suffocatio uteri,* appoggiandosi alla fisiologia pneumatica. Filagrio era particolarmente interessato alla semeiologia clinica della *defatigatio* e della *lassitudo*, che inquadrò come « astenia con tensione psichica ». Aspasia aveva denominato la soffocazione uterina con un nuovo termine empiricamente più adeguato, *stupor,* limitandola al puro dato sintomatologico e lasciando cadere i presupposti mitologici connessi con la *strangulatio uteri.* Per Aspasia malesseri « diffusi in tutto il corpo », presenti nella patologia femminile, possono avere una genesi uterina o un legame con l'apparato genitale, perché « teso » oltre la norma a causa di una « insoddisfazione sessuale » che ne aumenta il tono vitale[35]. La patologia delle *passiones,* poteva essere ricondotta all'utero, ma non sempre al meccanismo della *transmigratio.*

Per Aspasia si trattava dell'azione di un tono anomalo dell'utero, che trasmetteva al soma e alla psiche un eccesso di stimolazioni che si riflettevano nella sintomatologia. Aspasia, influenzata dallo stoicismo e dalla fisiologia di Aristotele, ritiene che la *menstruorum retentio* determini un accumulo di sangue che sostiene un immenso calore, con conseguenti molestie isteriche. Aspasia si era interessata della patologia connessa con i « parti difficili » e aveva notato che in molte donne la gravidanza non era ben accetta, così che cercavano di abortire: *gravissima onera gestare enitatur*[36].

Filagrio sostiene che la mancata soddisfazione erotica può « tendere » l'utero, ma in donne predisposte, *paratae* e, di riflesso, provocare *gravitas corporis,* come « cefalea, dolori allo stomaco, sensazioni di calore diffuse in tutto il corpo, inquietudine e ansia ». Per tale sintomatologia ritiene utile, in connessione col fatto che l'utero è diventato « molle e freddo », praticare bagni caldi e semicupi[37].

Questa puntualizzazione sugli aspetti psichici dell'isteria condizionò il tipo di intervento terapeutico basato sull'uso del succo del papavero, sotto forma di un preparato del medico Filonio, detto *philonium*[38], a base di succo di papavero, miele, liquirizia e vino. Nel caso di stupori psicogeni, di *suffocatio,* Filagrio consigliava al contrario terapie stimolanti a base di infusi di erba calaminto, di pillole di castoreo e di semi di cannabis indica. Utili coadiuvanti in ogni caso, erano ritenuti bagni caldi e freddi, massaggi con unguenti profumati o con olii nei quali erano state mescolate ruta, cassia e viticina.

Aspasia a proposito dell'etiologia della *suffocatio* sembra ancora aderire in qualche misura alla teoria dell'utero mobile poiché, pur valorizzando i dati psicoemotivi della sintomatologia isterica come « paura, timore, tristezza », ammette che nel caso di un utero « gonfio per i canali chiusi per ritenzione del sangue mestruale » possa determinarsi un movimento dell'organo, chiamato *recursus uteri,* che alimenta disturbi in quanto « tutto il corpo può essere colpito »[39].

L'uso del succo di papavero divenne frequente nella medicina ellenistica per controllare sia i dolori dei « visceri » sia per attenuare la sofferenza psichica dei *morbi animi.* In questa direzione operarono Filonio e i medici pneumatici Demetrio di Apamea, Mnesisteo e Andrea di Caristo. Divenne comune l'uso del *diacodio,* formato similmente al *philonium,* con oppio, liquirizia, miele, e della notissima composizione perfezionata dal medico e farmacologo di Nerone, Andromaco di Creta,, la *theriaca*[40], la medicina della *beatitudo,* formata da vari componenti fra i quali primeggiava il succo di papavero.

Nonostante le numerose innovazioni, favorite dal progresso della scienza ellenistica e dall'influenza delle dottrine filosofiche stoica ed epicurea sulla psicopatologia e sulla clinica, con risvolti di rilievo anche sull'approccio terapeutico, nella società romana la donna continuava ad occupare il posto culturale e sociale stabilito dal costume tradizionale, che, senza punte di misoginia subordinava il femminile al maschile. Stereotipi morali, filosofici, letterari e poetici riflettono infatti il giudizio che l'uomo formulava circa la dignità e il ruolo propri della donna. Giovenale nelle « Satire »[41] ricorda un caso di crisi acute di ansia, di panico e di manifestazioni motorie di tipo isterico in una donna che aveva tradito il marito ed era stata colte in flagrante; inoltre nella meritatamente famosa sesta satira, propone tipologie femminili nettamente negative e in chiave di misoginismo. Anche se esisteva una disciplina giuridica che tutelava la donna nell'ambito del diritto matrimoniale, in particolare dopo la legge voluta da Augusto *de maritandis ordinibus,* l'uomo esercitava sempre un'autorità assoluta e deteneva fondamentali prerogative.

La conquista più alta della medicina pneumatica, oltre che nell'avere svincolato l'isteria dal dogmatismo ippocratico, consiste nella piena valutazione dei disturbi psichiatrici minori sulla base di un'impostazione psicodinamica. Sono poste in risalto problematiche psicoemotive ritenute fondamentali per inquadrare le *passiones,* sostenute da un *pathos* a genesi conflittuale. I meccanismi che sostengono questa psicopatologia non nascono da dismetabolismi biologici, ma da movimenti del pneuma che si riteneva avvenissero in uno strato psichico profondo al di sotto dell'io cosciente, in una zona sub-conscia chiamata *hypometikos.* La sede anatomica di questo pneuma, forza di coesione fra il soma e la psiche razionale, per Archigene di Apamea si troverebbe nel sistema cardiovascolare e indicherebbe un'attività qualificata dal medico come « tono pneumatico ». Archigene di Apamea, medico e psichiatra della Roma traianea, scrisse numerose opere[42], sul tetano, sui tumori delle mammelle e dell'utero, sulla cefalea tensiva, sull'emicrania, sull'apoplessia e sull'isteria e elaborò numerosi prodotti igienici ed estetici: per annerire i capelli[43], lozioni antiforfora[44], dentifrici[45] e notissima, una crema per eliminare le strie addominali provocate dal parto[46]. A Roma era spesso chiamato a consulto per disturbi psichiatrici, psicosessuali e inerenti alla patologia femminile isterica. Giovenale lo cita varie volte con senso di stima, testimoniando il credito che il medico godeva come psichiatra[47]. Archigene era ben consapevole di quale valore avessero i disturbi affettivi come la malinconia, la tristezza e il timore nel sostenere manifestazioni isteriche: queste indicavano che il pneuma dell'utero, come del resto avveniva per la tunica delle pareti arteriose, era affetto da movimenti di « dilatazione » e di « contrazione », che si trasmettevano per interessamento del tono pneumatico, agli organi e alla mente. Era senz'altro la repentina e variabile modificazione del *tonos* del pneuma dell'apparato genitale della donna a sostenere una psicopatologia varia e cangiante, che neppure l'impostazione « vaporosa » di Diocle di Caristo poteva conciliare con la clinica e la semeiologia.

Archigene, come gli stoici, poneva il centro della vita psichica, di quello che chiamava *principatum,* nel cuore e, per un aumento di calore del sangue o per un suo raffreddamento, per via di un « consenso », si potevano avere la mania o il sopore. L'effetto della sfera psichica sul tono vitale era dimostrato dalle alterazioni del polso in corso di disturbi definiti *languores,* dal fatto che *animi deliquia* succedevano a emozioni come, « tristezza, ira, terrore o gioia eccessiva »; l'« euforia » del soggetto maniaco avveniva per « consenso » per l'azione sulla mente di un sangue più caldo a causa di un tono vitale esaltato.

Fu il più grande psichiatra clinico dell'antichità, acutissimo descrittore degli aspetti semeiologici delle malattie mentali e chiaro e preciso nosologo, Areteo di Cappadocia, a portare un ulteriore intervento chiarificatore in senso psicosomatico e psicodinamico sul meccanismo alla base dell'isteria. Egli utilizzò l'impostazione psicofisiologica degli stoici per realizzare una visione monistica e globalistica della vita psico-fisica, euristicamente valida per interpretare gli *animi morbi* e l'isteria. Non esisterebbe una netta separazione fra soma e psiche, fra vita organica e vita della mente, in quanto ogni manifestazione dell'organismo vivente è espressione di stati particolari del pneuma. Questa sostanza, diffusa in tutto il corpo e localizzata con specifiche caratteristiche fisicochimiche in ogni organo, coordina tutto quanto di fisico e di psichico avviene nell'individuo; tutti i fenomeni che si possono notare, normali e patologici, segnalano una precisa modificazione del pneuma; non esisterebbe una netta dicotomia fra mondo psichico e sfera biologica ma una totalità organismica che è l'espressione di un modo di essere del pneuma.

Il concetto di forza vitale elimina la barriera fra organico e inorganico unificando l'organismo secondo il principio di auto-attività, così che si viene a inquadrare una correlazione fra schema morfologico e forza coesiva, che costringe la natura entro certe regole. La forma, il sintomo, i modi di essere sono il segno di una specifica qualità del pneuma, base fondamentale di tutto quello che avviene nell'organismo, dall'attività più elementare e meccanica alla più elevata e spirituale.

L'originale impostazione di Areteo di Cappadocia si erge sul fecondo insegnamento di Archigene di Apamea in merito al ruolo svolto dal pneuma nella *passiones.* L'evidente correlazione fra emozioni e modificazioni della frequenza e dell'ampiezza del polso arterioso periferico pose le basi per la teoria vitalistica dell'isteria, oltre che studi con riferimenti al rapporto fra polso e disturbi emotivi quali ira, paura, rabbia, timore[48]. L'esistenza di un tono vitale era palese anche all'osservazione della fisiologia normale. Per Archigene il nucleo dove prende vita e poi si diffonde nell'organismo il pneuma, è il cuore: *principato anima vim in corde.* Il pneuma è un tono, un'energia che connette gli organi e presenta modificazioni di ampiezza, velocità e forza in correlazione con eventi emotivi: ad esempio, la perdita di coscienza è correlata per Archigene con uno *spiritus humidus et frigidus in corde.* L'applicazione di questa teoria all'isteria, come si evince dalla teoria di Archigene è conseguente: il tono dell'utero in certi casi di isteria si « distende », si dilata, per cui nasce una sintomatologia « dolorosa », mentre, a sua volta, da questa derivano disturbi funzionali all'addome, *incidentia,* che Archigene denomina *torminatis.* Tale sintomatologia si riflette per simpatia e genera una globale sofferenza cenestopatica. In questa impostazione il meccanismo dinamico non è più rigido e globalmente meccanicistico, giacché, come una sofferenza del pneuma locale può dar luogo a *accidentia,* viceversa questo può accadere anche tramite un'immagine psichica o una emozione: con la scuola pneumatica si apre la strada all'interpretazione psicodinamica dell'isteria[49]. Areteo di Cappadocia sviluppa ulteriormente sul piano della clinica questa impostazione di Archigene di Apamea. Il pneuma è unico, ma assume caratteristiche fisiche diverse nei vari organi e forme, tono e qualità non omologhe. Nella vita mentale il pneuma configura immagini, pensieri, sentimenti e emozioni mentre nelle arterie esso è presente come tono cinetico. Tuttavia, quello che nella mente è sentimento rabbioso, nella tunica arteriosa si esprime con aumento del tono; ciò che nella mente è paura e timore, nel cuore si manifesta con un tono pneumatico freddo e umido e di riflesso con una iposfigmia. Un aumento del calore del pneuma sostiene una modificazione globale con accelerazione del polso, iperattività muscolare, euforia e idee di grandezza, la mania: tutti i sintomi hanno alla base un unico fattore causale. Esiste un'unità di fondo fra i vari aspetti semeiologici di un quadro clinico giacché essi sono sostenuti da una correlata modificazione fisica del pneuma. Per Areteo, tono pneumatico e immagine mentale, emozione e contenuto delle idee, costituiscono una struttura unitaria e correlata perché satura in ogni suo aspetto di un omologo meccanismo etiologico. Il *pathos* esprime, a diversi livelli e con polimorfa sintomatologia una condizione di un pneuma che fisiologicamente si intreccia in tutto il corpo e tutto pervade: ciò che compare come aumento tensionale nell'utero si conforma come dolore, come tormento addominale e di riflesso come timore e giudizio errato.

Il pneuma,identificato per la componente psicosessuale come *libido,* si prestò ottimamente allo scopo di inserire l'isteria nell'ambito delle « affezioni », delle malattie dell'anima. In questa prospettiva monistica, esisterebbe una diversità fenomenica dei sintomi sotto la quale si avrebbe un'unità sostanziale, seppur diversificabile per condizioni fisico-dinamiche variabili, dello stato del pneuma. La vita mentale e lo stato del pneuma dell'utero sono fra loro connesse in quanto, da un lato, il tono dell'apparato genitale, seppur in stato fisico diverso, si dirama sino alla mente, dall'altro perché, per meccanismi elastici tale modificazione fisica avviene lungo tragitti spaziali scaglionati nei vari organi, sempre a carico, tuttavia, della stessa materia vivente, il pneuma. Un particolare stato tensivo del pneuma dell'utero si trasmette al cervello, dove viene vissuto, elaborato e strutturato in sentimenti, emozioni e giudizi che sollecitano la formazione di un *phantasma*, che attiva una dinamica psicopatologica, anello finale di tutto quello che è avvenuto a carico del pneuma dell'apparato genitale della donna.

Areteo di Cappadocia ritiene che nell'organismo tutto pulsi per una cinetica tonica, idiopatica, non spaziale bensì vibratoria, conformata secondo « vibrazioni, dilatazioni e restringimenti »[50]. Come aveva sostenuto lo stoico Cleante, il filosofo preso ad esempio dai medici della corrente pneumatica, non esisterebbe una dicotomia, se non funzionale, fra soma e psiche; tutto ciò che vive, atti motori, pensieri, emozioni, vissuti immaginativi mentali nasce dall'attività del pneuma. Questo è sempre sede di mutamenti tensivi diretti verso la periferia o il centro del corpo, come tipicamente avviene per la parete delle arterie e il muscolo del cuore, espressione concreta del tono cinetico. La tensione fisica del pneuma, un evento emotivo e uno specifico stato mentale sono in diretta correlazione « simpatica »: il sintomo è il correlato della complessa modificazione del pneuma, come « un'ombra » di tutti i movimenti tensivi che alla fine si esprimono con disfunzioni somatiche. Affetti, emozioni e sentimenti sono diversi fra loro perché è diversa la condizione del pneuma che sottende tali stati psico-fisici: gli istinti, le pulsioni, l'irrazionale, ha una propria consistenza vitale, non per un meccanismo corpuscolare bensì per un tono alla base dell'esistenza dell'organismo. Le emozioni non sono realtà anomale ma fanno parte della stessa vita perché segno di condizioni fisiologiche del pneuma in particolare stati che esprimono un patire, una *passio.* Il nucleo dei *morbi animi* è una condizione di sofferenza passiva, uno stato detto *patetikon,* che esprime la resa dell'io davanti all'assalto di sentimenti sgradevoli elicitati dal *phantasma.*

Per Areteo di Cappadocia le malattie dell'anima originano da tempeste emozionali[51], provocate da movimenti impetuosi e disordinati del pneuma, che si riflettono quali onde d'urto, commuovendo l'organismo. Come sostenuto da Crisippo, non esistono diverse malattie dell'anima, ma polimorfi quadri clinici, potendosi ricondurre la sintomatologia a movimenti anomali del pneuma, ad una sua modificazione chimico-fisica. Il *pathos* non ha un preciso riferimento anatomico, ma segnala la sofferenza per simpatia di un determinato organo commosso: questo accade in casi di sincope e di sopore, dove la perdita di coscienza è sostenuta da un raffreddamento del pneuma del cuore e del sangue che si riflette su di un cervello primitivamente « integro », ma sofferente perché reso ipovitale da un tono cinetico meno attivo. La convinzione che la conoscenza di questi meccanismi potesse portare sollievo al malato, in quanto utile a ridimensionare il risvolto psico-immaginativo si trova nei diversi scritti dal titolo *Consolationes* e *Therapetikos* e nelle stesse *Tusculanae disputationes* di Cicerone, rivolte ad alleviare la sofferenza nelle malattie dell'anima.

Il meccanismo per cui insorgono le malattie dell'anima secondo Areteo di Cappadocia è costituito da stati precisi del pneuma: da « indebolimento », per cui si raccoglie su di sé, si accorcia, o da un « impetuoso agitarsi », per cui si dilata di modo che irrompe negli organi; la contrazione del pneuma è associata ad un « raffreddarsi », mentre la dilatazione ad un aumento di temperatura, per cui diventa « ardente ». Un disturbo psichico di tipo depressivo con paura, timore, ansia, astenia è sostenuto dalla prima condizione, mentre la seconda elicita stati psichici esaltati con agitazione, deliri, allucinazioni, rabbia, collera[52].

Le caratteristiche intrinseche del pneuma sono diverse idiopaticamente nei vari organi, alcuni dei quali contengono un tono cinetico stabile, altri per natura instabile sul piano cinetico e fisico. Fra questi ultimi è da segnalare soprattutto l'instabilità congenita del pneuma dell'utero, facilmente soggetto a risentire, per un'innata *proclivitas,* di eventi fisici, ormonali, emotivi, affettivi e psichici.

L'utero, secondo Areteo, ben fermo nel bacino, fra osso sacro, retto e vescica, non si può muovere[53]; ciò invece può avvenire a carico del pneuma dell'apparato vaginale, che per sua natura è fisiologicamente portato a subire improvvisi sbalzi tonici e dilatativi: « instabile e errabondo per sua intima natura »[54]. È tale modo di essere del pneuma che determina le caratteristiche dell'anima della vagina appetitiva, concupiscente e irrazionale, poco propensa a sottostare ai dettami del *logos*: non l'utero è per Areteo un animale, bensì la « vulva », la parte anatomica femminile simbolo della mitica ninfa e territorio anatomico del piacere orgastico.

La vulva possiede un tono cinetico, un pneuma con caratteristiche di instabilità facilmente modificabile e preda di anomali « movimenti ». Come tutti gli animali inferiori, essa ha, secondo Areteo, l'apparato dell'olfatto sviluppato, di modo che viene emotivamente modificata dagli odori: « si diletta dei profumi così che la vulva diventa allegra e, al contrario, diventa triste e fugge in basso se sente odori nauseabondi »[55]. Il pneuma della vagina possiede una struttura sensitiva e vegetativa propria, primitiva giacchè risente in maggior grado di stimoli semplici come quelli olfattivi: per Areteo, euforia e depressione insorgono in via reattiva a stimoli olfattivi, piacevoli e spiacevoli. Il pneuma della vagina reagisce con malessere o con benessere, con modalità toniche espansive o coartative, con una reattività ciclotimica: euforia e tristezza. La vulva manifesta un *pathos* che contiene in potenza possibilità di esprimere una psicopatologia tipica di malattie, da Areteo dette « circolari »[56], maniaco-depressive. Come avviene per il pneuma della mente, detto psichico, il più elevato nella scala gerarchica della fisiologia, che diventa freddo e stretto nel caso l'individuo perda un oggetto amato, e si espande e si riscalda se possiede il bene, se ottiene vantaggi e sicurezza, così il pneuma della vagina, anche se di natura fisica, oscilla fra stati di piacere e di dolore in correlazione a stimoli emotivi, affettivi, istintivi e sensoriali.

La predisposizione biologica del pneuma della vulva a manifestare squilibri dinamici si basa su di una primaria instabilità, a stimoli specifici, su di un'innata costituzione soggetta a fluttuazioni. Il tono cinetico della vulva, per Areteo, sarebbe fisiologicamente portato a eccedere perché per natura intimamente vacillante. È una forza biologica tonica, che richiede l'esistenza di un egemonico forte e armonico, che controlli le pulsioni erotiche, affinché un pneuma già instabile non sia affetto da movimenti impetuosi, che determinerebbero un *pathos,* segno di una tempesta emozionale a carico del pneuma della vagina, già turbolento per innata predisposizione. Si viene a determinare nella donna una regione anatomica di minor resistenza, per un apparato genitale che ha un tono cinetico instabile: se a questa condizione di *pneumatikos tonos* si associano un io debole e vivaci immagini mentali a forte carica erotica che travolgono l'egemonico, si avrà la comparsa di disturbi isterici. La funzione di coesione del pneuma per mezzo di onde elastiche in un mezzo organico continuo permette un'interazione psicosomatica che può potenziarsi verso l'eudemonia e verso la disarmonia: una vita mentale conflittuale può influenzare il pneuma della vulva e viceversa. Per la forza di tensione del tono pneumatico si crea un'unità per uno stretto legame intercorrente fra tutte le parti del corpo umano, compenetrate di pneuma. Ogni organo contiene una forza vitale che va oltre il suo substrato, perché inserita dinamicamente in tutte le parti dell'organismo senza termine di continuità. Per Areteo di Cappadocia, in linea con la psicopatologia degli stoici, i fattori scatenanti l'isteria sarebbero da localizzare in un pneuma instabile e in una vita mentale dominata da immagini erotiche. In linea con Crisippo, Areteo ritiene che la forza dell'io, il controllo emozionale e l'impassibilità rispetto ai sentimenti, il controllo dell'egemonico sui movimenti del pneuma, siano la base della sanità mentale. Una mente perturbata, disorganizzata per azione di emozioni o di immagini emotigene, comporta una *aegritudo*, con particolari caratteristiche cliniche se alla base di questi meccanismi si trova una spinta sessuale eccessiva. Tanto più, pensa Areteo, sarà presente uno psichismo conflittuale perché fantasmatico, tanto maggiore risulterà « instabile il pneuma della vagina »[57]. Areteo afferma a questo proposito: « sentimenti eccedenti la norma, sia lieti sia tristi muovono il pneuma della vagina e per questi movimenti si hanno i sintomi isterici che sono più frequenti, per questo motivo, nelle donne giovani mentre sono del tutto assenti nelle donne anziane »[58]. Per Areteo, proprio perché la donna anziana ha spinte sessuali attenuate, possiede di rimando una vita mentale « solida » e di conseguenza il pneuma della vagina risulterà « stabile ». Sono i movimenti disordinati e convulsi del *pneumatikos tonos* della vagina delle donne giovani, desiderose dell'orgasmo, che sconvolgono il pneuma dell'organismo, determinando sintomi come « ansia, batticuore, cefalea, vertigini, dolori diffusi » e disturbi psichici come « sopore, tristezza, abulia, astenia »[59].

Il pneuma della vagina configura un'attività dell'apparato genitale della donna, vegetativa e sensitiva, autonoma: esso è visto dal vitalismo come un « animale », una struttura vivente. Per questo l'impostazione psicoemotiva dell'isteria di Areteo non esclude la rivalutazione della teoria dell'utero vagolante di Ippocrate e di Platone[60]. In questa prospettiva, il tono turbolento della vagina ne determina lo spostamento, quello che Areteo chiama *transmigratio,* che sostiene la sintomatologia per via della *strangulatio.* Proprio perché la vagina possiede un apparato olfattivo sviluppato e sensibile Areteo ritiene che, se in movimento, possa essere ricondotta nella sede naturale per mezzo di odori sgradevoli e profumi: profumi in vagina e odori nauseabondi nel naso determinano la guarigione delle crisi isteriche[61].

Areteo, medico e psichiatra, è noto per l'accurata indagine delle malattie mentali, fra le altre quella condotta sulla sintomatologia dell'isteria, che egli ritiene caratterizzata da specifici movimenti volontari e involontari sotto forma di tremore a ampie scosse[62]. Per Areteo il fattore predisponente che sostiene l'instabilità del pneuma è la « giovane età della malata e, a tale fattore correlato, la presenza di uno « stato mentale instabile e volubile », sostenuto non dal *logos* quanto dal *phantasma* e da desideri che risultano staccati dalla realtà: la vita mentale della giovane isterica è, secondo Areteo, caratterizzata da una strutturazione che egli definisce *vaga et erratica*[63]. Sulla base di uno specifico terreno predisponente nasce la sintomatologia isterica per un meccanismo che ha sede primitiva nella mente e che si trasmette alla vulva. Da Areteo è bene delineata l'opposizione tra *mens vaga et erratica* e *mens solida,* forte e robusta, capace di aderire alla realtà e di controllare le pulsioni. La donna isterica è incostante, vacillante nei propositi e superficiale; nei rapporti con la realtà è mutevole, per legami oggettivi poco profondi. Questa personalità immatura e infantile favorisce l'isteria tramite un riflesso fisiologico che dalla mente, tramite il tono cinetico, cade sull'apparato genitale il cui pneuma diventa simile a quello della mente: « facilmente vacillante come lo sono i rami di un albero scossi dal vento »[64].

Tale è la vita mentale della giovane isterica e omologo è lo stato del *pneumatikos tonos* della vulva, che vacilla, ondeggia, è instabile e agitato; la vulva allora diventa *errabunda et instabilis*[65]. La donna isterica è segnata da un destino psicopatologico che emerge da una mente superficiale e di rimando da una vulva, al di sopra del mito anatomico dell'immagine, da un istinto sessuale che ondeggia come mosso dal vento, non profondo né forte, ma superficiale e instabile.

L'isteria, per Areteo, sebbene indichi i « morsi della vagina », segnala la presenza di un pregnante meccanismo psicologico su base emozionale che, incarnandosi in modificazioni del tono del pneuma, slatentizza la sintomatologia che, in sé e per sé, indica una vita mentale e uno specifico tipo di personalità che, coagendo, commuovono il pneuma della vulva. Una *mens vaga* sostiene come fattore determinante quello che si definisce non *morbus,* bensì, con un termine desunto dall'ambito stoico, *vitium*[66]. Si tratta di uno stato mentale tipico di una personalità anomala, che si fonda, come pensa Cicerone, in una predisposizione che definisce *habitus aut adfectio in tota vita incostans et a se ipsa dissidens*[67]. È questo tipo di carattere e di disposizione psichica, *facilitas,* che rende propensi alla *aegrotatio.* La donna con una mente basata sulla *constantia, stabilitas et firmitas* non si ammala di isteria; è l'intemperanza costituzionale che segnala una disarmonia mentale che conduce ad un *vitium,* segno di mancanza di equilibrio, come del resto sono *vitia* la *mulierositas* dei donnaioli e il *mulierum odium* dei misogini[68]. È facile che le emozioni, appunto per una mente superficiale e debole, dilaghino in *venas et viscera,* come sottolineò Cicerone. Per Areteo l'isteria rappresenta pertanto una manifestazione di una donna affetta da uno specifico tipo di personalità psicopatica, congenitamente determinata da una *vitiositas* che, considerata la correlazione fra mente e corpo, riflette sulla vulva un tipo di vita psichica turbata originariamente per una cattiva disposizione morale.

Un *logos* instabile e disarmonico rende inquieto il tono cinetico del pneuma della vagina; di riflesso, si determina una *passio,* che indica una *vitiositas,* una basilare disarmonia e debolezza morale. Un deterioramento primario del *logos,* della *mens,* perché intemperante, sostiene la messa in moto del meccanismo che elicita l'isteria, primo fra tutti i sintomi fittizi, pseudoneurologici, come il « tremore volontario ad ampie scosse », col quale la malata sembra voler dimostrare artatamente la sofferenza e il malessere, richiamando su di sé l'attenzione. La diretta correlazione fra vita psichica e disturbi psichiatrici si configura anche nel *furor*[69], in un disturbo psicotico ossia un *morbus.* Per Areteo questa psicosi è tipica di soggetti di giovane età, che facilmente presentano un elevato *calor vitalis,* cioè del pneuma localizzato nel tessuto ematico. Esso giunge al cervello in maggior copia e surriscaldato così che sconvolge il pneuma psichico: da questo meccanismo si comprende la sintomatologia, che compare soltanto se certi fattori coagiscono e slatentizzano quello che è già per natura innato al temperamento costituzionale della giovane malata: « eccessi alimentari, assunzione di vino in quantità, lussuria, desideri sessuali sfrenati e nel contempo insoddisfazione erotica »; questi fattori scatenano, in giovani donne, una ninfomania che Areteo classifica come *furor,* caratterizzata da « euforia, desiderio continuo di ballare e eccitamento erotico ».

Secondo Areteo, per il *furor* giocano un ruolo determinante una vita psichica intemperante e un comportamento sostenuto da eccessi istintivi sessuali e alimentari; come sosteneva Platone, eccessi di vino, cibo e sesso[70]. Esiste una omogenea correlazione fra *logos* psichico e caratteristiche del *logos* somatico o pneuma: esso può essere coinvolto secondariamente da « eccessi sessuali » non frenati e controllati dalla ragione. L'isteria per Areteo indica una *aegritudo* che si innesca su di un temperamento costituzionale detto *vitiositas,* un turbamento dell'anima su base costituzionale per l'azione negativa di una mente superficiale e puerile. Areteo considera questo meccanismo tipico delle donne giovani come lo dimostra il fatto che i disturbi isterici sono una caratteristica delle *puellae* e non si presentano nelle donne anziane: nelle donne di età avanzata non si hanno disturbi isterici[71]. Questo perché nelle donne di una certa età,per il tipo di vita condotto e per la naturale diminuzione delle pulsioni erotiche del pneuma della vagina, si ha correlativamente una *mens firma ac stabilis:* secondo l'idea di simpatia stoica, sarà tale anche il tono della vulva, *vulva similiter*[72]. Areteo ritiene, come volevano sia Crisippo sia Cicerone, che una *mens solida* comporti una difesa contro le spinte delle pulsioni, contro l'azione negativa della sfera irrazionale. L'equilibrio psichico nasce dalla temperanza, coincide con la forza dell'io, che controlla un'eventuale *proclivitas* della vulva tendente a eccessi erotici. Non tutti i disturbi isterici, benché simili, sono delle *aegritudines,* ma costituiscono dei morbi; avviene in certi quadri clinici, quali la *hebetudo,* il *catochos* e la *morositas,* dove può determinarsi uno *stupor* simile a quello presente nella *strangulatio uteri.* La *aegritudo* si determina per la perdita di un oggetto d'amore che scatena una *passio* accostabile alla *perturbatio mentis: furor amoris.* La libido non ha una spinta ideale bensì carnale, ed è contraria alla *tranquillitas vitae mentis,* perché sostenuta dalla brama, dal desiderio che, se non appagato, determina *morsum doloris*[73].

La relazione di oggetto amorosa non sottende ideali ma brame, desideri erotici, quindi tanto la breve voluttà quanto i timori e le angosce di perdere il bene. Il *logos* aderisce, se debole, alle passioni amorose e non oppone la dovuta resistenza; da ciò si può scatenare, dati certi eventi, la tumultuosa tempesta delle passioni che travolge la ragione. Il pneuma reagisce come avviene, per Areteo, nella drammatica condizione depressiva detta « malinconia amorosa »; in questi casi la perdita di un oggetto di « amore » scatena la complessa sintomatologia caratterizzata da « astenia, pianto, insonnia, tristezza, dimagramento » connessa con la perdita di ciò che Areteo chiama « bene amato »[74].

In questo tipo di *passio,* che invero molti stoici indicavano come forma lieve di malattia mentale per la presenza non soltanto di una *perturbatio animi,* ma di una contemporanea *perturbatio mentis,* il malessere psichico si spiega non sulla base di un *vitium* o di un *morbus* quanto di una *commotio animi.* Anche per Areteo, la malinconia nata dalla perdita di un bene amato indica che la relazione di oggetto non era sana bensì perversa, « insana ». I sintomi connessi con la perdita indicano « malinconia, languore e tristezza », ma non nascono da un buon legame quanto da un cuore incattivito, perché frustrato da una relazione per natura ambivalente e patogena giacché coesistevano « amore e rabbia assieme »[75].

L'amore è insano, sia per la sua intrinseca natura bramosa, sia perché con la perdita vengono alla luce i sentimenti negativi che ne erano alla base. L'infelicità, il tormento, l'avvilimento che lacerano l'animo dell'amante nascono da sentimenti in contrasto, in modo che l'elaborazione della perdita, simile al lutto, avviene in « modo delirante ». Inutili sono in questo caso per Areteo le terapie fisiche e psichiche; il profondo malessere psicofisico scompare come per incanto lasciando il posto alla gioia quando la giovane donna « riesce a riavere quello che amava »: « qui, scrive Areteo, ha chiaramente agito come cura il medico Amore »[76].

Si è visto come dalla filosofia di Epicuro, dalla corrente atomistica in medicina e dallo stoicismo, le passioni erotiche, la *libido amoris* di Cicerone, in un modo più o meno accentuato, fossero viste come perturbatrici di un ordine mentale equilibrato. L'orgasmo appariva come una necessità igienica secondo regole e modalità di attuazione specifiche. L'eros, come l'ira, era visto sotto una luce particolare, come una fonte di mali, in quanto spinta libidinosa irrefrenabile e incontrollata dai *consilium* della *ratio.* Se praticata smoderatamente, la relazione erotica comportava disturbi psichici e fisici come la *imbecillitas animi et corporis;* se troppo limitata, come si credeva accadesse nelle donne isteriche, comportava moti convulsi della vulva. La voluttà erotica doveva trovare un *modus vivendi* affinché non infiammasse l'animo, secondo il principio etico del giusto mezzo, della *medietas* aristotelica.

Nel II secolo d.C. le dottrine di Platone, come quelle di Ippocrate e di Aristotele, sono rivalutate, mentre le ipotesi sessuofobiche degli epicurei e degli stoici ricevono una revisione critica. Anche i medici pneumatici tornano a Ippocrate tramite un equilibrato eclettismo, poiché i modelli vitalistici e quelli atomistici dell'isteria sembravano basati su assunti astratti perché deduttivi. Risultava chiaro come l'etica epicurea e la stoica fossero limiti e traguardi ideali non raggiungibili dall'uomo comune; apparivano per quelle che erano, delle esercitazioni retoriche che non tenevano conto della realtà organismica, come era stata correttamente affrontata da Ippocrate e da Platone.

Un noto medico, fisiologo, clinico e anatomico, Rufo di Efeso[77], seguace della corrente pneumatica con risvolti eclettici, rivaluta l'approccio alla vita sessuale come impostata da Ippocrate e da Aristotele. L'orrore per il *furor amoris* di Lucrezio e di Cicerone e l'elogio della castità di Sorano nascondono pericolosi meandri psicopatologici; si tratta di una visione della sessualità che è patologica, perché giunge alla condanna di una spinta vitale che di per sé è naturale, esprimendo la stessa organicità dell'eros che sarebbe antigienico e pericoloso conculcare. Nella prospettiva di una sana e liberatoria vita sessuale, il coito e l'orgasmo sono beni reali, rappresentano quanto di più naturale e fisiologico esista per giungere al piacere e nel contempo purgare l'anima, la mente e il corpo da residui e da pulsioni negative, che, incapsulate e coartate, indicano una repressione patogena fomentata da una ideologia perversa. La verginità, la castità e la coartazione della vita erotica rappresentano segno di meccanismi e comportamenti innaturali e di valore psicopatogeno, propugnati da teorie estremistiche e da uomini non sani, perché freddi, asintonici e staccati dalla realtà e formati su principi contrari alla natura umana; esse sono infatti giustificate da un approccio unilaterale elaborato da persone « fanatiche », nell'accezione che a questo termine dava non tanto Platone quanto Teofrasto e Galeno. Si tratta di soggetti al limite della follia, invasati da idee prevalenti che originano in sfere mentali staccate dalla realtà quotidiana e espressione di orientamenti paranoicali. I tempi sono cambiati, ritorna per la serenità della donna la voluttà dionisiaca; i dogmi di Sorano di Efeso riguardano una prospettiva che non tiene conto di tutto quello che di buono e di bello è sempre venuto all'uomo dall'eros nella sua espressione fisiologica di unione orgastica, tesa al piacere, di un uomo con una donna: è questi il segno più alto che si erge sulla bisessualità con un'unità voluttuosa che vince la paura della morte. Molte malattie psichiche della donna e dell'uomo trovano origine da una perversa repressione della vita sessuale, esaltata per ideali ritenuti elevati ma che altro non sono che simboli elaborati da uomini malvagi. Per Rufo di Efeso l'eros cura, è la suprema medicina dei disturbi psichici, e i nemici della sessualità, comunque si esprimano e si addobbino, rappresentano « persone che hanno in odio l'umanità »[78]. Rufo di Efeso, noto per pubblicazioni sulla mania, sulla malinconia e sulla satiriasi[79], si inserisce nella polemica capziosa fra sostenitori dell'eros e detrattori. Non soltanto per l'isteria, ma in generale per tutti i disturbi psichici ci si chiedeva se l'orgasmo fosse terapeutico; il legame fra sessualità e isteria era codificato, e il rapporto fra metabolismo umorale e coito aveva ricevuto notevole attenzione da parte di Ippocrate e dei neo-ippocratici. Il manifesto di Rufo di Efeso sul valore della sessualità è chiaro e perentorio: « Ippocrate è lo studioso che vide sempre giusto in merito alla vita sessuale e interpretò correttamente il rapporto che essa ha con il metabolismo degli umori. L'orgasmo è opera della natura e quindi non può generalmente risultare né nocivo né cattivo. Soltanto in certi casi di attività sessuale eccessiva possono comparire danni cerebrali, astenia, depressione connessi con un eccessivo consumo di calore vitale. Sempre il coito evacua la pienezza e impedisce la stasi, controlla gli ingorghi umorali e sanguigni e rende perciò il corpo agile e snello e determina lo sviluppo dello stesso; rende l'animo virile, pulisce i ricettacoli del corpo, dilata i meati e spurga la pituita. Il rapporto sessuale è al massimo salutare, perché rende equilibrati i deliranti, persone con l'anima gonfia di rabbia, guarisce i malinconici, le persone intristite e quelle che odiano l'umanità perché sono dei fanatici. Riequilibria i costumi aberranti, migliora l'epilessia e guarisce dalla cefalea »[80]. Rufo di Efeso non avalla, in nome di un deciso neo-ippocraticismo, le impostazioni ideologiche secondo le quali la malattia psichica sarebbe segno di una disordinata ipersessualità; questa al contrario, gli sembra, come già a lppocrate e Aristotele, il rimedio di tanti mali dell'umanità. Non vale il severo e rigido controllo del logos sulle pulsioni erotiche poiché comporta una visione distorta della vita umana che si vorrebbe costringere entro regole del tutto anti-fisiologiche, tese a sradicare le fonti degli istinti. Tutta la complessa organizzazione psichica esaminata dagli stoici, i sentimenti, le emozioni, le pulsioni negative che gravano sull'io e sul corpo umano hanno un'origine: la coartazione di un *eros* che è invece la valvola di sicurezza per impedire l'emergere di disturbi psichici e di sentimenti contrari alla vita. L'ultimo medico della scuola pneumatica di cui si hanno notizie certe è Teodoro Prisciano[81], vissuto al tempo degli imperatori Graziano e Valentiniano. Nelle sue opere a noi pervenute, *De curatione morborum corporis humani* e *De mulierum accidentibus* egli, pur valorizzando ipotesi della scuola vitalistica, per interpretare taluni quadri clinici, riprende le teorie atomistiche dello *status* stretto e dello *status* largo.

Le condizioni e le esigenze della società dell'epoca, insieme a fattori di crisi economica e di involuzione culturale rispetto ai modelli della prima età dell'impero, si riflettono nell'organizzazione e nella formulazione dei valori assegnati alla donna. Torna, infatti, lo spettro della sterilità femminile causa di mancata creatività e, perciò, indice di un compito fallito, di un male individuale e sociale. Prisciano, come già Ippocrate al tempo di Pericle, pensa che la sterilità della donna « sia la causa di quasi tutte le malattie femminili » e la indica, perciò, come una condizione che, portata all'estremo, potrebbe causare la « fine del genere umano »[82]. Per questo ritiene compito supremo della medicina e della scienza trovare le cause di questa anomalia per il resto « così misteriosa »[83]. La posizione neo-ippocratica di Rufo venne criticata dai medici della corrente solidistica. Il maggior cultore di questo indirizzo che in base a certe teorie e a determinate esperienze cliniche, condannava la presunta funzione liberatoria dell'orgasmo sessuale nella donna, in questo stesso periodo storico, è un famoso medico, conterraneo di Rufo, Sorano di Efeso.

Galeno riprenderà l'impostazione di Rufo in una grande sintesi di tutta la medicina del periodo classico, rivalutando la prospettiva dionisiaca dell'isteria e della sua terapia, ritenuta senz'ombra di dubbio segno di un intasamento a carico del seme vaginale, dell'umore della *voluptas,* per povertà di rapporti sessuali. La cura dell'isteria non è la maternità, ma la voluttà erotica in sé e per sé, il piacere orgastico, specie in donne non vergini ma *viduae,* che per lungo tempo hanno goduto dell'amplesso e che, rimaste senza la terapia operata dal pene, diventano « melanconiche », ma non in quanto, come pensa Areteo di Cappadocia, infelici per un amore perduto, quanto per un orgasmo benefico che non possono più avere; le *viduae* per Galeno, mentre piangono la morte del marito, rimpiangono la mancanza di un piacevole orgasmo, al quale da tempo erano felicemente abituate; l'isteria con Galeno diventa un *morbus viduarum*[84]. L'antagonismo fra l'approccio atomistico alle *passiones,* che comportava una psicoagogia tesa a estirpare le pulsioni erotiche, in base alla nota massima di Epicuro secondo cui nulla di buono viene dalla vita sessuale, valorizzata da Lucrezio e da Sorano di Efeso, e quello ippocratico e umorale-vitalistico come valutato da Rufo di Efeso, non poteva trovare una soluzione. La polemica premetteva due posizioni sul problema che riflettevano prospettive opposte, ambedue tese a controllare, in qualche modo, la sessualità femminile: con la repressione o con la liberazione orgastica. L'obiettivo per i medici e gli studiosi delle due fazioni era pur sempre stabilire una omeostasi psichica e fisica della donna. L'eros in sé e per sé racchiudeva sia la felicità sia la disperazione, sia l'euforia sia la malinconia, sia la *voluptas* di Galeno sia il *pathos* di Crisippo. La via scelta dalla scuola pneumatica rasenta le teorie razionalistiche di Crisippo e quelle biopsicologiche di Posidonio. L'eros, in quanto appetito che desidera, che « brama » per una *libido,* costituisce una pulsione complessa e di natura ambivalente a cui è aperta la possibilità di una trasformazione passionale, che comporta un'« intemperanza ». L'eros in quanto « desiderio di un oggetto amato », contiene tanto la breve estasi del possesso quanto la tristezza e il timore connessi con la perdita o con fantasmi di abbandono. Per questo i medici stoici ritengono che per la salute dell'anima sia corretto « frenare », non estirpare la spinta delle pulsioni, quella che Cicerone chiama *libido amoris.* La bilancia della terapia oscilla fra la promessa della pace atarassica di Sorano, l'eudemonia per controllo della libido degli stoici e la prospettiva liberatoria per un eros alieno da controlli di natura morale; Sorano e Rufo di Efeso rappresentano i pesi di una bilancia che oscilla attorno allo stesso problema: come maneggiare l'eros femminile. Lo stesso Areteo di Cappadocia, uomo equilibrato, clinico accorto e maturo, acuto semeiologo, si trova nella necessità di confermare l'esistenza di psicosi « ninfomaniche » che, per la caratteristica della semeiologia, segnalano la presenza di un enorme potenziale erotico, come scrive, di « un impeto della libido »[85]; è pur sempre una pulsione *turpis* che dona una breve *laetitia* che giunge a stati psicomorbosi per *inflammatio animi,* come dice Cicerone[86]. Ciò è evidente in specifici quadri psichiatrici con sintomi erotomanici come il *furor uteri,* segno che il desiderio sessuale non ha trovato un controllo adeguato nella ragione: « l'impudicizia », per Areteo, aveva vinto sul logos per il grande « ardore » della forza della libido[87].

Note

1 Celsus, *De medicina,* IV, 2, 2.
2 Cic. *Tusc.* III, 4, 7.
3 Cic. *Tusc.* III, 4, 7.
4 Cic. *Tusc.* III, 4, 8.
5 Cic. *Tusc.* IV, 12, 27-28.
6 Cic. *Tusc.* IV, 10, 24.

[7] Cic. *Tusc.* IV, 12, 28.
[8] Cic. *Tusc.*, IV, 13, 29.
[9] Cic. *Tusc.*, IV, 5, 11.
[10] Cfr. Cic. *Tusc.* IV, 9, 21; IV, 7, 16; IV, 34, 72.
[11] Cic. *Tusc.* IV, 6, 12.
[12] Cic. *Tusc.* IV, 5, 10.
[13] Cic. *Tusc.* IV, 10, 24.
[14] Cic. *Tusc.* IV, 27.
[15] Cic. *Tusc.* IV, 9, 21. Per il rapporto fra la dottrina stoica dei *pathe* e il IV libro delle *Tusculanae* M. Giusta, *I dossografi di etica*, II, Torino, 1967, pp. 238-61.
[16] Diog. Laert. X, 118-119; Epicurus, *Opere*, 1, 118-119 (a cura di Arrighetti). Cfr. Galen. *De venereis* (V, p. 911 Kühn).
[17] Cfr. Ph. de Lacy, *La recherche épicurienne de la certitude*, in *Actes du 8e Congrès de l'Association G. Budé* 1968, Paris, 1969, pp. 172-4; *Limit and variation in the Epicurean philosophy*, in « Phoenix » 1969, 23, pp. 104-113; J. Pigeaud, *La maladie de l'âme*, cit., pp. 150-3.
[18] Cfr. J. Scarborough, *Roman Medicine*, p. 44.
[19] Galen. *De locis affectis*, III, 1, (VIII, p. 138 Kühn).
[20] Cfr. M. Pohlenz, *La stoa*, cit., I, pp. 289-306; J.B. Gould, *The Philosophy of Chrisippus*, Leiden, 1971, pp. 181-96.
[21] Cfr. Galen. *De Hippocratis et Platonis placitis*, IV, 3 (V, pp. 377-378 Kühn).
[22] Cfr. M. Pohlenz, *Zenon und Chrysippo*, in « Nachrichten von der Gesellschaft der Wissenschaften zu Göttingen » phil.-hist. Klasse, Fachgruppe I, N.F. II 1938, 9, pp. 173-210; *La Stoa*, cit., I, pp. 176-177. Di Zenone Diogene Laerzio (VII 110) cita un *De passionibus*.
[23] Cfr., in generale, F. Kudlen, *Poseidonios und die Aerzteschule der Pneumatiker*, in « Hermes » 1962, 90, pp. 419-420.
[24] Cfr. Galen. *De locis affectis*, II, 8.
[25] Cfr. Galen. *De pulsuum differentiis*, III, 6.
[26] Aretaeus, *De causis et signis acutorum morborum*, II, 11. Per l'edizione di Areteo cfr. Aretaeus, ed. C. Hude, Berlin, 1958².
[27] Aretaeus, *De causis et signis acutorum morborum*, II, 3.
[28] Cfr. Galen. *De pulsuum differentiis*, IV, 10 (VIII, p. 749 Kühn).
[29] Cfr. Galen. *De locis affectis*, I, 1 (VIII, p. 13 Kühn); Aetius, *De re medica*, VI, 3.
[30] Iuven. *Sat.* 6, 236; 13, 98; 14, 252.
[31] Cfr. Galen. *De semine*, II, 1 (IV, p. 599 Kühn).
[32] Aetius, *De re medica*, V, 118; VI, 12.
[33] Cfr. Aetius, *De re medica*, XI, 34; XVI, 73.
[34] Aetius, *De re medica*, XVI, 79.
[35] Aetius, *De re medica*, XVI, 79.
[36] Aetius, *De re medica*, XVI, 18.
[37] Aetius, *De re medica*, XVI, 73.
[38] Cfr. Galen. *In Hippocratis epidemiarum librum sextum commentarius*, XVII B, p. 331 Kühn.
[39] Aetius, *De re medica*, XVI, 79.
[40] Cfr. Galen. *De antidotis*, (XIV, p. 2 Kühn).
[41] Iuv. *Sat.* 6.
[42] Cfr. Galen. *De crisibus* (IX, p. 670 Kühn); *De compositione medicamentorum secundum locos* (XIII, p. 234 Kühn); *De locis affectis*, III, 5 (VIII, p. 148 Kühn); *De locis affectis*, III, 5 (VIII, p. 150 Kühn); *De simplicium medicamentorum temperamentis et facultatibus* (XI, p. 669 Kühn), ecc.
[43] Galen. *De compositione medicamentorum secundum locos*, I, 3 (XII, p. 443 Kühn).
[44] Galen. *De compositione medicamentorum secundum locos*, I, 6 (XII, p. 461 Kühn).
[45] Galen. *De compositione medicamentorum secundum locos*, V, 5 (XII, p. 876 Kühn).
[46] Galen. *De compositione medicamentorum secundum locos*, V, 1 (XII, pp. 807-14 Kühn).
[47] Iuven. *Sat.* 13.
[48] Cfr. Galen. *De pulsuum differentüs*, III, 4 (VIII, pp. 657-68 Kühn).
[49] Cfr. M. Pohlenz, *La Stoa*, I, pp. 284-309.
[50] Aretaeus, *De causis et signis acutorum morborum*, II, 11.

[51] Aretaeus, *De causis et signis diuturnorum morborum,* I, 6.
[52] Aretaeus, *De causis et signis acutorum morborum,* II, 11.
[53] Aretaeus, *De causis et signis acutorum morborum,* II, 11.
[54] Aretaeus, *De causis et signis acutorum morborum,* II, 11.
[55] Aretaeus, *De curatione acutorum morborum,* II, 10.
[56] Aretaeus, *De causis et signis acutorum morborum,* II, 11.
[57] Cfr. G. Roccatagliata, *A History of Ancient Psychiatry,* cit., pp. 223-32.
[58] Aretaeus, *De causis et signis acutorum morborum,* II, 11: *iuvenes foeminae id vitii patiuntur, seniores immunes sunt.*
[59] Aretaeus, *De causis et signis acutorum morborum,* II, 11.
[60] Aretaeus, *De causis et signis acutorum morborum,* II, 11.
[61] Aretaeus, *De causis et signis acutorum morborum,* II, 11.
[62] Aretaeus, *De causis et signis acutorum morborum,* II, 11: *tremores spontini et non spontini.*
[63] Aretaeus, *De causis et signis acutorum morborum,* II, 11.
[64] Aretaeus, *De causis et signis acutorum morborum,* II, 11.
[65] Aretaeus, *De causis et signis acutorum morborum,* II, 11.
[66] Aretaeus, *De causis et signis acutorum morborum,* II, 11.
[67] Cic. *Tusc.* IV, 12-13.
[68] Cic. *Tusc.* IV, 25; cfr. *De fato* 10.
[69] Aretaeus, *De causis et signis diuturnorum morborum,* I, 6.
[70] Aretaeus, *De causis et signis diuturnorum morborum,* I, 6.
[71] Aretaeus, *De causis et signis acutorum morborum,* II, 11.
[71] Aretaeus, *De causis et signis acutorum morborum,* II, 11.
[73] Cfr. Cic. *Tusc.* IV, 8-9.
[74] Aretaeus, *De causis et signis diuturnorum morborum,* I, 5.
[75] Aretaeus, *De causis et signis diuturnorum morborum,* I, 5.
[76] Aretaeus, *De causis et signis diuturnorum morborum,* I, 5.
[77] Per l'edizione di Rufo di Efeso cfr. *Oeuvres,* ed. et trad. par Ch. Daremberg et E. Ruelle, Paris, 1879 (rist. Amsterdam, 1963); *Die Fragen des Arztes an die Kranken,* ed. H. Gartner, Berlin, 1962. Cfr.
[78] Aetius, *De re medica,* III, 8.
[79] Cfr. Aetius, *De re medica,* III, 119. Cfr. Galen. *De melancholia,* XIX, pp. 699-720.
[80] Aetius, *De re medica,* III, 8.
[81] Sulla vita e l'opera di Teodoro Prisciano cfr. T. Meyer, *Theodorus Priscianus und die römische Medizin,* Iena, 1909.
[82] Cfr. N.F.J. Eloy, *Dictionnaire historique de la médicine ancienne et moderne,* s.v. *Theodorus Priscianus.*
[83] Cfr. C. Sprengel, *Storia prammatica della medicina,* III, pp. 313-314; D. Le Clerc, *Storia della medicina,* III, pp. 253-9.
[84] Galen. *De locis affectis,* VI, 5 (VIII, p. 417 Kühn).
[85] Aretaeus, *De causis et signis acutorum morborum,* II, 11.
[86] Cic. *Tusc.,* IV, 34.
[87] Aretaeus, *De causis et signis acutorum morborum,* II, 11.

8.
L'utero molecolare e la sofferenza femminile

L'anima è la sintesi
delle sensazioni

Asclepiade di Prusa

La psicopatologia elaborata dalla scienza medica si basava su teorie filosofiche e principi naturalistici, immessi e interpretati originalmente nell'ambito della clinica. La sintomatologia e l'unità psicomorbosa venivano generalmente derivate in base al presunto squilibrio di una omeostasi a carico di una struttura fisica desunta in via deduttiva. Una corrente medica si distingue per l'autonomia del pensiero e il rigore dell'impostazione atomistica del problema dell'isteria: quella solidistica. Qualsiasi sintomo psichico trarrebbe origine esclusivamente da una disarmonia molecolare di un definito organo, del così detto « solido »: tale orientamento finisce per escludere una psicopatologia basata sulla concezione umorale. Il pensiero di Democrito, di Epicuro e di Lucrezio è il pilastro teorico di questo indirizzo mutuato nello spazio psichiatrico da Asclepiade di Prusa. Questi, infatti, piuttosto che rivolgersi ai problemi del monismo e del dualismo, si oppone sistematicamente al finalismo del paradigma umorale e vitalistico, partendo da un punto di vista strettamente organicistico e su basi meccanicistiche.

Se la medicina tradizionale insisteva sulla funzione evacuativa dell'orgasmo e, di riflesso, proponeva terapie miranti, nell'isteria, alla pulizia del corpo e dell'anima tramite una cura che promuovesse la *expurgatio*, (la pulizia dell'utero), con purghe, clisteri, salassi e l'uso del celeberrimo elleboro, la medicina atomistica rifiuta l'impostazione umorale e di riflesso le terapie evacuative, negando valore positivo all'orgasmo erotico; al contrario, esalta il ruolo determinante di uno stato igienico definito catastematico, vale a dire non il coito e la voluttà disorganizzanti, ma l'atarassia stabilizzante.

Le ipotesi umorali e quelle vitalistiche avevano ideato modelli organismici complessi fondati su di un'omeostasi metabolica che emergeva da un equilibrio di scambio fra fasi assimilative, anaboliche e fasi evacuative o cataboliche. La salute nasceva dal fatto che il bilancio fra i due momenti era in pareggio: tanto si era accumulato e tanto di residuale veniva emesso; nel caso rimanessero residui, questi avrebbero agito come veri e propri tossici.

Secondo l'impostazione umorale e vitalistica gli organi erano connessi fra loro da certe sostanze, liquide o elastiche, in modo da determinare un naturale stato entropico e fisiologico; alterate queste sostanze mediatrici, anche l'organo, per un rapporto di simpatia, ne sarebbe venuto a soffrire. Per la teoria meccanicistica, come elaborata da Asclepiade, ogni organo, invece, era equilibrato in relazione ad una condizione di intrinseco fisiologico meccanismo, basato su movimenti corpuscolari: in questa prospettiva, ogni organo esprimeva una propria specifica patologia, in quanto la sintomatologia non rifletteva dismetabolismi a carico di altri organi che si ribaltavano a distanza. Le leggi della vita si reggevano su movimenti di corpuscoli nel vuoto dei canalicoli: la materia organizzata atomicamente e il vuoto erano le due esclusive realtà alla base della fisiologia e della patologia[1]

Il corpo, la stessa anima vegetativa e la mente o *animus* erano suddivisi in tanti distretti solidi, organi e apparati che riflettevano una sub-divisione corpuscolare invisibile, che riveste un deciso valore in psicopatologia. Ogni organo è sostanzialmente eguale nella sua struttura agli altri, essendo ciascuno formato da corpuscoli e da pori vuoti, *leptomeres* e *meatus.* Anche l'anima era composta di corpuscoli diffusi nel corpo e la stessa vita mentale non poggiava su funzioni identificate in via deduttiva come volontà, attenzione, coscienza, emotività, sentimenti, né su strutture superiori quali l'egemonico, ma esclusivamente sui movimenti degli atomi organici[2].

Poiché, come voleva il filosofo Eraclide Pontico[3], il centro di forza dell'organismo risiede nell'atomo, tutte le malattie, specialmente quelle mentali, e fra queste le turbe animiche, sono ricondotte a precisi stati anomali della materia corpuscolare: svuotamento dei pori, loro intasamento, modificazione della velocità dei corpuscoli, loro diradamento o eccessiva aggregazione, formazione di frammenti per urti troppo forti fra atomi o fra questi e le pareti. La *oppilatio,* il riempimento dei canalicoli da parte di atomi numerosi, eccessivamente veloci e perciò aggregati, sostituisce l'imbarazzo umorale. Questa spiegazione, apparentemente diversiva o tautologica comporta notevoli conseguenze e novità sia sul piano terapeutico sia su quello teorico e ideologico, per quanto si riferisce all'isteria. Con questo modello sono infatti esclusi, quali fattori patogeni, sia gli umori sia il sangue mestruale, di modo che l'isteria viene a perdere tutti gli orpelli psicosessuali che col tempo si erano accumulati su di essa. Per i solidisti, massaggi, diete, ginnastica, viaggi, riposo in stazioni termali, bagni anche di mare e specie la castità costituivano la vera profilassi dell'isteria, poiché in tale malattia l'utero non era intasato da umori, che il coito può svuotare, ma da una idiopatica dissimetria corpuscolare, che l'orgasmo, al limite, peggiora; secondo gli atomisti, una cura efficace dell'isteria consiste perciò nel far riposare l'utero e la vagina, nell'evitare il più possibile il coito e la stessa gravidanza.

In base all'assunto che gli atomi sono i primi elementi costitutivi, come intelligibili alla ragione, anche se non percepibili dai sensi, i morbi sono spiegati come una frammentazione degli schemi atomici, i fisiologici *schemata,* diversi a seconda dell'organo per grandezza e agglomerazione. Il *logos* si perde e svanisce nelle percezioni, l'anima si confonde nella struttura corpuscolare, mentre il pneuma, gli umori e il sangue mestruale sono contestati nei loro presunti ruoli fisiologici e fisiopatologici perché, al limite, essi stessi non sono formati altro che da particolari atomi organizzati in una determinata struttura.

Asclepiade respinge in toto la dottrina vitalistica di Ippocrate emblematicamente formulata nel *De diaeta:* « Tutto confluisce, tutto cospira, ogni parte è connessa in modo da formare una sola natura »[4]. Non esistono il *calor innatus* in dialettico contrasto con l'umido del corpo, come voluto da Eraclito di Efeso, né toni pneumatici, né il tanto decantato potere degli umori che sostiene le patogene discrasie[5]; la febbre, sintomo che sembrava avvalorare tale impostazione, perciò, non consegue a un eccessivo aumento del calore vitale del sangue o a una patologica *adustio* della bile gialla, bensì ad un moto accelerato dei corpuscoli nei rispettivi pori, cui segue un aumento di calore per anomala *confricatio*[6]. Quindi Celio Aureliano può espressamente definire *leptomeres* è ciò che chiamiamo anima »[7]. La vita organica non si fonda su meccanismi biochimici e vitali attivati da processi fermentativi dovuti all'attività enzimatica della *pepsis,* bensì su movimenti di atomi nel vuoto dei *meatus.* Il *leptomeres* è l'anima, come appunto afferma lo stesso Epicuro: « l'anima è un corpo composto da tanti elementi »[8]. La stessa attività farmacologica delle sostanze attive, sostiene Asclepiade nell'opera di farmacologia clinica *De communibus adiutoriis,* si esplica in quanto agglomera o dirada la stessa organizzazione corpuscolare[9].

All'azione irritante del mestruo, dei vapori, del seme vaginale nell'ambito della patogenesi dell'isteria, gli atomisti sostituiscono il fattore patogeno della *confricatio* e della *lassitudo* dei *leptomeres.* La frenite[10], disturbo mentale acuto a genesi febbrile, non nasce dall'azione di una bile gialla troppo calda, ma da una *oppilatio* degli atomi delle meningi; gli atomi fondano la stessa fisiologia dell'io, struttura che si forma col tempo in base alla esperienza psicosensoriale accumulata (e ricordata), e all'esercizio dei sensi: *sensuum exercitio.* Il materialismo meccanicistico, seppure accolga un certo tipo di dualismo, come quello fra mente e corpo, fra *animus* e *anima,* fra le funzioni psichiche superiori e quelle somato-vegetative, non ritiene che esista una malattia dell'anima che si debba contrapporre alle malattie del corpo, poiché tutte le malattie dipendono da una modificazione dell'assetto atomico-molecolare di un preciso organo[11]. La scienza medica ellenistica, resa familiare negli ambienti colti romani da Asclepiade di Prusa all'inizio del I secolo a.C. e volgarizzata dalle opere degli enciclopedisti, specie da Plinio il Vecchio nella *Historia naturalis* e da Celso nel *De medicina,* offriva gli argomenti per combattere la medicina e la psichiatria superstiziose, di cui si leggevano esempi nei *Praecepta ad filium* di Catone il Censore: vino, cavolo e esorcismo per formule magiche sembravano oramai sorpassati per la cura dei disturbi psichici[12].

Giunto a Roma dopo aver condotto studi di medicina ad Alessandria e avere praticato per un certo tempo la medicina a Paro nell'Ellesponto, Asclepiade aveva seguito, com'era in uso, anche corsi di retorica presso il famoso maestro Antioco di Ascalona, a Rodi; qui conobbe Cicerone che frequentò poi a Roma, insieme ad altre personalità della politica, della cultura e della scienza medica del tempo: Cesare, Crasso, Lucrezio, Pompeo, esponenti di nuovi orientamenti del pensiero e del costume. Per l'abilità retorica, per la severa e sistematica critica alla medicina magica latina e al sistema ippocratico, chiamato pubblicamente « studio e meditazione sulla morte »[13], Asclepiade raggiunse una rinomanza senza precedenti: attirava il pubblico e la clientela affascinati dalla sua capacità di guarire lo stupore isterico da lui definito « morte apparente »[14]. Nel sistema di Asclepiade semplice nel suo rigore e nella sua coerenza i disturbi psichici, sia le *alienationes mentis* sia i *morbi animi* hanno origine in asimmetrie dell'assetto atomico, che forma i tessuti organici ed è alla base della loro normale fisiologia: non esisterebbe un fattore anomalo di tipo residuale che intasa un organo, ma all'interno dello stesso verrebbe a determinarsi un meccanismo patogeno: velocità, aggregazione e rapporto fra massa dei corpuscoli, loro numero e diametro dei pori sono i fondamenti della sanità psichica. Inoltre, non esistono complesse e dinamiche relazioni fra soma e psiche, fra io e vita mentale, fra eventi esterni e elaborazioni psichiche, visto che l'*animus*, il *logos* psichico, è una struttura atomica simile a quella di ogni altro organo e che la vita mentale esprime niente altro che associazioni corpuscolari fondate sui dati sensoriali[15]; una macchina, dunque, è la mente che si altera per via di un processo del tutto fisico, connesso col movimento e con leggi della cinetica più semplice derivabile da urti, pressioni, diminuzione o aumenti di velocità. Lo stesso tono vitale non rappresenta una forza autonoma, con una propria fisiologia, ma è niente altro che la percezione degli atti inspiratori e espiratori: è questa sensazione del tutto meccanica del contrarsi e dell'espandersi del torace che viene a formare l'idea dell'esistenza di una forza vitale. Perciò non ha tanto valore la considerazione dei dati anatomici e della fisiologia degli organi: tutti gli organi sono costituiti da atomi, per cui la patologia di ogni tessuto è sostenuta dalla disorganizzazione degli schemi atomici. La stessa semeiologia differisce soltanto apparentemente, dal momento che ogni sintomo si può ricondurre ad uno *status laxus* o *strictus* ovvero ad uno *status mixtus* dove le due condizioni coesistono: tutta la psicopatologia è identificabile in sintomi stenici e astenici, forti e deboli. Generalmente, si tratta di sintomi riflesso di una *oppilatio* per *statio corpuscolorum* o di una *laxatio* per rallentamento e rarefazione corpuscolare. Le malattie, specie l'isteria, sono inquadrabili innanzi tutto in base a questa impostazione; in secondo luogo, per il decorso che può rivelarsi *celer* oppure *tardus*[16]. Asclepiade opera, utilizzando i principi dell'atomismo, una riconversione della psicopatologia classica, fino al suo tempo basata sul modello umorale. L'isteria origina da una patologia d'organo per alterazione della sua struttura corpuscolare; la sintomatologia esprime soltanto una patologia fisica dell'utero, del « solido »: in questa prospettiva la caratteristica della malattia « deriva dall'organo che patisce »[17]. Le manifestazioni psicomotorie, ad esempio, quali i movimenti involontari patologici, non segnalano esclusivamente un intasamento dell'utero, giacché essi assumono diversi aspetti fenomenici, che sarebbe semplicistico e improprio addebitare sempre all'utero; essi infatti possono presentarsi con aspetti « clonici », ovvero apparire come posizioni dette « toniche » oppure come veri e propri « tremori ». Sulla base delle posizioni assunte dalla corrente empirica la sintomatologia, come voleva il medico e filosofo Sesto Empirico, assume un rilievo superiore rispetto alle impostazioni etiopatologiche ampie, generali e onnicomprensive; in ogni modo l'isteria come vasta e totalizzante categoria tassonomica perde parte della sua importanza, perché il sintomo in sé e per sé si impone, così che viene spesso tralasciata la ricerca quasi ossessiva delle cause primarie[18].

Un esempio di salutare frammentazione nosologica ricorre nell'ambito della cefalea, sintomo che, se compariva in una donna, in particolare se vergine, era sempre addebitato sulla linea dell'impostazione ippocratica, all'intasamento dell'utero. La diagnosi era avvalorata anche dal fatto che la donna affetta fosse sterile, nubile o vedova. Tali attribuzioni etiologiche, di natura extraclinica, quindi come diceva Asclepiade, di carattere dogmatico, sono del tutto eluse come modalità ideologiche, che non sono quasi mai supportate dall'esperienza clinica e contrastano con una corretta metodologia scientifica. La sofferenza per cefalea è una patologia che si riferisce chiaramente al capo, alle meningi o al cervello e in questo contesto l'utero quale agente etiologico risulta evidentemente fuori causa. La cefalea, che spesso decorre per episodi assai distanziati, *per intervalla,* è chiaramente connessa, come dimostra la sintomatologia, ad una sofferenza delle *membranae cerebri* a causa di una loro *perfrictio;* inoltre essa può comparire anche con aspetti di *animi laxatio.* Come potrebbe una fenomenologia così complessa, spesso chiaramente alimentata da meccanismi diversi, essere causata da un imbarazzo umorale a carico di un organo distante spazialmente? Non bisogna per questo trattare tale disturbo con salassi o clisteri nel grossolano intento di *expurgare* l'utero, bensì con sostanze fredde, come *sorbilia,* e occorre svagare la malata con intrattenimenti piacevoli allo scopo di *laxare capitis stricturam*[19].

La novità più significativa che si riscontra nel metodo di Asclepiade consiste nell'approccio terapeutico variabile, adattato al singolo caso, meno pesante e intrusivo e perciò esente da effetti collaterali connessi con forti terapie evacuative, che spesso si rivelavano dannose di fronte alle modeste e innocue sintomatologie psicosomatiche. L'aggressione terapeutica con clisteri, salassi, purghe, elleboro in casi di tremori, cefalea, astenia, svenimenti in donne supposte isteriche risulta spesso nociva e punto curativa: per questo, abilmente, Asclepiade e poi tutti i medici solidistici, si indirizzano verso l'uso di strumenti terapeutici poco incisivi sul piano fisico ma assai più attivi a livello di risultati anche per le loro implicazioni suggestive.

Asclepiade si accosta al malato psichico e alla donna isterica senza la gravità e la severità tipica del metodo ippocratico, ma in modo nuovo e positivo: *officium medici esse ut tuto, celeriter, ut iucunde curet*[20]. Bisogna discernere accuratamente il tipo di malato e la sintomatologia, prima di consigliare, ad esempio, la pratica di un curativo orgasmo sessuale; esso non sempre è adatto all'isterica, perché stimola un organo, l'utero, di già compromesso a livello di organizzazione molecolare. Tale pratica piuttosto è consigliabile in malati diversi, come gli epilettici per i quali si rivela assai utile[21]. Il vino, al contrario conviene ai malati psichici, anche se isterici, in dosi moderate, ma richiede di essere somministrato in base all'esame della sintomatologia; il vino è curativo se si notano ansia, agitazione psicomotoria e insonnia; in questi casi e su questi sintomi, il vino agisce positivamente grazie al suo noto effetto sedativo e euforizzante[22]. In molti casi i disturbi psichici e quelli isterici si manifestano con grave e ostinata insonnia e con elevata agitazione motoria e acuta ansia psichica, come nei casi di *furor uteri.* Asclepiade si adopera perché questi malati siano trattati umanamente, ritenendo che sia del tutto nocivo chiuderli in stanze al buio completo, proprio perché questo aumenta ancora di più lo stato di *strictura,* mentre giova somministrare loro forti dosi di succo di papavero che provoca all'opposto uno stato di *laxatio.* Ritiene invece utile, per contrastare l'insonnia, far stendere il paziente su letti pensili in modo che questi possano essere fatti delicatamente oscillare, dal momento che questo ritmico dondolio concilia il sonno[23].

Utilissime, sul piano dei risultati terapeutici, sono modalità curative di tipo non farmacologico ma a carattere comportamentale, educativo, cognitivo; far recitare il malato, farlo cantare, leggere, ascoltare musica, con metodi che generalmente lo impegnano in una diversiva *vociferatio.* Diete appropriate, frizioni con olii profumati, bagni caldi e freddi e un sonno prolungato risultano assai efficaci nei casi di stati ansiosi e depressivi[24]; di effetto altamente benefico sono poi i bagni praticati con docce pensili, *balineae pensiles*[25]. Il nodo della questione dell'isteria era pur sempre sotteso dal mito di Melampo, dalle teorie di Ippocrate e dal pensiero di Platone: l'amore fisico riporta l'utero al suo posto anatomico e guarisce lo stato di mania. Il medico solidista Celio Aureliano affronta questo problema, caposaldo dell'ippocratismo, con acutezza e perspicacia e in modo razionale, con un atteggiamento che non implica alcuna negativa prevenzione. Egli abbandona ogni presupposto ideologico e fonda il proprio ragionamento riferendosi alle reali condizioni psichiche del soggetto affetto da *mania uteri:* « È del tutto impossibile ragionare con chi è colpito da furia amorosa; è difficile dire se in questi casi il coito sia utile o nocivo. Se esso infatti è proibito, il malato spesso si adira, se gli è consentito avere rapporti sessuali, dopo ha il corpo stanco e l'anima turbata dal senso di colpa »[26]. Già Asclepiade e in seguito i suoi allievi Temisone e Tito Anfidio avevano affrontato la discussa e complessa questione del valore terapeutico dell'orgasmo sessuale nei casi di mania e in generale nei disturbi isterici. Temisone ne discusse nel *De tardis passionibus* e Tito Anfidio nel *De anima:* essi, in accordo con Asclepiade, espressero motivati dubbi sulla reale efficacia del coito in simili disturbi psichici: « abbiamo seri dubbi che il coito e l'uso di molto vino siano in generale utili nei casi di mania »[27].

Disturbi psichici sino ad allora iscritti nell'ordine dell'isteria, dal momento che a questa malattia era ricondotta tutta la psicopatologia femminile, date certe circostanze extracliniche, sono esaminati e distinti in base ad un corretto criterio clinico empirico, da allievi di Asclepiade come Filonide di Durazzo, Tito Anfidio e Nicone di Agrigento, che studiano i disturbi psicomotori catatonici, il comportamento polifagico per *bulimia* e, da parte del solidista Marco Artorio, i disturbi neuroasteniformi delimitati dal concetto clinico di *lassitudo:* Clodio si dedica all'esame delle contratture muscolari e Nicerato ai blocchi psicomotori dei *cathocos.* In riferimento a talune convinzioni proprie degli atomisti, il medico Tito Anfidio si dichiara convinto che l'orgasmo sessuale, anche se obbligato e soprattutto se ripetuto, possa costituire una valida arma terapeutica, ma non nei casi di isteria, bensì esclusivamente nelle manifestazioni distimiche a carattere malinconico[28].

Asclepiade e la sua scuola polemizzano con tutte le articolate posizioni ideologiche e terapeutiche della dottrina ippocratica; rifiutano di curare l'isteria con metodi brutalmente evacuativi, contestano che in questa forma psicomorbosa esista un intasamento dell'utero: l'isteria comprende definiti e limitati quadri clinici originati esclusivamente da una disfunzione dell'utero per dissimetria corpuscolare. Manifestazioni come la *mania uteri* non sono altro che il segno di una *strictura membranae cerebri,* che per l'indirizzo solidistico, in linea con l'ipotesi di Erofilo, svolgono anche una funzione psichica. Infine, il tanto discusso e decantato effetto positivo del coito sulla donna e sui suoi disturbi è discutibile, falso o esageratamente esaltato con sottile malafede; il coito può produrre determinati effetti positivi, ma non nell'isteria, bensì soltanto in alcuni casi di epilessia e di malinconia.

Un'impostazione critica nei confronti dei grandi sistemi della medicina era già stata proposta dalla medicina empirica di Serapione e Filino di Cos[29]; il medico non doveva andare alla ricerca delle così dette « cause nascoste », dell'etiologia, indagine che non poteva avere successo, ma osservare i sintomi, collegarli fra loro e emettere una diagnosi sulla base di certe concordanze semeiologiche, stabilendo una specifica terapia. La medicina era un'arte pratica, tesa a valutare lo stato direttamente osservabile, quello semeiologico, e a rinvenire sulla base di precedenti risultati, i rimedi adatti: pratica, memoria, osservazione diretta sono i veri fondamenti della medicina. Medici fautori dell'indirizzo empirico nel I secolo a.C. si stabilirono a Roma e entrarono in contatto con l'ambiente culturale di Cicerone, nel quale primeggiava la personalità di Asclepiade.

La conquista più alta della medicina solidistica risiede nel rifiuto di ogni interpretazione superstiziosa, mitologica o psicodinamica dei disturbi psichici minori, terreno fecondo dell'indagine di indirizzi filosofici stoici e neoplatonici. Da Asclepiade a Temisone e a Tessalo i disturbi psichici, detti *morbi animi,* e l'isteria, erano inquadrati secondo una visione del tutto meccanicistica e apsicologica, per cui la sintomatologia veniva a perdere ogni riferimento simbolico perché delimitata da leggi meccanicistiche in cui era inquadrata in base ad una presunta sottostante *dissimetria corpuscolorum*[30]. Perciò il medico doveva scegliere precise cure, non tanto in relazione a preconcetti, quanto in direzione di una ricorporazione dell'assetto atomico su livelli fisiologici normali; in questo risiede la sostanziale novità della scuola atomistica rispetto ai modelli precedenti. La terapia volta alla *recorporatio* presuppone quel metodo chiamato *metasyncrisis* o *metaporopoiesis,* poiché contribuisce a riportare in uno schema regolare entro i meati o pori, il disordinato movimento dei corpuscoli. L'allievo più noto di Asclepiade, Temisone[31], ideatore del famoso sistema di cura detto appunto « metodico », era convinto che questo obiettivo, specie nei disturbi psichici, si potesse ottenere con mezzi farmacologici e con speciali diete, (utili per lui quelle a base di solo pesce) e con mezzi di shock ideati espressamente allo scopo, come l'immersione improvvisa e inaspettata del malato in acqua fredda[32], determinante uno spavento con riflessi somatici, che avrebbe riportato gli atomi nella loro posizione normale. Questo rientrava in un metodo di cura stabilito secondo precise regole, e detto *cyclus resumptivus*[33]. Evidentemente, alla base della medicina solidistica, non sembrano esistere preconcetti, almeno consci, verso la donna e le sue malattie, né idee teleologiche circa la sintomatologia femminile, né quindi approcci specifici sostenuti da ideologie maschiliste.

L'uso dei bagni freddi e caldi era consono con la teoria atomistica: quelli caldi rilassavano atomi stretti e quelli freddi rinsaldavano atomi lassi. Il ricorso all'uso dell'acqua, specie fredda, nella terapia dei disturbi psichici, si diffuse a opera dei medici solidistici Eudemo, Vezio Valente e Celso Apuleio; era usata specie in un disturbo psichico minore detto *cardiachus,* caratterizzato da una polimorfa sintomatologia nella quale prevalevano le cenestopatie a livello dell'apparato digerente, una sorta di disturbo ipocondriaco come inteso da Diocle di Caristo[34]. Si tramanda che il medico Antonio Musa, noto per la pubblicazione sull'uso dell'erba betonica nei *morbi animi,* il *De betonicae usu,* ottenne guadagni e onori per avere guarito l'imperatore Augusto di una sintomatologia di tal tipo con l'uso di frequenti e ripetuti bagni freddi[35]. Non sempre il medico solidista rimaneva ancorato a questa terapia: Temisone interveniva nei casi di apoplessia cerebrale, svuotando il tessuto cerebrale infartuato per rammollimento o emorragia tramite la trapanazione cranica; cercava di giungere alla ricorporazione atomica in disordini psicorganici con disturbi della coscienza con l'uso di sanguisughe; ideò una varietà di diacodio adatto al controllo dell'insonnia e dell'ansia[36]. I medici solidistici, pur restando ancorati ad una visione strettamente organicistica dei *morbi animi,* compresero il decisivo ruolo che era giocato da meccanismi mentali inibitori connessi con una morale rigida nello slatentizzare certi tipi di psicopatologie definite come « furie amorose », così plasticamente descritte da Lucrezio nel *De rerum natura*[37]. Si trattava di disturbi insorti per una sorta di eccessiva coartazione della pulsione erotica che, perché troppo violenta, pur entro certi limiti rimossa dal « pudore », veniva però alla luce con sintomi acuti e violenti; la terapia non era centrata sull'uso del vino o sulla soddisfazione del bisogno erotico, proprio in base alla convinzione che in questi quadri clinici vi fosse alla base una *strictura corpuscolorum.* Si riteneva che qui l'uso della musica fosse decisivo proprio sulle indicazioni della medicina classica, di Platone e di Teofrasto: questi disturbi erano affrontati sia con la musica detta frigia, che renderebbe i malati « allegri », o con la musica a tonalità dorica, appropriata in questo caso, per le persone affette da una morale severa e restrittiva, che sarebbero liberate da vincoli etici troppo rigidi: « chi è preoccupato per troppo pudore ride e canta »[38]. L'isteria, come abbiamo visto, è inquadrata in una prospettiva che delimita e isola diversi quadri clinici, che vengono così definiti come forme psicomorbose a sé stanti. Una simile linea di analisi è seguita da Andrea di Caristo per due tipi di patologia a carattere ansioso: *l'aerophobos* e il *pantophobos,* due aspetti psicopatologici di tipo fobico perché centrati su sintomi specifici, la paura dell'aria e la paura di tutto, *omnia timere*[39]. Non tutti i medici solidistici erano rigidamente coerenti col modello atomistico e non ritenevano che esso potesse, quasi modello euristico, risultare adatto per delucidare tutti i disturbi psichici. Infatti il medico solidista Tullio avvalorò il ruolo dei sentimenti e delle emozioni nello scatenamento delle *animi passiones,* che vedeva elicitate da *timor, iracundia et maestitudo.* Pur tuttavia Tullio riteneva che in realtà emozioni di tal tipo esprimessero pur sempre una sottostante compromissione somatica, che indicava *ex corporis necessitate.* Anche tali sintomatologie, dette *affectus,* dipendevano in senso generale dal soma e dallo stato dell'organizzazione corpuscolare. In questa ottica la *nynphomania,* da sempre connessa con una libido erotica inappagata, non comporta per nulla una etiologia ipersessuale; se la sintomatologia esprimeva tale dato essa poteva trarre in inganno per i suoi aspetti contenutistici, ma non costituiva una realtà probativa per l'esistenza di un meccanismo di tal genere, risultando niente altro che un *accidens,* vale a dire una formale soprastruttura. Demetrio Attaleo aveva infatti chiarito come la ninfomania non esprimesse un eros conculcato e che di conseguenza l'orgasmo non fosse qui indicato come misura positiva. Si trattava di un vero e proprio processo di *alienatio mentis;* ricordava come in tal senso potessero agire anche i « demoni del vino e del sesso ». Il succo della vite e la sessualità non svolgevano alcun tipo di azione curativa sulla donna, ma semmai elicitavano processi psichici che si rivestivano con sintomi del tutto « indecenti ». In realtà per Attaleo la ninfomanica non soltanto non agogna al coito, ma è sostanzialmente disperata per un processo psicotico dovuto a *strictura* e a decorso *celer*[40]; non è per nulla una erotomanica.

In questa prospettiva, Temisone non soltanto rifiuta ogni terapia tesa a soddisfare il presunto eros che brama, quello che poteva superficialmente apparire all'osservatore come *veneris appetentia,* ma invita anche ad isolare le malate in stanze luminose e tranquille nelle quali però deve entrare esclusivamente il personale medico, mai « giovani maschi, specie se di bell'aspetto »[41]. Bisogna, per Temisone, bloccare ogni stimolazione, come voleva la dottrina di Epicuro, che susciti eccitamento nell'apparato genitale della donna, perché questo provocherebbe un aumento della *prurigo lasciva.* A tutti i costi è utile estirpare la cupidità sessuale con farmaci che « raffreddino » la libido: *exstingui veneris appetentia.* La ninfomania infatti trova la sua genesi non tanto in un genuino, fisiologico, bisogno sessuale, quanto in un processo organico delle meningi che stimola il cervello e sostiene in tal modo determinati sintomi: *membranae cerebri strictura.* Da questo meccanismo irritativo, simile a quanto avviene per una malattia febbrile che riscalda il cervello e eccita i suoi corpuscoli, nasce la sintomatologia, che sembra derivare da una *veneris cupiditas,* mentre altro non si tratta che di fenomeni allucinatori, di deliri, di agitazione psicomotoria del tutto elicitati da una malattia fisica delle meningi e del cervello[42].

La cefalea specie di tipo *hemicranicus* dimostrava chiaramente con la nausea, l'anoressia, l'irritabilità, la tristezza come una *strictura* potesse sostenere certi sintomi. Anche il vomito, l'arrossamento delle congiuntive, l'astenia dimostravano come i sintomi qui fossero connessi con un disturbo irritativo dei corpuscoli. Non è vero dunque che la cefalea, se insorge in giovani donne, debba essere additata come un sintomo isterico. Lo dimostra anche il fatto che la terapia secondo il *cyclus resumptivus* in questi casi riesce a vincere e debellare la causa patogena localizzata in uno stato stretto degli atomi del cervello: *perfrictio et frigiditas.* Anche la vetusta cefalea tensiva, da Ippocrate sino a Rufo di Efeso addebitata alla *strangulatio uteri* o all'azione di vapori tossici emessi dall'utero, è ora del tutto desessualizzata e ridotta a pura espressione di una *oppilatio.* Per la medicina solidistica, dunque, la sessualità della donna non svolge alcun ruolo patogeno, anche se essa appare come contenuto di certi sintomi in specifici quadri clinici; essa non ha valore di simbolo, non rimanda che al sintomo, all'*accidens,* sotto il quale si può soltanto rinvenire una materia male organizzata che può essere riportata alla normalità non tanto con l'orgasmo, quanto per un intervento terapeutico che attui una *recorporatio*[43]. Mentre sgombrava il terreno da secoli occupato rigidamente dalla psicopatologia femminile isterica, l'indirizzo solidistico aveva potuto ampliare così la nosologia, sia frammentando quadri clinici e staccandoli da ogni rapporto con l'utero, sia, di riflesso, ponendo l'accento su un'etiologia plurifattoriale. Orientandosi verso l'esclusione di fattori psicosessuali nell'ambito della patologia funzionale dell'apparato genitale femminile, il campo di ricerca rimaneva aperto all'identificazione clinica di disturbi, dapprima semplicisticamente identificati con l'isteria. Ciò avviene per la *suffocatio,* suddivisa in diverse entità come catatonia, sincopi, attacchi d'ansia. Specie la catatonia per il blocco psicomotorio, il rallentamento degli atti respiratori, il sopore, se constatata in giovani donne, era senz'altro addebitata ad una *strangulatio uteri.* Da Crisippo, da Nicerato e da Filippo di Cesarea i quadri clinici con questi aspetti semeiologici, specie *omnis immobilitas,* con altri sintomi come cataplessia, confusione mentale, negativismo sono invece delimitati nella *katalepsis*[44]. Non poteva, però, essere rigidamente e del tutto eluso il problema della sessualità, anche se appare messo da parte quasi volutamente dai medici solidistici, sia per intima convinzione sia per controbattere il pan-sessualismo della psichiatria ippocratica. Molti medici solidisti, fra i quali Sorano di Efeso[45] e Celio Aureliano, affrontando l'argomento della omosessualità, propendono per un suo inquadramento nell'ambito delle stesse malattie mentali, dimostrando verso gli individui affetti da tale anomalia un'incisiva aggressività. Per quanto invece si riferisce all'omosessualità femminile, al così detto tribadismo, dalle Tribadi che rifiutano le relazioni eterosessuali, affermano, avvalorando un'ipotesi psicologica, che questo costume femminile è connesso con l'invidia verso il pene: *invidentia penis virilis*[46]. Il *furor uteri* è generalmente suddiviso in un gruppo di casi appartenenti alla *phrenitis,* alle psicosi organiche febbrili e alle psicosi ciclotimiche maniacali (Areteo aveva parlato di malattia « circolare »). Eliminata la possibilità che l'utero potesse agire sulla mente tramite colpi o per via di umori o di vapori tossici, non rimaneva che avvalorare il concetto di patologia d'organo: il *furor* avveniva *sine consensu,* per una patologia idiopatica del cervello o delle sue membrane. Per tale tipo di psicosi si esclude che l'utero costituisca un fattore patogeno; anche se la sintomatologia poteva apparire, in certi casi, connessa con una spinta ipersessuale, il *furor* indicava semplicemente una *passio in sensibus,* come appunto Asclepiade sostiene nei *Definitionum libri*[47]. I disturbi psichici identificati nel *furor* non sono sottesi da meccanismi mentali con occulte implicazioni psicoerotiche, bensì esprimono puri e semplici processi a carico dei canali sensoriali irritati perché intasati da *leptomeres:* da qui i deliri e le allucinazioni. Come si definiscono la disuria e la dissenteria in base ad una patologia di specifici apparati[48], così i disturbi psichici traggono la loro identificazione corretta esclusivamente dal fatto che la vita mentale è implicata e si esprime con sintomi per una *difficultas mentis.*

Tutta la sintomatologia psichica discende dunque da un interessamento di un organo ed è l'espressione fenomenica della sottostante qualità dell'anomalia organica: stretta, larga, mista. Per Asclepiade sono queste *categoriae* un modo stesso di alienare della sostanza organica, che alimentano una specifica sintomatologia; nel caso del *furor* i sintomi nascondono un « alienizzare » della materia organica per una *obtrusio membranae cerebri.* Da questo processo di base, primario, puramente meccanico e per nulla implicante l'eros discendono i sintomi, a loro volta connessi con un meccanismo di fondo detto *mentis errores.* Come Asclepiade discusse nel *De morbis celeribus*[49] questo processo organico può anche essere causato da fattori esterni, tossici, come vino, febbre, erba satyrio, papavero, mandragora e si può rintracciare spesso in casi di epilessia, polmonite, pleurite[50]. Nel *furor* la mente risulta compromessa, ma non per l'azione dei colpi dell'utero o per una intossicazione da vapori tossici esalati dalla stasi umorale; qualsiasi fattore infatti può scatenare una *oppilatio* del cervello. È questo il momento primario che sostiene il meccanismo psicopatogeno a carico dell'*animus,* come voleva Demetrio Attaleo, paragonabile ad una *mentis extentio,* ovvero come riteneva Mnasea ad una *diachisis;* ambedue questi meccanismi sostenevano una *animi laxatio*[51]. I fattori causali sono identificati dalla corrente solidistica in molteplici agenti, fra i quali raramente si trova quello erotico, visto però come elemento irritativo generico e non quale agente etiologico, ma soltanto patoplastico; l'utero, e, in via ampia, l'apparato genitale della donna, svolgono un'azione patogena simile a quella che avviene per qualsiasi altro organo e non certo perché si mobilizza o perché intasato da sangue mestruale. Il concetto di *expurgatio* è così del tutto eluso e l'ipotesi che la *menstruorum retentio,* come voleva Rufo di Efeso, svolga un ruolo patogeno, così che tutto il corpo ne venga a soffrire, non è neppure discussa.

La vastissima letteratura precedente sull'isteria, sia medica sia filosofica, che aveva trovato credito nell'ambiente scientifico e che aveva incoraggiato teorie specifiche sulla malattia, è del tutto trascurata dalla psichiatria solidistica. Questa corrente non tiene conto di tale organo come possibile terreno di patologie connesse con la verginità, il coito, il mestruo, la gravidanza e con meccanismi collegati col bisogno erotico insoddisfatto. Se l'eros svolge un ruolo nella psicopatologia femminile, questo è del tutto negativo perché agisce su di un organo già a livello di struttura molecolare; l'eros, semmai, può attivare processi psicotici e non svolge affatto compiti terapeutici. L'eros, così esaltato da Platone sino al medico bizantino Aetio di Amida, come forza benefica che cura e guarisce, è deprezzato. Non è infatti vero, come si credeva, che la donna sterile sia tale perché subisce il coito di malavoglia e senza partecipazione amorosa: *amor enim genitarum conciliat* pensavano i medici di fede ippocratica[52]. Già il filosofo e medico con interessi psicopatologici a indirizzo atomistico, Eraclide Pontico, come acutamente fa notare Galeno, aveva dimostrato una giustificata incertezza in merito alla possibile causa di certi quadri di *suffocatio*[53]. Empiricamente, aveva dunque preferito indicarli soltanto con un termine che delimitava le caratteristiche fondamentali del sintomo più evidente, *apnous*[54].

Su questa osservazione Asclepiade e Temisone, a loro volta, nell'esaminare i casi clinici di *lethargus*[55], di sintomatologie con blocco psicomotorio e stato di confusione mentale, avevano notato come molti quadri clinici isterici di *suffocatio* appartenessero a questa patologia.

Il *lethargus,* per Sorano di Efeso, origina così da uno stato di coscienza obnubilato, che egli definisce come *pressura* dovuta ad una *mentis vigor oppressus* a motivo di una *obtrusio* delle *viae membranorum cerebri;* esso così viene a conglobare e accogliere patologie diverse, oltre a quelle isteriche: frenitiche, epilettiche, apoplettiche. In questo senso, Asclepiade insiste nel ritenere che molti casi di sintomi isterici detti *matricis praefocatio,* appartengano al letargo[56]. Infine, anche altri disturbi, che da Ippocrate in poi erano stati conglobati nel grande calderone dell'isteria, esclusivamente sulla base della occasionale coesistenza di amenorrea, sterilità, verginità o vedovanza, vengono da Asclepiade e da Temisone isolati come entità tassonomiche a sé stanti: atrofia, cachessia, spasmi, tremori, contratture, movimenti clonici.

Nella storia della psichiatria e dell'isteria il meccanicismo della corrente solidistica si pone totalmente agli antipodi di ogni precedente modello. L'indirizzo iatromeccanico vede nell'organismo animale niente altro che funzioni simili a quelle che avvengono in una macchina, seppur complicata: tutte le funzioni si svolgono senza che vi sia un direttivo fine prestabilito, ma per rapporti quantitativi fra *meatus* e *leptomeres.* Ogni impostazione qualitativa poteva sostenere punti di vista finalistici che trovavano conferma in presunte correlazioni fra organo, funzione e finalità orgasmica globale e, all'estremo, in un legame teleologico fra individuo e cosmo. L'ipotesi solidistica è esclusivamente quantitativa: la natura dell'organismo esprime leggi meccaniche: *physis* e *nomos* vengono del tutto a coincidere, escludendo ogni trascendenza che collochi l'organismo entro limiti superiori alla stessa necessità materiale contingente[57].

L'interpretazione dell'isteria, come voluta da Ippocrate e da Platone, nasce da un fraintendimento: l'avere collocato nella bruta materia del corpo, specie nel cervello e nell'apparato genitale femminile, simboli e significati che essa non possiede, giacché nella realtà altro non è che una organizzazione di corpuscoli che si muovono nel vuoto e che seguono leggi strettamente naturali e fisiche. È pur vero che la mente umana indaga, ricerca e segnala perché osserva i fenomeni morbosi che cerca di ridurre a leggi, ma queste operazioni consistono solo nel segnalare dati oggettivi dai quali non è possibile indurre nessuna trascendenza che si innalzi sul dato reale. Ogni interpretazione finalistica nasce da un'impostazione superstiziosa, mitologica, filosofica e quindi del tutto indimostrabile, che risponde a bisogni emotivi dello studioso o a necessità storiche e sociali, come appunto la complessa storia dell'isteria ampiamente dimostra.

A Roma, in età repubblicana, quando più vivo e radicale è il rinnovamento della cultura latina e quando più incisivi sono gli apporti della civiltà ellenistica, soprattutto in campo scientifico, si opera la più profonda modificazione del pensiero classico sull'isteria da parte di Asclepiade e dei suoi allievi e seguaci. Innanzi tutto, è demitizzata la *suffocatio*: l'utero è eliminato da questa patologia caratterizzata da sopore, apnea e blocco psicomotorio, che colpiva l'osservatore meravigliato delle guarigioni della così detta « morte apparente »[58].

L'apparato femminile, che presiede alla procreazione e dona la voluttà, non svolge alcun ruolo in questa malattia: si tratta niente altro che di stati di sopore, degli svenimenti detti *syncopes,* simulanti una morte apparente. Asclepiade demitizza così il legame che da secoli si era instaurato fra certi disturbi acuti e clamorosi e la *strangulatio,* riducendoli a semplice aspetto semeiologico che ingannava per la sua drammaticità e polimorfismo; non era per nulla il segno che l'utero impazzito vagolava nel corpo, ma segno di un'irritazione delle *viae cerebri et membranarum*[59].

Anche il tanto esaltato ruolo della mente divina, dell'egemonico, dell'io che razionalmente potrebbe controllare la realtà istintiva, così valorizzato da Ippocrate, da Socrate, da Platone e dalla filosofia stoica, è solo un simbolo, niente altro che una semplice sintesi operativa per « l'esercizio delle sensazioni »[60]. La stessa semeiologia acuta, clamorosa, cangiante e spesso colorita di aspetti psicoerotici,che tanto aveva colpito la mente di Melampo e di Ippocrate, suscitando l'impressione che l'utero, quale bestia incattivita[61], si dibattesse violentemente colpendo e mordendo con la bocca gli organi, non indica altro che una *obtrusio* dei canalicoli delle meningi o del cervello[62]; l'isteria, segno tormentato dell'amore e della sessualità, è ridotta a fenomenologia meccanica determinata da uno stato di *pnix* dell'utero.

La costruzione dogmatica iniziata con Melampo è criticata e l'isteria entra così nell'ambito di una prospettiva apsicologica e asessuale: l'isteria, mito e concetto che compone un modello della realtà che si era perennemente rinnovato e trasmesso nei secoli, viene dall'atomismo ricondotta nell'alveo della superstizione, di una impostazione simbolica che nasconde un nulla oggettivo; al suo posto è localizzata una sintomatologia connessa con uno stato *strictum* o *laxum* della materia.

Il solidismo nasce in un preciso tempo storico e si sviluppa su impostazioni, non aliene anch'esse da tratti mitici, della fisica e dell'etica epicurea; mentre fornisce una risposta a certi bisogni sociali, non presenta sempre valide posizioni dal punto di vista scientifico. L'intento di confutare le impostazioni dogmatiche aveva suggerito ad Asclepiade un modello meccanicistico che, se poteva essere efficace quale strumento critico, mostrava vistose forzature: esso bloccava e eludeva una realtà, quella dell'eros, non così facilmente depistabile. L'eros come fonte del malessere femminile era sempre un fenomeno che emergeva dall'osservazione quotidiana e che si fissava nella mente stessa del maschio, qualunque fosse la sua posizione ideologica o scientifica. In generale tutti i medici, quale che fosse il loro orientamento di scuola, volevano l'omeostasi dell'eros femminile: questo fatto indica che chi in un modo e chi nell'altro temevano la sessualità femminile. Galeno era consapevole dell'enorme spinta sessuale localizzata nel clitoride e perciò riteneva utile stimolare anche manualmente tale organo per provocare l'orgasmo che riteneva liberatorio; ciò che era gonfio di umori era fisiologico cercare di scaricarlo, proprio perché era del parere che in tale organulo si annidasse l'enorme concupiscenza femminile: *voluptas in partibus genitalibus summa*[63]. Favorendo l'orgasmo o bloccandolo, rispettivamente Galeno e Sorano, seppur in forme diverse ricercavano sempre lo stesso fine: l'entropia dell'eros femminile, attuando o coartando una cinetica che rilasciava gli umori[64]. Lo stesso Asclepiade di Prusa aveva cercato di ridurre al massimo la psicopatologia dell'isteria inglobando, giustamente, molti disturbi catalogati in tale forma morbosa come manifestazioni a carattere epilettico.

I solidisti, così sicuri di un modello razionale e meccanicistico, caddero in contraddizione davanti a problematiche che nascevano da certi vissuti anti-femministi, specificamente nel caso dell'omosessualità femminile, il così detto tribadismo, che venne catalogato come un modo anomalo di vivere la propria sessualità per *invidentia penis.* Ma anche davanti a certi problemi a carattere anatomico e fisiologico elicitati dal corpo femminile si dimostrarono poco razionali. Esaltarono così la grandezza e la solidità dei testicoli maschili davanti alla mollezza ed alla piccolezza delle ovaie. Si nota un evidente orgoglio nel sottolineare, come fece Sorano di Efeso, « la piccolezza e la mollezza dei testicoli femminili rispetto a quelli maschili »[65]. Quindi anche i medici solidistici, che elaborarono un sistema atomistico allo scopo di eludere la complessità che sembrava posta dall'isteria e la sessualità della donna, rimasero imbrigliati in tematiche psicodinamiche che dimostravano chiaramente come tale impostazione avesse anche un sottile e sottaciuto compito elusivo e, probabilmente, difensivo: unificando la patologia femminile a quella maschile, parificando la stessa struttura corpuscolare dei due apparati genitali, sembrò loro di appianare annose discussioni ritenute di carattere mitico e superstizioso.

Questo sospetto sorge proprio dall'esame dell'atteggiamento che i medici solidistici avevano verso il clitoride. Galeno elegantemente e senza preclusioni, ben sapendo che in tale zona anatomica originava il massimo piacere, consigliò la stimolazione manuale al fine di far uscire il seme vaginale in modo abbondante per scaricare il corpo della donna da umori ristagnanti. I solidisti ebbero invece ripugnanza verso tale atteggiamento, che ritennero scientificamente infondato; così non poterono fare a meno di manifestare verso il clitoride atteggiamenti assai complessi. Le Tribadi si masturbavano il clitoride per invidia del pene, proprio a motivo della tendenza di tali donne a evitare il contatto col maschio. Sorano prende atto di tale stato di fatto e dedica un capitolo alla psicopatologia che sarebbe sostenuta dal clitoride, specie quando esso assume delle grandi dimensioni anatomiche. È proprio da una *immodica landica*[66], che si mostra con tutta la sua grandezza antifisiologica, da quella che chiama *horrida magnitudo*[67], che nasce una sostanza del tutto velenosa, che definisce *fetida*[68], e che elicita psicopatologie clamorose e gravi. Proprio da questo organo che simula il pene e che, se raggiunge una dimensione oltre misura, quasi lo emula, origina lo stimolo disorganizzante l'assetto atomico del corpo e dell'anima della donna, divenuta *adfecta tentigine*[69]. Proprio da tale fatto, del tutto fisico e sensitivo, da questa stimolazione anomala e eccessiva nasce una *virorum similis appetentia*[70], un bisogno enorme dell'orgasmo, un desiderio continuo, insopprimibile, quasi per una pulsione automatica: *in venerem coacte veniunt*[71]. Sorano non si spinge sino alla terapia di Galeno, non ritiene possa servire stimolare il clitoride, provocare l'orgasmo e scaricare così la tensione patologica della donna. Egli è del parere che in tale condizione sia utile, strettamente necessario sul piano della terapia, eliminare la zona dalla quale partono stimoli così velenosi, tossici e potenti per mezzo di un atto di *chirurgia*[72].

Note

1 Cael. Aur. *De acutis morbis,* I, 105. Cfr. *Asclepiades, his life and writings. A translation of Cocchi's Life of Asclepiades and Gumpert's Fragments of Asclepiades,* by G.R. Montraville, New-Haven, 1975, pp. 83-85.

2 Sext. Emp. *Adv. math.* VII, 202; VII, 380. Galeno vide nelle teorie solidistiche il riflesso di « assiomi indimostrabili » basati superficialmente su una bipolare dicotomia della semeiologia: Galen. *Method. medendi,* I, 7; I, 9; II, 1; II, 3.

3 Cfr. I. M. Lonie, *Medical theory in Heraclides of Pontus,* in « Mnemosyne » S. IV, 18, 1965, pp. 126-43.

4 Cfr. G. Roccatagliata, *A History of Ancient Psychiatry,* cit., pp. 161-75.

5 Cfr. Galen. *De pulsuum differentiis,* III, 2 (VIII, p. 646 Kühn).

6 Cfr. Galen. *De tremore, palpitatione, convulsione et rigore liber,* 6 (VII, p. 615 Kühn).

7 Cael. Aur. *De acutis morbis,* I, 113. Cfr. J. Pigeaud, *La maladie de l'âme,* cit., pp. 180-181.

8 Epicurus, *Epistula ad Herodotus,* 63, 4.

9 Asclepiades, p. 24 Gumpert.

Il modello atomistico, neurologico, che esclude ogni aspetto psico-sessuale, rinasce nel XIX secolo con il Gall, Georget e Voisin: l'isteria originerebbe per una « anomalia del cervelletto: F. Voisin, *De l'homme animal,* p. 68.

10 Cael. Aur. *De acutis morbis,* I, 6; I, 7-8; cfr. Asclepiades, p. 84 Gumpert.

11 Asclepiades, p. 58 Gumpert; cfr. p. 46 Gumpert.

12 Cfr. Plin. *Nat. Hist.* XXIX 8, 15; Cato, *De agr.* 160: U. Lugli, *La magia a Roma,* Genova,

1989, p. 117.

Utili: E. AH. Ackerknecht, *Problems of Primitive Medicine,* in « Bull. Inst. Hist. Medic. » 11, 1942, pp. 503-21; *Psychopatology, Primitive Medicine and Primitive Culture,* in « Bull. inst. Hist. Med. » 1943, 14, pp. 30-67.

[13] Cfr. Galen. *De venaesectione adversus Erasistratum,* 3 (XI, p. 152 Kühn); Asclepiades, p. 69 Gumpert.; Plin. *Nat. Hist.* VII, 37. Sull'argomento: T.C. Albutt, *Greek Medicine in Rome,* cit., p. 185.

Asclepiade, in un preciso momento storico, apparve il simbolo romano, estremamente idealizzato, di un anti-ippocratismo che era senz'altro alimentato da sentimenti politici del tutto transeunti: Cfr. D. Gourevitch, *Le triangle hippocratique dans le monde gréco-romain,* cit., pp. 342-6.

[14] Cfr. Plin. *Nat. Hist.* VII, 175.

[15] Cfr. Sext. Emp. *Adv. math.* VII, 202; Macrob. *Com.* I, 1, 19; Asclepiades, p. 35 Gumpert.

[16] Cfr. T.C. Albutt, *Greek Medicine in Rome,* cit., pp. 194-195.

[17] Cael. Aur. *De tardis passionibus,* I, 1.

[18] Asclepiades, p. 60 Gumpert.; p. 63 Gumpert.

[19] Cael. Aur. *De tardis passionibus,* I, 1.

[20] Cael. Aur *De tardis passionibus,* III, 8.

[21] Cael. Aur. *De tardis passionibus,* I, 4.

[22] Asclepiades, p. 79 Gumpert.

[23] Asclepiades, p. 73 Gumpert.

[24] Asclepiades, p. 76 Gumpert.

[25] Asclepiades, p. 80 Gumpert.; Cael. Aur. *De tardis passionibus,* II, 7; III, 8; cfr. Plin. *Nat. Hist.* XXVI, 3.

[26] Cael. Aur. *De tardis passionibus,* I, 5.

[27] Cael. Aur. *De tardis passionibus,* I, 5.

[28] Cael. Aur. *De tardis passionibus,* II, 5; II, 29.

[29] Cfr. K. Deichgräber, *Die griechische Empirikerschule,* cit., s.v. Register.

[30] Asclepiades, p. 44 Gumpert. Cfr. Galen. *De Hippocratis et Platonis placitis,* V, 3 (V, p. 449 Kühn).

[31] Cfr. Plin. *Nat. Hist.* XXIX, 5, 6.

[32] Cfr. K. Deichgräber, s.v. *Themison,* in RE-PW V A2, 1935, cll. 1632-1638.

[33] Cfr. J. Piageaud, *La maladie de l'âme,* cit., p. 94; Galen. *Meth. med.* IV, 4.

[34] Cfr. Cael. Aur. *De acutis morbis,* II, 51, 33-5; Asclepiades, p. 88 Gumpert.

[35] Plin. *Nat. Hist.* XXIX, 5, 6.

[36] Cfr. Cael. Aur. *De tardis passionibus,* I, 1; Galen. *De compositione medicamentorum secundum locos,* XIII, pp. 37-38 Kühn.

[37] Lucret. *De rerum natura,* IV, 1058-1191.

[38] Asclepiades, p. 80 Gumpert.

[39] Cfr. Cael. Aur. *De acutis morbis,* III, 12.

[40] Cael. Aur. *De acutis morbis,* III, 18.

[41] Cael. Aur. *De acutis morbis,* III, 18.

[42] Cael. Aur. *De acutis morbis,* III, 18.

[43] Cael. Aur. *De tardis passionibus,* I, 1.

[44] Cael. Aur. *De tardis passionibus,* II, 5.

[45] Cfr. J. Piageaud, *La maladie de l'âme,* cit., pp. 120-121.

[46] Cael. Aur. *De tardis passionibus,* IV, 9, 131-7.

Cfr. D. Sémelaigne, *Aliénation mentale dans l'Antiquité,* Paris, 1869, p. 222.

[47] Cfr. Asclepiades, p. 24 Gumpert.

[48] Asclepiades, pp. 58-59 Gumpert.

[49] Asclepiades, p. 24 Gumpert.

[50] Asclepiades, p. 84 Gumpert; Cfr. Cael. Aur. *De acutis morbis* I intr.; III, 18.

[51] Cael. Aur. *De acutis morbis,* I, 5.

[52] Cfr. Aet. Am. *De re medica,* XVI, 1; XVI, 4; XVI, 52.

[53] Galen. *De locis affectis,* VI, 5 (VIII, p. 415 Kühn).

[54] Galen. *De locis affectis,* VI, 5 (VIII, p. 415 Kühn).

[55] Cfr. Asclepiades, p. 86 Gumpert.

[56] Cael. Aur. *De acutis morbis,* I, 5; cfr. III, 14, 112.
[57] Cfr. J. Piageaud, *La maladie de l'âme,* cit., pp. 191-192.
[58] Cfr. Plin. *Nat. Hist.* VII, 175. Cfr. A. Rousselle, *Observation féminine et idéologie masculine: le corps de la femme d'après les médicins grecs,* in « Annales E.S.C. » 1980, 35, pp. 1089-1115; D. Gourevitch, *Le mal d'être femme,* cit., p. 126.
[59] Sui segni delle malattie: Asclepiades, p. 63 Gumpert.
[60] Cfr. Aetius, *Plac.* IV, 2, 6, 31, 2 (= Diels, *Doxog.,* p. 387, 7). Cfr. Macrob. *Comm.* I, 1, 19.
[61] Cfr. Soranus, *Gyn.* III, 29.
[62] Cfr. Cael. Aur. *De acutis morbis,* I, 128.
[63] Galen. *De locis affectis,* VI, 5 (VIII, p. 420 Kühn); *De usu partium,* XVI, 11 (IV, p. 179 Kühn).
[64] Cfr. P. Manuli, *Donne mascoline, femmine sterili, vergini perpetue,* in S. Campese-P. Manuli-G. Sissa, *Madre materia,* cit., pp. 171-85.
[65] Soranus, *Gyn.* I, 9, 10-14. Cfr. I.E. Drabkin, *Soranus and His System of Medicine,* in « Bulletin of the History of medicine » 1951, 25, pp. 503-18.
[66] Cael. Aur. *Gyn.* II, 112, p. 113 Drabkin. Cfr. Soran. *Gyn.* (trad. lat. Mustio), II, 25, 76, p. 106 Rose.
[67] Cael. Aur. *Gyn.* II, 112, p. 113 Drabkin.
[68] Cael. Aur. *Gyn.* II, 112, p. 113 Drabkin.
[69] Cael. Aur. *Gyn.* II, 112, p. 113 Drabkin.
[70] Cael. Aur. *Gyn.* II, 112, p. 113 Drabkin.
[71] Cael. Aur. *Gyn.* II, 112, p. 113 Drabkin.
[72] Cael. Aur. *Gyn.* II, 112, p. 113 Drabkin.

9.
Sorano di Efeso: isteria e verginità

Solo chi arde si sposi

Agostino

Nel I secolo d.C. quattro indirizzi teorici caratterizzano lo svolgimento della scienza medica: quello solidistico, quello pneumatico, quello empirico e quello umorale; l'assetto atomico, il pneuma, i dati semeiologici, gli umori, sono i punti di riferimento per la psicopatologia. Per quanto riguarda l'isteria in particolare, non tutte le correnti di pensiero medico, così diversificate sul piano del modello interpretativo, concordano nel ritenere che la vita sessuale giochi un ruolo di rilievo nello scatenare la sintomatologia; la scuola umorale e quella vitalistica pongono in risalto il fattore ipererotico, la giovane età, l'insoddisfazione di un eros ardente, specie nel caso della mania uterina, la ninfomania: per queste scuole nell'isteria *semper utero loquitur*[1].

Per tale presupposto, i medici pneumatici e umoralisti tendono a delimitare la vita erotica secondo schemi che inquadrano e ordinano la sfera sessuale nell'ambito dell'igiene: l'eccesso comporterebbe *imbecilitas animi et corporis,* mentre la totale insoddisfazione la *mania uteri* e nei giovani maschi, come sostiene Galeno, *ob abstinentiam veneris,* l'indurimento e l'ingrossamento del pene, il priapismo[2]. Per la medicina classica, Melampo e Ippocrate restano i modelli ai quali risalire, per delimitare correttamente i confini di una sana vita sessuale, di un comportamento teso a svuotare e ripulire il corpo della pituita e del sangue mestruale senza peraltro cadere in eccessi. Numerosi studiosi da Ippocrate a Celso sino a Aetio di Amida, ritengono, perciò, che la pratica sessuale debba essere regolata, al punto che vengono indicati la stagione, il mese, il giorno, l'ora e il numero opportuno dei coiti[3].

Medici a orientamento empirico come Celso insistono sul valore igienico del « giusto mezzo »; Rufo di Efeso, esponente dell'indirizzo vitalistico-umorale, crede nel valore profilattico e curativo di una robusta attività erotica; Asclepiade di Prusa, come tutti i medici solidistici, ritiene, al contrario, che una limitazione dell'attività sessuale sino alla castità svolga un ruolo terapeutico; in base ai precetti di Epicuro, il rapporto sessuale ha in sé aspetti negativi: *salubris rerum venerearum usus Epicuro nullus est*[4].

I medici pneumatici,pur mettendo in rilievo la psicopatologia degli istinti, dell'anima che concupisce e del correlato amore infelice e patogeno, non ritengono che l'eros debba essere estirpato, bensì soltanto controllato dal *logos.* Per i medici della scuola solidistica il problema del controllo dell'eros femminile si risolve nell'idea che la sua estirpazione sia salutare e che gli eccessi comportino un indebolimento psicofisico. In vista di una stretta correlazione fra *eros* e *pathos,* come si sostiene dagli stoici e dagli epicurei, i medici pneumatici predicano un freno e gli atomisti l'estirpazione delle fonti dell'attività erotica. Si affermano orientamenti filosofici, medici e religiosi che vedono nella castità e nella verginità forme di controllo dell'isteria, della psicopatologia connessa con le pulsioni sessuali, idonee ad una vita igienica e, per un ristretto gruppo di religiosi e di filosofi, uno stato di vita volto a ideali superiori: il vescovo Montano e Tertulliano nel *De cultu foeminarum* risultano, da questo punto di vista, nella linea di Epicuro, di Lucrezio e del medico Sorano di Efeso: la sessualità femminile, come nel mito era stata sacrificata sull'altare dell'eroe, ora è consacrata alla vita religiosa, ad una vita ritenuta eutimica. L'eros comporta desideri e stimoli che turbano la mente, ostacolano il cammino verso una vita superiore e stressano il corpo e l'anima: l'orgasmo non è visto dai medici dell'atomismo come una terapia benefica delle crisi isteriche, ma uno spreco di energia e una fonte di guai per il corpo femminile. La verginità, che era stata ritenuta il male peggiore per una donna, dalle scuole solidistiche e da uomini religiosi è indicata come un mezzo per giungere all'equilibrio psichico e alla salute del corpo: la vera vita è quella dettata dal *logos* razionale, dal *logos* divino, o dal rispetto di un delicato assetto atomico[5].

Il controllo delle emozioni elicitate dalla sfera erotica, costituisce un tema di discussione ricorrente presso gli epicurei e gli stoici: l'atarassia di Epicuro come l'eudemonia di Crisippo sono condizioni psicofisiche ritenute perfette perché volute dal *logos.* Nell'ambito della medicina, al contrario, Andromaco di Creta, medico dell'imperatore Nerone, sostiene che la « tranquillità » può essere raggiunta somministrando la composizione farmacologica, che contiene, fra altri componenti il succo di oppio. Venuto meno il prestigio di Asclepio, di Dioniso e di Apollo, oscurata la prospettiva mitologica dalla critica condotta dagli stoici e dagli epicurei, come norma di vita resta la filosofia, quando non si ricorre a determinati farmaci contenenti oppio, come il diffusissimo diacodio[6]. Anche se l'idea di una sessualità liberatoria di Rufo di Efeso è criticata come un'illusione, tuttavia la ninfomania delle vergini, come la grave crisi delirante delle figlie di Preto, stavano a dimostrare il male che poteva produrre un eros insoddisfatto. Chi addita la salute psichica nella verginità è una persona ideologicamente orientata, giudica Rufo di Efeso: il sesso libera dalle angosce, la terapia di talune malattie dell'anima non risiede nel freno dell'eros, bensì nella sua piena soddisfazione.

Le posizioni nei confronti della sessualità femminile risultano basate su argomentazioni dogmatiche: l'eros per alcuni devitalizza e stanca, per altri guarisce e rinvigorisce. Prende nuovamente campo l'interesse per la *lassitudo,* la « stanchezza dolorosa dei nervi » come viene discussa da Scribonio Largo nella *Materia medica,* per la quale il medico consiglia frizioni e massaggi con unguenti a base di miele, rosmarino, ruta e vino Falerno; per Celso bisogna economizzare lo sperma e usare con cautela l'oppio che « raffredda » il calore vitale innato[7].

Dai medici solidistici l'orgasmo non è ritenuto un mezzo per ripulire il corpo della donna, così che viene messa in ombra l'idea di Ippocrate, per cui *coitus morbis ex pituita commodus*[8]. Per i medici seguaci dell'atomismo i canalicoli del corpo, dell'anima e dell'apparato genitale non corrono alcun rischio di essere ingorgati da sperma, liquidi vaginali, sangue mestruale o umori. Questa ipotesi è improponibile, poiché le malattie psichiche e i disturbi dell'anima derivano da un disordine del normale assetto atomico che può essere favorito dal rapporto sessuale; per i solidisti, l'eros deve essere coartato dal *logos* o da un tipo di vita ascetica, che impedisca l'azione della lussuria, della *prurigo lasciva,* sulla struttura atomica dell'utero.

L'apparato naturale della donna non trova l'equilibrio dal coito dal quale come dai parti o dagli aborti è disturbato, e reso disfunzionante; l'unione sessuale e la maternità non sono salutari per la fisiologia femminile come dimostra l'esperienza clinica. La terapia orgastica è rudimentale e non giunge allo scopo che si prefigge; agisce come fattore irritante e patogeno per quelle donne che presentano un apparato genitale debole. La fisiologia e l'anatomia dell'apparato genitale femminile non supportano la malattia isterica per mancanza di vita sessuale, come il mito e la medicina ippocratica hanno tramandato: come l'orgasmo non è salutare, l'isteria non indica il fallimento della donna nei compiti creativi, né è segno di un bisogno erotico inappagato; tali convinzioni indicano un approccio errato alla psicologia e ai bisogni della femminilità.

La critica al modello dell'isteria come era stato elaborato dal pensiero classico assume una veste scientifica, sistematica e una valida giustificazione clinica da parte di un medico seguace di Epicuro, Sorano di Efeso. Vissuto a Roma al tempo degli imperatori Traiano e Adriano, fu psichiatra illuminato, medico accorto, clinico valido, specialista in ginecologia e ostetricia; fra le varie opere che gli si attribuiscono si ricordano i trattati sulla psicofisiologia dell'anima e sul trattamento dei malati mentali, dove, per certi aspetti, sono valorizzate la psicoterapia e la musicoterapia. È valutato il risvolto positivo dell'assistenza adeguata e del ricovero in strutture idonee dal punto di vista igienico, mentre è criticato con decisione il criterio di curare i malati mentali in ospedali non adatti; sono condannati i maltrattamenti esercitati dal personale su pazienti affetti da agitazione psicomotoria[9]. Un attacco alla psichiatria ippocratica e alle interpretazioni umorali del modello psicosessuale dell'isteria era già stato portato da Asclepiade di Prusa: fondatore della corrente solidistica, egli aveva definito « meditazione sulla morte » il pensiero di Ippocrate[10]. Semplice e euristicamente valido apparve il modello atomistico della psicopatologia ai seguaci della scuola solidistica: bastava determinare una *strictura* nel caso di uno *status laxus,* oppure provocare con farmaci uno stato di rilassamento nel caso di una estrema *oppilatio* dei corpuscoli. Riportando ordine, la famosa *recorporatio,* con determinate tecniche musicali, con la psicoterapia o con l'uso di pratiche igieniche come bagni, massaggi, ginnastica, esercizi di vocalizzazione, nella disposizione atomica dell'organo ammalato, sarebbe ritornata la salute psichica. L'isteria veniva del tutto desessualizzata, localizzata come una serie di sintomi senza correlazione con la sfera dell'eros, ma con un idiopatico disordine meccanico dell'organizzazione molecolare dell'utero, per un processo irritativo, detto *inflammatio;* essi risentivano negativamente del coito e della gravidanza, fattori che peggioravano le condizioni meiopragiche dell'apparato genitale femminile in stato spasmodico, affetto da una contrattura detta *pnix.*

Sorano di Efeso svolge una precisa critica alla visione dell'isteria impostata da Ippocrate; egli, basandosi sulla personale esperienza di ginecologo e di ostetrico e sulla teoria atomistica, rifiuta la pseudo verità scientifica dei precedenti modelli del malessere femminile[11]. Affronta l'isteria, negando valore terapeutico allo sperma, al coito e alla gravidanza e confutando le ipotesi del sangue mestruale tossico e dell'amenorrea quale fattore patogeno; valorizza la verginità, la castità e la sterilità come elementi favorevoli alla vita biopsichica femminile[12]. I simboli di questa originale impostazione, che si nutre dell'etica e della fisiologia epicurea, affondano le radici nella tradizione mitologica che assume la città di Efeso come uno dei centri più prestigiosi del potere religioso della divinità femminile materna. Gli eroi non sono più gli Argonauti, violentatori di giovani vergini, ma uomini e donne puri e casti, perciò sani ed equilibrati: la bandiera di questa nuova ideologia è innalzata da Artemide e da Ippolito. L'orientamento dionisiaco, secondo Sorano, è deteriore, falso e ipocrita e dannoso alla salute della donna che vorrebbe preservare; questo vale soprattutto per le donne che presentano un apparato genitale costituzionalmente anomalo sul versante astenico e su quello irritativo, per uno *status laxus* o *strictus.* In questi casi, la stimolazione orgastica dell'utero e della vagina è negativa, e il parto, dopo gravidanze difficili, comporta gravi pericoli per la vita della donna; l'utero dell'isterica non è gonfio di sangue mestruale trattenuto né di umori vaginali non emessi con l'orgasmo. Questa opinione è un vero e proprio errore clinico, per cui, in questa prospettiva, sono del tutto nocivi i farmaci evacuanti impiegati dai tempi più antichi, come elleboro, clisteri, salassi e purgativi[13]. I sintomi isterici esistono, sono una realtà clinica sia la *suffocatio* sia il *furor,* ma non segnalano una condizione psicosessuale connessa con la verginità o la sterilità, bensì uno stato specifico dell'utero: *laxum, strictum* o *mixtum.* Gli stessi contenuti deliranti erotomanici della ninfomania non segnalano un bisogno erotico inibito, ma un processo irritativo, uno stato di *pnix* dell'utero per *oppilatio* dei corpuscoli nei *canalicula*[14].

Il processo che sostiene la *mania uteri* è alimentato da una *strictura,* da un'eccessiva tensione infiammatoria per coesione agglomerativa dei corpuscoli dell'apparato genitale della donna. Da questo meccanismo del tutto fisico e non connesso con la sessualità proviene la psicopatologia, come dimostra il fatto che sostanze eccitanti quali vino, cantaride, erba *satyrion* e *stricno* possono produrre eccitazione sessuale fungendo da stimolanti[15].

Secondo la scuola solidistica, alla quale Sorano aderisce, la *tentigo genitalium* primitiva a genesi irritativa scatena un *incendium,* un aumento della pulsione erotica, una *immodica libido,* che di riflesso determina una tensione del sistema nervoso per una *membrana cerebri tumentis,* da cui in via automatica la caratteristica e acuta sintomatologia psicotica, l'*alienatio mentis.* In effetti, nella ninfomania il comportamento osceno, l'ipererotismo, i deliri a contenuto lascivo e la frequente masturbazione non sono tanto indice di immoralità per impudicizia, quanto tentativi, tramite lo scarico erotico automatico, di eliminare la sofferenza psichica e l'angoscia che nasce da un *prurigo genitalium.* Tutto quello che di orgiastico, lussurioso e menadico era stato visto nella *mania uteri* altro non indica che una sintomatologia psicotica come quella febbrile, meccanicamente determinata e coatta rispetto alla volontà della malata: come poteva trovare conforto e cura nell'orgasmo una donna in tale condizione biopsicologica? Il maschio aveva considerato genuino un ipererotismo che implicava una malattia acuta e infiammatoria dell'apparato genitale, quindi di riflesso, del sistema nervoso centrale; proprio come nel caso della *phrenitis* dove il malato è agitato, delirante, confuso e allucinato in conseguenza della febbre.

Sorano demitizza l'isteria riducendola ad una sintomatologia meccanica a genesi psicorganica, fisica, a carico delle membrane del cervello; il processo prende avvio dai genitali per uno stato di *pnix* solo perché sono spasmodicamente irritati e affetti da una *strictura*[16]. L'ipersessualità non ha valore strutturale e simbolico ma è secondaria perché insorge per l'aumento delle funzioni metaboliche dei genitali, a causa dell'azione irritativa degli atomi per *oppilatio.* Era un abbaglio dei medici classici, dal mitico Melampo a Aristotele, intravedere una sessualità esaltata perché coartata in una malata fisica, il cui quadro clinico presentava invece un eccitamento erotico di tipo ossessivo e meccanicamente determinato. Sorano, sottraendosi alla tradizione, al mito e alla medicina di Ippocrate, porta la *mania uteri,* il quadro clinico che per la sua imponenza e clamorosità aveva dato avvio ad una particolare impostazione dell'isteria, nell'ambito di un modello meccanicistico scevro da implicazioni sessuali. È vero che, affinché si scateni questo tipo di follia, deve sussistere un particolare *habitus* vigoroso, assieme all'età giovanile[17]; ma questi fattori non possono che favorire l'emergere della sintomatologia.

Sorano, che aveva sostenuto nel trattato *De anima* che questa struttura è formata da un insieme spaziale di piccoli corpuscoli detti *animantia* ovvero *leptomeres,* atomi organici, trova la giustificazione della psicopatologia nella asimmetria dell'assetto atomico, troppo stretto o eccessivamente largo. L'equilibrio psichico nasce da un normale assetto atomico per *symmetria,* connessa con un fisiologico movimento del *leptomeres* nei *canalicula* del tessuto uterino; la *corporatio* atomica deve restare entro certi livelli meccanici che coito, gravidanza, parto, aborti, in quanto irritanti, non possono che alterare o peggiorare. Una sintomatologia occorre in donne con un apparato genitale già meiopragico: eccessivamente stretto o troppo largo, forte o debole.

La tradizione mitico-religiosa matricentrica della città natale, la filosofia di Epicuro, la critica alla medicina umorale e all'impostazione dogmatica dell'isteria, unitamente all'esperienza professionale di ginecologo e ostetrico, che per varie ragioni non comportava nessuna possibilità terapeutica ottimale per la patologia femminile, avevano indotto Sorano nella convinzione che la salute fisica e psichica della donna doveva essere indipendente dal presupposto sessuofilico: il baluardo terapeutico doveva basarsi su una oculata profilassi igienica fondata sulla limitazione della vita erotica per castità o verginità[18]. L'età media della vita della donna, molto bassa a causa degli incidenti gravidici e da parto e la patologia dell'apparato genitale femminile dimostravano quale struttura intrinsecamente pericolosa fosse un'organizzazione ritmica e bilanciata, e in condizioni al limite della fisiologia. Per Sorano, soltanto una medicina orientata « dogmaticamente » come quella ippocratica, perché acriticamente elaborata su ipotesi umorali, poteva ritenere che l'orgasmo sessuale si traducesse in un beneficio per le forme di alienazione mentale come il *furor uteri:* un utero di già irritato non poteva che trovare nel coito un agente aggravante[19].

Il modello meccanicistico si differenzia da quelli precedenti perché stacca l'isteria dal paradigma umorale, e connette la sintomatologia ad una condizione anomala, spesso preesistente, della materia che può risultare eccessivamente stretta, larga, oppure in uno stato detto misto, come già aveva sostenuto Asclepiade di Prusa, trovando una conferma epistemologica al suo approccio nel filosofo atomistico Eraclide Pontico e nel medico Menodoto di Nicomedia.

Dal punto di vista fisiologico, l'utero non è un semplice canale di scolo, perché il sangue mestruale non è affatto tossico e perché l'emorragia mensile non costituisce un *expurgo,* ma una fase del ciclo ormonale in connessione con una eventuale gravidanza; è vero che il mestruo compare col periodo fecondo e cessa quando la donna per l'età diventa incapace di procreare: « l'emissione del sangue mestruale indica il periodo fecondo della donna »[20]. L'amenorrea non è patogena per sé, perché segnala una gravidanza o è semmai indice di una patologia infiammatoria, tumorale o endocrina[21].

Sorano per le ricerche nell'ambito delle scienze naturali e fisiche accoglie il principio epicureo, secondo cui occorre ridurre la complessità e disomogeneità dei fenomeni a modelli semplici e con poche incognite, a « formule brevi ». Come riduttivamente sostenevano i medici solidistici, la realtà prima, unica e inderivabile è la materia dell'organo con la sua struttura spaziale, fatta di atomi e di pori, ordinata secondo la disposizione, la grandezza e la velocità dei corpuscoli e in riferimento al diametro del poro. Il tessuto dell'utero è strutturato in base a « figure » spaziali di atomi ordinati e collegati fra di loro da forze e da leggi meccaniche: numero degli urti degli atomi fra loro e contro le pareti, agglomerazione o rilassamento, frammentazione dei corpuscoli per urti eccessivi. Queste figure atomiche sono in movimento pur mantenendo fisiologicamente uno stato di armonia detto *symmetria,* scorrono entro i canalicoli rispettando determinate leggi.

La vita dell'utero, come quella di tutti gli organi, è fondata sulla dinamica di corpuscoli più o meno grossi, più o meno sferici, più o meno agglomerati in modo che, fra loro uniti, formano una sorta di « corporazione » spaziale; il diametro degli atomi, la loro velocità e gli urti reciproci sono varianti meccaniche, che possono risultare patologiche. Se esiste una *symmetria* fra atomi aggregati, velocità e carattere degli urti, l'organo è stabile e entro i confini della fisiologia. Per i solidisti le malattie mentali, fra le quali l'isteria, sono riconducibili ad una specifica *asymmetria* della *corporatio* corpuscolare; l'isteria viene a essere non tanto un epifenomeno di una sfera sessuale patologica, quanto una « sovrastruttura », come dicevano, una « categoria » psicopatologica, sostenuta da un particolare stato anomalo della materia. Come la *phrenitis* esprime una *statio corpuscolorum cerebri,* per azione irritativa della febbre, così una *oppilatio* del *leptomeres* determina la mania uterina; pur sempre uno stato organico non elicitato dall'eros, ma da cause fisiche o psichiche: « freddo, caldo, vino, indigestioni, epilessia, insonnia, ira, amore, tristezza, timore, paure, superstizione »[22].

L'eccitamento maniacale dipende da tante cause, cosicché è assurdo ridurre la patologia psichiatrica della donna ad un unico fattore di carattere sessuale e di tipo mestruale. In medicina, come aveva sostenuto Menodoto di Nicomedia, avvalorando l'approccio empirico, è corretto esaminare la sintomatologia che può essere associata in modo da delimitare categorie di malattie; queste non hanno alla base una identica etiologia, ma fattori conosciuti e ignoti, per cui piuttosto che delimitare malattie, delimitano complessi di sintomi, delle *syndrome*[23].

L'utero per Sorano può per sua costituzione naturale essere strutturato in modi diversi: uno fisiologico, simmetrico, uno ristretto « forte », e uno lasso « debole ». Il medico, per quanto riguarda i disturbi femminili, deve tenere presenti queste caratteristiche strutturali e non i concetti generali avulsi dalla patologia e dalla realtà della clinica. Nel caso di un apparato genitale simmetrico, l'assetto atomico presenta regolarità spaziale, moderata velocità del *leptomeres* e ottimale condizione nei rapporti fra corpuscoli e le pareti dei *meatus.*

Nell'utero forte l'assetto atomico è basato su corpuscoli veloci, stretti fra loro, numerosi e molto aggregati; nell'utero debole, al contrario, gli atomi sono lenti, distanziati, poco aggregati. Nel primo caso, per eccessiva velocità gli atomi colpiscono con forza le pareti dei meati; nel secondo caso per un rallentamento i corpuscoli colpiscono le pareti con poco vigore e di rado. Sulla base di queste diverse strutture atomiche, si possono avere apparati genitali stretti e larghi; esisterebbe uno stato detto « misto », quando i due tipi di organizzazione patologica sono presenti; la psicopatologia femminile risulta diversa, stenica, astenica o mista, presentando la ninfomania, la *suffocatio* e la astenia con depressione, ma associata ad agitazione ansiosa. Inquadrata secondo questa ipotesi meccanicistica la tipologia fisica dell'utero, appare chiaro a Sorano che ogni stimolazione portata su quest'organo può risultare patogena, perché slatentizzerebbe meccanismi anomali per una condizione già meiopragica: un utero forte stimolato dal coito potrebbe aggravare uno stato ninfomanico, in un utero debole peggiorare uno stato al limite della *suffocatio*[24]. Il coito, per Sorano, specie se portato su apparati genitali geneticamente anomali, non è benefico, né profilattico, né terapeutico. È pertanto utile valutare l'attività sessuale secondo le condizioni della donna che, se con un utero ai limiti della norma, per eccesso o per difetto, sarà bene riduca al massimo la sessualità o segua la castità o la verginità. La donna deve vivere in modo autarchico, al fine di controllare la sofferenza che potrebbe originare da eccessive stimolazioni da parte delle relazioni sessuali: il nemico della donna si localizza nella *prurigo lasciva genitalium*[25]. La donna deve fare una precisa scelta di comportamento a carattere sentimentale, amoroso o matrimoniale, deve agire dopo un'attenta riflessione per poter vivere in modo da non intaccare il delicato equilibrio degli atomi dell'apparato genitale: deve comportarsi con prudenza per quanto si riferisce al « piacere sessuale », vera fonte di mali, una maledizione del genere umano per la sua violenta irrazionalità.

Con queste convinzioni Sorano non accetta pertanto la lezione del mito, di Ippocrate, di Platone e di Aristotele e degli stoici, circa il disegno finalistico del cosmo, dell'umanità e del singolo individuo: non esiste un'anima individuale connessa con un'*anima mundi*. L'uomo è una monade, con propri bisogni, talmente individuali che non possono essere violati e conculcati da ideologie al servizio di ideali superiori che compromettano le necessità del singolo. Esigenze e soddisfazioni di ogni tipo devono essere adattate alle reali condizioni fisiche e psichiche, nell'intento di stabilire un'esistenza equilibrata perché fondata sulla *symmetria* dei corpuscoli; non esiste una stretta correlazione fra individuo e natura, sempre matrigna per i solidisti, non una forza benigna che regola sessualità e creatività biologica, non un legame fra singolo e specie, fra comportamento dell'individuo e necessità del genere umano. Il cosmo, come ogni individuo, è formato da agglomerati di atomi retti da leggi meccaniche insopprimibili e senza alcun finalismo: bisogna soltanto fare in modo che tale organizzazione fisica risulti simmetrica. Esiste solo un modesto spazio alla libertà individuale; ma le filosofie dogmatiche, il mito, la superstizione e la religione assoggettano il singolo a credenze che prospettano realtà ulteriori e che comportano sacrifici, malattie e lotte, condizioni che provocano la perenne infelicità del genere umano. Ogni soggetto deve, al contrario, per Sorano, difendersi dalla stressante *titillatio* proveniente da istinti, come la sete, la fame e il sesso, conculcando le pulsioni con metodo e perseveranza; sono esse infatti le cause più frequenti delle *perturbationes.*

Epicuro aveva mostrato come il piacere che deriva dal soddisfare l'istinto comporti un « movimento », una modificazione dell'assetto atomico del corpo e dell'anima che, anche se appagato, si ripresenta con la stessa intensità: l'individuo, preso fra il desiderio e la necessità di soddisfarlo vive in una perenne condizione di ansia, di angoscia, di timore. Da questo contrastato e inestinguibile rapporto fra il bisogno e la sua soddisfazione, o fra pulsione e immagine dell'oggetto bramato, sorgono le pericolose tempeste emotive, le *passiones,* nemiche della serena eutimia atarassica.

In questa luce acquista pieno valore la regola epicurea « vivi nascosto ». La ricerca della soddisfazione della libido desiderante con la *voluptas* sessuale, come voleva Galeno, è la rovina del genere umano, cammino verso la sofferenza psichica e le malattie mentali, in quanto tracciato su percorsi intricati, devianti dal vero obiettivo: l'atarassia. Il possibile e reale piacere è quello tranquillo perché moderato, pacifico ed equilibrato, detto « stabile », che nasce dall'estirpazione del bisogno e da relazioni basate sull'amicizia: meno vivace, meno euforizzante e gratificante sul momento, è tuttavia per i solidisti il solo che possa essere raggiunto senza eccessive pene. La stabilità psichica della donna riflette un'organizzazione corpuscolare simmetrica, che condiziona la salute mentale: la menade che agogna al pene per vivere una breve euforia è una donna insana. L'utero della donna non è al servizio dell'umanità, deve svolgere limitati compiti fisiologici e non essere caricato da gravidanze e coiti; il piacere deriva non tanto dall'anomala euforia del sesso e del vino ma dalla *vacuitas doloris.* Sorano, in base alle sua esperienze di medico delle malattie femminili, non poteva che apprezzare in pieno il valore delle proposte della fisica e dell'etica di Epicuro, giacché conosceva bene quanti danni, malattie e sofferenze provenivano alla donna dai gravosi compiti di sposa e di madre: meglio il piacere stabile, castatematico, che la breve voluttà orgastica tanto esaltata da Ippocrate allo scopo di far accettare alla donna ruoli pesanti e pericolosi, come del resto tutte le eroine del mondo ellenico parteggianti per la verginità avevano intuito.

La donna, come fosse un seme, un *leptomeres,* un piccolo cosmo, deve chiudersi in una fortezza contro la quale gli istinti nulla possono. Epicuro, come Sorano, erano sicuri che una vita sociale aliena da eccessivi progetti megalomanici e eroici, basata sull'amicizia, sulla castità, su diete poco stimolanti e su letture elevate sul piano morale conducesse alla pace dell'anima; il maestro di vita umbratile viene preso a esempio da Sorano per battere in breccia la psichiatria di Ippocrate. La donna deve evitare gli eccessi sessuali, non bere vino in modo esagerato, alimentarsi con cibi poco sostanziosi e semplici; spesso, per i medici solidistici, molte manie acute sono insorte da eccessi di questo tipo e mai, o quasi mai, dalla castità o dalla verginità[26].

Nella *polis* di Pericle incisive parole di Ippocrate avevano indicato il destino del genere femminile: la donna, se trattiene il mestruo, si ammala, l'amenorrea è dannosa, compito dell'utero è creare un nuovo essere umano, l'isteria origina dalla verginità, la donna deve avere rapporti sessuali regolari per essere sana, la cura dell'isteria risiede in frequenti rapporti sessuali nel matrimonio; la donna gode di unirsi all'uomo che accende e spegne la sua voluttà. Su questo manifesto dell'ideologia maschile, assiomatico perché fondato su certi dogmi, era indicata la giusta strada della donna, ritenuta del tutto fisiologica per l'equilibrio fisico e psichico. Il coito, lo sperma, la gravidanza entro la sfera matrimoniale scandivano l'esistenza della donna con compiti ai quali sottostare e implicitamente prospettavano i gravi pericoli conseguenti ad una loro trasgressione. La sicurezza psicologica della donna era localizzata nello spazio delimitato dai compiti fisiologici dell'apparato genitale femminile e eventuali pericoli potevano essere evitati con l'aiuto del maschio.

Sorano, forte della sua esperienza di ostetrico e di ginecologo, col conforto della fisica e dell'etica di Epicuro, capovolge questa visione della donna e del suo ruolo. La cultura del suo tempo offre la premessa per la sua critica anti-ippocratica e razionalistica: coito, orgasmo, gravidanza e parto sono effettivi fattori patogeni e non eventi piacevoli e benefici[27]; sono delle necessità biologiche, mentre le malattie mentali della donna non traggono origine dalla verginità e dalla sterilità. Infatti, molti disturbi psichici, ritenuti segno dell'ingorgo mestruale favorito dalla verginità, erano stati dai medici solidistici,come da quelli empirici, correttamente connessi con cause patogene che non avevano relazione con l'apparato genitale femminile.

Sorano è deciso nel controbattere criticamente alla dogmatica impostazione classica dell'isteria e idealmente risponde a Ippocrate: « l'utero non è un animale che vagola nel corpo perché uscito dalla sua tana, e non può essere allettato da odori gradevoli e respinto da quelli disgustosi; nella soffocazione uterina esiste certo una disfunzione a carico dell'utero, ma perché sono alterati i suoi canalicoli dove scorrono gli atomi organici, perché risultano stretti per un processo infiammatorio. Le terapie sino ad ora praticate sono soltanto dannose, inefficaci o irritanti. Ritengo che i rapporti sessuali sempre da tutti consigliati, non giovino a nulla, ma procurino invece soltanto stanchezza, indebolendo così il corpo della donna senza in cambio dare alcun giovamento »[28].

La critica della psichiatria classica, basata su modelli umorali come voluti da Ippocrate e dell'ipotesi sull'isteria quale disturbo connesso col vagolare dell'utero, era stata avviata da Asclepiade di Prusa e dall'allievo Temisone di Laodicea[29]. Questi aveva combattuto l'opinione che attacchi di soffocazione fossero segno dell'azione di sogni o di « fantasie divinatorie » inviati dalla divinità e chiamati anche « incubo », in un'opera dal titolo *Liber epistolarum.* Per Temisone casi di *suffocatio* si possono verificare anche nelle ore notturne, con una caratteristica specifica colorata da forte angoscia e difficoltà appunto all'espressione verbale, ma sono delle sintomatologie non connesse né con attacchi divini né con la *strangulatio uteri,* ma espressione fisiopatologica di una generica *corporis incommoditas* e qualche volta addirittura vera e propria *temptatio epilepsiae.* Sorano riprende questa impostazione di Temisone a proposito delle crisi di *suffocatio,* ritenute in certi ambienti segno di un invasamento erotico operato dal dio dell'amore Cupido e dimostra che tale disturbo non ha nulla a che fare con l'utero né con la divinità e che rappresenta niente altro che una sintomatologia centrata su di un primario disturbo acuto dello stato di coscienza che egli chiama *pressura.* La terapia non è quella proposta dagli ippocratici con elleboro, né quella che avviene nei templi di Esculapio, ma si deve basare su di un approccio sostenuto anche dal buon senso[30]; portare la malata in una stanza chiara e luminosa, calmare l'animo spaventato con cantilene, praticare delicati massaggi e frizioni con olii e unguenti profumati[31]. Sorano, criticando l'approccio umorale all'isteria elimina il maggior ostacolo al progresso dell'esistenza femminile, quello fondato sulla biologia e da secoli identificato appunto in un ciclo ormonale che condizionerebbe negativamente l'organismo femminile. Elude questa prospettiva e propone per la donna attività e svaghi diversivi e educativi che si esplichino non tanto nel chiuso del cerchio familiare, quanto nel vivo del contesto sociale: viaggi, sports, attività culturali, ginnastica, musica, equitazione e soprattutto frequenza delle stazioni termali[32]. Sorano valorizza e identifica un tipo di donna opposto a quello ippocratico, supina al maschio, molle, umida, prona alla vita sessuale e ai limitati compiti casalinghi: mascolina, vitale, attiva, casta, addirittura vergine e sterile, svincolata dal mito della famiglia, colta e impegnata in attività sociali: in concreto, una reale incarnazione del mito artemideo, dell'eroina ellenica che combatte il potere dell'uomo. L'amenorrea, come chiaramente dimostrano spesso donne longilinee e vergini o nubili e sterili, non implica affatto un ingorgo tossico[33]; l'utero è semmai sano se del tutto pulito perché difeso dagli attacchi patogeni del pene, dello sperma e dal pesante carico gravidico. La castità e la verginità nella donna sono pertanto delle condizioni ideali e ottimali, perché comportano una donna fisicamente e psicologicamente equilibrata in quanto ha eluso ogni impegno che comporti un sovraccarico dell'apparato sessuale. La verginità della donna da Sorano viene consacrata sull'altare della salute, di uno stato ottimale, che non si raggiunge né con la *expurgatio mensis* né con l'orgasmo. Egli va oltre il consiglio di S. Paolo, che invitava al matrimonio coloro che non erano in grado di contenere gli impulsi sessuali, visto che questa impostazione riteneva pur sempre salutari gli scarichi umorali ottenuti con l'orgasmo; per Sorano la verginità è un bene assoluto per uno stato ottimale che comporta in sé e per sé una esistenza, come volevano in quel tempo Montano e Tertulliano, di una purezza adamantina[34].

Il mito di Dioniso raffigura, da un lato, i timori per il fondo biologico irrazionale dell'eros femminile visto come una fonte inesauribile e incontrollabile di appetizione, che richiede appagamento, dall'altro, una modalità di sedare queste pulsioni e di affrontare terapeuticamente le crisi isteriche acute: Dioniso mostra come il maschio avvertisse la sessualità femminile e la psicopatologia ad essa connessa, al tempo violenta, clamorosa, delirante. L'uomo, colpito dalle crisi isteriche e in un tormentato periodo storico per le relazioni fra il maschio e la femmina, attribuì a talune divinità, simboli del potere maschile, un compito di controllo, mentre insinuò con insistenza nella donna la convinzione che la verginità e l'amenorrea fossero patogene; l'orgoglio maschile presentò alla donna il coito come una terapia. Il maschio parve travisare il comportamento della donna isterica, ravvisando nella sintomatologia una richiesta, una pantomimica appetizione dell'orgasmo e decifrando il messaggio nel senso documentato dal mito e dalla storia della medicina. In questa prospettiva la pre-concezione del coito come benefico, del pene come organo terapeutico e dello sperma come farmaco naturale precede e sostiene la nascita della teoria psicosessuale dell'isteria; il maschio si presenta alla donna come il fortunato possessore di tutti quegli attributi fisiologici e anatomici che ad essa mancano e che svolgono un decisivo compito profilattico e terapeutico. Ciò che la donna non ha, il pene appunto, ha tutti gli attributi per guarire l'isteria, alimentata dall'avidità repressa del coito e quindi dalla mancanza della fisiologica *voluptas.* Questa logica, che è alla base del modello classico dell'isteria, viene da Sorano criticata e confutata, con la conclusione che il pene, al limite, comporta dei danni per il corpo e per la mente della donna. Allo stesso modo, viene negata una prefigurazione divina di compiti femminili in merito alla conservazione della specie umana, che erano stati messi in rilievo da Ippocrate e da Platone: ogni individuo è libero di aderire o no a tale presunto piano cosmico. « Se anche questo esistesse, la donna ha il diritto di non assecondarlo: anche se esistesse, ma non è cosi, un piano della natura teso a continuare la specie umana, perché la donna vi dovrebbe passivamente sottostare? »[35]. Conformemente alla posizione di Epicuro, il mito e le opinioni comuni sono respinti come mali e veri e propri « deliri mentali ». L'immaginosa raffigurazione della donna madre che con il seno turgido allatta felice il figlio, mentre segnala il supremo ideale maschile che in proiezione esprime un'infantile necessità di protezione, costituisce un inganno che si riversa sulla donna. La donna ippocratica fortemente schematizzata, nell'opera di idealizzazione degli aspetti psicosessuali e delle funzioni materne e fisiologiche bio-umorali, è segnalata come una raffigurazione mitica sostanzialmente perniciosa per la vita femminile.

Sorano ricrea un nuovo ideale consono con i suoi tempi, di una donna estranea ai valori ellenici e valida soprattutto sul piano sociale e intellettuale. Così, insiste nel mettere in rilievo come la vita erotica sia pericolosa e il ruolo di sposa-madre restrittivo al massimo: abilità della donna è sfuggire a questo triste destino con la « castità ». L'esempio di una sana vita felice, perché valida sul piano fisico e psichico, non risiede tanto nella figura divina della Grande Madre, quanto in quella di Artemide, immaginazione della femmina che rifugge dal matrimonio; le donne che per motivi religiosi conducono una vita senza relazioni sessuali sono fortunate, perché sottratte alla grama esistenza della donna comune: il massimo dell'equilibrio fisico e psichico per Sorano è raggiunto perciò proprio dalle « vergini vestali »[36].

Sorano prospetta una donna schematizzata in senso abiologico e asessuale, in quanto rifiuta le suggestioni del pensiero classico e parte dottrinale di Ippocrate sulla fisiologia femminile. In una stilizzata spiritualizzazione identifica un simbolo femminile che esprime il limite ideale di quella sublimazione, in grado di aprire alla donna nuovi orizzonti. La verginità è l'inizio di questa nuova vita, come dimostra oggettivamente l'esperienza clinica, localizzando un'infinita serie di patologie a carico di donne che subiscono ripetuti coiti e numerose gravidanze: « Mestruo e rapporti sessuali non sono per nulla benefici alla donna; le donne che non hanno più le mestruazioni sono infatti più simili all'uomo, attive e energiche come pure lo sono le donne sterili. Il mestruo non indica infatti un periodico purgamento del corpo femminile, ma è soltanto un evento naturale che segnala soltanto se la donna è gravida oppure no »[37].

La teoria dell'utero come canale di scolo, tanto pregnante per Ippocrate e per Aristotele, è attribuibile al bagaglio delle false opinioni sorte da considerazioni pseudo anatomiche e fisiologicamente infondate; il mestruo non è per nulla velenoso, per cui la donna non ha alcuna ragione igienica di ricercare nel coito e nello sperma gli elementi che favoriscono una supposta dilatazione dei vasi sanguigni e dei canalicoli dell'utero. Sorano di proposito critica e scientificamente sul piano clinico demolisce come opinioni assurde quelle ipotesi che avevano favorito l'ideologismo fallocentrico, ammantato di un fondamento pseudo scientifico.

Sorano attacca sul fronte maschile la teoria del coito igienico: « L'uomo lussurioso e portato perciò a frequenti orgasmi sessuali diventa neurastenico e il suo sperma diventa tenue e perciò sterile »[38]. Egli prende così le distanze dall'entusiasmo dionisiaco, come viene espresso dal contemporaneo e conterraneo Rufo di Efeso, punta di diamante del vitalismo neo-ippocratico: l'orgasmo sessuale non sostiene la sanità fisico-psichica, anzi comporta a lungo andare, un processo degenerativo che si riflette sull'esistenza della specie umana; i miti di Artemide e di Ippolito, vergini per scelta, diventano i due simboli, più che la Menade, la Ninfa e il Satiro, della sanità e dell'equilibrio, al quale Sorano indirizza la vita sessuale della donna.

I danni reali della vita erotica sono palesi al clinico in quelle donne deboli e delicate che sono per costituzione portatrici di un utero « lasso ». In questi casi, il coito ha un'azione devastante, al punto che la donna stessa, consapevole del danno, lo rifiuta, resa edotta dal pericolo e dalle patologie di molte gravidanze fallite: « La donna con un utero debole non trattiene lo sperma, prova fastidio per l'unione sessuale che risulta dannosa per i frequenti aborti. Da un tale tipo di utero possono infatti ascendere dei vapori tossici che danneggiano il cervello generando così crisi di soffocazione e attacchi di malinconia »[39]. Per questo alcune donne, soltanto se obbligate e forzate, accettano il coito, coscienti della patologia che ne deriva: « accettano il rapporto sessuale malvolentieri o generalmente lo desiderano per pochi giorni al mese »[40].

Il tanto esaltato perché vantaggioso rapporto sessuale non è che un adombramento, come dimostra l'esperienza clinica, e può essere ritenuto un tranello elaborato per vantaggio dal maschio: la verginità è in questi casi salutare, i rapporti sessuali sono spesso nocivi, il mestruo non elimina sostanze tossiche[41].

Così è illusione fallace anche la terapia evacuativa con elleboro tesa a purificare il sangue, a pulire l'utero, a eliminare umori in abbondanza nel caso di crisi isteriche acute, agitate e deliranti (ninfomaniche), additate sin dal mitico Melampo come manifestazioni di un utero intossicato: i disturbi psicotici acuti nascono da un particolare tipo di apparato genitale, « stretto », *oppilatus* dal *leptomeres.* È questa patologia locale, di natura meccanica, che scatena il *furor uteri,* segno non certo di una vita sessuale eccitata e tumultuosa in quanto in concreto insoddisfatta, bensì di un semplice riflesso per *statio corpuscolorum.* Questa complessa psicopatologia parte in via meccanica da un « prurito lascivo alla vagina per una intemperie dell'utero ». Il quadro clinico che ne consegue, di aspetto « amenziale », non nasconde una primaria lussuria non controllata per impudicizia, né aggressività verso il maschio o tendenze tribadiche, omosessuali, che esplodono liberandosi con sintomi clamorosi e allegorici. Si tratta di una donna portatrice di un utero « forte », che, come avviene nel caso di una frenite febbrile, è colpita repentinamente da « garrulità, iracondia, delirio rabbioso, perché il calore eccessivo dell'utero, a causa dei frequenti attriti fra gli atomi stretti fra di loro, determina idee a contenuto sessuale, di modo che essa immagina forzatamente e pensa sempre a atti osceni a contenuto erotico »[42]. L'aspetto impudico del *furor uteri* non nasconde un inappagato erotismo femminile, ma esprime un eccitamento per irritazione delle meningi e del cervello, manifestazione di una *confricatio* dei corpuscoli di questi tessuti.

Per questo quadro clinico la terapia proposta da Melampo e da Ippocrate nascerebbe da un errore grossolano o da una sostanziale malafede, alimentata da una interpretazione maschilista dei contenuti deliranti; l'uomo, per vantaggio, ha centralizzato e avvalorato i contenuti erotomanici del *furor,* elaborando una unilaterale teoria interpretativa: la ninfomanica, come nel caso delle Pretidi, agisce, pensa, parla come una donna eccitata sul piano erotico e questo deve avere una base mentale, psico-emotiva per un impulso istintivo che appetisce. In questo caso Sorano ritiene che la materia irritata e agglomerata dell'apparato genitale femminile male sopporterebbe il coito, risultando più stimolata in senso negativo, patogeno. Occorre piuttosto mettere in atto quei presidi igienici che favoriscono il riordinamento dei corpuscoli e di conseguenza una sedazione della tumultuante vita mentale: « Evitare un'alimentazione eccessiva in donne con un utero forte e versate perciò ai piaceri sessuali che a loro volta possono sostenere il furore »[43] La *garrulitas,* la fluente logorrea su temi erotici e l'apparente eccitamento sessuale per bisogno del maschio che si manifesta con frequente « masturbazione dei genitali » non indicano una donna che disperatamente cerca il coito, bensì un soggetto ammalato per stimoli fisici eccessivi che partono dalla vulva, dai quali cerca di liberarsi, per eliminare la sofferenza: « eliminando con la mano il prurito eccessivo ai genitali »[44]. La stimolazione mentale patologica, non sorge in via ideogena, come voleva Crisippo, da errori di valutazione dell'io per una supina adesione agli appetiti concupiscenti, bensì in via organica per un meccanico riflesso, « da meningi infiammate che a loro volta determinano il grave delirio erotico così che la donna appare come insaziabile, e vaga alla ricerca dell'uomo »[45]. Il maschio non deve pertanto arguire da tale forma di *alienatio mentis* che la donna agogna al bene supremo del coito.

La psicopatologia, tanto clamorosa per vissuti psichici di tipo erotico da avere suggerito la formulazione della prima teoria sulla malattia isterica, non discende che da una meccanica *oppilatio* degli atomi dell'utero, intasati nei canalicoli e determinanti una « costrizione di tipo infiammatorio ». La secondaria stimolazione del tessuto meningo-cerebrale sostiene una analoga *confricatio corpuscolorum* a tale livello e da qui i sintomi mentali. Il medico in questi casi clinici deve avere sempre presente il fatto di trovarsi, nella realtà, di fronte all'azione di « un utero vigoroso a causa di una materia stretta »[46]. La Ninfa amica dell'istinto sessuale che soddisfa, compagna appagante di Pan e dei Sileni, vogliosa di aderire alle richieste del fallo, è solo un'immagine lussuriosa del mito, nata dalla mente dell'uomo, poiché la donna nella realtà è di tutt'altra misura. L'idea che esista una vulva calda, vivace, bramosa di eros è comoda alla sessualità maschile, come il mito del seno buono che allatta e cresce, ma non a quella femminile; al contrario, una vulva tonica e forte favorisce processi psicopatologici menadici per una innata e del tutto organica *prurigo lasciva:* bisogna che il medico si orienti verso cure che « raffreddino » un utero troppo caldo per la eccessiva *confricatio* dei corpuscoli.

È utile adottare tutte quelle misure precauzionali, ritiene Sorano, che blocchino sul nascere tale disturbo, sempre pronto a slatentizzarsi in donne con un apparato genitale stretto: bisogna che in tal modo la donna eviti l'eccitamento erotico, che la malata sfugga ciò che può aumentare i suoi appetiti sessuali come spettacoli, pitture, parole e conduca una vita ritirata e moralmente austera; per questo occorre seguire lezioni di morale e meditare su libri severi e educativi[47].

Sorano coarta ciò che Dioniso liberava, invita ad aumentare i poteri di un'etica rigida dove Galeno proponeva la *titillatio* del clitoride, cerca di insterilire la natura carnale della donna in nome della atarassia, della salute psicofisica, ma non adducendo motivi religiosi come i filoni del pensiero cristiano esigevano. Sorano, da medico, non esclude alcuna terapia pur di bloccare il grave stato ninfomanico; se ogni accorgimento igienico fallisce, occorre sedare il calore dell'utero col farmaco idoneo composto con oppio, miele attico e liquirizia, il celeberrimo diacodio, detto farmaco della serenità, somministrato in dosi « generose »[48].

Sorano, sulla base della psicopatologia dell'isteria come inquadrata da Asclepiade di Prusa e da Tessalo di Laodicea, conferma la validità della terapia « metodica », tesa alla *recorporatio corpuscolorum,* a riportare l'assetto atomico alterato dell'utero alla normalità. A questo scopo non servirebbero purghe, clisteri, salassi e dosi massicce di elleboro, che collassano, irritano e deteriorano il fisico della malata, ma una serie coordinata di accorgimenti terapeutici basati su diete, massaggi, ginnastica, riposo che in un certo periodo riportano, allentandoli, i corpuscoli ad una organizzazione ottimale. Sorano, come già Temisone, dimostra un acuto senso terapeutico elaborando una serie di presidi terapeutici che, sostanzialmente, appoggiano, in modo materno, il bisogno di aiuto e di sicurezza della donna isterica, fragile per carattere, spaventata e angosciata e incapace di controllare il processo psicopatologico in modo adeguato che, in via catastrofica, rischia di travolgerla. Nei casi gravi e acuti di *furor* a carattere delirante, come detto, la malata ha perduto il contatto con la realtà, è psicotica; per questo è necessario sedare ad ogni costo il tumultuoso quadro clinico somministrando « succo di papavero », sostanza che raffredda e elimina « l'irritazione e il restringimento » dei tessuti[49].

Di caratteristiche opposte sono i farmaci che si somministrano nella sintomatologia astenica, sostenuta da uno stato lasso: sopore, abulia, tristezza, apatia; bisogna agire con farmaci stimolanti che « restringendo » aumentino l'attività dei corpuscoli indeboliti, con « vino austero, erba solano e cannabis indica »[50]. Il centro della terapia dell'isteria, come in generale delle manifestazioni minori di disturbi psichici quali *lassitudo, cephalea, incubus, hypochondria* si localizza, per l'orientamento solidistico, in un metodo particolare teso alla « ricorporazione degli atomi » detto *cyclus resumptivus;* con questo metodo di cura gli atomi, disposti secondo schemi anomali, lassi o stretti, si riordinano in via fisiologica ritornando nella loro originaria *symmetria.* Il ciclo di cura dura circa quindici-venti giorni ed è caratterizzato da fasi terapeutiche susseguenti durante le quali si attuano specifiche e diverse cure secondo uno schema preordinato e adattato al disturbo.

Il primo atto terapeutico consiste nell'allontanare la malata dal suo ambiente abituale, per portarla in camere ampie, calde e luminose, isolate, con divieto di visite. La donna è adagiata per dormire in letti comodi con ampi cuscini; queste attenzioni materne producono un effetto tranquillizzante in casi di isteria con sintomi come ansia, incubi, fobie, sincopi, assestando le paure e i timori a livelli tollerabili. Dopo alcuni giorni di riposo, alla malata vengono praticate « coppette » derivative agli inguini nel tentativo di riassestare le figure spaziali degli agglomerati corpuscolari; sono somministrate delle modestissime quantità di infuso di radici di elleboro: questo per favorire l'evacuazione e la decongestione atomica dell'utero. Dopo una settimana, la malata viene sottoposta a massaggi, frizioni e bagni caldi e freddi. La cura prosegue con una dieta appropriata con cibi leggeri e digeribili associata a modeste quantità di vino Falerno. Saltuari fomenti con sostanze odorose e con zolfo ai genitali esterni favoriscono ulteriormente il riordino dell'assetto atomico. Alla conclusione del ciclo terapeutico veniva consigliato un soggiorno in stazioni termali e un viaggio di piacere per mare[51].

Da Sorano l'isterica viene affrontata con cure che ricordano le attenzioni della madre per il piccolo figlio malato; essa è protetta come una bambina intimorita e aiutata a recuperare fiducia in se stessa per mezzo di cure che si esplicano con accorgimenti protettivi e rassicurativi; nessun contatto sessuale, poche visite, nessuna da parte di persone di sesso maschile, nessuna lettura a carattere erotico che venga a turbare la serenità dei corpuscoli genitali che tornano a riordinarsi. I turbamenti dell'anima scompaiono non attraverso lo scarico erotico ma, come voleva Epicuro,mediante una oculata difesa contro stimoli eccessivi: la cura dell'isteria consiste nella messa in opera di mezzi che comportano un tipo di vita rilassato e atarassico, senza l'intervento di *titillationes.*

L'atteggiamento del maschio nei confronti della donna era mutato nei secoli per varie ragioni sociali e culturali: nella Grecia classica e nella Roma attaccata ai valori del *mos maiorum,* dei costumi dei padri, il modello femminile è basato sul principio della inferiorità della donna[52], che consegna alla medicina pregiudizi e opinioni tradizionali, radicate oltre le acquisizioni della scienza. L'associazione fra sangue mestruale e impurità giustifica la discriminazione nei confronti della donna; è un tabù arcaico, carico di significati inconsci quello che alimenta l'idea dell'infima condizione del sesso femminile, giudizi negativi sul corpo della donna, emozioni specifiche di disgusto, la paura e il timore per i suoi ritmi fisiologici. Nell'età imperiale la donna romana aveva acquisito diritti e riconoscimenti nell'ambito della famiglia e del gruppo sociale; la filosofia stoica di Musonio Rufo propugnava l'eguaglianza fra maschio e femmina e incitava a vivere non secondo schemi tradizionali, bensì secondo ragione e natura. La categoria del femminile che poggiava sull'idea della *levitas animi* si riflette nella sfera del diritto, dove la *tutela mulierum* risale alla dottrina classica, sostenitrice della inferiorità della donna[53]. A difesa tuttavia della debolezza femminile leva la sua voce Sorano, che ritiene che la stessa gravidanza non eserciti poteri benefici sulla donna, come i dogmatici ippocratici andavano ripetendo da secoli, responsabili dell'atteggiamento ostile verso le donne sterili.

Di fronte al calo demografico della sua età Sorano non drammatizza la situazione e, da epicureo, ritiene che la donna non debba a tutti i costi trasmettere la fiaccola della vita. Come le classi elevate si orientavano verso un tipo di vita edonistico, cercando di eliminare i risvolti traumatici delle relazioni di coppia, come gravidanze, parti, aborti, problemi connessi con l'allevamento dei figli, così Sorano sostiene che la sterilità non è un male, ma, dal punto di vista fisiologico, un bene; basti considerare « che anche fra gli animali, che sono organismi irrazionali, sono sempre più energiche le femmine alle quali si impedisce il coito e fra le donne sono immuni da malattie quelle che rinunciano al matrimonio anche per seguire regole divine o religiose o per certe leggi sono obbligate alla verginità »[54]. L'utero è un *individuum minimum* che deve essere rispettato, difendendolo da stimolazioni erotiche alle quali conseguono gravidanza, parto e figli con tutto ciò che di negativo è correlato: è il padre ad essere orgoglioso della famiglia, la donna ne subisce tutte le conseguenze negative. Sull'esempio delle donne dell'alta borghesia e dell'aristocrazia romane, emancipate da regole sociali e etiche, la donna secondo Sorano deve rifuggire dalle limitazioni entro le quali è stata rinchiusa dalla famiglia monogamica: « Si rechi nelle palestre, faccia dei viaggi, esercizi ginnici ed eviti tutto ciò che di pericoloso può derivare da una vita sedentaria »[55]. Un invito che richiama quelli di Plinio il Giovane, che giudica favorevolmente un allentamento dei vincoli coniugali per una doverosa emancipazione della donna, che intrattiene col maschio rapporti cortesi, educati e civili, ma con poco calore e scarsa intimità; la libertà da regole sentite come restrittive conduce ad una indifferenza emozionale, come volevano la filosofia stoica e quella epicurea[56].

Il modello ideale femminile per l'epicureismo coincide con quello maschile del *vir bonus:* la donna è un *alter ego* maschile ed è legata all'uomo da relazioni di corretta e paritaria educazione, e non da rapporti di sudditanza, come volevano l'antropologia di Ippocrate e di Aristotele: il maschio per questa donna non è più il re della famiglia, ma il fratello, l'amico, il consigliere. Le caratteristiche psico-fisiche della donna ideale, descritte da Sorano, identificano una personalità centrata sulla vita intellettiva con tutte le qualità del maschio civile, educato, colto e amabile, tipico della civiltà romana nel periodo della sua massima espansione imperiale. Tali qualità sono tanto dell'uomo che della donna, non presentano nessuna impronta esclusiva del maschio o della femmina: la donna deve essere « ingegnosa, colta, con molta memoria, integra nel corpo e nella mente, laboriosa, dotta, controllata nelle emozioni, paziente, pudica, arguta, tranquilla di carattere ma animosa »[57]. Si tratta di una individualità femminile che coincide col *vir bonus* dello stoicismo e dell'epicureismo, che ha lasciato il riferimento maternale e erotico per assumere caratteristiche mascoline che identificano un tipo di donna che si eleva sugli antichi ruoli, rifiutati con distacco raffinato; essa raffigura la vergine Artemide, l'ostetrica, la sicura e forte Maia, che collabora col medico e si china con scienza e coscienza sul dolore della donna rimasta legata a compiti difficili, come quelli del parto, della gravidanza e matrimoniali; essa è sorella dell'uomo, asessuata e pulita, casta e difesa ottimamente da quelle condizioni pericolose che sorgono dalla pratica sessuale. Sorano, escludendo l'etiologia ematico-umorale dall'ambito dell'isteria, che riduce ad una patologia corpuscolare, sottrae la donna alla ideologia maschile, che la colpevolizzava per disturbi artatamente connessi con la sfera sessuale. Al limite della caratterologia costituzionale femminile, anche per Sorano esistono donne che, a motivo della struttura fisica dell'utero, sono predisposte alla ninfomania. È un apparato genitale forte, stretto, con *leptomeres* agglomerati, ai confini della irritabilità che sostiene il comportamento menadico: « si tratta di donne con un utero forte e vergini e perciò portate ai piaceri sessuali »[58]. Il medico non deve seguire la strada indicata dagli ippocratici, che porta ad assecondare la disposizione all'ipererotismo; il controllo di un apparato genitale forte, in via profilattica, non si attua con l'operazione che favorisce lo scarico del bisogno ma, all'opposto, sradicandolo con diete povere e, in casi estremi, con salassi tramite sanguisughe. La sessualità della donna incute timore, suscita paure recondite e ancestrali e problematico sembra l'approccio di Melampo; l'eroe è passato di moda e sembra più consono con i tempi, come aveva suggerito Epicuro, controllare la donna non con l'orgasmo, ma con una difesa atarassica, con la morte del desiderio per uccisione delle spinte biologiche onde esso nasce e trova vita. La stessa problematica, anche se con prospettive opposte, nasce in donne con una costituzione fisica opposta, debole per un utero astenico, per *leptomeres* lenti e radi che viaggiano con fatica nei canalicoli: questo tipo di apparato genitale, per una struttura floscia, perde liquidi, geme umori da cui « l'indebolimento del corpo che diventa tabescente ». In questo caso, a parte l'abolizione di ogni relazione erotica, Sorano consiglia l'uso di sostanze tonificanti e astringenti, come acqua di mirto, acqua di rose, succo di lamponi, che restringerebbero pori dilatati trattenendo i preziosi liquidi linfatici. Esiste soltanto una condizione nella quale la sterilità è negativa, perché è indice non tanto di una libera scelta quanto frutto di una condizione patologica endocrina: è il caso di donne che presentano, « obesità, sterilità, crisi di follia e alterazioni di carattere »[59].

Sorano coglie in pieno la speciosità dell'opposizione maschio-femmina, che ritiene alimentata non certo da reali conoscenze scientifiche, ma da credenze o opinioni, prime fra tutte quelle della velenosità del sangue mestruale, del beneficio del coito e del ruolo terapeutico dello sperma. Si tratta evidentemente di una teoria che trae le sue origini non da argomentazioni scientifiche, ma da un indirizzo mentale maschile che vorrebbe giungere alla definitiva soluzione del problema femminile, in un certo modo e con specifici mezzi. Sorano reagisce a questo e dialetticamente lo capovolge valorizzando ciò che Ippocrate aveva condannato, amenorrea, verginità, sterilità, escludendo l'immagine della donna che nutre, cresce e protegge il figlio nell'ambito della famiglia. È così che demistifica il paradigma ippocratico dell'isteria, demolendo con metodo clinico ipotesi pseudoscientifiche. Ugualmente, esalta quello che era sempre stato segnalato come il male peggiore della donna, condannato sul piano morale e medico: la sterilità[60]. La vera eudemonia del corpo e dell'anima femminili si trova non solo in una atarassia per povertà di stimolazioni erotiche, ma in una organizzazione umorale che sostiene la sterilità, stato benefico perché allontana la donna da quelle cinetiche bio-umorali che determinano patologie non lievi

Il Satiro che col pene eretto affascina la Menade, così che voluttuosa si inarca, è un simbolo che conduce la donna su una strada irta di pericoli, povera di obiettivi e ricca di drammi: il pene in concreto è il reale elemento patogeno che sostiene il malessere femminile, non il terapeuta. La donna sterile oppone una vera barriera a tutto ciò che di ulteriormente negativo accompagna l'orgasmo, frammento di piacere in un mare di infelicità. In una società maschilista il coito appariva come il dono dell'uomo volto alla conculcazione dei diritti della donna, un superficiale sollievo euforizzante di breve durata che deviava la donna dalla strada dei suoi sostanziali diritti. Il medico di Efeso, proprio perché ginecologo e ostetrico, non si pone come Epicuro aprioristicamente contro la creatività biologica; dal suo trattato *Gyneicia* emergono atteggiamenti pieni di attenzioni premurose per la donna gravida, partoriente e per il neonato. Egli alza una voce contro i metodi abortivi al suo tempo usati in via indiscriminata: « Bisogna somministrare anticoncezionali e abortivi soltanto quando l'utero della donna è piccolo o ci sono condilomi sul collo dell'utero o simili difficoltà che mettono in pericolo la gravidanza instaurata. Non bisogna invece somministrare sostanze abortive soltanto perché la donna ha avuto una gravidanza da adulterio o è spaventata perché teme che la gravidanza sciupi la sua bellezza »[61]. L'obiettivo di Sorano è sempre e comunque la donna nel suo complesso psicofisico, vista come un essere umano con pari diritti rispetto al maschio. Egli si china sulla sofferenza femminile con attenzione, premura e sollecitudine, specie per donne che sono spaventate oltre misura in situazioni di *partus cum difficultate,* che esorta, dopo aver messo in opera tutti i mezzi medici e essersi assicurato l'appoggio di una valida *obstetrix,* a essere forte: « Bisogna consolare questa donna spaventata e fare in modo da stimolare la sua audacia al fine di superare il pericolo »[62]. Il problema della sessualità femminile diventava, in una società del tutto differente da quella della *polis* greca, il nodo per buone relazioni maschio-femmina; per Sorano l'unione sessuale, la gravidanza, il parto, l'allevamento dei figli, sono compiti fisiologici, naturali della donna, *corporis feminarum officia*[63], che non identificano però la sfera femminile, che si dilata in attitudini, comportamenti, professioni che trascendono il puro dato della biologia. Tutto ciò che di patologico era stato posto nell'apparato genitale della donna, vera miniera di mali fisici e psichici, e che si credeva di poter controllare con l'orgasmo, ora si pensa sia possibile meglio tacitare con la castità. Clemente Alessandrino, in questo preciso tempo storico, interviene nell'annosa polemica e non può che dissentire dalla scelta della castità totale: « Una verginità assoluta è un'empietà contro la creazione, la sessualità è al servizio della vita ed è un bisogno come la sete e la fame, e le stesse parole del Vangelo la indicano come uno dei valori supremi della creazione »[64]. Sorano, che aveva sostenuto l'emancipazione femminile, basando le sue tesi su argomenti strettamente medici, clinici e fisiologici desunti come egli stesso afferma dalla « tradizione dell'ostetricia »[65], rigettando le non scientifiche ipotesi ippocratiche, ritiene che la donna possa realizzarsi nella società con diritti pari a quelli del maschio e assumere ruoli e modelli dell'uomo, perfino negli aspetti psicoemotivi. Così rigetta tutto ciò che coarta la donna legandola ad un concetto di pura femminilità biologica. Tuttavia, la nuova e originale opinione di Sorano, certamente scaturita dai tempi nuovi, non risolve definitivamente l'annosa questione delle relazioni maschio-femmina, poiché porta semplicemente la femminilità nell'ambito dei valori della sfera maschile, eludendo perciò tutto ciò che di originale e specifico spetta alla donna proprio in virtù delle differenze sessuali e del compito naturale di madre.

Qualche decennio dopo, Galeno si inserirà in questo spazio eluso da Sorano, riprendendo il tema dell'isteria per riportarlo nella prospettiva della medicina classica in una forma di nuovo e vigoroso neo-ippocraticismo, con alcune specifiche variazioni che si riveleranno feconde di ulteriori sviluppi.

Verso la fine del II secolo, al culmine dell'attività di Galeno, la forza illuministica dell'epicureismo si era quasi spenta. L'epicureismo romano, che si rivolgeva anche alle donne come cittadine di pari dignità rispetto al maschio, aveva forse esercitato una critica troppo severa degli aspetti del progresso e con troppa acrimonia aveva avversato i piaceri della carne. L'uomo e la natura per Epicuro, Lucrezio, Asclepiade e Sorano non sono in armonia: la donna eviti perciò tutto quello che la fisiologia del suo corpo sembra richiedere: in questo risiede la sua salute. Con Galeno e col recupero del pensiero greco classico si assiste alla rinascita di una visione dionisiaca; la passione amorosa non è più condannata, ma collocata in un ambito medico e igienico entro il quale essa trova la sua naturale giustificazione.

Note

1 Cfr. in generale, Hippocrates, *De natura muliebri,* 63-74; *De morbis muliebribus,* II, 78-83; cfr. P. Manuli, *Fisiologia e patologia del femminile in Ippocrate,* in *Actes du Colloque hippocratique de Paris,Ippocratica,* pp. 392-408, 1980.

2 Galen. *De locis affectis,* VI, 5 (VIII, p. 450 Kühn).

3 Cfr. in generale, H. Licht, *Sexual Life in Ancient Greece,* London, 1959 (trad. it. 1962).

4 Galen. *De venereis,* V, p. 911 Kühn.

5 Cfr. Ph.-H. Menoud, *Saint Paul et la femme,* in « Rev. Théol. et philos. » 1969, 19, pp. 318-30; J.M. Aubert, *La donna. Anti-femminismo e cristianesimo,* Assisi, 1978[2].

6 Cfr. G. Roccatagliata, *A History of Ancient Psychiatry,* cit., p. 266, n. 23.

7 Cfr. Galen. *De compositione medicamentorum per genera,* XIII, p. 155 Kühn; Scrib. Larg.

De compositione medicamentorum, 48, 154; Celsus, *De medicina,* I, 2. Cfr. G. Roccatagliata, *Atarassia ed euforia. Psicopatologia dinamica dell'alcool e dell'oppio,* Napoli, 1981, p. 33.

[8] Galen. *In Hippocratis epidemiarum librum primum commentarium,* XVII B, p. 284 Kühn.

[9] Cfr. G. Roccatagliata, *A History of Ancient Psychiatry,* cit., p. 215-22.

[10] Galen. *De venae sectione adversus Erasistratum,* 5.

[11] Cfr. P. Manuli, *Elogio della castità: la « Ginecologia di Sorano »,* in « Memoria » 1982, 3, pp. 39-49.

[12] Su Sorano in generale, cfr. E. Kind, s.v. *Soranos,* in *RE.PW.* III A, 1929, cll. 111-130; L. Edelstein, *The Methodist,* in *Ancient Medicine,* Baltimore, 1935 (rist. 1967), pp. 173, 191; I.E. Drabkin, *Soranus and His System of Medicine,* in « Bulletin of the History of Medicine » 1951, 25, pp. 503-18.

[13] Soran. *Gyn.* II, 29.

[14] Cfr. T.C. Albutt, *Greek Medicine in Rome,* cit., pp. 215-23; J.H.G. Geinert, *Caelius Aurelianus als Ueberlieferer des Soranus,* Bonn, 1978.

[15] Soran. *Gyn.* III, 28: *passio quae per stricturam occurrit.* Cfr. per il *Satyrion* Plin. *Nat. Hist.* XXVIII, 30, 119; cfr. XXVI, 96.

[16] Soran. *Gyn.* II, 26-29.

[17] Cfr. Soran. *Gyn.* I, 31.

[18] Soran. *Gyn.* I, 32.

[19] Soran. *Gyn.* II, 29.

[20] Soran. *Gyn.* I, 43-44.

[21] Soran. *Gyn.* II, 6-16; cfr. III, 9.

[22] Cfr. Cael. Aur. *De tardis passionibus,* I, 5; *De acutis morbis,* I, pr.

[23] Cfr. A. Favier, *Menodote de Nicomedia,* Paris, 1906.

[24] Soran. *Gyn.* II, 25; cfr. Cael. Aur. *De tardis passionibus,* II, 5.

[25] Soran. *Gyn.* III, 25.

[26] Cfr. D. Gourevitch, *Le mal d'être femme,* cit., pp. 105-106.

[27] Soran. *Gyn.* I, 34.

[28] Soran. *Gyn.* III, 29.

[29] Cfr. Soran. *Gyn.* II, pr. 3; Cael. Aur. *De tardis passionibus,* I, 3.

[30] Soran. *Gyn.* II, 29.

[31] Soran. *Gyn.* II, 28.

[32] Soran. *Gyn.* III, 9; III, 28.

[33] Soran. *Gyn.* II, 6-16.

[34] Soran. *Gyn.* I, 31; I, 32.

[35] Cfr. Soran. *Gyn.* I, 27-28.

[36] Soran. *Gyn.* I, 32.

[37] Cfr. Soran. *Gyn.* II, 8.

[38] Soran. *Gyn.* I, 30; cfr. II, 51 (trad. lat. di Mustio, p. 75 Rose). II, 64 (trad. lat. Cael. Aura. *Gyn.* p. 92 Drabkin).

[39] Soran. *Gyn.* III, 29; cfr. Aetius Am. *De re medica,* XVI, 70-73.

[40] Soran. *Gyn.* II, 58.

[41] Cfr. P. Manuli, *Donne mascoline, femmine sterili, vergini perpetue,* in S. Campese-P. Manuli-G. Sissa, *Madre materia,* cit., pp. 79-185.

[42] Aetius Am. *De re medica,* XVI, 76-83.

[43] Cfr. Aetius Am. *De re medica,* XVI, 76. Sorano è autore di un perduto trattato « Sull'igiene » (Soran. *Gyn.* I, 32). Norme di moderazione in *Gyn.* I, 36; I, 40; I, 39; Cfr. I, 26.

[44] Soran. *Gyn.* III, 25.

[45] Soran. *Gyn.* III, 25.

[46] Soran. *Gyn.* II, 23.

[47] Soran. *Gyn.* III, 28.

[48] Per il *diacodion* cfr. Galen. *De compositione medicamentorum secundum locos,* XIII, pp. 37-38 Kühn.

[49] Cfr. G. Roccatagliata, *A History of Ancient Psychiatry,* cit., p. 219.

[50] Cfr. Soran. *Gyn.* II, 23; II, 28; II, 60; III, 28.

[51] Soran. *Gyn.* II, 28.

[52] Cfr. K.W. Lacey, *The Family in Classical Greece*, London, 1969, p. 24; in generale: E. Cantarella, *L'ambiguo malanno*, cit.; S. Campese-S. Gastaldi, *La donna e i filosofi*, cit.; A. Gallongo, *L'immagine della donna nella cultura greca*, Rimini, 1981.

[53] Cfr. U. Mattioli, *Astheneia e andreia*, cit., pp. 21-6; inoltre: P. Zannini, *Studi sulla tutela mulierum I. Profili funzionali*, Torino, 1976; su Musonio Rufo cfr.: C. Favez, *Un féministe romain, Musonius Rufus*, in « BELL » 1933, 20, pp. 1-8; resta valido A. Banhoffer, *Die Ethik des Stoikers Epictet*, Stuttgart, 1894 (Rist. 1968), p. 89.

[54] Soran, *Gyn.* I, 32; cfr. I, 30.

[55] Soran. *Gyn.* III, 9.

[56] Diogenes Laertius, VII, 84-131, X, 122-135.

[57] Soran. *Gyn.* I, 4-5. La donna saggia di Sorano, tranquilla, serena e non superstiziosa viene a rappresentare un ideale epicureo al limite di una visione ideologica che si pone in netta opposizione con la raffigurazione della femminilità esaltata da Ippocrate: Cfr. D. Gourevitch, *Le triangle hippocratique dans le monde gréco-romain*, pp. 271-4.

[58] Soran. *Gyn.* II, 23.

[59] Soran. *Gyn.* II, 51 (trad. lat. di Mustio, p. 76, 1-3 Rose).

[60] Cfr. le precisazioni di D. Gourevitch, *Le mal d'être femme*, cit. pp. 146-147.

[61] Soran. *Gyn.* I, 60.

[62] Soran. *Gyn.* II, 59.

[63] Cael. Aur. *Gyn.* I, 1 p. 1. Drabkin.

[64] Clem. Alex. *Strom.* III, 1-4. Cfr. J.P. Broudenoux, *Mariage et famille chez Clément d'Alé-xandrie*, Paris, 1970.

[65] Soran. *Gyn.* I, 1.

10.
Galeno e l'elogio della voluttà

Il godimento sessuale è la vera cura dell'isteria

Galeno

Le teorie mediche di Sorano di ispirazione epicurea si oppongono alla dottrina classica sull'isteria e sulla femminilità: Ippocrate, Platone e Aristotele sono tacciati di dogmatismo. Il tanto esaltato orgasmo sessuale, che attraversa la storia dell'idea di isteria come soluzione ottimale e determinante per la malata, non solo è deprezzato, ma è prospettato come la chiave di volta dei mali fisici e psichici della donna. La donna, secondo Sorano, deve essere eguale al maschio, eludendo quelle caratteristiche fisiologiche femminili che ne deteriorano lo spirito; soma e psiche sono assimilati a quelli maschili, per cui la donna può abbandonare senza colpa ruoli che secoli di superstizione e di ignoranza hanno inculcato nel cuore delle generazioni.

Dagli edifici pubblici di Efeso sovrastava la vita della città la testa imponente della medusa e l'antica forza della Madre aleggiava sugli abitanti. Da Pergamo i templi di Apollo e di Asclepio si alzavano ai lati del tempio del sommo Zeus, mentre sulla pianura, unita alla città da una superba via sacra, si estendeva il più noto *Asclepieion* dell'impero romano. Tutto a Pergamo parlava delle opere del padre, delle leggi di Apollo, del divino intervento curativo di Asclepio. La scienza della medicina si avvaleva per gli studi della grande biblioteca della città, ma non trascurava la psicoterapia e tecniche suggestive per curare i malati affetti da disturbi psichici, che trovavano una adeguata sistemazione nella città di Asclepio. Nell'ambiente culturale di Pergamo si formò Galeno; il padre celebre architetto e senatore del regno, colto nelle discipline naturalistiche, lo avviò agli studi di medicina ed esercitò su di lui il fascino di un modello, contrariamente alla madre poco stimata: « mio padre era mite, giusto, retto e affabile, mentre mia madre era sempre irosa e vociferante, in lotta con mio padre più della moglie di Socrate, Santippe »[1]. Lo studio della neuroanatomia condotto a Smirne e poi portato a termine ad Alessandria convinse Galeno dell'importanza del sistema nervoso centrale in ogni manifestazione psichica, sia normale sia patologica. Sulla base di una corretta valutazione del pensiero classico di Ippocrate, di Platone e di Aristotele, giunse alla conclusione che le manifestazioni psicopatologiche fossero basate su di una innata predisposizione costituzionale della « costellazione umorale » e delle strutture del sistema nervoso centrale sostenute da una energia detta « spirito animale ». Con Galeno si avvia il ritorno al pensiero biologico e finalistico dei grandi studiosi classici che si impone sul modello meccanicistico della scuola solidistica. La principale psicosi addebitata da Ippocrate all'azione della pituita, sulla base di indicazioni eraclitee, per Galeno indica un sistema nervoso meiopragico, deficitario a livello cognitivo; *l'ebephrenia* e la *stultitia*, detta anche *morositas*, hanno origine in un grave difetto organico del cervello e delle attività « animali », tanto che chiamò i pazienti affetti da questo male *cerebrati* o *sine cerebro*[2]. Per la malinconia Galeno accoglie il pensiero classico ippocratico, valorizzando il ruolo patogeno di un dismetabolismo della bile nera, come qualche decennio prima aveva con autorità insistito anche Rufo di Efeso. Se per le malattie mentali Galeno recupera in un originale neoippocraticismo il pensiero umorale classico, per quanto si riferisce alle malattie dell'anima accoglie la impostazione degli stoici, soprattutto del pensiero biopsicologico di Posidonio, dimostrandosi critico nei confronti del razionalismo etico di Crisippo. Cosi raccoglie e valuta tutti i dati psichiatrici che erano stati elaborati dalle correnti empiriche, solidistiche, pneumatiche ed eclettiche[3].

La vasta produzione di Galeno segna il punto più alto della medicina occidentale, che chiude una fase storica iniziata sette secoli prima: lppocrate, Platone, Aristotele, gli Stoici, la neuroanatomia di Erofilo e le correnti pneumatiche, solidistiche, eclettiche ed empiriche sono momenti che confluiscono in una grande sintesi scientifica, sistematica e enciclopedica. La riduzione della complessità della psicopatologia a leggi meccanicistiche, come operato dai solidisti, per i quali due semplici stati della materia potevano sostenere la sintomatologia, era stata criticata da Galeno che aveva bollato Asclepiade come medico *imperitus*[4]. Anche l'applicazione della fisiologia pneumatica appariva riduttiva, giacché riportava la sintomatologia a variazioni dello stato fisico del pneuma, generalmente di due tipi, freddo e caldo. Gli empirici, dal canto loro, non si azzardavano a complesse operazioni di sintesi, limitandosi ad associare i sintomi e ad attuare nella pratica un approccio terapeutico: infatti essi partivano dall'assunto che le cause « nascoste » delle malattie restano ignote e che inutili sono le considerazioni generali. La filosofia finalistica e biopsicologica di Platone, l'approccio sistematico e globalistico alla biologia di Aristotele e la plasticità e la ricchezza elaborativa sul piano clinico di Ippocrate, apparivano a Galeno i veri pilastri della psichiatria. Il meccanicismo di Asclepiade sembrava sommamente riduttivo, mentre il razionalismo di Crisippo improponibile per una psicologia medica; fruttuoso per contro il « Timeo » di Platone.

Era pur vero che la teoria dell'utero vagolante non aveva alcun fondamento anatomico e fisiologico, ma essa era più funzionale della misera e asettica impostazione di Sorano, del resto ricordato da Galeno solo come abile elaboratore di prodotti cosmetici[5]. L'apparato genitale della donna era una struttura viva, che aveva contrazioni, spasmi, che stringeva il pene nell'orgasmo e emetteva umori; pur non potendosi muovere, aveva sempre dato l'impressione che fosse animata, avesse un'anima vegetativa. Era poi evidente, anche al pensiero comune, come l'eros influisse sui contenuti della vita psichica, sul chimismo della vagina, così come l'immaginazione nel maschio provocava l'erezione: non era possibile ridurre una così complessa vita organismica al movimento degli atomi. L'ipotesi naturalistica e fisicalista di Ippocrate, che unificava in un monismo olistico *nomos* e *physis,* sebbene non fosse del tutto sostenibile, giacché non era possibile affermare con una minima credibilità che lo psichismo, i sentimenti, le emozioni, i pensieri e i sottostanti processi metabolici umorali coincidessero perfettamente, rappresentava pur sempre il massimo sforzo operato nell'ambito di un'impostazione biologica delle malattie mentali. Esisteva, come insegnava Platone nel « Timeo », una differenziazione fra le parti dell'anima, una dicotomia fra soma e psiche, per cui compito del medico con interessi psicopatologici non era tanto la prospettiva riduzionistica, quanto quella di un indagine sul rapporto fra i due elementi e le caratteristiche della loro interazione, che per Galeno era mediata da un fattore biologico costituzionale.

Galeno avvalora l'egemonia culturale esercitata dall'indirizzo platonico-stoico, puntualizzando però l'importanza non tanto di Zenone e Crisippo, quanto di Posidonio. Esiste per Galeno una compagine organizzata del sapere scientifico, a carattere cumulativo e basata sul pensiero di Platone, Aristotele e Posidonio; una sintesi di questi pensatori con la clinica di Ippocrate è il compito che si propone Galeno. Il medico di Pergamo persegue dunque lo scopo di un'ampia antropologia che sia la base della stessa psicopatologia. Un ordine provvidenziale governa il cosmo e lo stesso organismo è strutturato secondo un fine; il progetto di Galeno è inserire il sapere medico in un vasto contesto filosofico-biologico. L'anima è il centro della psicopatologia, ma in tale direzione Galeno non avvalora l'idea di Platone che questa entità sia immortale, per non dare una base all'irrazionalismo spiritualistico: l'anima per Galeno è paragonabile ad un'energia, ad un « fuoco », che assume forme biologiche diverse a seconda del ruolo che esso svolge. Galeno, con Posidonio, introduce nell'anima un principio cattivo, le passioni innate, i desideri insopprimibili; assurdo un probabile distacco terapeutico del corpo dall'anima; l'uomo non si può staccare dal corpo per cercare una pace impossibile. Egli è immerso nei bisogni del corpo e nelle pulsioni aggressive dell'anima che sempre, in agguato, possono creare momenti acuti di crisi, disordini psicoemotivi anche transitori, come appunto l'isteria, che dice come un *eros* da sempre soddisfatto non accetti una condizione di deprivazione. Ritornando al « Timeo », Galeno persegue la diffusione del pensiero di Platone; l'anima è una struttura articolata e gerarchica così che la razionalità è sempre impegnata a fare i conti sia con le pulsioni irrazionali sia con la stessa corporeità.

Galeno, in accordo con la filosofia platonico-stoica e col naturalismo di Ippocrate, ritiene documentata l'esistenza di un piano della natura al quale l'uomo deve adattarsi, se vuole giungere ad un perfetto equilibrio biopsicologico. Il disturbo psichiatrico appare come una crisi determinata da diversi fattori sia biologici, sia costituzionali, sia psicoreattivi o conflittuali. Il sapere medico giunge alla conoscenza di un ordine buono della natura che ogni individuo deve osservare proprio per un fine profilattico e igienico.

Il periodo storico in cui opera Galeno è caratterizzato da una stabilità politica e sociale che non ha eguali per durata: è il tempo che va da Nerva sino a Commodo. I confini dell'impero romano raggiungono la massima estensione in una situazione di stabilità politico-sociale e di generale armonia. La raffinatezza culturale comporta una estetizzazione diffusa e la penetrazione negli animi del concetto di *pietas.* In questo clima nacquero numerose biblioteche pubbliche e istituti di ricerca scientifica e il saper leggere e scrivere divenne prerogativa anche delle classi umili. Rinasce il culto della letteratura, della scienza e della filosofia greche. In questo senso aveva operato l'imperatore Adriano, il *Graeculus* per eccellenza; la restaurazione della cultura ellenica è un dato di fatto di questo periodo.

In campo filosofico si ricerca una spiegazione razionale della natura che combaci con una visione finalistica; esisterebbe un piano strutturale per cui ogni individuo, come ogni organo del corpo, vengono a concordare armonicamente col tutto. Galeno interpreta questo tempo così fecondo con una grande sintesi erudita di tutto il sapere medico classico. L'ordine provvidenziale del mondo, contro il caso e il meccanicismo epicureo, viene così a controllare le ansie personali e le tendenze irrazionalistiche. Il bisogno sociale di sicurezza trova un'adeguata risposta nella fisiologia e nella biologia naturalistica e finalistica come elaborata da Galeno. Il sapere scientifico, come Galeno cerca di dimostrare nel *De usu partium,* può dimostrare, tramite l'anatomia, la fisiologia e la stessa psicopatologia, l'esistenza di un ordine buono del mondo naturale e sociale. Esiste una forza che opera nel profondo dello spirito naturale, che dirige e struttura l'organismo umano; gli organismi si comportano in un modo finalistico, perché contengono un'anima per la quale tutti gli organi ed apparati sono predisposti.

Uno dei compiti naturali insito negli organi stessi dell'apparato genitale della donna, non è tanto la procreazione, quanto il piacere, l'orgasmo; esso è finalizzato dalla natura e comporta il benessere psicologico e la stabilità fisiologica. Il fine della donna è il piacere, l'organo genitale è stato approntato per questo obiettivo edonistico.

Galeno si allinea dunque col naturalismo corporalistico dei filosofi della natura, ritenendo che tutti i disturbi psichici, fra i quali l'isteria, e le malattie dell'anima, abbiano origine da fattori fisici o da predisposizioni costituzionali, quali un certo tipo di *habitus;* tuttavia, nello spazio dinamico che esiste fra vita psichica e soma, ammette l'interferenza di forze emotive. Galeno tiene ben fermo, però, l'assunto del « divino Ippocrate »[6] sulla stretta correlazione fra metabolismo umorale e costumi morali, convinto che la stessa fisiognomica, come impostata da Aristotele, dimostra l'esistenza della combinazione fra forma anatomica e tipo di carattere[7].

Ippocrate, Platone e Aristotele avevano oculatamente messo in rilievo il valore insopprimibile dell'eros, nei suoi risvolti positivi, quale legame che unisce i due sessi, e anche in quelli negativi, generalmente costituiti, però, dal fallimento del fine insito all'energia dell'eros, la creazione di una nuova vita. Se l'*eros* comporta il *pathos,* non per questo Galeno ritiene che debba essere estirpato, nè ignorato; cibo, vino e sesso sono bisogni connaturati nella stessa materia vivente. Una vita ascetica pone certo al riparo dai danni di una cupidigia sfrenata, ma la soddisfazione degli istinti, in quanto fine naturale, può essere perseguita con moderazione e razionalità. Non è possibile, comunque, ridurre un fenomeno così vitale e profondo, biologicamente innato, come la vita sessuale, a un problema di rigido controllo. L'eros è la forza che presiede alla generazione e alla riproduzione; è una forza cosmica che governa l'uomo e il mondo naturale, un principio cui sottostare pacificamente.

Galeno condivide l'idea che l'io deve controllare le pulsioni, ma non estirparle o continuamente reprimerle. La guarigione delle malattie dell'anima, chiaramente conformate in sintomi e sorte da sentimenti di ambivalenza, come quello di amore e odio, non si raggiunge né col purificare l'anima, né col reprimere o spegnere il desiderio, ma analizzando i sentimenti, le emozioni e le pulsioni, per conoscerli meglio, controllarli e adeguarli alla realtà. Non bisogna, secondo Galeno, uccidere la tensione biologica dell'eros alla voluttà, bensì guidarla: « Il ragionamento, una volta che è stato messo in marcia, si allarga e la passione mano a mano che viene capita si riduce »[8].

Galeno aveva una vasta esperienza di disturbi psichici minori, di malattie dell'anima, come si apprende dal *De cognoscendis curandisque animi morbis*[9], dove riferisce spesso storie cliniche di casi di malati affetti da disturbi psicoemotivi: ninfomania, impotenza sessuale, angoscia, tristezza, palpitazioni cardiache funzionali, rimuginazioni ossessive, inquietudine, malinconia, ansia. Tutti questi disturbi, come anche gli isterici e le somatizzazioni dell'ansia, portano alla base delle pulsioni insoddisfatte, la *cupiditas.* La ricerca degli oggetti che sazino i bisogni fisici costituisce la spinta che sostiene lo stesso comportamento umano, come si comprende dal fatto che uomini e donne si uniscono spinti non tanto dal desiderio di procreare quanto dall'insopprimibile istinto sessuale[10], volto al raggiungimento della *voluptas.* È questo, ritiene Galeno, il bene supremo che la divinità ha donato alla donna in cambio di una vita del resto angustiata e travagliata; l'eros è una « facoltà naturale », come il battito del cuore, come i movimenti respiratori, come la psicomotilità, che non può essere sradicato o coartato, ma solo regolato nelle sue espressioni. L'eros che conduce alla *voluptas* affonda le sue radici nella stessa biologia degli organi, si esprime con certi metabolismi dell'apparato genitale, per cui non è igienico congelarlo ; non è possibile impunemente bloccare una spinta biologica, senza che gli umori a essa connessi non ne vengano interessati in via patologica, determinando in tal modo certi sintomi. Galeno parte dal presupposto di un fondo biologico che appetisce, brama e chiede in modo continuo ed è perennemente insaziabile; ritiene che la soddisfazione di questo bisogno sia puramente fisiologica in sé e per sé, del tutto consona alla stessa natura umana.

Galeno, però, quando ammette *l'appetitus* e la « ricerca » dell'oggetto che lo soddisfa, è anche consapevole del sentimento di « insaziabilità » che segue l'immediato appagamento e dunque del senso di frustrazione, sia pure relativo, che può alimentare una sintomatologia caratterizzata da *moestitia et moeror*[11].

Dunque la fisiologia dell'istinto può sostenere la psicopatologia se esso è insoddisfatto e strettamente connesso a specifiche relazioni di oggetto, specie di tipo amoroso e sessuale; i sintomi in questo contesto sono la superficie, la facciata di emozioni specifiche sottostanti, che, a loro volta, indicano l'impossibilità a soddisfare determinati bisogni. Sulla base di questa dinamica deve esistere, però, un determinato tipo di costituzione, che condiziona la comparsa dei sintomi, indicato da Galeno nella « costellazione umorale », in certi comportamenti sostenuti dalla « abitudine » che, unitamente, vengono col tempo a conformare ciò che egli chiama, per una condizionata *consuetudo*[12], « seconda natura ». Nelle malattie dell'anima coagiscono dunque diversi fattori, alcuni puramente psicologici, connessi con abitudini, altri di tipo umorale, connessi appunto col tipo di costituzione dominante sul piano metabolico. Un desiderio erotico insoddisfatto, per Galeno, può determinare un sentimento di tristezza in un soggetto già predisposto in rapporto a una costellazione umorale dominata dalla « bile nera »[13] ma, in via concomitante, un accumulo di umori della vita sessuale può scatenare una determinata sintomatologia. Il tipo di *habitus,* il carattere della relazione di oggetto e l'umore interessato coagiscono determinando la sintomatologia. L'uomo, secondo Galeno, tende per natura al piacere e aspira ai successi mondani che conferiscono la stima e il potere. Gli oggetti che appagano la cupidità in sé e per sé sono buoni, mentre la relazione con essi viene a determinare, col passare del tempo, una *consuetudo,* che non può impunemente essere interrotta se non con sofferenza psichica e implicazioni bio-umorali.

Spesso specifici disturbi psichici hanno origine dall'interruzione di un'abitudine piacevole, venendo quasi a rappresentare una sindrome di astinenza dall'uso di un bene che donava piacere. L'uso di un oggetto che appaga un bisogno biologico crea nell'individuo quello che Galeno chiama « seconda natura », che poggia appunto sulla *consuetudo* e si erge sulla *physis,* come un insieme di fattori biopsicologici sostenuti da un meccanismo di richiesta-soddisfazione sotteso da un bisogno. L'abitudine si regge sull'uso di un oggetto che dona la *voluptas,* come è il caso della relazione sessuale, che soddisfa un istinto in quanto comporta una relazione con una persona dell'altro sesso; quando non può esplicarsi o viene meno determina quella sintomatologia chiamata emblematicamente da Galeno « astinenza sessuale »[14]. L'interruzione non voluta, brusca e sofferta di una piacevole abitudine, soprattutto di ordine sessuale, crea disturbi sia psicoemotivi sia fisici, causati dalla mancanza o dalla perdita dell'oggetto buono, con la conseguente comparsa di disturbi umorali. La nostalgia per il bene perduto, per il piacere venuto a mancare e la riflessa alterazione della costellazione umorale per blocco della funzione biologica connessa al coito, determinano la comparsa dei *morbi animi,* una sintomatologia connessa con l'insoddisfazione della libido. Il desiderio struggente del bene che soddisfa la libido, la tristezza per una voluttà goduta e poi perduta sottendono l'isteria, che colpisce donne che sono poste improvvisamente nella condizione di non poter più soddisfare la sessualità: privata di quello che concupisce, la vedova soffre in tutto il corpo[15].

La spinta primaria che regge la biologia degli organi, da Galeno chiamata *calor innatus* o *spiritus naturalis,* sostiene le pulsioni di base come la sete, la fame, la vita sessuale, la vigilanza, lo stato ritmico sonno-veglia e le pulsioni primarie di allontanamento e avvicinamento: è una pulsione attiva come slancio vitale fondamentale dell'organismo. Questa pulsione è insopprimibile perché identifica la vita stessa: è di natura « irrazionale e cieca alla ragione ». Essa desidera, perché gonfia di libido che appetisce l'oggetto per realizzare lo scarico, momento che coincide col piacere, con la soddisfazione di un bisogno alimentato dallo *spiritus naturalis.* Il tono vitale insoddisfatto dilaga nel corpo come un animale imprigionato, sobbalza e disturba le attività fisiologiche; come dice Galeno, il medico nota questo in donne che « amano eccessivamente ma non possono avere ciò che vogliono »[16]. In questi casi è frequente notare « tristezza » e accelerazione del « polso arterioso », espressione di un desiderio, di una libido insoddisfatta che può essere calmata con la somministrazione dell'oppio[17]. La psicopatologia degli *animi morbi* è sostenuta da una complessa correlazione psico-somatica; al contrario, le sintomatologie di tutte le *alienationes mentales* sono determinate in via primaria o secondaria da un interessamento delle funzioni psichiche superiori, di quelle attività neuropsicologiche che Galeno chiama « spiriti animali »[18], e che costituiscono l'energia mentale che attiva le funzioni cerebrali e le attività neuropsicologiche. Essa sottende le azioni neurologiche e mentali, e precisamente le motorie, le sensitive, le sensorie e quelle dipendenti dall'io, chiamate « direttrici » o « egemoniche ». Le motorie comprendono attività muscolari volontarie e involontarie; le sensorie, le funzioni connesse con la sensibilità somatica e con i cinque sensi specifici. Le stimolazioni sensitive e sensoriali, esterne e interne al corpo, sono sintetizzate da un nucleo situato nel sistema nervoso centrale, secondo leggi spazio-temporali, da Galeno chiamato « sensorio comune »[19]. Le attività dell'egemonico sono a loro volta suddivise in ragionamento, memoria e immaginazione. I disturbi della motilità, della sensibilità, dei canali sensoriali e della memoria appartengono alla neurologia, giacché si manifestano con paralisi, contratture, tremori, anestesie, disestesie; i disturbi del sensorio comune si dimostrano con sintomi a carico della vigilanza, cioè con sopore o alterazioni del ritmo sonno-veglia[20].

La psicopatologia delle malattie mentali, delle psicosi dette *alienationes mentis,* esprime una disorganizzazione degli « spiriti animali »; la paralisi delle connessioni fra funzioni immaginative e attività psicomotorie determina il *catochos*[21]; una disfunzione della sfera immaginativa primaria causa le sindromi deliranti o *paraphrosiniae.* A loro volta queste sono suddivise in due entità nosologiche, a seconda si esprimano con « deliri » o con « allucinazioni ». L'attività razionale, se è colpita da una globale « paralisi », sostiene psicosi organiche dette « amenza »; al contrario, se è soltanto *deficiens* e associata a un ottundimento delle emozioni e della volontà detto *emotio,* sostiene la *morositas*[22] o *fatuitas.* La causa delle malattie mentali, seppur diversa, altera le funzioni neuropsicologiche; una completa e caotica disorganizzazione acuta di tutte le funzioni psichiche è sostenuta da malattie febbrili che intossicano il cervello per un meccanismo di « simpatia », causando una « frenite »[23].

Un dismetabolismo a carico della « bile gialla », umore irritante perché con caratteristiche « caldo-secche », sostiene una *inflammatio cerebri* e di riflesso un quadro clinico maniacale tipo *furor* con megalomania, euforia, eccitamento motorio, idee di grandiosità: il malato ride, canta, si ritiene forte e intelligente, parla in modo accelerato e appare aggressivo se contraddetto nei suoi propositi. Al contrario, se le attività animali sono inibite perché « offuscate » dalla bile nera, umore per natura « secco e freddo », si avrà la malinconia per la quale il malato appare mesto, timoroso, triste, pensoso, astenico; queste forme mentali non appartengono agli *affectus,* disturbi psicoreattivi e di livello minore, ma sono vere e proprie malattie mentali *sine causa* esterna e perciò si differenziano da *timor et maestitia* delle malattie dell'anima[24].

La nosologia psichiatrica, secondo Galeno, si completa con disturbi mentali detti *ecstasis,* una « insania acuta e a decorso breve »[25] e le così dette *ecplexis,* disturbi psicotici che intervengono acutamente in seguito a gravi eventi esterni[26]. Galeno isola l'invasamento divino, *l'enthusiasmus,* la follia divina di Platone, che esprime una paranoia in soggetti alterati per una convinzione predominante, non evidentemente delirante, sostenuta in via emotiva da una interiore spinta a carattere religioso[27]. È questa l'impostazione psichiatrica di Galeno, centrata su diversi fattori etiologici e su meccanismi patogenetici localizzati come disfunzionale alterazione delle attività psichiche superiori: del sensorio comune, della ragione e dell'immaginazione; disturbi a carico del tono dell'umore dipendono dalla bile gialla per quelli esaltativi e dalla bile nera per quelli inibitori[28]. Costante preoccupazione del medico dell'antichità è trovare un aggancio metabolico, organico in senso lato, per interpretare il discusso rapporto fra soma e psiche, fra noxa organica e sintomo mentale. Il pensiero naturalistico valorizza un globale fisicalismo monistico; le turbe psichiche riflettono la sottostante modificazione fisica o chimica; bile nera e malinconia coincidono. In questo contesto la bocca dell'utero che morde un organo determina la natura del sintomo; la stessa intelligenza creativa per Empedocle, Diogene di Apollonia e Aristotele è ricondotta ad una diatesi del tessuto ematico. L'intelligenza creativa di uomini eccelsi sarebbe sostenuta, secondo Aristotele[29], dai processi metabolici della bile nera nel sangue: questo paradigma biopsicologico era presente in ogni impostazione psicopatologica elaborata dal medico.

L'ipotesi atomistica aveva cercato di scalzare le basi delle collisioni e delle tensioni che originavano dalla bisessualità e dalle conseguenti differenze anatomiche e fisiologiche. Quel sentimento universale di amicizia che dovrebbe affratellare l'uomo e la donna viene nuovamente evitato da Galeno, che riporta il problema dell'isteria, seppur affrontato con originali impostazioni, nella sfera biologica come marcata da Ippocrate. La sintomatologia psichica, anche quando appare comprensibilmente connessa con eventi stressanti, con la perdita di oggetti e di relazioni buone, insuccessi e lutti, è determinata da un innesco dell'emozione reattiva, spesso di tipo psicoerotico, su fattori endogeni predisponenti che vengono slatentizzati; la *proclivitas* viene attivata per una disfunzione *praeter naturam,* a carico di specifici umori[30]. Anche le malattie dell'anima, se non nel modo incisivo e massiccio delle *alienationes mentis,* sono scatenate dalla co-azione di diversi fattori che convergono su di una via finale comune a carattere umorale. Esiste una diatesi, una disposizione individuale, che rende possibile la comparsa dell'*affectus,* la malattia dell'anima come voleva Posidonio[31]. Le funzioni dell'io, dell'egemonico, razionali, volitive, attentive, mnesiche, immaginative, hanno un sub-strato fisico posto in un centro dove si localizza la loro sintesi: « La sede dell'anima si trova alla base del cervello »[32]. Il centro ove avvengono le mutazioni biochimiche che alimentano la sintomatologia dei disturbi psichici, è il cervello, come voleva Ippocrate; per l'isteria rimane sempre l'apparato genitale, ma non l'utero bensì quella parte che viene a contatto con il pene, la vagina e il clitoride, dove avvengono le modificazioni fisiche che elicitano la *voluptas genitalium,* la *voluptas summa* della vagina. Se per le vere psicosi Galeno fa riferimento ad una *cachochymia*[33] degli umori, ad uno sbilanciamento che si riverbera sulla mente e la disorganizza, per l'isteria, come per le *perturbationes animi,* non si avrebbe un decisivo interessamento umorale, ma esisterebbe una disposizione innata sulla quale agirebbe un evento scatenante. Galeno è deciso nell'ammettere una disposizione congenita al bene e al male, come ad ammalarsi di specifici disturbi psichici: né farmaci, né Dioniso, né Pitagora, né Socrate potrebbero modificare certi individui che sono malvagi e perversi già nell'utero della madre[34]. Le affezioni dell'anima, già con Platone e con l'opera di Crisippo che ha dato un decisivo contributo innovatore in quest'ambito, erano terreno di polemica fra medici a indirizzo biologico e filosofi. Se il primo stoicismo, con Zenone, ammetteva una distinzione e una autonomia fra giudizio del *logos* e movimento emozionale del *pathos,* con Crisippo questa distinzione viene annullata per un monismo massiccio: emozione, soma, *pathos* e giudizio sono strettamente connessi in modo che una distinzione ontologica non è possibile o ha soltanto valore operativo. La psicopatologia delle affezioni originerebbe da un giudizio errato del *logos spermatikos.* Dato l'esclusivo predominio del *logos,* disturbi emozionali, affettivi e le idee e immagini deliranti, detti « falsi giudizi », originerebbero non da dismetabolismi umorali, ma da un meccanismo perverso intrinseco al *logos;* all'origine dei disturbi non ci sono violente emozioni o deliri, fenomeni subordinati ad una opinione errata, ad un giudizio errato del *logos,* da cui deriverebbero le successive concatenazioni psicopatologiche[35].

Per Crisippo l'errore di giudizio di un *logos* non sano è il punto nodale della psicopatologia e, pertanto, capovolge la prospettiva biologica della medicina a favore di una psicologia filosofica intellettualistica. Il sintomo origina da un giudizio del *logos* che assente alla rappresentazione psichica anomala, al timore, alla paura e alla tristezza; l'io accetta, perché debole, la posizione imposta dal *phantasma,* che giudica reale e vera e così cade nell'affezione, nell'emozione contenuta all'interno della rappresentazione psichica. Il meccanismo delle malattie dell'anima è orientato dall'io verso l'emozione; da questa originano i disturbi fisici. Gli *animi morbi* nascono da un primitivo movimento del *logos* che formula un giudizio errato: non dall'azione di umori né di tumulti emotivi e passionali; il *pathos* per Crisippo è l'espressione di un *logos* malato, perverso e reso malvagio da esperienze ambientali negative. Galeno, nella prospettiva di delimitare le malattie dell'anima quali espressioni di una diatesi biologica esacerbata dalle emozioni e dall'evento, opera una severa critica all'impostazione di Crisippo. L'equilibrio psichico è il risultato di un ottimale stato umorale, che sostiene un livello emotivo moderato e di riflesso giudizi razionali normali; le malattie dell'anima nascono da impulsi « immoderati », che si riflettono in sintomi[36]; sono di pertinenza di soggetti specifici, con tratti di carattere anomali; l'*ethos* è formato ereditariamente e dipende dal carattere della *physis.* Galeno respinge l'impostazione psicologica di Crisippo, a cui rimprovera di essere un filosofo staccato dai problemi della clinica[37]. In questa polemica, che ha l'obiettivo di mantenere la psichiatria nell'ambito delle scienze della natura e della medicina, Galeno avvalora la psicopatologia elaborata da Ippocrate, Platone e Aristotele. Essa poggiava su adeguati presupposti, primo fra tutti una correlazione soma verso psiche che individua nel corpo e nelle emozioni i fattori determinanti per la comparsa dei disturbi psichici.

Anche il fondatore della Stoa, Zenone, aveva concentrato la sua attenzione sul *logos*, ma aveva compreso che il *pathos,* la sofferenza che nasce per la reazione ad un evento, è possibile perché mediata dalle emozioni e dalla susseguente comparsa di processi mentali alterati alimentati dalla forza del *phantasma.* Il naturalismo medico è dinamico, sciolto da presupposti razionalistici e adatto a interpretare correttamente le malattie dell'anima, come Cicerone aveva dimostrato; se per Galeno il bravo medico deve essere filosofo[38], nell'ambito della psicopatologia il filosofo, staccato dalla clinica non porta effettivi contributi.

La critica all'indirizzo di Zenone e all'estremismo razionalistico di Crisippo è svolta dal polimate stoico Posidonio, che valorizza l'impostazione dicotomica di Platone e Aristotele, sottolinea come esistono due mondi fenomenici distinti, seppur connessi fra loro da una forza fisica di « simpatia »; il mondo solare, razionale, maschile e quello lunare, irrazionale, fisico, femminile: quest'ultimo è di natura terrestre, corporea e corruttibile[39]. In questa prospettiva le pulsioni, le emozioni, spine somatiche irritative e le malattie fisiche agiscono sul *logos* e lo corrompono, sino a deteriorarlo e deviarlo, come si nota nelle malattie mentali e nelle affezioni dell'anima.

La *physis* agisce e determina la natura del *logos* tramite meccanismi fisiopatologici sostenuti da sostanze fisiche: umori, tono vitale, calore innato; in questa correlazione somatico-psichica è da localizzare la stessa esistenza delle emozioni, correlato del modo di essere del rapporto soma-psiche a seguito di un fattore di mediazione patogeno. Il *logos* è malato soltanto se è deteriorato dalle emozioni, dalla *physis,* come Galeno puntualizza, focalizzando questo meccanismo come causa della mania e della malinconia. Posidonio, su questa strada che aveva teorizzato il pneuma come fattore fisico di mediazione fra soma e *logos,* indagando sul carattere delle emozioni, sui tipi di *pathos,* localizzò passioni specifiche di genesi non psicoreattiva, congenite alla stessa natura umana; solo l'amore aiuta l'uomo in questa lotta per l'equilibrio psichico, secondo Posidonio, perché l'eros sostiene un'armonia che scaturisce da un rapporto naturale e buono fra gli uomini.

Galeno, avvalendosi dell'autorità di Ippocrate e del « Timeo » di Platone, ritiene che la spinta irrazionale per desideri « insaziabili » possa determinare uno sconvolgimento emozionale: « Una malattia dell'anima è molto simile ad una condizione febbrile del corpo »[40]. Tutto quello che di patologico avviene nella mente è alimentato dall'evento emotivo e dalla componente somatica dello stesso: « I mali del corpo dominano l'anima come si dimostra nella malinconia, nella frenite e nelle follia »[41]. I disturbi psichici, come Galeno discute nel *De cuiusque animi peccatorum dignotione,* non possono originare da un asettico errore di giudizio o « opinione fallace »[42], ma trovano la base nelle passioni, nei sentimenti e nelle emozioni che, a loro volta, trovano nutrimento nel soma, « nei movimenti che sommuovono il corpo per un impulso irrazionale ».

I sintomi delle malattie dell'anima, le *animi perturbationes,* non nascono da un intellettualistico errore di giudizio, da cui conseguono timore, ansia e paura. Il meccanismo è di natura opposta: è l'emozione che offusca la ragione e la piega; sono l'ira, la rabbia, l'invidia, la collera, la paura che sostengono i giudizi di una ragione compromessa dalle pulsioni somatiche[43]. La sostanza che attiva le funzioni dell'anima è un *calor nativus,* che in certi individui è forte per natura così che si ha un *animi robur:* di conseguenza non si hanno né *timor* né *moestitia.* Nel caso in cui un moto irrazionale e contrario alla natura venga a colpire un'anima debole si realizza una *perfrigeratio* del calore innato, da cui una sintomatologia, come per esempio il sopore per una *suffocatio*[44]. Alla base delle emozioni si trova spesso un sommovimento biologico per una pulsione insoddisfatta; il bisogno istintuale inappagato alimenta odio, invidia, timore, tristezza, determinando alterazioni umorali che influenzano il giudizio.

Il desiderio sessuale rappresenta in questa ottica una pulsione che, se inappagata, determina *moestitia* e, sul piano degli umori, una ritenzione di sostanze chimiche che, denaturandosi, sostengono la sintomatologia: è la natura della *physis* di un determinato organo che determina il tipo di reazione psicopatologica, forma preformata sulla base di una specifica costituzione. Nel caso della donna, organismo per natura caratterizzato da una costituzione del *calor nativus* debole, freddo-umido, se interviene la ritenzione del seme vaginale, una *seminis cohibitio,* fisiologicamente sostanza fredda e irritante, si scatenano disturbi isterici come sopore, tremori, convulsioni. All'origine di tali *perturbationes animi* esistono specifici desideri, che trovano il loro supporto nella sfera biologica; in quanto insoddisfatti, determinano emozioni e specifiche modificazioni del *calor nativus,* che a loro volta agitano il corpo e travolgono la ragione; eccessivi desideri sono all'origine delle affezioni[45]. Galeno opera un ritorno a Ippocrate: modifica soltanto la scelta dell'agente etiologico, individuato piuttosto nel seme vaginale che nel sangue mestruale, in un meccanismo biochimico piuttosto che nel movimento dell'utero; per questo localizza l'anatomia compromessa nel sistema vagina-clitoride, escludendo l'utero. Infine, non accetta l'ipotesi di una maternità frustrata ma di una voluttà perduta: all'origine dell'isteria esisterebbe una condizione depressiva con *moestitia* per l'orgasmo nostalgicamente desiderato.

Per Crisippo il male è nella realtà ambientale che coinvolge l'individuo, lo opprime e lo obbliga a seguire vie tortuose, perverse e irrazionali; Posidonio, al contrario, esprime un deciso consenso all'esistenza di innate *radices* malvage[46]. Galeno va oltre l'ipotesi di Posidonio e si dichiara convinto del fatto che « c'è un seme di malvagità in noi »[47]. Il *logos* è ridotto a *pathos* dall'emozione e dalle modificazioni bioumorali; sintomi, pulsione irrazionale e alterazione umorale sono tre elementi strettamente correlati, fenomeni diversi di una stessa patologia: la *virtus animi* è a sua volta determinata da un *bonum temperamentum corporis*[48]. In particolare l'anima concupiscibile, essendo localizzata in organi come il fegato e il cuore, è « schiava » del corpo ed esprime le vicissitudini della libido; lo dimostra il fatto che la bile nera raffredda la mente e l'anima razionale esprime tristezza e timore, mentre, al contrario, il vino che « riscalda » il cervello favorisce l'euforia[49]. Il *pathos,* le *affectiones* non possono originare da un giudizio errato, da semplici *errores ob falsam opinionem*[50]; i disturbi emotivi, affettivi e istintivi delimitati nell'idea di *affectus,* sorgono *ob brutum animi impetum*[51], che prende il *calor nativus* e si riverbera verso la mente o verso il corpo come per la *suffocatio.*

Per Galeno l'individuo aspira a due condizioni fondamentali: « felicità e beatitudine », cioè alla *corporis voluptas.* Il nucleo della felicità e dei *morbi animi* è inscindibile e risiede nella stessa anima concupiscibile che desidera amore e sessualità. L'origine delle *passiones* si identifica non tanto in opinioni fallaci, quanto in un contrasto all'interno della sfera concupiscibile, di cui gli *aerumna* sono il fenomeno oggettivo. L'anima concupiscibile è una realtà insopprimibile, organica, una *horme,* un *impetus* a cercare soddisfazione nell'ordine della autoconservazione dell'organismo. L'isteria trova la sua giustificazione in questa complessa condizione biopsicologica, che nella donna, data la sua natura, assume un colorito specifico, ma che nella sostanza non si sottrae alle leggi generali accennate. L'isteria, come gli *affectus,* esprime una sofferenza psichica e fisica per uno stato d'animo alimentato da un movimento irrazionale le cui dimensioni sono, da un lato, il desiderio e dall'altro la nostalgia per non poterlo soddisfare: questa condizione innesca una *seminis cohibitio* e sostiene la sintomatologia in donne *magna ex parte viduae*[52]. L'isteria è conformata da sintomi psichici come ansia, tristezza, timore per desiderio insoddisfatto dell'orgasmo e da sintomi fisici quali tremori, svenimenti, convulsioni, contrazioni, segno di condizioni innaturali del *calor nativus* e di disturbi riflessi delle « funzioni animali ». Nell'isteria il desiderio profondo dell'anima concupiscibile, quello sessuale, è coartato contro la stessa volontà della malata, che vi agogna con tutto il cuore. Le emozioni presenti nell'isteria nascono da vissuti depressivi di perdita e di nostalgia per l'oggetto, mentre i sintomi psicomotori nascono dall'azione sul corpo di un « umore viziato » perché diventato, per stasi, di composizione « contronaturale », tossica; per « ritenzione il seme vaginale, l'umore dell'orgasmo, trattenuto per mancanza del coito, si deteriora e diventa velenoso », e dalla sua azione originano i sintomi[53]. L'isteria torna a essere con Galeno, come per Ippocrate, il segno di un umore corrotto perché trattenuto per mancanza del salutare coito; per Ippocrate l'organo interessato era la *mater puerorum,* che per Platone si intristiva per la mancata creazione[54]: per Galeno sono interessati la vagina e il clitoride perché gonfi di un umore che avrebbe dovuto essere emesso con la *summa voluptas genitalibus.* Il seme vaginale, sostanza per natura « umida e fredda », che viene abbondantemente emesso all'acme dell'orgasmo sessuale ed è segno del piacere femminile, agisce da agente patogeno; non tanto la *retentio menstruorum* è all'origine dell'isteria quanto una *seminis cohibitio*[55], l'accumulo e la degenerazione di quell'umore che segnala il godimento della donna. È la mancanza di questo piacere, con le sue riflesse conseguenze sul piano della bilancia degli umori,che sostiene l'isteria e non la tristezza e la rabbia per la frustrazione di una mancata finalità creativa: la donna soffre sul piano psichico e fisico per la perdita « della piacevole abitudine al coito »[56]. La donna aspira ardentemente, per Galeno, all'orgasmo, così che, se soddisfatta, accede ad una sorta di « abitudine al coito », al piacere per il piacere, come accade per il vino e per i cibi e per gli onori sociali, che determina una seconda natura, un *habitus,* quasi una conformazione psicobiologica nata per condizionamento e per adattamento al coito, che non può impunemente essere eliminata, specie contro la volontà della malata: l'isteria è quasi sempre per Galeno un *morbus viduarum*[57].

L'*horme* erotica, nel coito, trova uno scarico fisiologico e naturale: la stimolazione del pene causa la voluttà e questa la fuoriuscita del seme, per meccanismi concatenati in via finalistica. L'equilibrio della *krasis* umorale che ne consegue mostra che il coito è igienico per la donna, tanto che viene a formare una « natura acquisita »[58], alimentata da un'abitudine che, per Galeno, è un evento positivo. L'abitudine, fondata sull'azione di « una grande forza », appunto l'eros, non è modificabile senza pericolose conseguenze; un adattamento abituale, fondato sulla « evacuazione » degli umori e di riflesso sul piacere che ne consegue, non può essere scalzato in modo « repentino » senza che compaiano sintomi fisici e psichici da astinenza. Come col passare del tempo una *consuetudo* è utile alla entropia dell'organismo, così una brusca « mutazione » di questo comportamento si riflette, quale innaturale frattura, con definiti sintomi. L'organismo femminile opera, per il piacere che ne consegue, in funzione di questa « seconda natura », che risulta stabile e fisiologica talora più delle funzioni somatiche. L'arresto dell'espulsione del seme vaginale instaura un processo « contrario » a quello evacuativo, alla « purgazione naturale », cosicché il complesso di questi eventi coartativi determina una condizione organismica « oltrenaturale », patologica. Da questo nasce la sintomatologia isterica, espressione, da un lato, della tristezza per la nostalgia della voluttà e, dall'altro, di uno stato tossico e irritativo conseguente alla *retentio seminis.* L'omeostasi del corpo femminile si attua tramite la voluttà che, secondo Galeno, la natura benevola ha donato alla donna allo scopo di ripulire l'apparato genitale dagli umori che ivi nascono e cercano, raggiunto un certo livello, di uscirne; in questo circolo ripetitivo per accumulo, piacere e scarico risiede la dialettica fisiopsicologica, che può essere bruscamente interrotta per la morte del marito. Il coito e l'orgasmo configurano un adattamento orientato al mantenimento di una omeostasi dell'organismo non soggetta a finalità trascendenti alla donna, come la creatività biologica o l'espletamento del compito di demiurgo. La *consuetudo* esprime la stabilità temporale di una struttura biopsicologica in vista della *voluptas* posta fra la *krasis* ottimale per la *evacuatio* di umori vaginali e bilanciata sul piacere, lo scarico e la conseguente stabilità. Si tratta di una abitudine utile all'organismo, rispondente ad un piano biologico, dove il metabolismo può sempre essere messo in crisi; la pulsione erotica è conformata in base all'azione di una forza insopprimibile, che si adatta alla realtà tramite un comportamento che la sostenga nel raggiungimento di uno scopo, come Galeno dimostra nel *De usu partium corporis humani*[59].

La *proclivitas* all'isteria si localizza dunque nel venir meno di una abitudine sessuale ottimale; cosi avviene anche per le psicosi, che si instaurano a seguito delle usuali « infelicità della vita » soltanto però in persone di già « stolte » in via congenita; in questi casi la convergenza di eventi esterni negativi e fattori costituzionali determina un'*insania.* Il fenomeno dell'isteria è ricondotto ad un evento esterno che interrompe una regolare evacuazione, venendo meno la felice abitudine all'orgasmo; il nucleo dell'isteria risiede in una frattura a carico di una « natura acquisita ». Non è solo la verginità il fattore scatenante, bensì la « costituzione ardente » di una donna invero da tempo, impossibilitata a trovare uno sfogo piacevole nel coito. Sono le donne maritate e meno le nubili che, rimaste vedove, soffrono di isteria, vero e proprio *morbus viduarum*[60]. La tristezza melanconiforme del lutto della donna vedova sembra dipendere dalla perdita della persona cara; per Galeno, questo motivo esteriore, in realtà, nasconde (in latenza) il rammarico e la nostalgia del perduto godimento orgastico[61].

Naturalmente, affinché emergano dei sintomi isterici, occorre che il mancato coito eserciti delle ripercussioni sul soma, da tempo abituato a emettere, per riflesso naturale, il seme vaginale durante l'orgasmo; il sintomo isterico nasce dal mancato orgasmo che a sua volta comporta la « ritenzione seminale »[62]. Il seme vaginale non emesso va incontro ad un processo di denaturazione, si « corrompe »[63]; il meccanismo biologico alla base dell'isteria, per Galeno, coincide con quello già identificato da Ippocrate, per ritenzione di umori che dovevano essere emessi col coito. L'isteria per Galeno non segnala un utero scatenato per la mancata gravidanza, quanto la stasi di seme nell'ambito dei tessuti della vagina e del clitoride. Soltanto la *titillatio* del clitoride comporta l'emissione di notevoli quantità di liquido seminale, che elimina i pericoli della *retentio se-*

minis; l'isteria nasce dalla mancanza del piacere clitorideo e non da meccanismi connessi con il processo procreativo dell'utero.

La libido è una tensione biologica dello « spirito naturale » di quella energia basilare che sostiene la vita organica stessa; il piacere consiste nello scarico di una *cupiditas* che, qualora non si esplichi, intralcia la dinamica stessa della vita; la punta massima della *voluptas* è connessa con abbondante emissione di una sostanza liquida: in donne « abituate al coito » questo avviene regolarmente.

I sintomi isterici propriamente detti e quelli di aspetto somatico, da Galeno sono suddivisi in due categorie semeiologiche, la *suffocatio uteri* e le « contrazioni ai quattro arti »[64], direttamente sostenuti dall'azione irritante del seme vaginale, per natura freddo e umido che, per corruzione, è diventato « acre ». Anche meccanismi psicologici possono essere alla base dell'isteria, come la vergogna, la verecondia, la castigatezza dei costumi e la ritrosia per la vita sessuale da parte di giovani donne « astinenti nel soddisfare la libido sessuale per pudore eccessivo »[65]. Il pudore e la correlata castità o verginità non svolgono un compito difensivo e benefico, giacché la purezza del corpo femminile sostiene un blocco metabolico pericoloso. Lo scarico naturale della donna non si localizza soltanto attraverso l'utero, che elimina il sangue mestruale, ma soprattutto nel caso dell'isteria, attraverso la vagina e il clitoride atti a scaricare i liquidi seminali.

Il punto cruciale dell'isteria si situa per Galeno nel clitoride e nella astinenza sessuale, in quella mancata realizzazione del piacere sessuale al quale la donna, rimasta in seguito vedova, si era per anni abituata[66]. Il seme trattenuto e corrotto, diventato acre, più freddo e « irritante » determina un'omologa disposizione dei tessuti dell'utero, che assumono anch'essi quelle caratteristiche disfunzionali chiamate da Galeno « oltrenaturali »; da ciò la sintomatologia che nasce come segno di un effetto irritativo del seme sul corpo. La *seminis cohibitio* favorisce la denaturazione del liquido vaginale, che diventa « acre e irritante »[67] e agisce in via diretta come un tossico: « Il seme vaginale che, perché trattenuto, si vizia, gioca un ruolo attivo nell'isteria, più che la ritenzione mestruale, e diventa un agente patogeno che sconvolge tutto il corpo, perché è una sostanza diventata velenosa, simile a quella emessa dallo scorpione o dalla scossa della torpedine che scuote tutto il corpo »[68].

L'isteria rivela che un adattamento ottimale è stato infranto; la donna non ricercherebbe tanto il piacere atarassico di Epicuro, quanto il piacere dinamico, che si raggiunge tramite l'orgasmo e lo scarico umorale: l'isterica, per Galeno, appare come Menade frustrata, malinconica e in preda a turbini motori per azione irritante degli umori clitoridei.

I sintomi delle malattie nascono, afferma Galeno, dalla « lesione delle funzioni di un organo », per azione di una causa che elicita definiti sintomi; la causa dell'isteria è la *retentio seminis,* mentre i fattori occasionali detti « procatartici » sono da ricercarsi nella vedovanza e nella coartazione sessuale: la ritenzione seminale determina i sintomi, mentre la situazione di perdita la malinconia[69]. L'isteria indica un *pathos* per un'azione patogena scatenata sul corpo da eventi esterni negativi, senza che tutto invero comporti l'emergere di un vero e proprio morbo contronaturale, cioè una *alienatio mentis.*

Gli aspetti « malinconici » delimitano un dolore morale per la perdita dell'orgasmo, come è documentato per Galeno nel caso di « giovani donne rimaste vedove »[70]; bisognava avere gustato il piacere sessuale per piangerne la perdita; in tale prospettiva egli configura una malinconia reattiva detta « malinconia amorosa ». Il fattore che scatena l'isteria risiede nell'astinenza erotica forzata, i sintomi derivano dall'azione del seme vaginale in donne *ex longo tempore viduae*[71]. L'orgasmo svolge un compito benefico, in quanto elimina un umore per sua costituzione fisica al limite della corruttibilità, perché « grasso e vischioso »; è questa sostanza che, non evacuata, si diffonde nel corpo e, come un veleno, determina la « molestia isterica »[72].

Platone aveva concepito l'eros come una brama di oggetto, dal più infimo al più elevato; l'eros genitale della donna si duole per lo scacco di non realizzare l'unione con l'idea originaria: è triste per non riuscire a riunirsi col piano divino della creazione. Dalla teoria dell'eros, come elaborata nel « Simposio » e da quella ontologica come espressa nel « Sofista », emerge che l'isterica esprimerebbe una sofferenza per l'impossibilità di corrispondere all'idea originaria della maternità, con la mancata corresponsione ai piani del principio di armonia voluti dall'Archetipo divino. Galeno, se per tanti aspetti è d'accordo col finalismo cosmico di Platone, tanto da affermare di preferire il finalismo di Mosè al meccanicismo di Epicuro[73], per la sessualità rimane ancorato ad un modello basato sulla fisiologia del clitoride. Egli, visto che il corpo della donna è per natura « molle », accetta l'impostazione di Ippocrate: il soma femminile corre il rischio di intasarsi. La *cupiditas* è una forza che per natura chiede soddisfazione tramite lo scarico degli umori che la determinano[74]; se questo non avviene, crea tensione nell'organo, provoca *defatigatio* e da ciò emerge la sintomatologia specifica dell'*affectus*[75].

La donna non deve dunque rispondere a piani divini, ma espletare l'attività genitale per rispettare le regole della natura: l'apparato genitale femminile ha la funzione di donare una *voluptatem ingentem*[76], non tanto per piani cosmici quanto perché risponde a legge naturale svuotare il corpo della vagina di umori accumulati: *incredibilem quendam existimare oportet voluptatis esse excessum*[77]. La cupidità sessuale la cui soddisfazione è seguita dalla voluttà e la cui coartazione comporta sintomi per un chimismo disturbato, è una spinta naturale, *ingenita*[78]. Il fine della spinta erotica, il polo della bilancia di aspetto psicobiologico è il piacere: *partium genitalium voluptas maxima*[79]. Fra cupidità e voluttà esiste un rapporto bilanciato per cui il punto massimo dello scarico del desiderio comporta il godimento: questo meccanismo esprime *magnorum ac mirabilium naturae operum exempla*[80]. Gli umori alla base della cupidità spingono perché si abbia la voluttà e quindi la loro emissione giacché sono per natura « acri e irritanti »[81], per cui è del tutto fisiologico che vengano emessi, pena la comparsa di segni irritativi dovuti al loro espandersi nel corpo della donna[82]. Il piacere per il piacere esprime il rispetto della fisiologia, mentre la coartazione, per pudore o per vedovanza, non rispetta la natura, nega il piacere e favorisce la malattia. Il nucleo dell'isteria è la mancanza di orgasmo, la mancanza di *titillatio* del clitoride; la cura, come voleva il mito di Dioniso, è la voluttà erotica. In questa prospettiva scrive Galeno « La moglie piange la morte del marito, ma è triste perché non ha più le relazioni sessuali alle quali era abituata diventando così triste, depressa e malinconia. Se riottiene quello che desidera e prima aveva, guarisce. Pensai e meditai su questo fatto e giunsi alla conclusione che, più che la ritenzione dei mestrui, fosse molto patogena invece la ritenzione del seme vaginale. Confermò questa mia visione il caso di una donna giovane, rimasta vedova, che venne da me perché soffriva di crisi di soffocazione e di crisi motorie ai quattro arti. Giudicai che tale forma morbosa fosse connessa con la ritenzione del seme per la mancanza di rapporti sessuali. Curai la paziente con la stimolazione manuale del clitoride e la paziente provava molto piacere e usciva molto seme dalla vagina e in seguito a questa cura la paziente guarì del tutto »[83].

Galeno non cade, come potrebbe sembrare, in un meccanicismo semplicistico, giacché valorizza lo scarico degli umori per il piacere e il rapporto eterosessuale: la donna che si masturba, come la ninfomanica, non giunge alla guarigione della sintomatologia; essa ha bisogno della mano e della figura del maschio affinché l'orgasmo sia fisiologico e abbia potere terapeutico. La donna psicotica, l'erotomanica che ripetutamente si masturba, non soltanto non giunge al vero orgasmo, ma segnala un comportamento « folle », come le Tribadi dette per il loro modo di realizzare la sessualità, *fricatrices*[84]. Queste donne si masturbano non tanto per ottenere un genuino scarico orgastico, quanto per elicitare una sedazione psichica, per via del tutto meccanica; si tratta di un comportamento psicosessuale automatico e modo autoterapico di una condizione psicotica. Questo per Galeno è tipico della ninfomania, dove sia con la masturbazione sia con numerosi coiti del tutto emotivamente distaccati la malata cerca non tanto un vero orgasmo, quanto l'attenuazione della tensione psichica e fisica: « Ricerca il coito non tanto per provare piacere quanto per eliminare la tensione fisica e psichica che può nascere anche dalla ritenzione seminale »[85].

Al modello dell'isteria di Ippocrate fondato sulla *mensis retentio*, cui consegue una *uteri transmotio*, che avviene in giovani donne (l'isteria è un *morbus virginum*), Galeno sostituisce la *seminis retentio* in giovani vedove: l'isteria diventa un *morbus viduarum*. Le vedove, che hanno perduto il marito dopo essere state abituate al coito, soffrono di isteria, perché l'astinenza sessuale è pesante e male sopportata: esse sono delle *viduae luxuriosae*[86]. Galeno non nega l'azione patogena del sangue mestruale ma pensa che essa clinicamente abbia minore incidenza e sottenda sintomatologie poco appariscenti e meno vistose; la ritenzione mestruale nelle vergini svolge un ruolo patogeno e sostiene gli svenimenti psicogeni, la *suffocatio uteri*. La *retentio seminis* provoca al contrario sintomi clinicamente clamorosi di tipo irritativo e psicomotorio « sia di senso sia di moto »[87], a carattere « convulsivo », sintomatologie isteriche di conversione motoria tipiche della *strangulatio uteri*.

Come la teoria della tossicità del mestruo contemplava fattori utilizzati per sostenere l'inferiorità biologica femminile, così la presunta patologia sostenuta dal seme vaginale permette a Galeno di elaborare un'analoga teoria degenerativa della donna. Egli ritiene che il secreto seminale tipico dell'organismo femminile sia « tenue »[88] acquoso e debole, rispetto alle caratteristiche fisiche dello sperma, e fondamento dello « spirito naturale » della donna e della sua parte concupiscibile. L'orgasmo, non la maternità, è infine il traguardo della donna e fine supremo, in quanto fisiologica « abitudine allo scarico » e valore sommo per la profilassi dell'isteria, manifestazione che è presente in donne per le quali *voluptas genitalibus summa.*

Il godimento sessuale è connesso con la secrezione del liquido seminale che, per Galeno, si forma nelle ovaie, « nei testicoli femminili posti ai lati dell'utero »[89] e che, defluendo regolarmente, consolida l'equilibrio fisiopsichico della donna e impedisce la comparsa dell'isteria; questa è connessa con la mancata evacuazione: *semen retentum uterum suffocat*[90]; la *seminis cohibitio,* in donne predisposte perché in possesso di una « immoderata libido », determina la mancata emissione di un liquido « freddo, umido, denso e grasso » e di riflesso l'isteria. La teoria chimica di Galeno, fondata sul meccanismo ritentivo e valorizzante la componente orgastica, non poteva che essere critica verso l'impostazione ippocratica e platoniana dell'utero vagolante, della quale cerca di fornire una giustificazione sulla base di argomentazioni fisiologiche: « Gli antichi medici e anche i filosofi chiamarono l'isteria dal nome dell'utero, cioè da quella parte del corpo che la natura ha dato alle donne per concepire. Vidi molte donne isteriche alcune stuporose, altre con crisi di angoscia, altre con crisi di contrazioni motorie agli arti: la malattia si manifesta con sintomi diversi però si riferisce sempre all'utero. Coloro che sono del parere che l'utero sia un animale mobile pensano così, perché ritengono che l'utero sia mosso dal desiderio di avere figli; se è privato e non ha quello che desidera, tutto il corpo sarebbe colpito dai suoi movimenti. L'utero e la vulva, se non riescono a creare figli, si infiammano e di conseguenza allora vagano e molestano tutto il corpo e lo disturbano, ostruendo le vie aeree e togliendo così alla donna il respiro. Per me questi fenomeni sono scatenati dall'utero ma non devono far pensare a esso come ad un animale che possa vagolare nel corpo. L'utero si può soltanto spostare di poco di lato, dilatare o restringere. La sensazione che si ha durante il coito che la vagina succhi e tiri dentro il pene, come se fosse viva, ha fatto pensare che sia un animale che attrae, stringe e preme sul membro maschile come una ventosa »[91].

La tipica isteria di conversione non origina quale reazione depressiva, come voleva Platone nel « Timeo », alla mancata maternità[92]; quella caratterizzata da sintomi motori nasce da una vagina gonfia di seme « acre e corrotto », che colpisce i vari organi come sostanza irritante. Il rapporto maschio-femmina, da Aristotele collocato nell'ambito di una relazione fisica tra sperma e mestruo, è da Galeno fondato sul paragone sperma-seme vaginale. La donna è debole, ipovolitiva e poco intelligente, perché conforma un organismo le cui caratteristiche sono definite dal seme vaginale: « umido e freddo »[93].

L'organismo maschile, per Galeno, proprio perché « possiede testicoli visibili »[94], è migliore di quello femminile, che può essere considerato come segno di un maschio fallito, in quanto manca della parte essenziale, del pene, trovandosi per questo « mutilato »[95]. Galeno è perfettamente a conoscenza che la donna, oltre che utero, vagina e clitoride, è in possesso di « testicoli » che producono sostanze ormonali. La validità e la superiorità del principio maschile non si fonda sulla grossolana mancanza di un'attività ormonale; l'uomo vede i propri genitali, al contrario della donna che resta nel mistero sulla forma della propria sessualità. Il maschio ha l'apparato genitale visibile, alla luce del sole e direttamente sotto il suo sguardo, *extra corpus.* Questo rende il maschio consapevole e orgoglioso della propria sessualità e impedisce che i genitali siano influenzati da elementi tossici, residuali, come nella donna, perché l'apparato genitale ha sede in una zona dove sboccano canali di scolo, « fra retto e vescica »[96].

Non esiste per Galeno un'anima separata dal corpo che possa gioire o soffrire, ma essa in quanto struttura che vive nel corpo e si identifica col corpo è parte specifica dello stesso[97]. Galeno ritiene che la perdita dell'orgasmo sollecita una condizione depressiva di rimpianto e di nostalgia che non gioca un compito decisivo nella comparsa della sintomatologia. Questa circostanza mette in rapporto l'evento con la vita mentale, condiziona una causa occasionale, non effettrice, che Galeno localizza nella *seminis cohibitio;* la *proclivitas* della donna risiede nella natura fredda e umida del seme vaginale. L'ingorgo del seme vaginale, favorito dalla perdita dell'orgasmo, è la causa *proxima* dei disturbi isterici, mentre la perdita è fattore relativo ma secondario, « procatartico », temporalmente antecedente. Galeno, sulla base delle scoperte anatomiche di Erofilo e Erasistrato, avvalora il ruolo paritario che sarebbe svolto dalla femmina e dal maschio nella procreazione; la nascita di un nuovo essere non è connessa con un meccanismo partenogenetico maschile come voleva Aristotele; l'utero non e un semplice contenitore, in quanto le ovaie secernono sostanze umorali che svolgono un compito simile a quello dei testicoli. Gli organi genitali femminili sono adattati dalla natura per il coito e per la procreazione; differiscono per l'aspetto fisico da quelli del maschio, perché « freddi e umidi »[98] e perché hanno una sede anatomica sfavorevole, risultando localizzati all'interno del corpo, in una zona anatomica con compiti evacuativi, mentre quelli maschili sono all'esterno del corpo[99]. Questo costituisce un notevole progresso genetico, perché la spinta all'esterno dei genitali li pone fuori della portata di sostanze residuali, che fisiologicamente ristagnano nella vescica e nel retto.

Per questi motivi, fisiologici e anatomici, la donna anche per Galeno, come per Aristotele, è *mare imperfectior*[100], perché ha una *physis* freddo-umida, mentre il maschio caldo-secca, sia perchè, come conferma la stessa anatomia, « i pudenda della donna sono rivoltati verso l'interno rispetto a quelli dell'uomo »[101]. Il piano simmetrico della natura si è diversificato creando copie complementari dei genitali; la donna è una copia inversa dell'uomo, come sostiene il mito dell'origine di Adamo e di Eva. Del resto, la conferma viene direttamente dal confronto fra donna e uomo: la matrice è fatta *recipiendo ac retinendo*[102], mentre i *testiculi foeminae* sono *minores et imperfectiores*[103]. Al contrario, il maschio possiede *testiculi maiores*[104]. La donna è un adatto recipiente, *cavum instrumentum*[105], mentre il maschio possiede *pudendum praelongum ad semen excernendum aptissimum, crassum et caldum*[106]. I compiti sessuali della donna sono complementari a quelli dell'uomo, ma ambedue per natura tendono « alla conservazione della specie ». A questo scopo, sostiene Galeno, concorre l'« ineffabile cupidità », che agogna alla voluttà, mediante l'unione dell'uomo e della donna. L'isteria è un *affectus* che merita la massima attenzione, perché il *pathos* deriva da un organo predisposto dalla natura *ad pariendum*, e nello stesso tempo *ad voluptatem*. I disturbi isterici vari e polimorfi, oscillanti fra la *animi defectio* e la *suffocatio* e le crisi convulsive comportano il problema delle « cause efficienti ». Galeno mostra, in base alla sua esperienza clinica, che tale *pathos* compariva in donne che « per pudore si astengono dal coito » e con maggiore frequenza in vedove; si trattava di un *affectus* specifico delle *viduae*. Queste, avvezze all'orgasmo, tornavano a godere buona salute quando « riprendevano la consuetudine perduta »: Galeno si convinse che, in ogni caso, la malattia dovesse localizzarsi in una *seminis cohibitio*.

Che la causa effettrice dell'isteria non fosse il dolore morale per la perdita del marito, era dimostrato da esperienze cliniche e farmacologiche. Il fatto che la *capitis gravitas* scompare nelle donne vedove quando riprendono i rapporti sessuali, come del resto scompaiono crisi convulsive, mestizia, malinconia, è una constatazione oltre che un risultato. Per Galeno, ciò dimostra come la « cupidità » sessuale non soddisfatta giochi un ruolo rilevante, se non esclusivo, nella sintomatologia isterica. La donna trova la vera strada nella voluttà sessuale, panacea dell'umanità malata, dal momento che la forza della natura risiede nella spinta vitale dei testicoli, strutture basilari per una costituzione attiva e virile; gli uomini castrati diventano precocemente vecchi, perché sono simili alle donne, acquisendo un corpo affetto da obesità, da debolezza, perché pingue e formato da carni flosce e molli[107].

La concezione dell'isteria riflette una ideologia fondata su di una dialettica fra soma e psiche, fra *physis* e *nomos;* l'isteria appare una trasgressione alle leggi della natura e nel contempo una difformità rispetto al *nomos* costitutivo di certi ruoli. Rispettando le leggi della natura, la donna si può impunemente inoltrare, per acquisito equilibrio, in relazioni psicosessuali che la confortano e la sorreggono nei compiti vitali. Socrate aveva avvalorato i diritti della legge morale, contro quelli della natura, ponendo nel rispetto delle norme morali la felicità e l'equilibrio; nel rispetto del *nomos* il ruolo della donna è socialmente determinato, come, del resto, la sua funzione è dal *nomos* iscritta nell'ordine dell'autorità familiare. Il riconoscimento della morale « patrilineare » implica che la donna assecondi sul piano biologico il tipo di sessualità richiesto dall'istituto della famiglia monogamica. Per Platone, le leggi della *physis*, fisiologiche dell'utero, e quelle del *nomos*, le leggi della famiglia, devono risultare in armonia. La donna che adempie ai compiti della natura del suo apparato genitale è, per Platone, in armonia con le leggi divine; essa si avvicina sino a fondersi con l'Uno originario. La psicofisiologia dell'anima risolve l'antitesi fra principio maschile e femminile, altrimenti saldata su rigide posizioni contrarie e ostili, in una sfera superiore, quella ideale e primaria come voluta dall'Architetto divino. L'idea socratica di un rigido controllo del *nous* sui bisogni della *physis* e quella di taluni Sofisti, favorevoli ad una fuga dalla prigione innaturale del *nous*, sono sorpassate agilmente dalla psicofisiologia dell'eros elaborata da Platone. Galeno, influenzato da questa problematica, si era reso conto che la donna possiede una struttura anatomica, che non esprime né puramente il *nous* né esclusivamente la *physis*, perché collocata nell'apparato genitale delimitato dal sistema vagina (per il pene) e utero (per il bambino): il clitoride, l'organo deputato alla voluttà sessuale pura è staccato dalla procreazione. Il clitoride è il centro del godimento sessuale in sé e per sé, senza riferimenti né ad una natura che rimanda al maschio, né ad una procreazione che suggella la famiglia voluta dal maschio. Organo supremo, fisiologicamente pulito, la sua stimolazione determina la massima voluttà senza implicare nulla di diverso che non sia, appunto, il piacere orgastico. La fisiologia del clitoride sfugge alle presunte legittime leggi della natura femminile come concepite dall'uomo, che nell'utero-vagina vede la base del ruolo femminile di sposa e di madre. Il clitoride si esprime con leggi fisiche che, edoniche e selvagge, non possono essere imbrigliate dal *nous*, come il mito artemideo codificato dal maschio aveva lasciato comprendere, né possono essere conculcate da ruoli maternali, giacché rientrano nella sfera piacere-dispiacere. Il clitoride è legato alla legge regolata dalla *titillatio* e dalla *voluptas*, cui consegue la *seminis profusio;* in questa serie correlata di eventi risiedono sia il piacere sia la stessa stabilità psichica dell'anima femminile; da questa struttura, se bloccata, origina il male isterico della donna. In questa visione l'isteria si svincola dai contesti ideologici per rispondere soltanto ad un meccanismo edonico, base della vita erotica genuina della donna: il piacere clitorideo. Il clitoride si identifica con la sua funzione come ogni altro organo, per cui non può essere delimitato che da un pieno scarico orgastico: goda la donna, pensa Galeno, e eviterà così quelle implicazioni psichiatriche che derivano da un clitoride insoddisfatto; il rilassamento della tensione clitoridea tramite l'orgasmo e la voluttà racchiude la genuina sessualità femminile ed è l'unica ed efficace terapia per la donna con sintomi isterici.

Per Galeno, in linea con la fisiologia del clitoride, la donna ha il dovere naturale di aspirare al piacere per il piacere, anche al di fuori delle regole del *nomos* e in apparente contrasto con le regole fisiologiche del sistema vagina-utero. La vedova soffre nel clitoride, nel piccolo pene che la donna possiede, che è la fonte dell'isteria, ma è anche il rimedio per i sintomi isterici nel più naturale rispetto della fisiologia della *cupiditas*.

La follia dionisiaca è efficace perché mima l'orgasmo; la crisi isterica è l'espressione di un passato perduto che si manifesta in via pantomimica nel corpo; il sintomo esprime la mancanza e il bisogno della voluttà; la cura consiste, in accordo con la fisiologia dell'organo, nel dare alla malata ciò che ardentemente brama: l'isterica è vittima passiva degli umori. Non serve la conoscenza apollinea giacché la donna isterica, il suo corpo e la sua immaginazione, lo stesso fluire della vita organica richiedono una totale soddisfazione sessuale. Lo stesso medico può cercare con sollecitudine, per via manuale, di portare la donna all'orgasmo; questo rappresenta lo scopo vero della donna, centro e mistero dell'isteria, segno di un clitoride che arde di desiderio erotico e aspira a un orgasmo liberatorio.

La forza biologica della vita sessuale ha bisogno di un fluente ricambio, di periodici svuotamenti, pena un sentimento di tristezza e di nostalgia per la forzata astinenza. Bisogna che il medico segua questa strada principale, senza deviare verso cure fisiche o atteggiamenti repressivi. Il libero sfogo dell'eros, come volevano Dioniso e Platone è la genuina terapia delle manifestazioni psichiche, che sono la conseguenza di una depressione da perdita di oggetti buoni: il pene e l'orgasmo. La donna, senza l'aiuto del fallo, cade preda di umori endogeni freddi e umidi, di *thanatos,* mentre solo il maschio può riattivare il ciclo vitale e liberare la donna dal male; l'orgasmo è il dono vivificante che la donna sana avverte come sua necessità fisiologica. Se Archigene era diventato famoso per una celeberrima e ricercata crema che eliminava le antiestetiche strie addominali lasciate dal parto[108], Galeno lo era anche per un unguento che « stringeva la vulva tanto da farla sembrare vergine »[109].

È merito di Galeno aver posto l'accento non soltanto sulla funzione igienica dell'orgasmo, quanto sul risvolto del piacere. Il piacere sessuale è visto come fine a se stesso e non minimizzato in vista della procreazione; il coito assume una dimensione terapeutica perché evacuativo, e nello stesso tempo possiede una componente edonica. Mentre nella medicina ippocratica l'eros non compare altro che come correlato fisiologico che comporta la sanità psichica, da Galeno la stessa qualità fisica del seme vaginale è inquadrata nello spazio e nel tempo dell'orgasmo, punto di arrivo del desiderio femminile; non tanto la perdita di un oggetto amato scatena l'isteria, quanto l'assenza di una voluttà non più goduta. Desiderare la voluttà non è un atteggiamento negativo; è negativo quel desiderio che si rivolge ad amori impossibili che suscitano timori, trasformando la pulsione del tutto fisiologica in comportamenti innaturali, come il bere molto vino, mangiare in modo vorace ed esagerato, adottare comportamenti osceni e perversi[110].

Il medico si eleva al di sopra della morale perché tende, in una visione terapeutica, al bene della donna isterica; la sua abile mano, mossa da una mente che conosce l'anatomia e la fisiologia, e avvalorato dal *nomos* e dalla *physis,* con delicati massaggi, supplisce alla mancanza del pene e dona salute. Galeno recupera l'impostazione di Ippocrate, Platone e Aristotele, puntualizzando la capacità terapeutica dell'orgasmo. Contro le rigide posizioni etiche e psicologiche di Epicuro e di Crisippo esalta come Rufo di Efeso, il valore salutare della voluttà. Il medico di Pergamo documenta nella luce di Aristotele la superiorità del maschio sul piano anatomico; non si appella per questa operazione alla presunta tossicità del mestruo, ma contempla altri aspetti: la postura esterna dei genitali maschili e la presenza di testicoli di dimensioni maggiori e più solidi delle ovaie. Testicoli e pene erettile posti all'esterno sono i valori precipui della sessualità maschile, che si impongono sul « vuoto », sul freddo-umido e sull'*intus* della donna.

Con l'opera enciclopedica di Galeno si è giunti, come per l'impero romano, ad un *limes* estremo, sia antropologico sia scientifico, costruito su di un sapere che sintetizza, in merito all'isteria, la filosofia di Platone con tutto l'ordine materialistico elaborato da Ippocrate e da Aristotele. La potenza ideologica della medicina di Galeno è nutrita da una profonda dignità ontologica, che trae le sue profonde giustificazioni dal mondo della natura, intesa come *natura naturans*, che ha in sé un finalismo per nulla divino. Il galenismo dominò per secoli la tradizione medica, passando per l'interpretazione araba e cristiana e apparve come il sistema più adatto, agli uomini del Rinascimento, per decifrare compiutamente l'intero piano della natura dell'uomo.

Galeno recupera il naturalismo dinamico degli stoici nel concetto di facoltà naturale, energia finalizzata e specifica per ogni organo: l'apparato genitale della donna è dotato di movimenti ritentivi, espulsivi e eliminativi come si nota tipicamente per la gravidanza e per il coito[111]. Il rispetto della funzione tipica dell'organo comporta la salute sostenuta da meccanismi conservativi, profilattici e igienici; la donna non deve allontanarsi dalla norma fisiologica dell'organo genitale. Il pericolo risiede in una crisi sostenuta da un repentino allontanamento dalla norma fisiologica per un mutamento che blocca le attività evacuative: meglio praticare con sollecitudine l'attività sessuale[112]. L'isteria emerge allorché la fisiologia evacuativa dell'apparato genitale della donna viene bloccata da una astinenza. L'aumento della tensione della vagina per accumulo di liquido umorale sostiene la comparsa di un impellente desiderio; lo sfregamento del pene determina l'emissione del seme vaginale che comporta una sensazione orgastica. Quello che Galeno denomina meravigliosa opera della natura, risiede in questa successiva concatenazione di eventi che comportano l'igiene sessuale attraverso l'orgasmo[113]. L'apparato genitale accoglie il seme, porta a termine la gravidanza e la donna susseguentemente nutre il figlio col seno che, nel frattempo, è pronto a svolgere il suo compito per la montata lattea: l'organo è uno « strumento » di una intrinseca necessità della natura[114]. Anche per il piacere esiste un precipuo apparato, vagina e clitoride: essi eliminano un seme che supporta il desiderio mano a mano che si accumula; la donna, in concomitanza con questo fenomeno accumulativo, è presa da un « assillante desiderio erotico », che necessita di un innesco evacuativo. Il pene sfregando sul clitoride determina la eliminazione del seme e questo comporta un premio per la donna: il « grandissimo piacere sessuale »[115]. L'isteria si situa come momento di crisi che nasce da un inceppo di questo meccanismo fisiologico abilmente concatenato dalla divinità e insito nell'apparato genitale. Il *cognoscere per causas* permette a Galeno di localizzare l'isteria come momento che esprime il blocco di un metabolismo dello spirito naturale, fermo per intasamento da mancanza di orgasmo. Un piano regge la natura secondo una rigorosa razionalità; aderire a questo comporta la salute del corpo e dell'anima femminili. Il piacere per Galeno, che in questo contesto sembra seguire la psicofisologia di Epicuro, è connesso con la mancanza di dolore; nasce quando la sofferenza fisica per un bisogno insoddisfatto scompare. L'orgasmo emerge quando una tensione fisica viene alleviata con lo scarico: affinché vi sia piacere erotico occorre una condizione di pienezza delle vescicole seminali; il momento che comporta l'orgasmo coincide con la detenzione delle vescicolette; eliminata la tensione, viene tolta la causa dell'isteria: nel momento in cui avviene questo processo fisiologico evacuativo la donna avverte il massimo del piacere. Una legge regola l'apparato genitale femminile: la stimolazione della clitoride conduce in via fisiologica all'emissione del seme vaginale e questo comporta l'orgasmo, una ottimale omeostasi somatica con la scomparsa della sintomatologia isterica. Il piacere è ciò che consegue alla eliminazione della tensione, di quello stato che i seguaci di Epicuro chiamavano *prurigo sexualis.*

Ippocrate aveva di già impostato in questo senso il problema dell'omeostasi organismica; un'equilibrata condizione fra anabolismo e catabolismo sosteneva una fisiologia ottimale che si autodeterminava per un meccanismo adattivo detto *consuetudo.* La crisi psicopatologica interveniva allorché si presentava un « brusco cambiamento di regime », che determinava una alterazione dei meccanismi di adattamento basati sulla consuetudine. Fisiologia, forma organismica e normalità psicofisica coincidevano allorché una consuetudine si manteneva inalterata e rispondeva alle esigenze del metabolismo bio-umorale[116].

Nel campo dell'isteria Galeno opera una decisa svolta di rotta: ritornando al pensiero dei classici; con Diocle di Caristo e le scuole empirica e atomistica l'isteria aveva subito un'opera di desessualizzazione, che si era compiuta con parziale successo nell'ambito della cerchia scientifica. Galeno, in polemica contro tali scuole e per realizzare un programma di recupero culturale, riprende il discorso sull'isteria impostato dai classici. Egli si prefigge di abbattere l'eccessiva specializzazione elaborando un sistema eclettico nella speranza di sistemare il sapere medico, psicologico e filosofico in modo coerente, seguendo in ciò la strada tracciata dal finalismo naturalistico di Ippocrate e di Platone. L'isteria rientrava in un sistema specifico perché la donna veniva ad assumere ruoli non soltanto individuali ma anche cosmici. Galeno seguendo l'ideologia di Dioniso, localizza la donna come sessualità e l'apparato genitale come organo che ha la funzione bipolare: di tumescenza e di detumescenza attraverso l'orgasmo; dolore e piacere seguono questa polarità: l'isteria si localizza come sintomo della fase di tumescenza e di uno stato tossico.

Per Galeno l'eros è desiderio, segno di una mancanza, di una ferita che si riflette sul terreno della biologia umorale; quale spinta verso l'oggetto esprime una negatività, un non essere, mentre l'oggetto che appaga con l'orgasmo svolge un ruolo curativo. La tensione verso il maschio, con un fine igienico, è una componente essenziale della sfera femminile; ogni negazione di questa naturale tendenza comporta l'emergere di stati psicopatologici. In una antropologia globale la sessualità, se viene a far parte di un piano cosmico come voluto da Platone nel « Timeo », ha una sua dignità e autonomia e non si esaurisce nella maternità; la clitoride e l'orgasmo hanno diritti codificati sul piano della biologia.

La localizzazione nel clitoride della biologia dell'orgasmo sessuale pone Galeno nella necessità, giustificata dalla fisiologia e dalla anatomia, di stimolare quest'organo per placare i sintomi isterici di donne malate d'amore, affamate di coito. Galeno, coltissimo e a conoscenza della tradizione alla quale riconosce una intrinseca verità, non soggetta a mutazioni storiche, perché riflesso della stessa natura umana, ha peraltro ben presente come si manifestano i sintomi isterici in donne clitoridee: con modalità psicotiche, con segni di aggressività che nascono da una *mentis alienatio*. Galeno ha presente a questo proposito il tipo di donna clitoridea, castratrice della genitalità del maschio. Quando vuol descrivere questa tipologia femminile, di donna strega, si riferisce precisamente al mito di Medea come interpretato da Euripide. Medea, la donna « viscerale » per Galeno, aggressiva e violenta, è del tutto irrazionale in quanto la sua ragione è sconvolta: infatti per natura è una *libidinosissima foemina*, a motivo di una costituzione temperamentale ai margini del *furor, iracundissima et caldissima*.

L'*eros* in questi casi, se non soddisfatto, diventa *pathos*, fonte di un comportamento irrazionale, tipico di una donna « senza cervello »; la sfera dell'anima istintiva, la pulsione selvaggia dell'apparato genitale si scatena e determina un animo « intemperante » proprio perchè « concupiscibile ». La libido sessuale è segno di una fonte biologica di energia estremamente ambivalente: se sfogata, porta all'orgasmo, se coartata, diventa intrinsecamente denaturata e spinge verso il furore uterino, la peggiore malattia femminile, estremo limite demoniaco del male, proprio perché, come accade in Medea, la ragione è sconvolta da una *libido effusa smodata*. È estremamente precauzionale oltre che terapeutico, ritiene Galeno, eliminare ingorghi di una sostanza clitoridea pericolosa con la *titillatio* del clitoride, operazione di igiene psichiatrica che comporta la stabilità del rapporto fra uomo e donna[117].

Note

1 Galen. *De cognoscendis curandisque animi morbis*, 8 (IV, pp. 40-41 Kühn). Sull'ambiente di Pergamo e sulla formazione di Galeno cfr. L. Garcia Ballester, *Galeno*, Madrid, 1972, pp. 26-30. In generale, sulla personalità scientifica di Galeno cfr. M. Vegetti, *Introduzione*, in *Opere scelte* di Galeno, a cura di I. Garofalo e M. Vegetti, Torino, 1978, pp. 9-50.

2 Cfr. Galen. *Introductio*, XIV, p. 697 Kühn; *De locis affectis*, III, 6 (VIII, p. 164 Kühn).

3 Cfr. W. Müri, *Melancholie und schwarze Galle*, in « Museum Helveticum » 1, 1953, pp. 21-38; E. Panofsky-F. Saxl, *Dürers Melancolia I, Studien der Bibliothek Warburg*, Leipzig, 1923; H. Tellenbach, *Melancholie. Zur Problemgeschichte, Typologie, Pathogenese und Klinik*, Berlin-Göttingen-Heidelberg, 1961.

4 Galen. *De naturalibus facultatibus*, I, 13 (II, p. 41 Kühn).

5 Galen. *De compositione medicamentorum secundum locos* (XII, pp. 493-5 Kühn).

6 Galen. *Quod animi mores corporis temperamenta sequantur*, 7 (IV, p. 798 Kühn). Cfr. J. Ilberg, *Ueber die Schriftstellerei des Klaudios Galenos*, in « Rheinisches Museum » N.F. 47, 1892, pp. 498-514.

7 Galen. *Quod animi mores corporis temperamenta sequantur*, 6 (IV, p. 792 Kühn); 7 (IV, pp. 791-8 Kühn).

[8] Galen. *De propriorum cuique affectum et peccatorum dignotione,* V, pp. 26, 27, 23 Kühn.

[9] Galen. *De cognoscendis curandisque animi morbis,* V, pp. 1-57 Kühn.

[10] Galen. *De usu partium,* XIV, 9 (IV, pp. 179-180 Kühn). Costante è la ricerca di sostanze farmacologiche che aumentino la capacità psicosessuale, come documenta Teofrasto: riteneva vera l'esistenza di un'erba indiana che permettesse l'attuazione di decine di rapporti sessuali giornalieri: Cfr. Theophrastus, *Historia plantarum,* IX, 18, 9.

Per Galeno la brama dell'istinto, la *cupiditas,* è paragonabile ad una forza che, se non soddisfatta, a lungo andare provoca nell'anima certi sintomi, primo fra tutti l'astenia, la *defatigatio,* base sintomatologica degli *affectus: De Hippocratis et Platonis decretis,* V, 6.

[11] Galen. *De cognoscendis curandisque animi morbis,* 5 (V, p. 29 Kühn); 9 (V, p. 49 Kühn); *De Hippocratis et Platonis placitis,* IV (V, p. 380 Kühn).

[12] Galen. *De motu musculorum,* II, 7 (IV, p. 442 Kühn).

[13] Galen. *Quod animi mores corporis temperamenta sequantur,* 3 (IV, p. 777 Kühn).

[14] Galen. *De locis affectis,* VI, 5 (VIII, p. 418 Kühn).

[15] Galen. *De locis affectis,* VI, 5 (VIII, p. 425 Kühn).

[16] Cfr. Galen. *De locis affectis,* VI, 5.

[17] Galen. *De antidotis,* I, 6; *De theriaca ad Pisonem;* 7, 13; *De compositione medicamentorum secundum locos,* IX, 4.

[18] Cfr. Galen. *De usu partium,* IX, 4 (III, pp. 696-702 Kühn); *De locis affectis,* III, 4; I, 6; III, 7; *De Hippocratis et Platonis decretis,* III, 4; *De symptomatum differentiis,* 3; R. Siegel, *Galen on Psychology, psychopathology and function and Diseases of the Nervous System,* pp. 139-52, 251-75.

[19] Per la definizione di sensorio cfr. Galen. *Definitiones medicae,* 115 (XIX, p. 378 Kühn), per la definizione di egemonico cfr. Galen. *Definitiones medicae,* 113 (XIX, p. 378 Kühn).

[20] Galen. *De symptomatum differentiis,* 1-3.

[21] Galen. *De methodo medendi,* XIII, 21 (X, p. 931 Kühn); *Definitiones medicae,* 241 (XIX, p. 414 Kühn).

[22] Galen. *De plenitudine,* 11 (VII, p. 576 Kühn).

[23] Galen. *De symptomatum causis,* II, 7 (VII, p. 202 Kühn).

[24] Gaen. *De locis affectis,* III, 10 (VIII, p. 190 Kühn); *De plenitudine,* 11 (VII, p. 576 Kühn).

[25] Galen. *Definitiones medicae,* 485 (XIX, p. 462 Kühn).

[26] Galen. *Definitiones medicae,* 486 (XIX, p. 462 Kühn).

[27] Galen. *Definitiones medicae,* 487 (XIX, p. 462 Kühn).

[28] Galen. *Quod animi mores corporis tempeamenta sequantur,* 3 (IV, p. 777 Kühn).

[29] Arist. *Probl.* XXX, 1.

[30] Galen. *De Hippocratis et Platonis placitis,* V, 2 (V, p. 437 Kühn).

[31] Galen. *De Hippocratis et Platonis placitis,* IV, 3 (V, p. 377 Kühn); V, 2 (p. 433 Kühn).

[32] Galen. *Quod animi mores corporis temperamenta sequantur,* 2 (IV, pp. 770-771 Kühn).

[33] Galen. *De optima nostri corporis consitutione,* 3 (IV, p. 743 Kühn).

[34] Galen. *Quod animi mores corporis temperamenta sequantur,* 11 (IV, p. 816; p. 821 Kühn).

[35] Galen. *De Hippocratis et Platonis placitis,* IV, 6 (V, p. 409 Kühn); V, 1 (V, p. 429 Kühn).

[36] Galen. De *Hippocratis et Platonis placitis,* IV, 2 (V, pp. 369-370 Kühn).

[37] Galen. *De Hippocratis et Platonis placitis,* IV, 3 (V, p. 377 ss. Kühn).

[38] Galen. *Quod optimus medicus sit quoque philosophus,* I, pp. 53-63 Kühn.

[39] Cfr. per Posidonio i contributi fondamentali di: M. Laffranque, *Poseidonios d'Apamée,* Paris, 1964; I.G. Kidd, *Posidonius on the emotion,* in *Problems in Stoicism,* ed. par A.A. Long., London, 1971, pp. 200-15. I frammenti di Posidonio sono editi in: Posidonius, *The fragments,* ed. Edelstein-I.G. Kidd, Cambridge, 1972. Inoltre, cfr. J. Pigeaud, *La maladie de l'âme,* cit., pp. 276-80.

[40] Galen. *De Hippocratis et Platonis placitis,* V, 4 (V, p. 435 Kühn).

[41] Galen. *Quod animi mores corporis temperamenta sequantur,* 5 (IV, p. 788 Kühn).

[42] Galen. *De cuisque animi peccatorum dignotione atque medela,* 1 (V, p. 59 Kühn).

[43] Galen. *De cognoscendis curandisque animi morbis,* 3 (V, p. 7 Kühn).

[44] Galen. *De Hippocratis et Platonis placitis,* V, 2 (V, pp. 436-437 Kühn).

[45] Galen. *De cognoscendis curandisque omanimi morbis,* 9 (V, p. 49 Kühn).

[46] Galen. *Quod animi mores corporis temperamenta sequantur,* 11 (IV, p. 820 Kühn).

[47] Galen. *Quod animi mores corporis temperamenta sequantur,* 11 (IV, p. 820 Kühn).

[48] Galen. *Quod animi mores corporis temperamenta sequantur,* 5 (IV, p. 787 Kühn).
[49] Galen. *Quod animi mores corporis temperamenta sequantur,* 3 (IV, pp. 777-778 Kühn).
[50] Galen. *De cognoscendis curandisque animi morbis,* 1 (V, p. 7 Kühn).
[51] Galen. *De cognoscendis curandisque animi morbis,* 1 (V, p. 7 Kühn).
[52] Galen. *De locis affectis,* VI, 5 (VIII, p. 417 Kühn).
[53] Galen. *De locis affectis,* VI, 5 (VIII, pp. 421-3 Kühn).
[54] Galen. *Definitiones medicae,* 60 (XIX, p. 362 Kühn).
[55] Galen. *De locis affectis,* VI, 5 (VIII, p. 417; p. 424 Kühn). Nella donna la *ingens voluptas* coincide appunto, quale *magnitudo delectatio,* con la *seminis effusio: De Symptomatum causis,* I, 6.
[56] Cfr. Galen. *De compositione medicamentorum secundum locos,* IX, 10 (XIII, p. 319 Kühn).
[57] Galen. *De locis affectis,* VI, 5 (VIII, p. 417 Kühn).
[58] Cfr. Galen. *De motu musculorum,* II, 7 (IV, p. 452 Kühn).
[59] Galen. *De usu partium,* XIV, 9 (IV, pp. 180 ss. Kühn).
[60] Galen. *De locis affectis,* VI, 5 (VIII, p. 417 Kühn).
[61] Galen. *De locis affectis,* VI, 5 (VIII, p. 417 Kühn).
[62] Galen. *De locis affectis,* VI, 5 (VIII, p. 417 Kühn).
[63] Galen. *De locis affectis,* VI, 5 (VIII, p. 418-419 Kühn).
[64] Galen. *De compositione medicamentorum secundum locos,* IX, 10 (XIII, p. 319 Kühn); cfr. *In Hippocratis librum de humoribus,* II, 36 (XVI, p. 339 Kühn).
[65] Galen. *De locis affectis,* VI, 5 (VIII, p. 418 Kühn).
[66] Galen. *De locis affectis,* VI, 5 (VIII, p. 420 Kühn).
[67] Galen. *De usu partium,* XIV, 9 (IV, p. 181 Kühn).
[68] Galen. *De locis affectis,* VI, 5 (VIII, pp. 421-3 Kühn). La donna isterica, in quanto priva del piacere erotico, è in contrasto con la natura, con l'*opera magnorum mirabiliorum naturae.* Priva dunque di quella che Galeno definisce come *voluptas genitalium partium maxima,* è punita dalla tossicità degli umori che, invece di sostenere il piacere, ristagnano e diventano *acrimoniosi et mordaces: De usu partium corporis humani,* XIV, 9 (IV, p. 180 Kühn).
[69] Galen. *De locis affectis,* VI, 5 (VIII, p. 418 Kühn).
[70] Galen. *De locis affectis,* VI, 5 (VIII, p. 424 Kühn).
[71] Galen. *De locis affectis,* VI, 5 (VIII, p. 420 Kühn).
[72] Galen. *De locis affectis,* VI, 5 (VIII, p. 420 Kühn).
[73] Galen. *De usu partium,* XI, 14 (III, p. 905 Kühn).
[74] Galen. *De usu partium,* XIV, 9 (IV, p. 179 Kühn).
[75] Galen. *De Hippocratis et Platonis placitis,* V, 6 (V, p. 475 Kühn).
[76] Galen. *De usu partium,* XIV, 9 (IV, p. 182 Kühn).
[77] Galen. *De usu partium,* XIV, 9 (IV, p. 182 Kühn).
[78] Galen. *De usu partium,* XIV, 9 (IV, p. 180 Kühn).
[79] Galen. *De usu partium,* XIV, 9 (IV, p. 179 Kühn).
[80] Galen. *De usu partium,* XIV, 9 (IV, p. 181 Kühn).
[81] Galen. *De usu partium,* XIV, 9 (IV, p. 181 Kühn).
[82] Galen. *De usu partium,* XIV, 9 (IV, p. 181 Kühn).
[83] Galen. *De locis affectis,* VI, 5 (VIII, p. 420 Kühn).
[84] Cael. Aur. *De tardis passionibus,* IV, 9.
[85] Galen. *De locis affectis,* VI, 5 (VIII, p. 419 Kühn) a proposito di Diogene.
[86] Cfr. Galen. *De locis affectis,* VI, 5.
[87] Galen. *De compositione medicamentorum secundum locos,* IX, 10 (XIII, p. 319 Kühn); *In Hippocratis librum de humoribus,* II, 36 (XVI, p. 339 Kühn).
[88] Galen. *De usu partium,* XIV, 9 (IV, p. 183 Kühn); XIV, 11 (IV, p. 190 Kühn). Cfr. *De semine,* I, 7 (IV, p. 536 Kühn).
[89] Galen. *De usu partium,* XIV, 9 (IV, p. 180 Kühn); XIV, 11 (IV, p. 190 Kühn). Cfr. *De semine,* I, 15 (IV, p. 570 Kühn).
[90] Cfr. Galen. *In Hippocratis librum de humoribus,* I, 19 (XVI, p. 178 Kühn).
[91] Galen. *In Hippocratis librum de humoribus,* I, 19 (XVI, pp. 177-178 Kühn).
[92] Galen. *De locis affectis,* VI, 5 (VIII, p. 425 Kühn).
[93] Galen. *De usu partium,* XIV, 6 (IV, p. 158 Kühn).
[94] Galen. *De usu partium,* XIV, 6 (IV, pp. 159-160 Kühn).

[95] Galen. *De usu partium,* XIV, 6 (IV, p. 164 Kühn).
[96] Galen. *De usu partium,* XIV, 6 (IV, p. 159 Kühn).
[97] Galen. *Quod animi mores corporis temperamenta sequantur,* 3 (IV, pp. 772-6 Kühn).
[98] Galen. *De usu partium,* XIV, 6 (IV, p. 158 Kühn).
[99] Galen. *De usu partium,* XIV, 6 (IV, p. 159 Kühn).
[100] Galen. *De usu partium,* XIV, 6 (IV, p. 158 Kühn).
[101] Galen. *De usu partium,* XIV, 6 (IV, p. 158 Kühn).
[102] Galen. *De usu partium,* XIV, 6 (IV, p. 163 Kühn).
[103] Galen. *De usu partium,* XIV, 6 (IV, p. 163 Kühn).
[104] Galen. *De usu partium,* XIV, 6 (IV, p. 164 Kühn).
[105] Galen. *De usu partium,* XIV, 6 (IV, p. 164 Kühn).
[106] Galen. *De usu partium,* XIV, 6 (IV, p. 165 Kühn).
[107] Galen. *De semine,* I, 16 (IV, p. 585 Kühn); cfr. *De usu partium,* XIV, 5-6 (IV, pp. 157-158 Kühn).
[108] Galen. *De simplicium medicamentorum temperamentis ac facultatibus,* (XII, p. 202 Kühn).
[109] Galen. *De remediis parabilibus,* II, 26, 12 (XIV, p. 438 Kühn).
[110] Galen. *De cognoscendis curandisque animi morbis,* 6 (V, p. 27 Kühn).
[111] Galen. *De naturalibus facultatibus,* II, p. 148 Kühn.
[112] Galen. *Ars medica,* I, pp. 306-8, 372-3 Kühn.
[113] Galen. *De usu partium,* IV, p. 181 Kühn.
[114] Galen. *De usu partium,* IV, p. 156 Kühn.
[115] Galen. *De usu partium,* IV, p. 179 Kühn.
[116] Hippocr. *De aere, aquis et locis,* 1-2.
[117] Galen. *De Hippocrate et Platonis decretis,* III, 4.

11.
Bizantini e Arabi: gli esegeti del clitoride

La vulva insoddisfatta è tutta presa da tremolio

Oribasio

Galeno per interpretare l'isteria aveva rivolto l'attenzione su di un originale meccanismo umorale, sostenuto dalla ritenzione non tanto del mestruo, quanto del seme vaginale, dell'umore della voluttà, emesso all'acme dell'orgasmo sessuale. Questo modello è accettato dalle correnti mediche bizantine e arabe, che lo assumono preferendolo a quello di Ippocrate. Esse infatti ritengono che la *seminis cohibitio* sia l'aspetto più importante dell'etiologia dell'isteria, perché dalla *repletio seminis,* secondo l'insegnamento di Diocle di Caristo, possono emanare umori tossici e velenosi, « acri e mordaci ». L'isteria dopo Galeno, in base alla sua autorità di medico, torna a essere una malattia per intasamento umorale, per difetto evacuativo, come si apprende dai *Commentarii in Hippocratis epidemiarum libros;* l'esempio tipico della follia isterica si riferisce sempre alle Pretidi o alle giovani vergini di Abdera, impazzite per una *plenitudo humorum*[1]. Gli stoici avevano introdotto in psichiatria una nuova dimensione, che si era sviluppata nell'ambito filosofico, senza tuttavia riuscire a penetrare profondamente nella logica del medico: la dimensione psicodinamica. Galeno, pur polemico verso Crisippo e Zenone, non rifiuta del tutto questo aspetto, poiché condivide il parere sull'importanza, seppur collaterale, rivestita dalle componenti affettive, emotive e psicogene, importanza limitata e compresa nel territorio di una generica predisposizione costituzionale. Eventi, conflitti, perdite, vita immaginativa sono tutti elementi significativi ma, se non esiste una base costituzionale e se la componente psicodinamica non innesca un meccanismo umorale, non possono comparire specifici sintomi.

Con Galeno si manifesta una linea di tendenza favorevole alla sfera femminile, e di conseguenza orientata verso una nuova interpretazione del meccanismo dell'isteria. I disturbi, sia psicomotori sia soporosi, sarebbero sostenuti non certo dal vagolare dell'utero nel corpo, come bene è spiegato nel trattato *An animae sit id, quod in utero est*[2], né tanto meno dalla stasi mestruale, quanto dalla mancanza del coito e dalla conseguente *retentio seminis:* la sofferenza fisico-psichica della donna è di natura erotica, e deriva dalla mancanza del piacere sessuale. In questa prospettiva, l'organo interessato non è tanto l'utero o la vagina bensì il clitoride, l'organo del massimo piacere sessuale. Con Galeno si riapre il capitolo del ruolo del clitoride nella vita sessuale femminile, già affrontato da Sorano con metodi restrittivi; il medico di Pergamo è esplicitamente favorevole alla stimolazione manuale del clitoride che ritiene, per motivi fisiologici, l'unica e valida terapia dell'isteria[3] . Per questa ragione il clitoride veniva chiamato popolarmente ma anche da validi anatomici, *nympha*, termine che richiama la figura mitica e naturalistica emblema della femmina portata all'orgasmo per continui amplessi sessuali; da qui deriva la stessa definizione di ninfomania.

Con l'appoggio dell'autorità di Galeno entra di scena nuovamente il clitoride, l'organo ritenuto, sin dai tempi del mito, responsabile della psicosi ninfomanica. Sulla linea di Galeno, il medico bizantino e quello arabo riterranno che la stimolazione del clitoride, provocando l'orgasmo, elimini il seme vaginale stagnante, soddisfi la donna e la sottragga dall'area di pericolo isterogena: voluttà e seme vaginale sono i fattori coagenti sia verso l'isteria sia verso la sanità: la mano del medico può aiutare la donna a guarire. L'utero e la vagina, depositari del piacere coitale, che intervengono in una unione che può essere legittimata dal matrimonio, spazi anatomici che introducono la donna all'esperienza della maternità, sono, come viene legittimato da Galeno, elusi dal medico. Si è affermata l'idea che la donna, fuori di ogni metafora e di ogni ideologia, agogni sostanzialmente al piacere e non al matrimonio e alla maternità, e che quindi l'isteria indichi una profonda insoddisfazione sessuale con tutti i correlati psicofisiologici derivanti dall'inibizione dell'eros. Non è immorale, pensa ora il medico autorizzato da Galeno, masturbare il clitoride della donna che presenta crisi isteriche, visto che queste repentinamente scompaiono. È la parte che simula la *mentula,* la *nympha,* il clitoride l'organo che manifesta la profonda concupiscenza della donna; l'unico modo di sedare la fame di questa pulsione consiste nel soddisfarla, ovvero, come ritenevano i medici egizi e i seguaci del solidismo, nell'estirpare chirurgicamente le radici biologiche che la alimentano. Acquisita è l'idea che la mancanza del piacere orgastico porti all'isteria e che l'organo che contiene la pulsione sessuale della donna sia il clitoride, quella parte anatomica dei genitali che non svolge alcun ruolo nella procreazione. Le ninfe, divinità femminili che la religione greca assegna al coro di Dioniso, sono amiche dell'uomo, perché egli ne soddisfa la libido dell'eros e collaborano sia con Apollo, il *nomos* maschile, sia con Asclepio, il dio della medicina; inclini alle gioie dell'amore e con l'animo ardente seguono la magia istintiva di Pan e, quali simboli del mondo femminile, agognano all'eterno gioco del desiderio-tensione e del suo opposto piacere-detensione[4]. Il mito della Ninfa soppianta quello delle Pretidi, il clitoride la tossicità del mestruo, i vapori tossici clitoridei la palude stagnante di Diocle di Caristo, in un alternarsi di modelli che spesso si fondono e si sovrastano; unico punto stabile: il mito dell'orgasmo sessuale che guarisce. Traslato dal linguaggio mitologico nella terminologia anatomica, la *nympha* designa la sede fisica dell'istinto sessuale puro senza legami con altre funzioni; è la sede di un istinto originario come quello panico del meriggio assolato[5]. Così le ninfe provocano nell'uomo che le avvicina sconvolgimenti, turbamenti e emozioni, perfino allucinazioni o altre manifestazioni irrazionali nell'esaltazione degli istinti e della natura. L'utero è la madre dei bambini e il suo ruolo fisiologico coincide col *nomos* di Apollo; il clitoride è il segno della Ninfa, di Pan, dell'eros che aleggia nella *physis* e che altro non vuole che il piacere: nel senso più reale dei fatti, l'isterica è una Ninfa insoddisfatta e non tanto una vergine che agogna al coito per la maternità. L'isterica vuole e desidera un orgasmo al di sopra di ogni legame col *nomos* maschile: vuole godere non tanto con la vagina quanto col clitoride. La vagina è la porta dell'utero e questo è l'organo non del godimento, ma del duro dovere di madre; la donna isterica rifiuta il pene, in quanto lo sperma comporta la gravidanza temuta sia sul piano estetico sia su quello etico; l'isterica desidera godere con la mano dell'uomo sul clitoride, libera così, come Pan e le Ninfe, da ogni dovere restrittivo imposto dal *nomos;* questo comporta e supporta la teoria dell'isteria di Galeno, studioso per il quale nella donna *physis* e *eros* si uniscono fino a confondersi.

Il mito ci aiuta a capire questa nuova interpretazione dell'isteria che da Galeno in poi rimane stabile e giunge sino al secolo XX. La capostipite delle Ninfe è Maia, l'amante segreta di Zeus; suo stretto alleato è Pan, il dio fallico, caprone e violento, che gravita nella sfera mitico religiosa di Cibele; la Ninfa porta l'uomo alla virilità giacché, disposta all'orgasmo in tutti i modi e tempi, fa del giovane un vero uomo. Il clitoride deve però essere tacitato; se selvaggio e insoddisfatto è psicopatogeno, genera follia nell'uomo che non è capace di scaricare la sua tensione biologica; l'uomo incapace di far godere il clitoride diventa molle, folle con sintomi deficitari, *nympholeptos*[6]. Il clitoride è simboleggiato dalla Ninfa, una forma di eros selvaggio che chiede la pace del *bios* e, se non soddisfatto, agisce sulla donna e in via demoniaca anche sull'uomo, come una forza, una *ate,* un *alastor;* in qualche modo deve essere tacitato e soddisfatto, non con i profumi in vagina per un utero che sembrava facilmente addomesticabile, bensì con il totale sfogo orgastico. L'isterica è una donna posseduta da una forza, è in preda ad una *passio,* ad un *pathos,* vittima dell'energia contenuta nel clitoride.

Da Galeno in poi l'eros clitorideo viene a identificare una sessualità staccata dal piacere vaginale e dal desiderio di procreare, in quanto vive in modo esclusivo, narcisisticamente di sé, anche in via automasturbatoria come per il caso delle Tribadi; pura sessualità, desiderio assoluto spinto perennemente da una *cupiditas* che soffre se non placata. La morale sessuale, come il pudore, per Galeno è nemica della vita clitoridea, che bene è rappresentata dalle ninfe amorali e naturali; la morale sessuale è antigienica, la sessuofobia è psicopatogena, per cui non vale bloccare o estirpare un bisogno alla radice, ma fisiologicamente soddisfarlo perché non diventi patogeno.

Galeno aveva rotto l'anello che legava la fisiologia e la psicopatologia al sangue mestruale e con ciò le aveva anche implicitamente staccate dalla pesante correlazione ippocratica fra coito, matrimonio e gravidanza; la sessualità femminile ha i suoi diritti, che si possono attuare anche fuori delle regole della famiglia. La donna ha diritto al piacere sessuale anche senza che ciò debba per forza attuarsi entro il *nomos* maschile; il clitoride, segno organico della libertà femminile, indice del piacere erotico, è la nuova chiave dell'isteria: l'isterica è una donna clitoridea, insoddisfatta sessualmente, che non agogna al matrimonio e alla gravidanza, ma soltanto ad un orgasmo, senza che ciò implichi pesanti responsabilità familiari. La morale sessuale dominata dal pudore è negativa, la stimolazione clitoridea sostiene un reale stato di salute psichica. Non vale estirpare o frenare la *cupiditas,* il desiderio istintivo, la libido, quanto soddisfarla in modo che essa non assuma toni patogeni convertendosi in movimenti patologici. Le *passiones* possono pertanto essere controllate non deteriorando l'oggetto amato perché le soddisfa, ma cercando di realizzare un adattamento omeostatico secondo il rispetto della legge che regola lo scarico degli umori tramite il piacere. La linea di condotta del medico verso la donna isterica si conforma secondo i consigli pratici di Galeno; per impedire la conversione sul soma della libido del clitoride risulta utile titillare quest'organo di una donna nostalgica dell'orgasmo[7]. Il piacere puro, così criticato dagli epicurei e dai medici solidistici, perché ritenuto dinamicamente patogeno, in quanto viene a sostenere un'abitudine che richiede sempre di essere soddisfatta, è la meta dell'isterica; esso, nel pensiero di Galeno, è del resto necessario anche per altri istinti come la fame e la sete.

Il *furor uteri,* etimologicamente la *nymphomania,* indica precisamente quello che il mito aveva globalmente e chiaramente intuito: un clitoride affamato che si strugge intossicato da umori malsani, perché trattenuti; i sintomi indicano un mutamento dello psichico per azione dell'istinto insoddisfatto che a sua volta determina un biochimismo che alimenta certi sintomi. Il sintomo isterico segnala l'azione fisica di una forza repressa e nel contempo un meccanismo che indica come tale forza cerchi vie sostitutive al fine di alleviare la tensione.

La Ninfa è un'eterna donna-bambina che si diletta del piacere clitorideo, ma evita quello vaginale perché comporta la gravidanza; donna fallica, quindi artemidea, che preferisce la masturbazione al coito, specie se attuata dal maschio buono, cioè dal medico sollecitato dai suoi bisogni. La paura della maternità e la dimensione edonica sono due fattori che ora sono presi in considerazione dal medico, in quanto lo spingono a prospettare lo scarico orgastico come l'unica strada terapeutica dell'isteria. L'eros soddisfatto è il vero medico per la donna isterica. La festa dell'eros, come aveva intuito Platone, allevia la sofferenza tramite il piacere; aveva scritto il filosofo: « Gli dei pietosi della stirpe umana, nata per soffrire, stabilirono come tregua dei loro affanni l'avvicendarsi delle feste »[8]. In soccorso della donna, con altre soluzioni, in età cristiana, interviene la morale proposta da alcuni Padri della Chiesa, che accentua l'indirizzo sessuofobico dello stoicismo, sia con una severa critica verso la divinità di Dioniso e di Asclepio, presentate come false divinità terapeutiche del politeismo greco-romano, incarnazione di idee aberranti e immorali, sia proponendo una morale restrittiva: « le passioni devono morire e perciò bisogna uccidere i desideri »[9], naturalmente con l'aiuto del *logos*.

La psicopatologia bizantina, come poi quelle araba, e soprattutto medievale e rinascimentale, si collocherà volta a volta nell'ambito dell'indirizzo liberatorio quale era stato inteso da Galeno, o nello spazio restrittivo proposto dal solidismo e dalla scuola pneumatica[10]. La medicina bizantina, conformata secondo intenti esegetici, ripropone la dicotomia di Galeno circa il ruolo patogeno sia del seme vaginale sia del sangue mestruale; il sintomo isterico è correlato con la fisiopatologia di questi due umori. Sull'autorità di Aristotele, il medico è del parere che la stessa disposizione etica della donna sia una sovrastruttura complementare della sua costituzione bio-umorale. Si accentua in questa fase storica la convinzione che le qualità fisiche degli umori femminili e la costituzione anatomica dell'apparato genitale determinino il *logos* e il *nomos* della donna come il suo stesso destino sociale. Accanto alle costituzioni umorali, che fisiologicamente significano il tipus *melancholicus, cholericus, sanguineus* e quello *phlegmaticus*, si collocano due tipi di donne a seconda dello stato degli atomi e del pneuma: forti, strette e calde o deboli, larghe e fredde. Ritorna a occupare un posto rilevante nella nosologia psichiatrica la donna furente, la ninfomanica, come nel tempo mitico degli Argonauti, segno che la condizione femminile nella società del tempo si era fatta critica. Questo tipo di donna, come quello delle Tribadi, è determinato dagli umori clitoridei che, secondo Galeno, sono di natura irritante, acre, pungente; non sono più il sangue mestruale di natura putrida, né i vapori tossici, ma gli umori vaginali acri e irritanti a sostenere l'isteria, quindi umori con azione decisamente violenta, acuta, incisivamente psicotogena.

L'isteria è determinata dal clitoride, organo selvaggio e irrazionale che sta alla base del *furor*, psicosi acuta, ribelle alle terapie se non a quelle evacuative proposte da Galeno. La ninfomania indica che gli umori clitoridei hanno prevalso sul pudore, sulle verecondia, sulla sfera del logos. Qui, sembravano avere completa ragione gli stoici, giacché il quadro clinico indicava chiaramente cosa scatenavano istinti non frenati dal logos e sembrava avere ragione la proposta terapeutica di Sorano, di eliminare per via chirurgica il clitoride, la fonte biologica del male. Fra l'indirizzo dionisiaco di Galeno e quello epicureo di Sorano si situano i paradigmi dell'isteria in questa fase storica; il problema è ora quello di come riuscire a controllare la potenzialità biologica e istintiva della *nympha*.

Il problema principale, come nel tempo arcaico, sembra essere quello, specialmente a partire dall'inizio del V secolo d.C., del controllo della sessualità femminile. L'idea che la psicosi ninfomanica si potesse controllare con pesanti terapie fisiche si fa strada; d'altronde Ippocrate aveva notato che le convulsioni e la febbre guarivano psicosi acute, e Rufo di Efeso aveva positivamente curato molti malinconici tramite la febbre quartana; non era legittimo quindi seguire questa strada anche per il *furor?*

La ninfomania, che comporta una sintomatologia isterica violenta e delirante a carattere erotomanico si manifesta con più incidenza in una società in cui i diritti della donna sono crudamente conculcati; ciò è rivelato anche dal mito di Melampo, supportato dalla credenza nell'intima lussuria dell'anima femminile. I tempi e i costumi mutati non tolleravano che il medico curasse il *furor* titillando il clitoride. Del resto, il medico Paolo di Egina rimane sempre nell'alveo della medicina fisica, quando ritiene corretto cauterizzare malati psichici e isteriche in diverse zone del corpo[11].

La raffigurazione clitoridea dell'isteria è l'ultima conquista medica operata da Galeno, che si trasmette del tutto intatta nei secoli; essa segna una tappa decisiva nella storia dell'isteria, così che questa malattia sembra essere giunta alla sua verità profonda, per secoli rimasta in ombra: sintomo e sessualità pura coartata sono strettamente correlati, essendo uno lo specchio dell'altra. Da questa angolazione, l'aspetto formale dei disturbi psichici dell'isteria, come di alcune psicosi, rivela l'influenza della superstizione e del rigido controllo esercitato da una morale severa e persecutoria sull'individuo; l'isteria si riveste del clima del tempo, così che la ninfomania, l'isteria demonopatica, i deliri di possessione e quelli licantropici sono ricorrenti, tanto che il medico Marcello di Side, descrivendo tali quadri clinici, si premura di sottolineare come i contenuti deliranti non abbiano realtà effettuale, ma segnalino soltanto il modo con cui il malato psichico cerca di esprimere la grave sofferenza psichica e fisica[12]. La *suffocatio*, quadro clinico mite e pantomimico a tinta depressiva, viene soppiantato, nella frequenza, dal *furor* ninfomanico che occupa quasi l'intero spazio nosologico dell'isteria, segno che la donna avverte l'atteggiamento rigido, aggressivo e repressivo del maschio nei confronti della sua individualità. In effetti, dal V al XI secolo d.C. la ninfomania è segnalata come un disturbo di natura perversa e demoniaca, in quanto nell'immagine del maschio configura una immoderata cupidità sessuale femminile sorretta da una *mens depravata*. Tutto nasce da una parte del corpo della donna, dal clitoride, proprio vicino al *sinus pudoris*, che fisiologicamente è ritenuto la sede anatomica della stessa libido. In questo luogo, che sarà spesso detto immondo e impudico, nasce la *prurigo lasciva*, la « fiamma » che accende la stessa psicosi e brucia la mente determinando l'ipererotismo sfrenato che, spesso, porta a morte la malata. Le ninfomaniche sono dunque donne ingorde di sesso, proprio perché desiderano e cercano una *virorum confortatio*; la loro insania, però, è destinata a compiere un decorso che porta alla distruzione fisica. Il medico deve intervenire e spegnere l'ardore erotico con cure atte a rendere il corpo femminile *frigidissimus*, con mezzi adatti, come obbligare le malate a dormire in letti duri e stretti o invitarle a evitare cibi stuzzicanti, che possono rendere gli stessi umori del clitoride del tutto *mordaces*. Il vitto, frugalissimo, deve essere accompagnato non da vino ma da acqua fredda, preparato con cibi che per la farmacopea dell'epoca avevano un'azione sedativa, come le erbe e specie la lattuga; la malata deve ricevere aiuto da un appoggio psicoterapico basato su « colloqui severi e onesti ». La cura fisica mira, invece, a svuotare il corpo degli umori tossici con purghe, clisteri, preparati a base di lassativi come aloe, cassia, senna e tamarindo. L'apparato genitale esterno, la clitoride, può essere raffreddato con semicupi a base di acqua fredda o con unguenti sedativi a base di olio di rose. Nel caso questi interventi non risolvano il quadro clinico, si rende necessario la somministrazione di oppio come diacodio[13]. La stessa pianta delle acque, da millenni dedicata alle Ninfe e chiamata perciò *nymphaea alba*, diventa la punta di diamante nella cura della donna isterica e furente, tanto che se ne prescrivono infusi dal presunto potere anafrodisiaco, per sedare appunto l'erotismo sfrenato della donna[14].

L'opera di Galeno, che si colloca in un periodo di splendore della civiltà dell'impero romano, costituisce la più ampia e sistematica sintesi della scienza medica dell'antichità, mentre segna l'apice della medicina classica. Per mole e ricchezza la produzione scientifica di Galeno, da un lato, costituisce uno strumento di formazione e di consultazione di indiscusso valore, un punto di riferimento e di studio nello stesso tempo, ad approfondire particolari settori della scienza medica, dall'altro, però, finisce per diventare un patrimonio statico della cultura antica, una *summa*, la cui autorità non viene messa in discussione né limitata e la cui complessità induce a considerare la medicina come una scienza definitivamente stabilita.

Secondo una tendenza tipica della trattatistica scientifica greca e latina, che assume il sapere dei predecessori come un contributo da cui la scienza non può, né deve, prescindere e con cui deve costantemente confrontarsi e dialogare, i trattati di Galeno talora furono considerati come un punto di arrivo della medicina e il compendio del sapere medico: sarebbe stato difficile, se non impossibile, per i successori entrare in dialogo sul piano scientifico con Galeno, che si era interessato di neuroanatomia, neurofisiologia, neurologia clinica, psichiatria e psicopatologia, medicina generale, costituzionalistica, filosofia nei suoi aspetti epistemologici, etici e naturalistici, storia della medicina e delle scienze, anatomia generale, farmacologia clinica.

L'influenza esercitata da Galeno sulle generazioni successive di studiosi fu superiore a quella di Ippocrate e di Aristotele, tanto che dominò la medicina e soprattutto la psichiatria e la psicopatologia, sino alla metà del XIX secolo. La crisi della scienza e in particolare della medicina, che si instaura alla fine del III secolo d.C., in concomitanza e in connessione con la crisi e la decadenza della civiltà romana, avvia un processo progressivo di valutazione dei testi antichi, come quelli di Ippocrate, di Aristotele e di Galeno e di alcuni autori minori, esplicandosi in un'attività non più originalmente scientifica, ma solo esegetica o compilatoria. Su questa base, tende a costituirsi così il principio di autorità dei medici antichi. La morale dell'epoca, tuttavia, non può sempre condividere la posizione favorevole e indulgente di Galeno nei confronti della sessualità femminile. Se il medico aveva prima considerato possibile controllare con farmaci, con psicoterapia, con appoggi igienici, con modalità catartiche o consigli permissivi la sessualità della donna, ora la prospettiva terapeutica è capovolta. La sessualità femminile deve essere estirpata, conculcata con accorgimenti adatti: vitto povero, abiti austeri, ubbidienza assoluta al marito o al padre, sottomissione a regole rigide e coartative. Il sesso è il male in sé, per cui l'unico atteggiamento ammissibile è quello della repressione.

Poco dopo la morte di Galeno visse il medico Sereno Samonico, personalità di vasta cultura, letterato ed erudito, che nell'opera intitolata *Liber medicinalis* riporta nozioni mediche di un certo valore clinico accanto a superstizioni desunte dalla *Historia naturalis* di Plinio. In questo contesto l'isteria è prospettata come una malattia che nasce da un disturbo di quelle parti definite *obscenae,* vergognose[15].

L'imperatore Giuliano si era affidato, nel tentativo di recuperare la medicina classica, alle glorie culturali dell'Accademia di Platone di Atene e all'aiuto di medici come Zenone di Cipro[16] della scuola di Alessandria e Oribasio di Pergamo. L'inno implorante di Giuliano rivolto alla Grande Madre Cibele non era servito a modificare le sorti pericolanti dell'impero e la risposta dell'ultima Pitia di Delfi alle angosciate domande di Oribasio era stata cruda, precisa e definitiva: « Vai, annuncia al tuo imperatore che il tempio di Apollo è crollato, l'alloro e la quercia sacre appassite, la fonte Castalia è senza acqua per sempre »[17]. Oribasio di Pergamo, in un momento difficile, nelle Gallie, aveva dato un aiuto decisivo a Giuliano, che era potuto così giungere alla guida dell'impero; invano però aveva tentato di curarlo in Persia dalla ferita da freccia che l'avrebbe portato a morte. Questo medico subì dal successore di Giuliano dure persecuzioni, come l'amico Zenone di Cipro; lasciò opere compilative in linea col tempo, elaborate su espresso invito dell'imperatore Giuliano, intenzionato a far rinascere la ricchezza della medicina classica. Oribasio, storicamente considerato il primo dei medici dell'epoca bizantina, opera oculatamente e scrupolosamente in questa direzione, raccogliendo e ordinando un ricco materiale medico, scientifico, clinico e farmacologico che dedicò all'illustre commissionario e al figlio[18]: *Collectiones medicae, Synopsis ad Eustachium, Liber medicinalium, De virtute simplicium medicamentorom liber* e il famoso *De locorum affectorum curatione.*

Il medico Oribasio attua un deciso ritorno allo spirito di Melampo; le crisi isteriche « furenti » ninfomaniche, con conclamati aspetti erotomanici, devono essere immediatamente controllate sul piano della psicomotilità, « legando la malata al letto », che così immobilizzata si calma grazie all'azione sedativa di massaggi, se non proprio sul clitoride, almeno « sulle cosce e sulle gambe »[19].

Una terapia basata su atteggiamenti duri e repressivi, appoggiata a carezze in vicinanza del clitoride, risultava efficace, perché il maschio sollecitava e nel contempo controllava l'eros femminile. Nel caso invece in cui l'isteria si manifestasse con le classiche crisi motorie convulsive di aspetto epilettico, specie se con episodi ripetuti e di una certa durata, risulta utile, come voleva Ippocrate, evacuare la pienezza degli umori con un farmaco che contiene potenti lassativi, la *hiera*[20]. Oribasio sottolinea la vecchia pratica curativa, derivata dall'idea dell'utero vagolante, di applicare profumi in vagina e odori sgradevoli e nauseabondi nel naso, al fine di riportare l'utero nel suo posto anatomico[21]; nei casi di *suffocatio uteri* dimostrebbe un'azione stimolante e risvegliante il vecchio rimedio a base di erba artemisia[22].

Ma il quadro più clamoroso, grave e che richiede un'attenta valutazione è la *nymphomania,* che segnala il crollo delle difese dell'io, la vittoria dell'eros scatenato sulla pudicizia, sulla suprema difesa morale contro l'osceno. È lo scatenarsi della sessualità selvaggia e innata della donna, per azione delle potenti pulsioni erotiche sulla mente, a partire dal luogo dove sono per natura accumulate, il clitoride.

Secondo Oribasio, l'organo genitale della donna affetta da *furor* anela ardentemente al coito, lo desidera così intensamente che neppure elevate dosi di *nymphaea* o di cicuta, per gli antichi il farmaco sedativo « raffreddante » per eccellenza, o la sottrazione di quantità di sangue per salasso riescono ad abbattere la pulsione erotica[23]. Talora il quadro clinico è così grave e intrattabile che la paziente, dopo mesi di violenta agitazione psicomotoria, decede per collasso cardio-circolatorio[24]. Un episodio psicotico non modificabile dalle terapie presuppone potenti stimoli biologici, per Oribasio emessi dall'apparato genitale femminile « per una palpitazione tremolante della vulva »[25] che, anelando al coito senza poterlo ottenere, è agitata e sconvolta dalle pulsioni sessuali che non riesce a scaricare. Il tremolio della vulva e del clitoride si trasmette a tutto il corpo, che entra in convulsione; queste anomalie psicomotorie possono essere controllate non tramite lo scarico orgastico bensì indebolendo il tono vitale della pulsione sessuale « con una dieta povera e poco nutriente », atta ad affievolire il desiderio erotico[26]. Nel caso in cui il sopore della *suffocatio uteri* sia profondo bisogna stimolare la vigilanza della malata con somministrazione di aglio, polvere di corna di cervo, castoreo, ruta, agarico e plantaggine, con quelle sostanze che la farmacopea antica riteneva di potere eccitante[27].

Il medico, nell'opinione di Oribasio, non deve essere supino ai desideri dell'isterica e soddisfare l'eros della donna. La *palpitatio* dell'organo genitale della donna a carico della *nympha* e della *vulva,* detti da Oribasio anche *pudenda,* non deve essere appagata, bensì coartata come volevano i solidisti e gli epicurei. Il tremolio del clitoride e della vulva, segno di desiderio del coito e dell'orgasmo, può essere sedato con diete povere e con farmaci raffreddanti. Per indebolire la vitalità eccessiva dell'apparato genitale, bisogna togliere molto sangue in zone anatomiche contigue alla *vulva (vena secanda in poplite*[28]*),* in secondo luogo somministrare alla malata cibo che *res venereas cohibeat*[29]; sono eccellenti a tale fine decotti e infusi di erba viticina, insieme ad una dieta parca e a carattere vegetariano con acqua, lattuga, lenticchie e portulacea. Seguace della corrente solidistica, Oribasio è convinto che molti disturbi psichici possano migliorare con attività sociali e sportive, come si apprende dal primo libro della *Synopsis,* raccolta di argomenti di patologia medica dedicata all'imperatore Giuliano, *divus imperator*[30]: il malato psichico trae beneficio dallo sport, ginnastica, recitazione e lettura. Si tratta, scopo positivo, di irrobustire il corpo con massaggi, ginnastica e frizioni in modo da eliminare la tanto deprecata dai medici pagani *animae defectio,* che può a volte essere migliorata anche da bagni freddi stimolanti e da discrete quantità di ottimo vino. L'eros, conformemente al pensiero di Epicuro e di Lucrezio, comporta sempre pericolosi risvolti negativi con l'insorgere del *pathos* che, in certi casi si manifesta come vero e proprio *morbus,* una insania senza rimedio. L'*eros* è una pulsione patogena, la libido un desiderio morboso, come lo dimostra chiaramente la psicopatologia degli innamorati, che pendono dalle labbra e dipendono del tutto dall'oggetto amato, trascurando se stessi e ogni dovere sociale: sono ammalati dagli strazi dell'amore, perdono perfino l'intelligenza, sono di morale abbattuto, hanno gli occhi cavi avidi di desiderio e di voluttà[31]. È un'affezione difficile da curare; bisogna spostare l'interesse del malato verso sport, letture, giochi, ginnastica[32]. È riproposto il triste quadro emblematicamente descritto da Lucrezio nel *De rerum natura* dell'amore infelice, della malinconia amorosa quale indice dei profondi danni psicofisici che secondo gli atomisti può determinare l'eros[33].

Non esiste per Oribasio, in linea con la scuola solidistica la necessità di soddisfare la sfera dell'eros, portatrice in sé di pulsioni che rendono un individuo in condizioni miserevoli perché segnano la vittoria dell'irrazionale; sopprimere il bisogno, non esaltarlo come volevano Platone e Galeno, anche con l'uso di mezzi fisici sia dietetici sia farmacologici, è l'unica soluzione per impedire la caduta in condizioni morbose, che possono giungere, per sconfitta del *logos,* alla follia conclamata.

Nel VI secolo d.C. anche il medico Alessandro di Tralle, fratello del celebre architetto ideatore del tempio di Santa Sofia, ritiene che il corpo della donna sia sede di appetiti immoderati, non solo sul piano della sessualità. La compagna dell'uomo spesso soffre di un disturbo detto « bulimia », che comporta una voracità incontrollabile per un endogeno aumento del *calor naturalis*[34]: la donna affetta da « immodica fame » si alimenta in continuità, oltre il necessario e con qualsiasi cibo. Questa furiosa e bestiale *appetentia* determina un comportamento verso il cibo simile a quello che affligge il soggetto affetto da un amore infelice; per Alessandro di Tralle questa patologia può essere controllata sia irrigidendo il malato con una dieta forzata a base di sola acqua, sia somministrando farmaci ad azione sedativa come il succo di papavero[35].

Il controllo delle pulsioni secondo Oribasio e Alessandro di Tralle non può essere attuato con la loro soddisfazione, ma piuttosto con mezzi restrittivi; diete, sedativi, salassi, allo scopo di bloccare la cosiddetta *appetentia.* L'attività erotica esaltata da Galeno è ora vista come una turpe *consuetudo* che deve essere sradicata e mai soddisfatta; è accettata l'idea di Galeno che alla base dell'isteria viva un desiderio erotico insoddisfatto, ma si ritiene che per la terapia esso non debba essere appagato, proprio perché spesso è rafforzato anche dai fantasmi mentali di un'immaginazione del tutto « perversa »[36].

Vissuto alla corte di Giustiniano a Costantinopoli, il medico Aetio di Amida, celebre anatomico e valente chirurgo, insignito di incarichi pubblici, accentua ancora di più l'atteggiamento repressivo e restrittivo di Oribasio e di Alessandro di Tralle verso la donna isterica, ritenuta sostanzialmente turbata da un'eccessiva lussuria e lascivia. Soltanto sentimenti come il pudore, la vergogna e la verecondia, per connessione della sessualità con la colpa possono evitare alla donna di cadere preda di questi disturbi. Per Aetio di Amida, medico di sentimenti religiosissimi, le terapie permissive di Galeno sono utili solo in casi estremi e gravissimi. Generalmente è opportuno e spesso risolutivo fare affidamento sui sentimenti morali della donna, proprio perché la *verecundia,* quel sentimento che genera vergogna per la sessualità, può spesso bloccare stimoli erotici immoderati e quindi possibili agenti psicopatogeni, che partono dal clitoride. Aetio delinea precisamente la sintomatologia isterica: « La soffocazione uterina nasce dal basso, e da qui le parti nobilissime del corpo sono colpite per consenso. Sono così disturbati il cuore, il cervello tramite il midollo, il fegato per le vene. Questi fenomeni sembrano dimostrare, cosa non vera, che l'utero si sposti nel corpo verso le parti alte. I sintomi sono rappresentati da torpore mentale, stupore attonito, abulia, astenia agli arti inferiori, pallore al viso, idee a contenuto triste. In seguito compare obnubilanento del sensorio, insensibilità e immobilità. Il polso è piccolo e debole, il respiro quasi impercettibile che si può soltanto evidenziare mettendo un fiocchetto di lana sotto il naso della malata. La malattia compare generalmente in autunno e in estate e in donne per natura molto lascive »[37].

Aetio in questa limpida descrizione lascia trasparire la decisa influenza della psicopatologia stoica, per la critica all'utero mobile, la valorizzazione del meccanismo di consenso e dei tratti ipererotici della personalità della paziente. L'eccitamento erotico non sfogato, determina la comparsa di immagini mentali a contenuto « osceno », per il cattivo controllo del *logos*, a motivo della costituzionale lussuria e per la concomitante assenza di verecondia, del tutto « vivacissime ». Questo meccanismo somato-psichico, per cui la mente parla il linguaggio del desiderio insoddisfatto, di riflesso peggiora l'equilibrio umorale per la formazione di umori vaginali « secchi e freddi », che svolgono un'attività irritante sui tessuti organici; sono infatti fisicamente « pesanti, acri e grassi ». Queste sostanze residuali, diaboliche, tossiche agiscono sul corpo e sulla mente perché per natura sono « velenose e depravate »; questo complesso bio-umorale deve necessariamente essere al più presto eliminato al fine di ristabilire una condizione fisica e psichica del tutto normale[38].

Aetio, religioso al punto di invocare certi santi o implorare l'aiuto della divinità prima di somministrare farmaci o di intervenire chirurgicamente, nel suo *Tetrabiblos,* un'antologia composta su invito di Giustiniano e formata da vari capitoli dedicati a malattie specifiche riportate secondo la trattazione di illustri medici come Ippocrate, Archigene, Asclepiade, Posidonio, Rufo di Efeso, Sorano di Efeso, riconosce invece valido per le crisi acute di isteria a carattere furente il rimedio proposto da Galeno: scaricare la tensione sessuale eliminando di conseguenza dannosi umori tossici tramite un orgasmo provocato manualmente: « Mettere la donna con le gambe divaricate e verso l'alto e la testa in basso e titillare il clitoride, sino a far defluite tutto l'umore viscoso, così che la malata sarà del tutto liberata dai suoi disturbi »[39]. Eliminata in questo modo la sintomatologia acuta per evacuazione degli umori tossici, bisogna fare in modo che la malata gestisca la predisposizione all'isteria con un buon senso igienico, in modo da prevenire future ricadute; sul piano pratico si ritiene possibile invitando la donna ad avere « regolari e assidui rapporti sessuali con vivace piacere »[40].

Per l'uomo la situazione è completamente diversa: lo sperma, come ritenevano tutti i medici, era troppo prezioso per sprecarlo: questa sostanza, data la sua funzione di donare energia al corpo e alla mente, richiede di essere economizzata. Il maschio deve infatti comportarsi in maniera opposta rispetto alla donna: questa deve eliminare residui tossici, il maschio trattenere sostanze preziose, che se vengono a mancare possono determinare la comparsa di una fastidiosa *lassitudo,* in correlazione con una *venus immoderata.*

La lezione di Galeno sulla donna clitoridea si era affermata, suggerendo anche altre soluzioni, come quelle proposte da Sorano di Efeso. Il clitoride era diventato l'organo della *salacitas,* della lussuria biologica femminile, terreno fertile per lo sviluppo di umori tossici, basilari invero per lo stesso godimento erotico. Se nelle crisi isteriche non psicotiche Aetio aveva accettato la lezione terapeutica di Galeno, nella ninfomania ritenne che bisognasse adottare il metodo chirurgico proposto da Sorano di Efeso; togliere l'organulo, così simile ad un piccolo pene e fortemente pericoloso perché tossico. In questo senso si orienta Aetio, del resto valente chirurgo in differenti campi: prostatectomia, tonsillectomia, uretrotomia, interventi sulle emorroidi. Forte delle sue capacità chirurgiche e sicuro che dalla *nympha* originassero le più potenti pulsioni erotiche che eliminavano e subissavano ogni controllo morale, scrisse un apposito capitolo sulla *nymphotomia*[41], dove è raccomandato questo intervento, sorta di psicochirurgia, tesa alla totale profilassi femminile; tolto il clitoride, tolte le stesse radici biologiche del male femminile: « La *nympha* è formata di muscoli molto duri e coriacei. In certe donne essa è di mole grandissima e ciò elimina il pudore e rende la donna squallida e immorale; irritandola, provoca un potente ardore venereo. Per questi motivi gli egizi già in tempi antichi la amputavano. Questo è un rimedio utile che deve essere praticato nelle vergini collocandole su una sedia con le gambe aperte e tenute ferme da un robusto adolescente. Il chirurgo allora, con le tenaglie che si usano per cavare i denti, toglie il clitoride con la mano destra, dopo averlo aperto con la sinistra »[42]. L'isteria non tanto esprime l'ippocratico fallimento maternale, l'infelicità per la frustrazione di non giungere all'unità divina di Platone; utero, sangue mestruale, vapori, umori vaginali sono del tutto elusi: l'isteria esprime la *salacitas* femminile inibita, che si scarica nella sintomatologia. Cosa di più semplice, specie per un chirurgo, eliminare allora la fonte stessa del male con un intervento risolutivo e più efficace di tutte le terapie fisiche e psicologiche sino ad allora poste in atto?

Aetio offre contributi originali alla clinica dell'isteria, soprattutto in merito alla nosologia e alle caratteristiche del decorso. Segnala disturbi di aspetto isterico che si manifestano con un decorso clinico, secondo un periodo che localizza in via stagionale, *hyeme et autumno*[43], localizzanti probabilmente quadri clinici di tipo distimico con frange sintomatologiche a carattere isterico. Essi infatti, segnala Aetio, si manifestano soprattutto in giovani donne con certe caratteristiche psico emotive e istintive riguardanti la sfera psicoerotica: *salaces et steriles*[44]. Così chiarisce uno specifico e nei secoli dibattuto quadro clinico per la coesistenza di crisi epilettiche e di manifestazioni isteriche che si sovrappongono; l'isteria in questi casi sembra al medico una *epilepsia,* un male *epilepsiae mo-*

re chronicus[45]. Nella sostanza si trattava pur sempre di un'isteria per una *uteri refrigeratio*, che a sua volta in via simpatica, per consenso, determinava, tramite la formazione di vapori tossici, alterazioni simil-epilettiche; per ciò Aetio definisce tale disturbo anche *morbus flatuosus*[46] .

Aetio cita casi di vaginismo di donne che non possono avere complete relazioni sessuali perché avvertono dolore durante il coito: « voluttà con dolore »[47]. In questi casi, ritiene Aetio, il disturbo doloroso è connesso con un gonfiore meccanico dell'utero perché dentro la sua cavità ristagna un umore « viscido e grasso », che può essere agevolmente eliminato con un'abile operazione di svuotamento per mezzo « del dito di una ostetrica »[48]. L'isteria, in quanto spesso trova la sua genesi nell'umore freddo, umido e viscoso della vagina, si manifesta anche con sintomi depressivi sostenuti appunto dall'abbassamento della temperatura del *calor vitalis*. Questo fatto sostiene i sintomi distimici: *melancholicus moeror animi*. Queste sintomatologie isteriche di aspetto depressivo, che decorrono spesso ciclicamente, ricevono beneficio con terapie psicostimolanti perché aumentano il tono vitale, « riscaldano » globalmente l'organismo, come si ottiene con l'uso del castoreo e con la hiera. Aetio, valorizzando il meccanismo umorale di certe forme di isteria, collegato col raffreddamento dell'utero, insiste nel ritenere utile, per ottenere un buon risultato profilattico, somministrare alle donne predisposte all'isteria farmaci in grado di scaldare la temperatura dell'utero e prevenire così la malattia[49].

Il desiderio di generare figli maschi era fortemente sentito in una società che, per molti motivi, non poteva assegnare alcun valido posto alla donna, se non compiti che fossero connessi con le relazioni sessuali e con la gravidanza. Ogni mezzo era così messo in atto per avere figli maschi: Aetio dedica al problema uno speciale capitolo intitolato, « Per avere figli maschi », invero ispirandosi alla superstizione[50]. Per Aetio basta che l'uomo abbia il rapporto sessuale col piede destro fasciato con un lino di colore bianco, mentre la sua compagna il piede sinistro con una fascia colorata; generalmente un aumento del tono erotico facilita una gravidanza maschile; pertanto, prima del coito, la donna deve assumere estratti acquosi dell'erba *satyrion* che, secondo la farmacologia del tempo, aumentava il potere erotico, da cui la satiriasi, inducendo appunto nella donna una forte *salacitas*[51].

Paolo di Egina, operante nel VII secolo d.C., può essere considerato l'ultima espressione della cultura classica. Di professione, oltre che clinico generale, ostetrico e ginecologo, divenne direttore di un istituto per la formazione professionale delle ostetriche ad Alessandria, quando questa città era passata sotto il dominio degli Arabi. Mentre rivela una cultura e una preparazione scientifica legata profondamente alla tradizione di Ippocrate, di Platone e di Aristotele, egli avvalora però anche impostazioni tipiche dell'indirizzo stoico. Paolo di Egina concorda soprattutto con il pensiero classico circa la funzione igienica della vita erotica, che rende la donna « sana e ne riordina la mente, in certi casi, nei quali si trova al limite della alienazione mentale »[52], e dona all'uomo la piena « virilità » se costante ed attiva. D'altronde la stessa realtà clinica dimostra come i numerosi casi di « malinconia amorosa » si plachino e guariscano, dopo che si realizza una piena e goduta vita sessuale fra i due amanti; l'eros, come voleva Platone, non è dunque causa di disturbi psichici, ma ne è il vero e genuino terapeuta. Per spiegare la sintomatologia isterica, Paolo ricorre al modello ippocratico; i sintomi di tale malattia sono elicitati da un *recursus uteri,* mentre i fenomeni clinici sono la diretta espressione dei morsi del complesso vagina-clitoride, della *strangulatio vulvae,* portati sui vari organi ed apparati[53]. Certamente, secondo Paolo, esiste una predisposizione, perché le giovani donne che soffrono di isteria hanno un particolare temperamento costituzionale: sono delle femmine clitoridee, *iuvenculae salaces*[54]. Non repentinamente, però, compare la sintomatologia; all'inizio è infatti presente soltanto un aspetto depressivo, localizzato nella vita psichica, da Paolo definito *mentis languor*[55], secondo la terminologia dell'epoca, una debolezza melanconiforme diffusa dovuta ad un desiderio amoroso insoddisfatto. Questa condizione depressiva psico-fisica si trasmette e si scarica sul clitoride,che viene a essere sede di una violenta eccitazione a carico della sua struttura muscolare che determina movimenti involontari con una specifica *palpitatio pudenda*[56]; questo segno indica la globale insoddisfazione sessuale della donna, come conversione somatica di una *inibitio.* Se non interviene il benefico *eros,* allora i movimenti muscolari si trasmettono all'utero che, preso da violenta spinta meccanica, vagola nel corpo: da ciò i sintomi, specchio fedele di quello che avviene nella mente della malata[57]. Esistono per Paolo problemi a volte difficili da risolvere di diagnosi differenziale, in quanto certi aspetti della sintomatologia isterica possono simulare altre malattie psichiche. In certi casi, ad esempio, la *suffocatio uteri* può essere confusa con la malinconia bloccata e viceversa il *catochos*[58] può essere confuso con l'isteria. Particolari casi di isteria si instaurano in corso di sintomatologie depressive a genesi reattiva, in stretta correlazione con la perdita di un oggetto di amore, pertanto « infelice ». In questi casi la sintomatologia è direttamente correlata con il conflitto psichico, con la vita immaginativa, la basilare e primitiva « perturbazione dell'anima ». L'isteria si configura anche come frangia sintomatologica in caso di reali episodi depressivi ciclotimici, che hanno appunto un « andamento per circuito »[59]. Assai spesso, nota Paolo, eventi psicotraumatizzanti, che sostengono disturbi psichici, una *mentis emotio*[60], si traducono, tramite la conversione della turba della vita psichica, in sintomi isterici; questo accade con una certa frequenza, che dimostra l'isterizzazione di turbe psichiche di diverso grado e tipo, ma soltanto allorché la giovane donna abbia costituzionalmente un temperamento « lascivo »[61].

Per Paolo di Egina, l'isteria si innesca soltanto in donne giovani, vergini, sterili, lussuriose e carenti di rapporti sessuali, così che si viene ad accumulare nei genitali una *materia putrefacta*[62], che si deteriora e sostiene la migrazione dell'organo genitale che colpisce meningi, cuore, carotidi, trachea: questo può determinare un'alterazione del tessuto sanguigno, che a sua volta si riflette sulla mente causando *pigritia et mensis languor.* Il mestruo regolare, in questo contesto interpretativo è benefico in sommo grado, giacché sostanzialmente viene a rappresentare una *mensis expurgatio*. Il coito è dunque del tutto positivo per Paolo di Egina[63]; l'intasamento, per la psicopatologia da inibizione sessuale, può essere eliminato svuotando l'utero da sostanze deteriori soltanto con l'opera dell'ostetrica. Il disturbo più rilevante della sfera erotica è di riflesso la *impotentia ad coitum*[64], che può essere controllata con l'erba stimolante per eccellenza, il satyrium[65]. Si tratta di controllare in ogni caso l'iperattività convulsiva degli organi genitali esterni della donna, la *palpitatio* dei *pudenda,* che è un fenomeno neuro-motorio che si trasmette al corpo e al cervello e può provocare fenomeni convulsivi[66]. Paolo valorizza al massimo i risultati fisici e psichici di una frequente attività erotica ritenendola un *rimedium comodissimum* in quanto « evacua gli umori, rende il corpo agile e virile, aumenta i poteri della ragione e calma l'ira dell'anima »[67]. L'unica precauzione da prendere da parte del maschio affinché l'orgasmo risponda a tutte le esigenze igieniche e abbia un effetto positivo su tutti i piani è praticare il coito alla sera, prima di addormentarsi, quando la moglie è molle, floscia, debole perché semiaddormentata; la notte di sonno distensivo e riposante eliminerà la eventuale « stanchezza »[68]. In questa prospettiva Paolo, proprio perché, seguendo Galeno, ritiene il coito come un toccasana per tutta la patologia psichiatrica e un rimedio contro deviazioni perverse di personalità; non giudica corretto inibire l'eros, né tramite una rigida morale né tramite mezzi dietetici o farmacologici. Egli ritiene che i disturbi della potenza virile per diminuzione della spinta erotica possano essere eliminati attraverso la lettura di scritti a contenuto erotico: *lasciva scripta saepe legere*[69]. L'eros appagato attua una terapia; l'eros inibito si sfoga in sintomi, come accade per l'incubo, che per Paolo non è altro che un episodio notturno di *suffocatio*[70]. Conferma questa visione anche l'esperienza clinica, che dimostra come l'energia connessa con un legame amoroso che non confluisce e si esaurisce in una piena unione sessuale si trasforma in una *animi affectio*[71]. Qui l'anima turbata svela i suoi desideri, appena la mente immagina l'oggetto amato: *amantis recordatio*[72]. È pur vero, pensa Paolo, che in questi casi la distrazione, per spettacoli e vino reca un certo miglioramento; ciò, tuttavia, è nulla di fronte all'effetto risolutivo che la piena unione sessuale potrebbe raggiungere. Paolo di Egina, l'ultimo medico dell'epoca bizantina, col suo eclettismo e con l'atteggiamento antologico e esegetico, dimostra come tutte le acquisizioni storiche sull'isteria fossero ora assunte dagli studiosi in funzione di opportunità pratiche e terapeutiche. La vitalità che aveva spinto lo studioso antico ad elaborare i paradigmi specifici è affievolita. Ora non resta che riprendere i testi classici scegliendo quelli che assecondano determinate concezioni oppure secondo un progetto essenzialmente compilativo.

La tipica dialettica dell'epoca bizantina, centrata sul ruolo del clitoride, che ondeggia fra impostazioni sessuo-liberatorie e sessuo-restrittive, fra la terapia di Dioniso e il ricorso al *logos* o alla chirurgia per reprimere l'eros, era entrata anche nell'ambito dell'ideologia cristiana. Clemente Alessandrino[73] infatti negli *Stromati* polemizza sia contro i « rigoristi », seguaci di un'impostazione restrittiva, sia contro coloro che definisce « libertini », perché avvalorano la più ampia libertà sessuale. Scaricare o reprimere, favorire o irrigidire l'eros; la strada seguita dalla medicina oscilla fra queste due proposte, invero soltanto nella forma e nei mezzi, ma non nella sostanza del fine che è sempre quello di, in un modo o nell'altro, controllare la lussuria interiore, naturale, congenita della donna. Il titillamento della clitoride o la sua estirpazione chirurgica corrispondono infatti sempre al fine di svuotare l'eros femminile, che era sempre stato giudicato come una fonte inesauribile di *aerumna* per la donna.

Anche i Padri della Chiesa elaborano una propria psicopatologia, che sostanzialmente, sulla scia dello stoicismo, cercava di dare una risposta all'annoso quesito del controllo dell'eros femminile. Il movente psicopatogeno è spesso visto in una forza istintiva, oscura, tenebrosa, che è raffigurata come potenza del male: il *cachodemone* in sostanza si insinuava nella mente della donna, deviava i suoi pensieri verso il piacere erotico, creava immagini lubriche e lussuriose che, per la loro energia tossica, degradavano la bilancia degli umori; da questo perverso meccanismo nasce la sintomatologia isterica, segno del male e di una ipersessualità incontrollata. Affinché il potere del diavolo possa agire e degradare gli umori, per via immaginativa, è necessaria la specifica *proclivitas,* che i Padri della Chiesa non localizzano tanto in fattori biologici quanto in uno stato conflittuale di fondo, cioè di una condizione psicologica definita come « anima infelice ». In questa donna, più legata ai contenuti della fantasia che alla realtà della famiglia e dei doveri quotidiani, nascono immagini psichiche evasive che, sulla scia dello stoicismo, sono dette « fantasmi ». In questa prospettiva, occorre « purificare » l'anima dal male, dall'inquinamento prodotto da umori depravati, da pensieri e immagini lussuriose, ma non attraverso riti dionisiaci o farmaci purgativi, ma con l'intervento della divinità, poiché inutile è il ricorso ad Esculapio, come del resto ingannatrice e falsa è la funzione terapeutica attribuita al menadismo e alle fonti sacre. Secondo la psicopatologia elaborata dai Padri della Chiesa, la donna isterica in preda ad un conflitto, ove lottano forze brutali e potenti, soltanto dal logos divino può ricevere un aiuto decisivo. Il solo vero e genuino purificatore è il medico delle malattie dell'anima, il Cristo Salvatore, che porge il più forte aiuto per il controllo delle passioni dell'anima: la donna trova forza, conforto e aiuto nell'onesto timore di Dio. Le passioni dell'anima, di cui l'isteria è parte, sono controllabili pertanto non con le cure mediche, ma con un metodo psicoagogico che viene a far perno su un'etica rafforzata dalla figura carismatica di Gesù Cristo. La donna che si rivolge al Salvatore trova forti supporti di difesa nella « verecondia », nella « pudicizia », in sostanza nella « vergogna » che emerge all'idea di poter commettere atti impuri e peccaminosi contrari alla morale religiosa. Come avevano insegnato gli Stoici e Sorano, la sessualità femminile, per natura così desiderosa e tumultuosa, poteva giungere ad un equilibrio per effetto del controllo di una rigida morale.

Con l'opera di Paolo di Egina il ciclo storico delle idee sull'isteria, iniziato col mito di Melampo, si chiude per una sorta di esaurimento del meccanismo che alimentava la forza interpretativa degli studiosi. Infatti, tutte le possibili varianti etiopatogenetiche del modello basilare dell'isteria erano state valutate, esaminate, discusse e esaurientemente codificate sul piano culturale e scientifico. La caduta dell'impero romano e la conquista del bacino del Mediterraneo da parte degli Arabi favoriscono la trasmissione del sapere scientifico, soprattutto medico e filosofico, ai nuovi dominatori. Recepisce la cultura medica classica tramandata nelle opere di Ippocrate, Aristotele e Galeno uno dei primi medici arabi, Rhazes[74], vissuto tra la seconda metà del IX secolo e la prima metà del X, detto per l'indirizzo da lui seguito il Galeno arabo. Dalla città di Bagdad diffonde invero il modello ippocratico dell'isteria: « questa malattia nasce dalla ritenzione dei mestrui, che così scatenano crisi del tutto simili a quelle epilettiche, a quelle apoplettiche e sincopali, per i movimenti disordinati dell'utero, che, però, ritorna nella sua sede naturale, se si pongono odori sgradevoli nel naso e profumi dentro la vagina »[75].

Anche Avicenna, il « principe dei medici », aveva acriticamente accettato e riportato integralmente una lezione che si rifaceva al modello ippocratico. I disturbi psichici isterici possono invero trovare un certo aiuto nell'uso del vino e dell'oppio, che donano ed esaltano la pace dell'anima. Avicenna non poteva così che esaltare il valore benefico dell'orgasmo sessuale. Nel *Liber Canonis* sostiene che l'isteria « è una malattia che inizia e nasce nell'utero in donne vergini, nubili, sterili perché quest'organo contiene umori putrefatti e si gonfia come un pallone; si muove nel corpo e colpisce vari organi scatenando svenimenti, cefalea, spasmi, sopori, dolori alle gambe e rossori al viso »[76]. Sempre, nel corso del tempo e anche per i medici arabi, il femminile è inquadrato secondo due specifici tipi di donne: piene di sperma, gravide perché beneficiate dal pene, oppure vergini, sterili e perciò intasate e gonfie per umori tossici; le prime feconde e quindi sane, le seconde infeconde e pertanto malate.

Dopo due secoli di relativo silenzio sull'isteria, il discorso iniziato all'epoca degli Argonauti riprenderà tale e quale, con l'apertura della prima università dell'Europa occidentale a Montpellier, istituita per l'insegnamento della medicina. Fra il secolo XI e il secolo XII a Costantinopoli il medico Actuarius Zacharias riconduce l'isteria nell'ambito delle scuole solidistiche. Dal punto di vista psico-emotivo, egli si era indirizzato anche su ipotesi elaborate da Galeno e dagli stoici, centrando la psicopatologia di tale malattia sul valore patogeno della *facultas imaginatrix* e sulla sua influenza sullo spirito « naturale » e di riflesso sul metabolismo degli umori[77]. L'isteria è inquadrata secondo un modello eclettico, dove spunti solidistici si avvalgono di ipotesi che derivano dal modello vaporoso di Diocle di Caristo. La malattia isterica è tipica delle donne sterili e delle vedove, nelle quali la scarsità di orgasmi sessuali forma un intasamento per un *meatus seminalis praeclusus,* come aveva indicato Ippocrate; non potendo essere emesso, il seme vaginale ristagna, si riscalda eccessivamente ed emette *vapores;* in certi casi, l'utero gonfio può addirittura muoversi con *impetus*[78]. Un interesse per l'isteria si riscontra nel medico alessandrino Nicolaus Myrepsus, del XIII secolo. Egli riporta soltanto una terapia con pessari per la mania uterina, il *furor* che nasce dal clitoride: *pessus ad uteri manian mirabilis*[79].

Il cammino delle ideologie mediche dell'isteria riprende, nei suoi temi vetusti, con Bernardus Gordonius, insegnante di medicina verso la fine del XIII secolo all'università di Montpellier. La sintesi ippocratico-galenica del suo famoso *Lilium medicinae,* stampato a Venezia nel 1496, propone una limpida sintesi del pensiero classico. Il suo trattato è la prima opera stampata che diffonde l'antico verbo sull'isteria, riaprendo una via che si era momentaneamente interrotta per diverse ragioni di carattere storico e politico.

Dal secolo XII al XIX, con l'opera di Gordonius, si riapre un'epoca esegetica e antologica che ora consapevolmente ora inconsapevolmente riprende, rielabora e ripete i motivi proposti in un passato lontano, del quale sembrano essere andate perdute le tracce nella memoria conscia dello studioso. Il substrato arcaico, mitico, emette sempre gli stessi segnali, perché il modello scientifico nasce dagli stessi presupposti ideologici, non scientifici e non clinici. L'isteria è infatti segnale e indice del rapporto significativo che intercorre fra l'uomo e la donna, è l'unica storia scritta dall'uomo sul cammino della sua compagna, che manifesta non tanto una valutazione scientifica, quanto un tipo di reazione emotiva del maschio verso la femmina. Dopo l'opera di Galeno, infatti, le testimonianze letterarie sull'isteria volta a volta riproporranno senza sostanziali modificazioni ora questo ora quel modello già apparso nel corso della civiltà classica greca e romana.

Note

[1] Cfr. Galen. *De atra bile,* 7 (VII, p. 132 Kühn).
[2] Galen. *De locis affectis,* VI, 5 (XIX, pp. 158-81 Kühn).
[3] Galen. *De locis affectis,* VI, 5 (VIII, p. 420 Kühn).
[4] Cfr. H. Herter, s.v. *Nymphai,* 1, in *R.E.-P.W.*, XVII, 2, 1937, cll. 1527-1599.
[5] C. Gallini, *La follia panica,* in « Studi e Materiali di Storia delle Religioni » 1961, 32, pp. 205-36.
[6] Cfr. N. Himmelmann-Wildschuetz, *Theoleptos,* Marburg, 1957.
[7] Galen. *De locis affectis,* VI, 5 (VIII, p. 420 Kühn).
[8] Plat. *Legg.* II 653d.
[9] Clem. Alex. *Strom.* III, 4, 4.
[10] Cfr. F. Bertini, *La donna nel Medioevo latino,* in *Sponsa, Mater, Virgo,* Genova, 1985, pp. 123-40.
[11] Paulus Aeg. *De re medica,* III, 14; III, 56.
[12] Cfr. Aetius, *De re medica,* VI, 11.
[13] B. Perdulcis, *De morbis animi,* 49-51.
[14] Cfr. Galen. *De semplicium medicamentorum temperamentis ac facultatibus,* VIII, 9 (XII, p. 86 Kühn).
Il potere psicopatogeno delle Ninfe si manifesta con disturbi detti *lymphaticis;* il posseduto dalle Ninfe diventa molle, floscio, debole perché invaso da una patologia devoluta ad un umore acquoso, simile alla pituita. Cfr. S. Fasce, *Mitologia delle Ninfe,* in *Enciclopedia Virgiliana,* III, Ist. Enc. Treccani, Roma, pp. 730-6.
[15] Serenus Sammonicus, *De medicinae praecepta,* cap. *Omnibus obscoenis medendis.*
[16] C. Sprengel, *Storia Prammatica della Medicina,* III, pp. 323-5.
[17] Cfr. P. Vandenberg, *Oracoli,* pp. 274-275; Clem. Alex., *Protr.,* pp. 82-83.
[18] Oribasius, *Synopsis,,* I *pr.*

[19] Oribasius, *Synopsis,* IX, 47.
[20] Oribasius, *Synopsis,* IX, 47.
[21] Oribasius, *Synopsis,* IX, 47.
[22] Oribasius, *Synopsis,* IX, 47.
[23] Oribasius, *Synopsis,* IX, 38.
[24] Oribasius, *Synopsis,* IX, 39.
[25] Oribasius, *Synopsis,* IX, 39.
[26] Oribasius, *Synopsis,* IX, 39.
[27] Oribasius, *De loc. aff. curatione,* IV, 109.
[28] Oribasius, *Synopsis,* IX, 39; IX, 47.
[29] Oribasius, *De loc. aff. curatione,* IV, 196.
[30] Oribasius, *Synopsis,* I, *pr.*
[31] Oribasius, *Synopsis,* VIII, 9.
[32] Oribasius, *Synopsis,* VIII, 9.
[33] Lucretius, *De rerum natura,* IV, 1058-1191.
[34] Alexander Trall. *De arte medica,* VII, 4.
[35] Alexander Trall. *De arte medica,* VII, 4.
[36] Alexander Trall. *De arte medica,* IX, 10.
[37] Aetius, *De re medica,* XVI, 70.
[38] Aetius, *De re medica,* XVI, 70.
[39] Aetius, *De re medica,* XVI, 70.
[40] Aetius, *De re medica,* XVI, 70.
[41] Aetius, *De re medica,* XVI, 105.
[42] Aetius, *De re medica,* XVI, 105.
[43] Aetius, *De re medica,* XVI, 70.
[44] Aetius, *De re medica,* XVI, 70.
[45] Aetius, *De re medica,* XVI, 70.
[46] Aetius, *De re medica,* XVI, 70.
[47] Aetius, *De re medica,* XVI, 70.
[48] Aetius, *De re medica,* XVI 70.
[49] Aetius, *De re medica,* XVI 70.
[50] Aetius, *De re medica,* XVI, 34.
[51] Aetius, *De re medica,* XVI, 34.
[52] Paulus Aeg. *De re medica,* I, 35.
[53] Paulus Aeg. *De re medica,* III, 71.
[54] Paulus Aeg. *De re medica,* III, 71.
[55] Paulus Aeg. *De re medica,* III, 71.
[56] Paulus Aeg. *De re medica,* III, 56.
[57] Paulus Aeg. *De re medica,* III, 71.
[58] Paulus Aeg. *De re medica,* III, 10.
[59] Paulus Aeg. *De re medica,* III, 71.
[60] Paulus Aeg. *De re medica,* III, 71.
[61] Paulus Aeg. *De re medica,* III, 71.
[62] Paulus Aeg. *De re medica,* III, 71.
[63] Paulus Aeg. *De re medica,* I, 35.
[64] Paulus Aeg. *De re medica,* I, 36.
[65] Paulus Aeg. *De re medica,* I, 36.
[66] Paulus Aeg. *De re medica,* III, 56.
[67] Paulus Aeg. *De re medica,* I, 35.
[68] Paulus Aeg. *De re medica,* I, 35.
[69] Paulus Aeg. *De re medica,* I, 36.
[70] Paulus Aeg. *De re medica,* III, 15.
[71] Paulus Aeg. *De re medica,* III, 17.
[72] Paulus Aeg. *De re medica,* III, 17. Sulla linea tracciata da Rufo e da Galeno, Paolo di Egina indica in una vigorosa vita sessuale il mezzo per « sviluppare la ragione e riordinarla se malata, per allentare la rabbia e un utile rimedio per il malato melanconico »: *De re medica,* I, 35.

[73] Clem. Alex. *Strom.* II, 112.
[74] Cfr. I. Veith, *Hysteria: the History of a Disease,* cit., p. 96.
[75] Rhazes, *Divisionum liber,* I, 88.
[76] Avicenna, *Liber canonis,* III, 18.
[77] Actuarius Zacharias, *De actionibus et affectibus spritus animalis,* 20.
[78] Actuarius Zacharias, *De methodo medendi,* I, 22.
[79] Nicolaus Myrepsus, *De pessis,* 53.

12.
Il dilemma cervello-vapori e l'isterismo

L'isteria nasce da una irritazione del cervello

T. Willis

I modelli dell'isteria di Ippocrate e di Galeno sembravano rispondere esattamente alla codificazione maschile dei rapporti sociali fra l'uomo e la donna e si adagiavano così perfettamente sull'anatomia e sulla fisiologia dell'apparato genitale femminile, da tramandarsi nei secoli senza subire sostanziali modificazioni. Lo dimostra bene il *De morbis animi* di Bartolomeus Perdulcis, un noto medico di Parigi vissuto nel XVII secolo, per il quale la malattia isterica nasce, seguendo Galeno, per l'azione « di umori vaginali freddi, grassi e velenosi », che ristagnano e putrefanno, perché le pulsioni erotiche da essi supportate, eccessive perché determinate da una non scaricata « immoderata libido », ne comportano un riscaldamento[1]. Perciò, anche per il Perdulcis, la cura consiste in una decisa *expurgatio* come aveva già sottolineato Ippocrate, tramite un *honesto et licito viro congressu*[2].

Col passare del tempo, l'isteria viene nuovamente collegata a coordinate etiologiche stabili e fisse e, per la sua complessa sintomatologia, ad un meccanismo patogenetico unitario, che copia l'antico e che viene acriticamente accettato. La normalità della donna risiede nel coito e nel parto, mentre l'anormalità nella verginità, nella sterilità e nella vedovanza. Come andava didatticamente ripetendo il medico Hermann Boerhaave, in medicina sempre risulta, ripetendo Epicuro, che *simplex sigillum veri:* per questo principio teorico e per la sua vasta e significativa esperienza clinica, il Boerhaave è fermamente convinto che sempre, davanti al malessere e ai disturbi femminili, così vari e polimorfi, il medico debba avvalorare l'azione patogena della sessualità, in concreto dell'utero: *apud foeminam semper suspectandum de fomite isterico*[3]. Galeno lo aveva dimostrato per le vedove; l'isteria nasce dall'apparato genitale della donna se insoddisfatto, come ora traduce il Boerhaave, per un *fomes*, un potente stimolo erotico, un desiderio sessuale inappagato; il sintomo traduce il malessere sessuale.

Clinicamente la donna isterica pratica quindi un sottile, ma per il medico palese inganno, suscitando irritazione e malevolenza nel medico; infatti appare come fosse epilettica, apoplettica, psicotica, paralizzata, affetta da sincopi cardiache, perché imita con l'isteria quasi tutte le malattie psichiatriche e internistiche, non essendo sostanzialmente affetta che da malesseri di poco conto e per giunta originati da stimolazioni erotiche non fisiologicamente tacitate.

Lussuriosa quindi, ma insoddisfatta e pertanto sul piano clinico falsa, è la donna isterica per il Sydenham: essa pertanto è una « grande simulatrice », perché i sintomi sono come « Proteus », come un « colorato camaleonte »[4]. Interpretazioni consolidate e codificate nei secoli non disgiunte ora da aggressività, rabbia e disprezzo da parte del medico, circondano pur sempre la clinica e l'indirizzo medico sulla malattia isterica.

La medicina, dopo i secoli di decadenza del basso Medioevo, rifiorisce nel mondo occidentale e si riorganizza grazie alla fondazione di prestigiose università, fra le quali la più importante, per le radici che affonda storicamente nella cultura araba e di riflesso nel pensiero classico, è quella di Montpellier, inaugurata con una speciale bolla del Papa nel 1220. L'opera di Ippocrate, Aristotele e Galeno ritorna a fecondare la medicina occidentale tramite l'interpretazione dei testi greco-arabi di Avicenna, Rhazes e Averroè; basti accennare che il medico Arnaldo da Villanova, che insegnava a Montpellier nel XIII secolo, lasciò più di sessanta pubblicazioni scientifiche su questo specifico indirizzo interpretativo-esegetico. La sede universitaria di Montpellier diventa famosa anche perché prestigiosamente diretta, sul piano della medicina, dal medico di origine scozzese Bernard de Gordon, autore di un testo di medicina generale, fonte di studio e tenuto per secoli in grande pregio, il *Lilium Medicinae.* È la prima opera infatti che preannuncia la rinascita della scienza medica, tramite il recupero del pensiero classico, dopo un lungo periodo di oscurità. Il centro della cultura si è ora spostato nell'Europa occidentale, dopo essere stato per secoli in Grecia, nell'Asia minore e ad Alessandria. Il mondo occidentale viene così, per la prima volta nella storia, direttamente a contatto con le opere mediche greco-romane. Per l'isteria Bernard de Gordon non poteva fare altro che riportare in termini poco originali e stereotipati le teorie di Ippocrate, di Aristotele e di Galeno; lo studioso occidentale non poteva che fondarsi su quelle che erano le uniche fonti del sapere scientifico. L'ammirazione per i grandi del passato è un sentimento del resto genuino e giustificato dalla assoluta mancanza di materiale scientifico originale: il modello dell'isteria non può quindi che essere ripreso come esposto nel passato e in tale prospettiva riportato.

L'unica e documentata causa dell'isteria, sull'autorità dei maestri antichi, si deve attribuire alla *retentio menstruorum,* appunto perché il sangue femminile, se trattenuto, diventa « innaturale », trasformandosi in una sostanza tossica, « velenosissima » per il corpo e l'anima. È il sangue « depravato » pertanto che provoca la comparsa degli « accidenti dell'anima della donna », sottoposta d'altra parte ad un continuo pericolo a carattere auto tossico[5]. In questa prospettiva, il medico deve favorire e facilitare, con tutti i presidi a sua disposizione, i meccanismi atti alla *expurgatio;* deve, in questa ottica, « assecondare l'opera della natura », per una corretta igiene e profilassi della sfera genitale femminile. Per il Gordonio, se la fisiologia mestruale è bloccata, *ars incitat naturam*[6]; così la *materia peccans* può essere portata fuori dal corpo della donna attraverso un « salutare salasso ». L'estrazione di sangue elimina infatti il veleno che in esso è contenuto, purché questa operazione terapeutica sia praticata sotto lo sguardo della mitica Artemide, « quando la luna è piena »[7]; come ritenevano i naturalisti classici la morbida, tenue e acquosa luce lunare allenta i tessuti femminili, rendendoli elastici e di riflesso facilitando in tal modo l'espurgo sanguigno per vene e arterie elastiche e dilatate. Il salasso deve essere messo in opera alla comparsa dei primi sintomi isterici, proprio perché, come già pensavano Diocle di Caristo, Erofilo e Erasistrato e come ripete Gordonio, il sangue, se ristagna a lungo nell'utero, emette dei pericolosissimi « vapori », che salgono sino al cervello, determinando, per adottare il pensiero e la terminologia di Galeno, una « atassia degli spiriti animali », un disordine psicotico delle funzioni neuropsicologiche[8].

Questa ipotesi, fulcro della fisiopsicologia degli stoici, che avvalora l'ipotesi simpatico-riflessa dell'isteria, per cui per via tossica può manifestarsi una disorganizzazione delle funzioni psichiche superiori, una psicosi isterica, sarà ripresa nel corso dei secoli e troverà fervidi sostenitori sino all'inizio del XIX secolo; l'isteria ridiventerà una neurosi vaporosa. Il rettore dell'università di Montpellier, proprio per questi motivi, è d'accordo con Ippocrate e con Galeno; la malattia isterica è frequente nelle giovani *virgines* e nelle insoddisfatte *viduae.* È sempre il maschio, che con il pene, lo sperma e l'orgasmo può prevenire, curare e definitivamente guarire i disturbi isterici di qualsiasi tipo, inquadrati dal medico sempre, come secoli prima, quali sintomi precipui di una fondamentale insoddisfazione sessuale.

Gordonio, memore delle tesi di Galeno sulla causalità vaginale dell'isteria, riportata come *morbus viduarum,* si rivolge con lo stesso tono e perentoriamente al mondo femminile: « senza relazioni sessuali la donna trattiene il seme vaginale che così diventa una sostanza pericolosissima »[9]. Seguendo Galeno, ritiene che il coito sia utile sul piano della profilassi sopratutto alle vergini, il cui corpo abbonda di umori della sfera sessuale, per cui naturalmente e piacevolmente esse devono accettare l'orgasmo, visto che il pene, oltre che donare la voluttà, svuota di riflesso l'organismo di sostanze potenzialmente patogene: « Nelle vergini e nelle vedove il seme abbonda per natura e se ristagna provoca dei movimenti locali dell'utero ». Se questo avviene, l'apparato genitale della donna si riempie di seme vaginale e, come fosse « una mano manovrata dal cervello, gonfio di umori vagola nel corpo, causando i parossismi isterici »[10]. In casi conclamati, come da Galeno in poi era entrato nell'uso, delicati massaggi sul clitoride o in zone prossimali, in donne « carenti del maschio », sempre in vicinanza della vagina, « sulle cosce », possono addolcire l'utero infuriato e in tal modo eliminare i fenomeni convulsivi[11]. Nel caso che con queste manovre suggestive e seduttive non si ottengano risultati apprezzabili e la donna continui ad urlare, si contorca, tremi, abbia vistose convulsioni, immagine dell'utero vagante che batte ora qui ora là infuriato, il maschio deve prudentemente ritirarsi. Interviene allora l'allieva di Artemide, l'ostetrica, che delicatamente pone « profumi in vagina »; l'utero, come un animale sedotto e addolcito dall'odore gradevole, gira di rotta e si avvia in fretta verso il sito anatomico in cui la natura lo ha collocato[12].

Il profondo rinnovamento culturale e scientifico che avviene dopo il XIV secolo e soprattutto l'acquisizione di una certa mentalità critica da parte del medico in riferimento sia ai testi classici sia all'accumularsi dell'esperienza clinica, comporta anche qualche, sebbene non sostanziale, modificazione di prospettive nell'ambito degli studi sull'isteria: è così abbandonata la teoria dell'utero migrante come proposta da Ippocrate e da Platone per centrare nuovamente l'attenzione sul metabolismo degli umori e sulla fisiopatologia del ciclo mestruale.

Ieronimus Mercurialis, un valente medico italiano, cultore di pediatria, di ginecologia, di clinica e di fisioterapia, infatti, nel suo famoso *De morbis mulierum* valorizza i classici concetti dell'isteria, ma non accenna all'utero mobile: la patogenesi dell'isteria è da localizzarsi soltanto nella *retentio menstruorum.* Vissuto tra il 1530 e il 1606, valido studioso della storia della medicina, che espose nel *Variarum lectionum scriptoribus medicinae,* ritiene che, come del resto pensava anche Ippocrate, il sangue trattenuto per amenorrea sia la causa esclusiva di tutti i disturbi psichici della donna, non perché sostiene un reale e meccanico spostamento spaziale dell'utero, ma in quanto « intossica » il corpo femminile[13].

Un capovolgimento di questa classica prospettiva di tipo pletorico, come inteso dai medici alessandrini, che riconduce l'isteria nell'ambito di disturbi che si possono valutare a primaria genesi cerebrale, è operato, per la prima volta nella storia moderna, dal medico Nicola Pisone: l'ipotesi uterina dell'isteria, nelle sue varie sfumature, tiene conto soltanto di un meccanismo periferico e esclude a priori l'eventuale azione patogena dell'organo più significativo in tal senso, il cervello; il modello dell'utero migrante è solo una credenza priva di valore scientifico e quindi infondata. Infatti, i sintomi dell'isteria non originano da movimenti dell'utero, né da sangue, umori o vapori dell'apparato genitale della donna, bensì da un umore cerebrale deteriorato, da una « pituita spessa » che, idiopaticamente, si accumula nel cervello, irritandolo. Da questo fenomeno, al pari di quanto avviene nell'epilessia, nascono i sintomi isterici, segno di un tessuto cerebrale irritato perché iper-stimolato e quindi generalmente a carattere « convulsivo »[14]. Pisone evidentemente risale per questa ipotesi al *De morbo sacro* di Ippocrate, dove viene esposta la teoria umorale pituitaria per spiegare l'epilessia, teoria che egli avvalora assimilando l'isteria, almeno per quanto si riferisce al meccanismo etiopatogenetico, alle genuine crisi comiziali: i sintomi isterici esprimono una irritabilità del tessuto cerebrale, come avevano già ipotizzato i medici della corrente solidistica.

Con il Pisone, per la prima volta in modo sistematico, è respinta all'inizio del XVII secolo ogni interpretazione periferica o riflessa dell'isteria. Se i solidisti ammettevano una genesi cerebrale, in quanto il cervello era irritato in via simpatica da uno stimolo genitale, il Pisonis rifiuta anche questa impostazione ritenendo che tutto ciò sia una costruzione fantasiosa, che ha la sua base nella « credulità del volgo ». L'uomo di scienza non può avvalorare l'immaginoso meccanismo etiopatogenetico uterino: « l'isteria è una malattia idiopatica del cervello come l'epilessia »[15]. Soltanto preceduto da Avicenna, il Pisonis ritiene che i sintomi isterici non siano specifica prerogativa del sesso femminile: *hysterica symptomata vulgo dicta omnia feré viris cum mulieribus communia sunt*[16]. L'isteria, pertanto, non è un disturbo privilegiato del sesso femminile, in quanto non corrisponde al vero che esso nasca da meccanismi connessi con l'eros sessuale coartato della donna; si tratta di manifestazioni cliniche, infatti, che ricorrono « sia in uomini sia in donne » e soltanto sulla base di una « irritazione spastica del cervello per eccessivo accumulo di sierosità pituitaria »[17].

Si apre, con l'opera critica e innovatrice di Nicola Pisone, la strada neurologica dell'isteria, percorsa da illustri studiosi sino al XIX secolo, che farà rientrare questa malattia nell'ambito di una stretta e apsicologica nosologia dei disturbi a carico del sistema nervoso centrale. Secondo questo indirizzo, generalmente seguito da studiosi con prevalenti o esclusivi interessi neurologici, l'isteria sarà riportata ad un'« irritabilità » del tessuto del sistema nervoso centrale, non senza lo scopo polemico, a volte chiaramente espresso, di depurarla da interpretazioni immaginose, mitologiche e non scientifiche.

Anche questo orientamento, tuttavia, non sarà privo di equivoci e di travisamenti, poiché accosta l'isteria all'epilessia, ai tremori, alle convulsioni, alle paralisi a pura genesi cerebrale organica, operando in tal modo, seppur in senso opposto, come tutti gli altri indirizzi: mistificare l'isteria come una vera e propria malattia unitaria e perciò con una propria dignità nosologica.

Su questa strada si muoverà, qualche decennio dopo, anche lui polemico in modo deciso col passato ,il neurologo Thomas Willis, vissuto nel XVII secolo; questi porterà l'attenzione su una supposta disfunzione delle attività neuropsicologiche cerebrali quale causa primaria dell'isteria. Tutto quello che nei secoli era stato addebitato globalmente alla fisiopatologia dell'apparato genitale ora viene attribuito al cervello; è quest'organo che è intasato da umori, quindi irritato e pertanto disfunzionante; sono gli « spiriti animali » di galenica memoria a entrare in « atassia » e scatenare i sintomi isterici: si tratta di fenomeni che nascono primitivamente da un disordine cerebrale e che si riflettono alla periferia del corpo causando in via secondaria i sintomi.

Un disordine puramente biochimico, per accumulo di un umore irritante come la pituita, secondo quanto avevano sostenuto Erofilo, Erasistrato e per altri versi anche Asclepiade di Prusa e Sorano, idiopatico del cervello, causerebbe l'isteria. Questa malattia dai medici della corrente neurologica viene così del tutto desessualizzata, non presentando alcun significativo rapporto col mestruo, né col seme vaginale, né con immagini mentali a contenuto erotico; perde così valore terapeutico il tanto decantato orgasmo sessuale. L'isteria, secondo il neurofisiologo Willis, è una malattia su base disfunzionante del cervello, determinata da una, invero non chiaramente spiegata, « violenta atassia e esplosione degli spiriti animali »[18]. L'acquisizione concettuale è che l'utero è un organo che non svolge alcun ruolo patogeno in questa malattia e pertanto è sempre stato « ingiustamente portato in causa ».

È degna di rilievo la corretta impostazione che il Willis elabora per la stessa idea clinica di isteria, ritenuta del tutto estranea allo spirito scientifico della medicina: « La malattia isterica determina sentimenti ostili, così che il medico si sente autorizzato di mettere a suo carico tutto quello che di anomalo e di bizzarro troviamo nelle malattie. Quando compaiono disturbi strani in una donna, quando non ne conosciamo né la causa né la cura allora diciamo che nascono dall'utero; questo è un comodo modo per nascondere la nostra ignoranza »[19].

Contro questa ipotesi, che ricalca quella solidistica a impronta neurologica e che elimina in maniera forse eccessiva tutte le implicazioni psicosessuali, insorge il medico inglese Nathaelis Hygmor in diretta polemica epistolare col Willis, come riportato nel *De passione hysterica.* Hygmor non rievoca l'utero mobile, ma riabilita il pensiero di Diocle di Caristo e di Erasistrato: l'isteria originerebbe, come sembrano dimostrare i sintomi della *suffocatio,* « da una pletora sanguigna a carico dei polmoni e dell'apparato cardio-polmonare »; un sangue « denso e spesso » ristagna e causa le tipiche « soffocazioni isteriche »[20]. Con Hygmor si prospetta così un ritorno al vitalismo del *De diaeta* di Ippocrate, per il biochimismo dell'impostazione iatrochimica del tempo, che avvalora anche il *De morbis mulierum* di Diocle di Caristo,

L'isteria ritorna progressivamente a essere vista come l'esempio tipico delle « malattie vaporose », un'alterazione nervosa funzionale secondaria, « simpatica », perché determinata da sostanze aeree che evaporano dall'apparato genitale, da quello digerente o dai polmoni e colpiscono, di riflesso, il cervello: l'interpretazione neurologica, iatromeccanica e quella vaporosa, iatrochimica, non si elideranno mai a vicenda, ma sostanzialmente nel corso del tempo entreranno in polemica o si succederanno una all'altra.

L'idea che la patologia isterica possa essere sostenuta da metaboliti anomali per « una cattiva fermentazione del sangue » è ripresa con vigore dal medico del XVII secolo Jean Fernel, seguace di Galeno, quando scrive: « La matrice emette vapori velenosi che colpiscono cuore e diaframma, la gola e a volte sino il cervello determinando allora il furore uterino forma orrenda di follia »[21].

Il recupero della *suffocatio,* della *melancholia hysterica* di Areteo e della *nymphomania* comporta anche la riscoperta della ippocratica malinconia delle giovani vergini, disperate perché non possono ottenere coito e maternità. Il medico di Parigi Perdulcis, riprendendo il tema, vi associa, seguendo Galeno, nubili, sterili e vedove. Si ha così nuovamente una riedizione completa di una nosologia che comprende una vasta umanità femminile sofferente, perché privata di una sana vita sessuale e dell'orgasmo ripulitore: una tossica *seminis cohibitio* infesta queste donne estremamente sfortunate. Il ristagno umorale determina una putrefazione del seme vaginale e il suo deterioramento per una *cacochymia.* Una « libido insoddisfatta », secondo il Perdulcis, opprime l'anima femminile, è la scintilla che accende e determina la patogena « impurità degli umori » alla quale, per simpatia, consegue una psicopatologia degli « spiriti animali »[22].

Compaiono infatti per l'interessamento delle funzioni psichiche, « abbattimento morale, insonnia, apatia, stanchezza, batticuore, tristezza, idee negative e diffidenza oltre che tedio per ogni cosa »[23]. È questo il tipico quadro clinico già ampiamente descritto da Ippocrate nel *De morbis virginum,* che anche ora viene delimitato come *melancholia virginum* e *furor uteri* oppure anche come *symptomate turpitudinis,* venendo a costituire il fulcro della nosologia che il Mercator delimita nel concetto di *hystericae affectiones.*

Nel XVII secolo riprende valore, per opera del medico Zacutus Lusitanus, l'impostazione liberatoria di Galeno, specie per quanto si riferisce all'approccio terapeutico. La vagina dell'isterica contiene un abbondante « seme » che, proprio perché si accumula, preme per essere espulso; questo costituisce il fondo biologico del desiderio sessuale, che esprime dunque una profonda necessità fisiologica evacuativa, che può essere artificialmente soddisfatta con la « titillazione della clitoride che favorisce l'uscita copiosa di detto seme »[24].

Fra il XVII e il XVIII secolo domina l'ipotesi vaporosa dell'isteria; tutte le disfunzioni psichiatriche della donna sono addebitate all'azione di vapori tossici che, seguendo Galeno, si è convinti si formino da un seme vaginale ingorgato, come puntualizzano il chirurgo Ambrogio Paré e il clinico Daniele Sennert. La donna isterica manifesta una vistosa sintomatologia, gli *accidents,* che induce a postulare la presenza per via deduttiva, vista la sua mutevolezza, di sostanze aeree vagolanti disordinatamente nel corpo; da ciò la varietà dei sintomi con sospiri, svenimenti, tremori, ansia, tristezza, vertigini, nausea, cefalea, eruttazioni, gonfiore all'addome, convulsioni, deliri. Dietro la variopinta facciata dei sintomi si localizza sempre l'effetto di un'azione patogena da parte delle « ventosità », come sostiene il Sennert: agisce una sostanza, un'aura, *subtilissimus vapor seu spiritus,* che possiede un'intrinseca *potens* efficace con effetto irritante sugli organi, la mente e il cervello da cui origina l'isteria[25].

Ippocrate e Galeno forniscono la prospettiva etiologica per isolare la causa dell'isteria nella *mensis retentio* e nella *seminis cohibitio,* nell'azione di fattori che il clinico di Pergamo identificava in sostanze velenose perché composte di elementi *praeter naturam.* Questa impostazione non perde mai terreno e perennemente rinasce e si rinnova nell'immaginario del clinico, come dimostra l'opera del Mercator: Ippocrate, Diocle di Caristo, Galeno, Democrito, Plinio il Vecchio e Columella sono gli autori classici più citati da questo clinico. Egli è fermamente convinto, entro gli schemi classici, che sia « un desiderio erotico implacabile perché inappagato », che gonfia l'utero generalmente per via di una *seminis cohibitio:* per questo motivo dall'apparato genitale salgono « sottili vapori acri » che, se giungono alla mente, determinano il *furor uteri*[26].

Il Mercator localizza l'isteria come malattia da ingorgo, che pone in moto un insieme di meccanismi psicopatogeni che « rendono ansioso il cuore delle vergini e delle vedove, oscurano gli spiriti animali, ledono la fantasia e deviano così la ragione e determinano quindi una condizione malinconica ». È sempre il Mercator che con estrema precisione sintetizza il pensiero classico sull'isteria con una tassonomica che verso la fine del XVI secolo chiude un'epoca esegetica. Le *hystericae affectiones* comprendono una varietà di *accidents* che originano da una *natura seminis corrupta* che favorisce una *membrorum consensu.* I quadri isterici principali sono: la *uteri strangulatio,* la *virginum melancholia,* la *viduarum melancholia,* la *epilepsia ex utero,* la *febris alba ex virginum,* (l'anoressia nervosa), il *capitis dolor ex utero* e il *furor uteri.* Questo quadro clinico, che egli chiama anche *nymphomania* origina in donne per natura *impudicae, lascivae et inhonestae,* che agognano non tanto alla maternità o al coito, ma al godimento in sé per sé, preferibilmente ottenuto per stimolazione clitoridea; *tactu delectatione maxima.* In questi casi, come sottolinea Mercator, in linea come operavano gli antichi medici egiziani, bisogna agire tempestivamente e decisamente con la *nymphotomia*[27].

Nel tempo che intercorre fra l'opera di Gordonio e quella del Mercator viene recuperata alla medicina la nosologia classica sull'isteria; una completa tassonomica è così costituita in modo del tutto omologo all'antica. Per quanto riguarda il meccanismo etiologico alla base delle crisi isteriche, due teorie opposte si fronteggiano: quella « neurologica », che ritiene la sintomatologia espressione di una disfunzione idiopatica del cervello e quella « vaporosa » che vede i sintomi come segno di una compromissione cerebrale per l'azione di sostanze tossiche che partono dall'apparato genitale. Il cervello per ambedue le ipotesi, è pur sempre la via finale comune che sostiene la sintomatologia, perché primitivamente irritato dalla pituita o perché secondariamente intossicato dai vapori. Il concetto di malattia vaporosa, per l'adattamento all'isteria delle teorie di Diocle assume un'importanza e un peso superiori alle teorie puramente neurologiche. Lo stesso Galeno aveva interpretato la malinconia come un'affezione sostenuta dall'azione dei « vapori » della bile nera, umore secco e freddo che intossicava la mente: i vapori « fuliginosi » circonfondevano la mente e di riflesso determinavano *moestitia et timor.* I fumi della bile nera, perché appunto oscuri, tenebrosi avvolgevano il *logos* e rendevano le operazioni psichiche del tutto simili al *color atrabilis:* la tematica ideatoria del malinconico era sostenuta dalle caratteristiche fisiche dei vapori della bile nera.

La psicosi isterica, definita nel XVII secolo come *furor uteri,* origina anch'essa da vapori risalenti dalla matrice che il Sennert chiama *vapor melancholicus;* ma in quanto fumi nati dal seme vaginale, per natura acri e irritanti, non potevano che determinare una sintomatologia esplosiva, clamorosa, delirante e nei suoi contenuti erotomanica. Ritiene il Sennert che la giovane vergine in preda alla ninfomania diventa *avida veneris,* si trasforma in una *foemina libidinosa* del tutto simile a Semiramide e Messalina, per colpa della acrimoniosità dei fumi vaginali. L'isteria origina da un *vapor malignus* al quale vengono addebitati l'origine della sintomatologia e i precipui aspetti contenutistici del delirio. La giovane vergine si viene a trovare in un circolo chiuso patogeno perché elude l'orgasmo sessuale; la donna che non ha mai avuto amplessi, *(partium muliebrium integritas a concubitu et congressu virili non violat)* per mancanza di orgasmo sessuale, non gode di buona salute: essa, se non esplode per eccesso di libido col *furor,* appare « pallida, ha di frequente batticuore, ha difficoltà nel respirare, è melanconica, spesso febbrile, soffre di cefalea e di languore »[28].

Incisivamente ribatte il medico di Montpellier Lazarus Riverius, che aveva ragione Democrito nella nota *Epistula ad Hyppocratern:* nella donna sempre e in ogni luogo provengono *aerumna et calamitas ex utero.* Qualora la donna rimanga vergine, perché *vasis seminalibus immodice urgens,* emanano dei *vapores* che giungono al cervello e sconvolgono la ragione, *ratio*; da questo meccanismo nasce la sintomatologia isterica che indica un *eroticus affectus*[29].

Non soltanto nelle vergini e nelle vedove, tuttavia, si riscontrano tali gravi manifestazioni da inibizione dell'eros, giacché, per l'Etmuller, si rilevano anche nelle donne maritate che convivono con un marito poco virile: il *liquor seminalis* intasato è sede di un'anomala *fermentatio* da cui origina il *delirius libidinosus.*

Verso la fine del XVII secolo l'isteria è pertanto stabilmente localizzata come malattia vaporosa sulla base del recupero delle ipotesi di Diocle di Caristo e di Galeno. Modelli che accennano alle ipotesi vitalistiche elaborate da Archigene e da Areteo sono supportati dall'autorità dello Stahl e di Sydenham, mentre il medico scozzese Cullen, qualche decennio dopo, insisterà su un modello meccanicistico, simile a quello proposto da Sorano, associandosi all'iatromeccanicismo del Boerhaave e dell'Hoffman, del resto bilanciato dalla notevole ripresa del paradigma vaporoso operata dal noto clinico Cristiano Lange[30].

Il Chesneau è convinto che l'isteria nasca dall'azione di velenose « ventosità », una sorta di « vapore maligno » che si alza dalla vagina e esprime umori deteriorati, « corrotti »; è il *liquor seminalis* che, per verginità, « fermenta », in modo incompleto e difettoso, che causa il malessere femminile[31]. La carica patogena dell'umore dell'eros è determinata da una sua « depravazione », cosicché in esso si formano delle pericolose « effervescenze » che, per il Chesneau, tramite il « nervo vagale » giungono al cervello irritandolo; da ciò le convulsioni isteriche. Là dove colpiscono i vapori emerge un sintomo, assumendo così queste invisibili, metafisiche e del tutto immaginose sostanze il ruolo patogeno dapprima addebitato ai colpi dell'utero e ai morsi della vagina: la *strangulatio* è determinata da sostanze chimiche deteriorate che trovano però alimento sempre nel fatto che la donna non ha avuto igieniche relazioni sessuali.

Nella seconda metà del XVII secolo Castelein, Brisseau, Cheine e Blakmore avvalorano e sviluppano dogmaticamente il modello vaporoso dell'isteria; di per sé euristicamente attraente e seducente appare in grado di spiegare il complesso della sintomatologia isterica. Sulle nuove acquisizioni della neuroanatomia del sistema nervoso periferico il posto di mediatore, nell'antichità occupato dalle arterie e dal midollo, è fascinosamente occupato dal sistema vegetativo parasimpatico, dal « nervo vago », da quel sistema di filuzzi nervosi che dalle viscere giungono, per via del midollo, al cervello e lo informano dello stato della cenestesi. I vapori nocivi viaggiano lungo le fibre di questo nervo, e giunti al cervello, perché « acrimoniosi » determinano scosse, vibrazioni e sussulti nel tessuto cerebrale. Il medico Whytt, nella prima metà del XVIII secolo, celebre come neurofisiologo nell'ambito degli studi delle reazioni nervose riflesse, in un noto trattato porterà egregiamente al massimo barocchismo l'ampolloso capitolo dell'isteria come malattia vaporosa. L'autorità del Whytt sarà convalidata dagli studi del Pomme e del Purcell, con i quali si conclude un periodo storico iniziato col Gordon: didatticamente il paradigma dell'isteria è delimitato nel concetto di malattia « spasmodica », per azione specifica di vapori tossici che evidenziano un processo psicopatologico a carico del cervello, sconvolgendo i cosiddetti « spiriti animali »: la mente è deteriorata dall'azione di sostanze sottili, impalpabili e misteriose, utili per interpretare sintomi poco incisivi sul piano dell'organicità come gli isterici[32].

Un singolare modello dell'isteria, nato dalla sintesi di teorie umorali e vaporose con la teologia di Platone, è elaborato nel XVII secolo da Johannes Baptista van Helmont; riprende punti di vista di Diocle di Caristo e di Posidonio, attribuendo valore patogeno ai « gas », a quello « carbonico », da lui chiamato « silvestre ». Van Helmont è il fondatore di un indirizzo medico detto « iatrochimico », che mette in luce e avvalora il ruolo biochimico degli umori e delle loro componenti metaboliche gassose in rapporto all'isteria. Sulla linea del pensiero di Platone, anche per il van Helmont ogni organo umano contiene un'anima definita *archeus,* che funziona in base e in relazione alla fisiologia dell'apparato nel quale è localizzata. L'anima dell'utero, *corpus seminal,* contiene un'energia chimica che, qualora aumenti in intensità si riscalda e, di conseguenza, emette residui, « fumi » che, con definizione ippocratica, sono detti « fuligini »: dalla loro azione tossica sorge l'isteria[33].

Questo meccanismo per il van Helmont è facilmente elicitato nelle donne « giovani e concupiscenti », per un riverbero di tipo psicosomatico; infatti, avviene che nelle vergini per mancanza dell'orgasmo che pulisce l'anima dell'utero, si vengano a formare delle sostitutive immagini mentali, dette « fantasie morbose ». Per l'energia psico-sessuale incapsulata che contengono, queste riscaldano il tono idiopatico dell'*archeus* dell'utero, così che esso, in conseguenza di un processo chimico fermentativo elicitato dall'aumento del calore, emette dei fumi che comportano disordini psico-neurologici, sintomi isterici, diretta materializzazione di immagini erotiche cariche di energia, frutto dell'inibizione sessuale. Questo modello molto suggestivo pone in risalto, come avevano fatto i filosofi stoici, il ruolo psicopatogeno giocato dalla componente energetica delle immagini mentali a contenuto erotico[34]. Sono questi nuclei mentali formati per una libido insoddisfatta che inviano cariche di energia verso *l'archeus* dell'utero e lo riscaldano; il « seme » della vagina, che si trova ingorgato per mancanza di orgasmi sessuali, emette così vapori tossici.

Il successo del modello elaborato dal Whytt, innescato su quello del van Helmont, chiude definitivamente, sul piano epistemologico, l'era del paradigma vaporoso che aveva ricevuto tanta attenzione dai clinici. Le opere del Whytt, *On Vital and Other Involuntary Motions of Animal* e la celeberrima *On Nervous, Hypochondriacal, or Hysterical Diseases* costituiscono l'acme del modello vaporoso dell'isteria che contiene un originale neo-vitalismo stoico. Whytt ammette la complessità della clinica dell'isteria,che sfugge ad una esatta e precisa delimitazione, ma trova un punto di appoggio in un concetto generale e clinicamente certo, « l'unità fondamentale fra anima e corpo »[35]. Tale principio, che trascende i dati singoli, permette di portare nuova luce nell'etiologia dell'isteria, con l'appianamento delle controversie delle polemiche, spesso speciose, che da secoli affliggono questo terreno di studio.

L'isteria, nello spirito dell'epoca, è la classica malattia vaporosa, che sostanzialmente indica un vuoto di organicità, un vago meccanismo patogeno, almeno sul piano della biologia; vapori, fumi, fuligini, gas, fermenti. È un modello di transizione, che nasce dalla perplessità del medico e nel contempo dalla necessità di legarsi, in qualche modo, ad un piano naturalistico per far sì che l'isteria rimanga nell'ambito della medicina. Il passaggio dall'idea di una sostanza impalpabile ad una concezione psico-emotiva dell'isteria, che ponga in risalto il ruolo delle passioni e delle immagini psichiche, è storicamente assai vicino: fu proprio il Whytt che pose la questione in questi termini, inaugurando una nuova epoca negli studi dell'isteria, come si andrà delineando nella seconda metà del XVIII secolo. Per il neo vitalismo del medico di Edimburgo è probabile e empiricamente sicuro « che certe idee e emozioni si accompagnino sempre a corrispettivi fisici », come appunto aveva osservato studiando i meccanismi nervosi connessi con reazioni di tipo riflesso[36].

In questa originale prospettiva il *primum movens* dell'isteria non si colloca nell'organo genitale né tanto meno in una apodittica irritabilità idiopatica del cervello; l'isteria altro non esprimerebbe che « una passione che si scarica sui nervi » per un meccanismo di conversione psico-somatico comprensibile anche al pensiero comune[37]. Tutto quello che avviene nella mente della donna isterica, specie se a contenuto psico-erotico, si riflette, per attenuare la tensione organismica, sul sistema nervoso simpatico e di relazione e viene espresso tramite la pantomimia con una camaleontica drammatizzazione; l'isterica, come sosterranno poi i clinici del XIX secolo, parla col corpo, come incisivamente un secolo dopo scriverà il Dubois; essa può essere assimilata ad una « commediante ». Secondo Whytt il mistero dell'isteria, sempre coperto da pseudo concezioni apparentemente rigorose perché ritenute scientifiche, consiste nell'esistenza in talune donne di una congenita e specifica, ma anomala, « simpatia fra mente e corpo »: la medicina inizia a valutare l'isteria per una costruzione senza sostanziale base scientifica, sostenuta da un immaginario *motus nervorum* spasmodico, che crea sintomi pittoreschi e disparati[38].

L'isteria trova la sua sede nella mente, nell'immagine psichica e non esclusivamente in una *materia peccans* di natura fisica, che se è presente compare successivamente al meccanismo psichico. È il precipuo legame, geneticamente sostenuto in via eccessiva, poi detto « degenerativo », fra immagini, emozione e corpo, per via dell'innervazione periferica peculiare della donna isterica che spiega la natura variabile e il carattere evanescente della sintomatologia. Esiste di certo e per forza, per Whytt, una *facultas incognita,* che favorisce l'incisiva interazione patogena fra immagini mentali, passioni erotiche, rappresentazioni psichiche e innervazione somatica. Si tratta di una particolare « simpatia » che, quasi di certo, trova la sua base in una facilitazione di organo che viene come a sussultare specificamente per quel tipo di emozione. L'isteria nasce e si sviluppa in questa originale prospettiva, base delle teorie dei XIX secolo, per apparati congenitamente favorenti, predisposti, perché meiopragici, pronti a parlare il linguaggio della vita psichica; l'isteria trae origine dalla « debolezza di un particolare organo »[39].

Alla fine del XVIII secolo, dopo un lungo cammino segnato da ipotesi che si andavano mano a mano staccando da quella dell'utero migrante e dal modello vaporoso umorale, ricompare l'impostazione psicodinamica accennata da Platone, enfatizzata dagli stoici e dai medici della corrente vitalistica. L'isteria non è una vera e propria malattia ma una passione, esprime un *pathos* non un *morbus,* una serie di sintomi alimentati da emozioni, immagini e conflitti. Questo modello non entrerà però in contrasto con quello elaborato dalle scuole neurologiche, iatromeccaniche, che si situano nell'alveo aperto da Epicuro, Eraclide Pontico e Sorano e che inquadra l'isteria nelle cosidette neurosi, in disfunzioni di un organo specifico: il superamento di questa dialettica sarà operato nel XIX secolo con un'originale sintesi fra indirizzo neurologico e psicodinamico, reso possibile dalla riunificazione delle due ipotesi per mezzo del concetto di « psiconeurosi » ideato dal Dubois[40].

La riscoperta e l'indagine sull'universo delle immagini, dei pensieri, delle emozioni si localizza in modo significativo nella seconda metà del XVIII secolo e porta l'attenzione dello studioso non più sull'utero e sugli umori ma sulla scena psichica. Il conflitto psichico è l'elemento tossico che intasa lo spazio del cervello e si scarica nel corpo. Non più l'utero, non più il sangue, non più gli umori, né il seme vaginale né i vapori, ma una pura energia nervosa che scende dalla mente verso il corpo è il fattore patogeno dell'isteria; ciò che drammaticamente si manifesta è segno di una forza disordinata accumulata entro immagini a contenuto erotico: la mente evacua sul soma residui indice di una vita erotica inibita.

L'impostazione di Whytt trovò sostenitori in tutta Europa e il più noto chirurgo della seconda metà del XIX secolo, Robert Carter se ne fece paladino; l'isteria è una *passio,* indice di forti « emozioni erotiche », di tensioni a « carattere sessuale » che, inappagate, trovano sfogo in sintomi: *salacitas major, major ad hysteriam proclivitas*[41]. I tempi erano maturati per la diffusione dell'opera del nosologo e vitalista François Boissier de la Croix de Sauvages che fu operante nel XVIII secolo: l'isteria è segno di un disturbo dell'anima, traduce sul soma specifiche rappresentazioni psichiche erotiche, perché la *libido* non ha trovato una via fisiologica di scarico; la donna isterica è intasata di rappresentazioni erotiche[42].

Nello stesso tempo Bernard de Mandeville, con incisiva ironia, aveva descritto i disturbi « vaporosi » nell'opera dal titolo, *A Treatise of the Hypochondriac and Hysteric Passions,* dove segnalava con perspicacia l'esistenza di meccanismi psicosessuali nell'isteria, l'assurdità di volere inquadrare come malattia una palese reazione emozionale con terminologie pseudoneurologiche e pseudochimiche[43]. La nosologia dell'isteria, che puntualizzava ossessivamente i sintomi, si allontana dalla verità che nasce dalla convinzione, palese all'osservatore attento, che coglie l'interiore inquietudine della donna derivabile da problematiche sessuali: il Mandeville ritiene che il matrimonio possa essere il toccasana dei disturbi isterici dai più semplici a quelli più gravi e complicati[44].

Pur valutando correttamente l'importanza delle emozioni, il Cullen e il Sauvages, sulla scia del Linneo, isolano i disturbi isterici in base alle caratteristiche della sintomatologia, così come aveva fatto l'empirismo alessandrino, orientandosi alla stesura di una nosologia metodica, classificatoria, in modo da individuare classi, generi e specie di malattia in riferimento ai segni e ai sintomi. La romantica « English Maladie » del Cheyne[45], vista come segno della degenerazione dell'umanità per azione nociva del clima, dei vizi che pullulano nelle grandi città, segno di una civiltà innaturale e deteriore, ora è localizzata come una varietà di « neurosi » secondo l'esempio del botanico Linneo.

L'isteria per il Cheyne, che inaugura la originale teoria degenerativa delle malattie mentali, ripresa dal Tissot e dal Morel, indica non tanto una malattia con dignità nosologica, ma al contrario un modo di reagire della donna sul piano psicoemotivo agli stimoli ambientali nocivi. Questo disturbo può essere combattuto e vinto soltanto con metodi educativi e psico-igienici e con una sana vita fisica e psichica: sono i fattori tossici prodotto della civiltà moderna che sostengono l'ipocondria e l'isteria, indici di una inesorabile degenerazione della razza umana, perché si è allontanata da una vita sana e naturale[46]. Il Cheyne abbatte gli ultimi residui dell'orientamento neo-ippocratico e neo-galenico presenti nell'opera del medico Jean Fernel, che operavano nell'ambito medico e trovavano modo di venire alla luce con i concetti di *mensis suppressio* e di *seminis cohibitio,* assieme alla superstizione della velenosità del sangue mestruale che assunto in minima quantità avrebbe provocato la morte in atroci sofferenze[47].

William Cullen, nella seconda metà del XVIII secolo, con l'opera *Synopsis nosologiae methodicae* e con il trattato *First Lines of the Practice of Physic,* imbocca una strada già percorsa da Asclepiade di Prusa con la teoria dello stretto e del largo e dello stimolo e del controstimolo, divulgata nel mondo medico del tempo dal Borelli e dal Brown[48]. Il Cullen, inquadra l'isteria come « malattia spasmodica, clonica e convulsiva » ma non rigetta le acquisizioni sul ruolo patogeno delle emozioni e delle rappresentazioni psichiche. Per quanto si riferisce al gruppo di disturbi isterici da lui detti *histeria libidinosa,* riedizione moderna del *furor* delle Pretidi e della *nymphomania,* porta su di essi un approfondimento originale a carattere psicodinamico, fecondo e sorprendente in un medico per il resto legato all'orientamento meccanicistico[49]. In questi casi l'isteria risulta sostenuta da una particolare *proclivitas* di tipo costituzionale, consistente in un'accentuata *salacitas,* sulla quale troverebbero fertile terreno per la crescita « impressioni vissute molto emotivamente »[50]. L'isteria in quanto *pathos* per il Cullen trova in un evento esterno e in fattori costituzionali predisponenti le coordinate etiologiche; in questa prospettiva essa è una « malattia dell'anima ». Questa impostazione vale soprattutto per la psicosi isterica detta « ninfomania », dove per il Cullen gioca un ruolo determinante un potente « eccitamento clitorideo »[51]. Questa predisposizione non basterebbe a scatenare la sintomatologia evidenziata in quanto si innescano « eventi occasionali », vale a dire i fattori « procatartici » della psichiatria classica. In questa nuova posizione il Cullen vede nell'isteria un modo di reazione psicoemotiva, un tipo di reazione all'evento preformato da una certa costituzione; pertanto correttamente inquadra questa malattia come modo di esprimersi in via pantomimica, un « istericismo », per uno stato d'animo instabile, vario e mutevole[52].

Ma è il de Sauvages che approfondisce questa nuova plastica e agile angolazione psicodinamica dell'isteria, valorizzando il ruolo che sarebbe sostenuto dalla « innata e smoderata libido della donna »[53]. Lo esprimono in questo senso gli stessi sintomi isterici « mutevoli e fugaci » e del tutto omologhi alla sessualità e personalità femminili. Il medico accorto si avvede della natura funzionale e fittizia, non organica dei sintomi proprio perché, anche quando sono in atto, non hanno alcuna giustificazione sulla base di una lesione dell'organo; sono, come precisa Sauvages, *sine causa* e, soprattutto, mimano, « simulano » altre malattie del tutto reali[54]. L'isteria, sulla scia del Cullen, malattia particolare senza fondamento anatomo patologico, ovvero una « neurosi », assume clinicamente un aspetto piuttosto vistoso con « spasmi clinici universali »: per il Sauvages, compare in donne giovani, sterili o vergini intimamente « portate alla voluttà ». Perché emerga l'isteria, le cui vere fonti risiedono nella disposizione all'amplificazione emotiva, all'esagerazione dei sentimenti, bisogna che l'evento colpisca certe personalità « intolleranti per natura per contrasti anche moderati della vita che tendono a esagerare per la loro stessa estrema instabilità di carattere »[55].

Nonostante l'orientamento rigidamente classificatorio, che risponde alle esigenze dell'epoca, il Sauvages rivolge particolare attenzione all'aspetto psicodinamico, in ciò sostenuto dal vitalismo del maestro Stahl, che aveva posto al centro della psicopatologia le modificazioni dell'« anima sensitiva », di un tono vitale, il pneuma degli stoici, le cui variazioni, in eccesso o in difetto, potevano sostenere la sintomatologia psichica[56]. In quest'ottica Sauvages considera l'isteria come un complesso polimorfo di sintomi, generalmente di tipo convulsivo, sostenuti da un eccitamento del tono vitale erotico, da quello che esplicitamente denomina *libido*[57].

Il lavoro del Sauvages si incentra sulla critica alla teoria vaporosa: il punto nodale dell'isteria risiede nelle modificazioni della libido, di quella energia alla base dei legami emotivi, e non tanto sulla psicopatologica azione di fantomatici vapori, fumi, gas, termini che, anche sul piano fisiologico e scientifico, risultano incomprensibili e « abusivi ». Proprio per l'estrema labilità degli aspetti organici, per la sua natura intimamente neurotica, il suo fondarsi su sentimenti, emozioni, affetti che coinvolgono l'eros, nell'isteria, secondo Sauvages, i rimedi farmacologici non dimostrano risultati positivi. Ciò nasce da una serie di elementi di natura extra-clinica e pertanto difficilmente aggredibili e modificabili con le terapie fisiche: una costituzione debole, poco vitale, quindi « molle », come in generale posseduta dalla donna, la condizione di « verginità », un fondamentale e innato « eccesso di desiderio erotico », quindi problemi connessi con la libido, sui quali si innesca e agisce in modo incontrollabile dalla stessa malata, « una idea di malattia che si sposta sui fluidi nervosi »[58]. Prende così campo un'impostazione che sarà progressivamente sviluppata sino ad assumere un valore preminente verso i primi decenni del XIX secolo; il comportamento isterico è dettato da un tentativo patomimico, dalla soluzione simulatoria di interiori problematiche psichiche e emozionali, al fine di ottenere un vantaggio tramite una malattia fittizia.

Il cammino dell'idea di isteria appariva storicamente contornato da arabeschi variabili, senza che però venissero a incidere sulla convinzione del medico in merito alla funzione patogena della sessualità inibita: pulsione erotica, inibizione e sintomo erano strettamente correlati; era la natura patogena specifica che emergeva dal legame fra queste componenti che variava nel tempo per le conoscenze scientifiche. Esiste una viscosa continuità storica e formale fra il modello del mito, quello filosofico e quello medico; il supporto dello sviluppo delle scienze della natura e la stessa ideologia dominante incidevano sostanzialmente sulla valorizzazione di specifici meccanismi patogenetici ma per nulla sulla convinzione circa l'etiologia. Nell'antichità il progresso scientifico nello studio dell'isteria è concepito sulla linea di una tradizione, che collega il passato mitico alle acquisizioni della scienza: in questo modo, l'opera del medico si trova sempre e direttamente in dialogo con il sapere della tradizione, valutato per essere rettificato, perfezionato, integrato. La scienza si storicizza per un accrescimento delle conoscenze dei predecessori e non esprime mai un reale distacco critico. Nel caso dell'isteria non si verifica mai una sostanziale critica alle teorie passate, ma solo modificazioni del modello, che peraltro riescono a mantenere intatto il nucleo di fondo, la struttura che nacque direttamente da un'intuizione fondamentale che sostiene, palesemente o in modo meno identificabile, i modelli storici dell'isteria. Il rigore assiomatico del modello di base, suggestivo perché alimentato da fattori archetipici, solo marginalmente è intaccato da rigorose critiche, quasi sempre da estemporanee spinte polemiche di scuole; la disputa fra le correnti mediche fornì motivo per elaborare varianti, non sempre incisive e in genere di tipo deduttivo, ideologico, al paradigma tipico dell'isteria.

La *physis* femminile comporta un *nomos* alterato per eccesso di *salacitas;* questa pletora di lascivia che intasa il clitoride è il nodo dell'isteria e riflette l'immaginario mitologico come elaborato dall'eroe Argonautico che, per abbaglio, localizzò un eros esaltato invece di una genuina rabbia verso il maschio aggressivo. In questa prospettiva mito, etica e pensiero medico sembrano coincidere nel giudizio sulla fisiologia del femminile. Le concezioni dell'isteria si basavano sull'ordinamento di un accumulo di dati, di impostazioni e di elaborazioni che si succedevano nel corso del tempo e che apparivano alla memoria dello studioso una fonte di convalida e di certezza. Esse nascevano dal mitico modello della femminilità, mentre parlavano in concreto del modello della « malattia ». In quest'ottica, la medicina medioevale, del Rinascimento e quella che giunge sino al secolo dei lumi acquisisce il sapere ippocratico-galenico sull'isteria e lo trasmette. La nosologia dell'isteria diffusa nell'ambiente medico dal medico Johan Jonston del XVII secolo, ritenuto il trattatista più oculato dell'epoca, riporta al medico il pensiero di Ippocrate: l'isteria comprende il morbo delle vergini, la soffocazione uterina, il furore dell'utero e la malinconia delle vedove[59].

Anche lo Stahl, che riprende in esame l'annosa questione della suddivisione delle principali neurosi, ipocondria e isteria, ritiene la prima precipua dell'organismo maschile, la seconda di quello femminile. Sempre ad opera dello Stahl abbiamo l'identificazione del più classico « stigma », segno innato degenerativo dell'isteria, il segno biologico che timbra tale forma morbosa, che caratterizzò fino al XX secolo la costituzione biopsicologica della donna isterica, il *clavo hysterico*[60].

È documentato il percorso dell'ideologia dell'isteria compiuto tra il XII e il XVIII secolo, che ha segnato, dopo una iniziale valutazione, l'abbandono dell'originale ruolo dell'utero migrante di Ippocrate e la ripresa della teoria vaporosa come ideata da Diocle di Caristo e da Galeno. Nella storia dell'isteria, contrappuntata da diversi modelli, sia esplicativi che interpretativi, si distingue un lento ma sempre graduale passaggio da ipotesi fisiche a modelli psicogenetici, da sistemi che localizzano la malattia nell'utero a convinzioni che la sua genesi risieda nel cervello o nella mente: dunque dall'organico allo psichico e dal basso del corpo verso l'alto.

L'esperienza clinica non poteva localizzare tutto l'interesse soltanto sulla turgidità delle vescicolette seminali, senza volgere almeno uno sguardo alla vita psichica della malata: questo era stato compresa dal clinico Etmuller e valutato a proposito del delirio ninfomanico; egli aveva insistito sul valore tossico della *summa salacitas* ma anche e soprattutto sull'azione patogena di quello che enfaticamente chiamò « Idea sessuale »[61]; era questa formazione psichica che determinava nella donna il delirio erotico che chiama *libidinoso,* perché segno di una profonda insoddisfazione sessuale di una donna eroticamente iperdotata e perché fondamentalmente costruito dalla energia erotica. Aveva constatato tale correlazione anche l'anatomico Bartholini, notissimo studioso dell'apparato genitale della donna; attorno alla seconda metà del XVIII secolo, alcuni casi clinici che accuratamente riporta fecero una profonda impressione nel mondo scientifico e furono testo per il modello dell'isteria come impostato da Galeno. In un caso di ninfomania la malata, confusa e sessualmente eccitata, scrive il medico, venne a forza portata in una taverna sul far della sera, dove subì, durante la notte, « ben quindici rapporti sessuali con quindici uomini diversi »; sottolinea convinto il Bartolini, proprio per questo uscì alla mattina « completamente guarita dei disturbi psicotici »[62].

Così ancora nel XVIII secolo, a proposito del ruolo che sarebbe giocato dal maschio e dalla femmina nella generazione di una nuova vita, si contrappongono le classiche teorie: una sostenuta dal Borelli, valorizza l'apporto sia del seme maschile sia di quello femminile[63], l'altra sostenuta dal clinico Craan, che invero critica la teoria dell'utero vagolante in quanto ritiene appunto che tale organo « non potrebbe passare attraverso il diaframma »[64], ma con Aristotele assicura che soltanto il seme virile svolge il suo compito di « vero fecondatore »[65]; non coerente con la sua impostazione il Borelli indica nel sangue mestruale il peggior veleno che esista nella natura, contrapposto alla divina funzione del logos, che genera e pone in movimento la vita cosmica giacché « libero e attivo » avente la sua spinta reale e concreta, biologica appunto, nello « sperma »[66].

Il cammino della medicina che porta all'acquisizione del modello basato sull'idea sessuale patogena non è senza interruzioni; modelli sorpassati risorgono e riprendono terreno, come capita per quello aristotelico rivalutato dal clinico Friedrich Hoffman nella seconda metà del XVIII secolo. Questo clinico, caposcuola della corrente meccanicistica, ritiene peraltro che nella donna la stasi mestruale possa facilitare la formazione di « flatulenze », specie in vedove con sangue « spesso », ma con maggior frequenza in « vergini sensibilissime »[67]. I vapori che salgono dalla palude stagnante formata dal sangue dell'utero, determinerebbero, giunti alla mente, « sogni con immagini di uomini robusti che ingravidano e commettono altre innominabili azioni perverse ».

Qualche decennio prima il Sydenham aveva insistito nel valutare l'isteria come un proteo inafferrabile proprio per la varietà dei sintomi, la loro inconsistenza organica, e l'impossibilità di una loro esatta delimitazione nosologica avvalorando l'idea, del resto sempre presente nella mente del clinico, che la donna isterica sia una « simulatrice » di malattie; accenna il Sydenham alla possibilità che all'origine della camaleontica sintomatologia possa esistere una condizione depressiva, una « profonda tristezza »[68]. Fattori emotigeni esterni, per questo medico di fama europea e di formazione ippocratica, che aveva studiato, secondo l'indirizzo stoico, il ruolo del potere dell'immaginazione e i riflessi della condizione malinconica sulla vita psichica, possono determinare una *commotio animi* da cui sorge un secondario *pathema* e, di riflesso, un'alterazione degli « spiriti animali », che scaricano l'energia patologica tramite « meccanismi parossistici convulsivi »[69]. Un'acquisizione del XVIII secolo, già puntualizzata da Galeno, è la estrema varietà della sintomatologia isterica e la convinzione che essa rappresenti una sindrome con alla base cause diverse: il sintomo isterico, annota il Castellus, autore del diffusissimo *Lexicon Medicum,* è una via finale comune di eventi patogeni svariati e co-agenti ma con meccanismi patogenetici non omogenei[70].

A cavallo fra il XVIII e il XIX secolo un famoso neurofisiologo, il Reil, noto per i suoi studi con i quali cercava un legame fra evento psichico e meccanismo biochimico, dimostrava molta suscettibilità verso l'organo genitale femminile; riferendosi per i casi di isteria, al cervello, lo indicava come organo « nobile » mentre, quando allude a quello genitale lo chiama « parte ignobile »[71].

Il cammino verso il traguardo psichico dell'isteria era ormai iniziato e, seppur tra contrasti, si intravedeva la feconda meta, senza che il medico riuscisse a rendersi conto della profonda ironia della sorte e di ciò che l'aspettava; localizzata infatti l'isteria nell'apparato psichico, essa sarebbe svanita nel nulla, sarebbe scomparsa dalla scena clinica, resa evanescente perché staccata dai basilari sostegni organici. Allorché il medico Gorter pubblicò, determinando un certo scalpore, un'opera dove sosteneva l'identità del fisico con lo psichico, ci si rese conto che la teoria dei vapori era l'ultimo tentativo di mantenere l'isteria nell'ambito della medicina: la grande costruzione su basi biologiche dell'isteria cominciò a vacillare; il « mirabile consenso fra anima e corpo »[72], seppur poteva ancora impegnare il medico in affannosi tentativi di collegare residui biologici e vita psichica, apriva una prospettiva che avrebbe portato all'ultimo capitolo dell'isteria, quello che inizia al sorgere del secolo, fondato sul conflitto psichico, la rimozione dell'immagine e lo scarico della libido sessuale inappagata sul corpo. La rinascita di tale impostazione stoico-vitalistica comportò una originale prospettiva che confermava precedenti concetti dell'isteria. Col Mesmer, a cavallo fra il XVIII e il XIX secolo, l'isteria venne inquadrata come insieme di disturbi, non tanto provocati da una reale patologia, quanto da un'azione perversa di una forza immaginativa esercitata sul corpo e sulla mente; l'isteria entra nella sfera delle malattie immaginarie. Una « vis magnetica » connette gli organi del corpo e l'individuo con l'anima del mondo: forza invisibile, elettrica, collega gli organi ed è intrinseca alla stessa immagine mentale, commuove il corpo. Una forza auto-ipnotica sostiene i sintomi isterici: nascono dall'immagine. Ciò che l'isterica pensa intensamente, desidera o teme si avvera per una pantomimia che è realizzabile, secondo Braid e Puysegur, per via di un auto-ipnotismo: l'isteria indica l'azione di una energia che provoca una condizione simile al sonno, uno stato « ipnoide » della mente. Questa impostazione verrà rivalutata qualche decennio dopo dal clinico Charcot: l'isterica è una donna con un « temperamento nervoso » di modo che per essa è facile attuare un sonno mentale e da ciò il grande isterismo, sorta di sintomatologia che emerge perché il nucleo razionale della mente è « addormentato ». Le conseguenze di questa nuova e originale impostazione saranno decisive e porteranno ad un modello inorganico dell'isteria, puramente psicoerotico: l'energia di una rappresentazione psichica a contenuto erotico magnetizza il corpo: invece di sfogarsi col coito, si scarica nel corpo[73]. L'isteria si avvia a ridiventare un *pathos,* psiconeurosi, un disturbo la cui sede idiopatica è il sistema nervoso centrale; l'utero, dopo il 1845, scompare di scena. L'organo malato, disfunzionante, è il cervello: l'isteria diventa per Morel una malattia mentale che si manifesta come « neurosi » in quanto non vi sono tracce di lesioni neuroanatomiche. Tutto nasce da una perversa « suscettibilità del cervello » che, qualora si unisca ad una idea « erotica ardente », pone le condizioni per lo scoppio dell'isteria. L'isteria, per Morel, è una malattia che si instaura in una donna che si discosta dalla norma, una « varieté maladive » : in queste donne si pone l'urgente problema della « moralizzazione e della igiene etica ». Bisogna che una vita sobria e una moralità severa controllino questo tipo femminile, pronto a « perdere il controllo morale perché affascinato dal sesso tanto da avere allucinazioni demoniache di coito »[74].

Il XIX secolo è il tempo dell'acuirsi della frequenza dell'isteria, degli studi su di essa, della rinascita dei modelli classici: la nascita della società industriale pone acutamente il problema di inquadrare la donna in un modello culturale diverso. In questo tempo si assiste all'opera di chi vuol tornare all'antico, ai costumi semplici della vita contadina e di chi invece ritiene possibile moralizzare « le masse », specie la parte femminile di esse, e portarle ad un livello superiore. La *strangulatio uteri* e la *nymphomania,* come espressione rispettivamente di *retentio menstruorum* e di *impeto libido* dominano però pur sempre la scena clinica dell'isteria[75]. Questi disturbi giungono del tutto acriticamente sino alla trattatistica per il medico pratico dell'inizio del XIX secolo; tutta la camaleontica sintomatologia, dalla *desperatio* al *clavus hysterico* risentono con beneficio dell'orgasmo sessuale[76].

La nosologia dell'isteria si presentava del tutto immodificata; anche se meccanicistici come l'Hoffman e vitalisti come il Sydenham avevano riaperto l'orientamento psicodinamico. L'Hoffman espressamente insisteva sul valore scatenante dei sentimenti, delle emozioni e degli affetti per la *passio hystero-melancholica,* che agirebbero sulla mente e sul corpo con « residui velenosi »[77]. Il pensiero del Sydenham si era fatto strada e aveva consolidato un modello psicoemotivo dell'isteria, vista come polimorfa sintomatologia correlata con disfunzioni neurologiche e viscerali sostenute da « violente passioni »[78]. La seconda metà del XVIII secolo, con l'opera del Tissot, vede una decisa valutazione della psicopatologia delle passioni, come elaborata da Posidonio, Cicerone e Seneca. L'isteria è sintomatologia che documenta la sofferenza dell'anima per emozioni, sentimenti, affetti quali disperazione, ansia, tristezza, gelosia, invidia. L'anima esprime col suo *pathos,* bisogni insoddisfatti: questo è appunto quello che si definisce *passio,* che sostiene di riflesso una *commotio* e certi sintomi: il sintomo esprime la sofferenza della parte dell'anima organica, che si è inverata nel nervo: *fibrax motrix animata*[79].

La rifioritura di una psicopatologia di tipo stoico inclinata all'indirizzo vitalistico, come operato dal Sydenham e rinvigorito dal Tissot, sarà divulgata poi dal Pinel e dall'Esquirol; saranno così poste le basi metodologiche per la rinascita di un vigoroso modello psicodinamico dell'isteria che metterà le basi della genesi psicosessuale. È il Tissot che magistralmente, nel « Traité des nerfs et de leurs maladies », obiettiva l'isteria come tipo di reazione psicogena a eventi esterni e quale « effetto dell'immaginazione »: con questo meccanismo si sono notate perfino delle finte epilessie patomimate allo scopo di sottrarsi a pericoli o pesanti doveri[80]. L'indirizzo « morale » del Tissot punta l'indice anche sul valore patogeno del nuovo tipo di società, dove prevalgono sentimenti negativi come desideri sfrenati, bisogno del lusso e dove percentualmente si rilevano con frequenza tipi biopsicologici degenerativi. Sono le forti passioni che possono agire sul sangue, sugli organi, sulle stesse ghiandole a secrezione interna e modificare in tal modo il metabolismo da sostenere l'insorgere degli stessi tumori maligni. Le « forti passioni » agiscono sul cervello e sulla mente e bloccano i poteri morali « repressivi ». Da questo fatto ne deriva che l'energia biologica connessa con le violente emozioni disturba gli umori e di riflesso altera e determina una sofferenza fisica del fluido nervoso che viaggia entro le fibre « animali », i nervi vegetativi e volontari. A questo punto compare il sintomo isterico quale segno di una complessa catena di eventi tutti fra di loro strettamente correlati in via psicosomatica; l'isteria manifesta la « sofferenza della porzione dell'anima contenuta nel nervo »[81].

Il neo-galenismo del Tissot aveva avvalorato la profonda e incisiva psicopatologia connessa con la stretta relazione biologicamente fondata fra l'utero e il cervello[82]. Ma l'opera che aveva marcato i tempi, delimitato il terreno di indagine in un certo modo e, soprattutto, portato ai moderni il pensiero di Galeno era il notissimo *De animi morbis* del medico parigino Bartolomeus Perdulcis; di lui i contemporanei, affascinati dalla limpidezza dell'opera, avevano detto: *Galeni immensos miratur Graecia campos, Perdulcis minor est, at bene cultus ager.* È il Perdulcis che incisivamente riporta nell'epoca moderna il pensiero psicopatologico antico sull'isteria, disturbo che nascerebbe sostanzialmente da un « amore insano », per fantasie sessuali perverse e morbose. L'isteria è una malattia di un amore che oltrepassa i limiti della morale, lo indicano perfino i sintomi che esprimono chiaramente la voracità sessuale della paziente, dallo studioso definita « viziosa e turpe ». Bisogna coartare la pulsione erotica, come insegnavano gli epicurei, con diete povere, a base di pane e acqua e stimolare le istanze morali più elevate e rigide[83]. Per il Perdulcis la donna isterica è sostanzialmente una depressa, affetta da ingordigia orale e non facilmente appagabile per l'inesauribile avidità: « donna ingorda di amore al di fuori delle regole morali ». All'origine vi è un desiderio insoddisfatto di *eros*, come voleva Galeno; l'isteria esprime in sostanza una « tristezza per un desiderio sessuale insoddisfatto »; i sintomi segnalano questo disagio esistenziale, ne sono la facciata, l'aspetto pantomimico di sconvolgimenti umorali messi in moto dalla profonda depressione per un bisogno inappagato; è la *maior sympathia* fra utero e corpo tramite i messaggeri « tetri e virulenti » che sostiene i sintomi vari, diversi e cangianti[84]. Sono queste donne pertanto, per il Perdulcis, niente altro che donne « frivole », senza base morale, superficiali, amanti di se stesse e di fantasie impossibili a realizzarsi; basta un evento di poco valore perché diventino insane; tutto complotta, anche sul piano puramente biologico, affinché si giunga alla strada patogena che è saldata sia sulla *menstrui retentio* sia sulla *semine cohibitio*[85].

Per la somma di questi due meccanismi nell'isteria si hanno spesso « sia convulsioni sia deliri »; questi sintomi peraltro non hanno alla base niente altro che due condizioni morali negative: « libidine e amore di sé ». Anche quando queste donne dicono di vedere il demonio non bisogna credere alle immagini allucinatorie segno di una fantasia perversa; bisogna soltanto agire con flebotomie e con purghe per liberare il corpo da umori malsani messi in movimento da una fantasia eccitata e tutta compresa dall'amore per una vita sessuale immaginativa di povere malate. L'isteria ritorna col Perdulcis il *pathos* per un amore perduto o immaginato ma non posseduto; l'isterica è una « malata di amore », così che i sintomi non possono essere sedati e controllati altro che dalla soddisfazione del bisogno erotico, o in modi diversi conculcati[86]. La convinzione che una potente *libido,* che una *salacitas* inesauribile, che una incolmabile fame di sesso sia alla base dell'isteria da Galeno, tramite Perdulcis, giunge agli inizi del XIX secolo, al Pinel e si trasmette al secolo XX. L'immagine dell'isterica è sempre la *lascivissima puella,* inappagata, violenta perché intossicata da umori velenosi, che soltanto un eros soddisfatto poteva eliminare; vedremo come il Pinel elaborerà questa impostazione e come essa passerà agli studiosi del secolo XX che, con una terminologia più o meno simile, descriveranno stereotipatamente i disturbi isterici. Alla fine del XVIII secolo la *summa voluptas* di Galeno è diventata, per una celebre frase di Boissier de la Croix de Sauvages: *« unde salacitas maior, maior ad hystericam proclivitas* ». La donna isterica, la *vidua luxuriosa* di Galeno diventa la femmina libidinosa, che manifesta sintomi che sono il segno di un fondo sessuale inappagato: *obscaena cantilena.* Anche qui, anche alla fine del XVIII secolo, *clitoride titillatio solvet paroxysmus.*

Sempre *uterus loquitur* si pensa anche in pieno XX secolo, proprio sulla scia del galenismo del Sauvages; è proprio questo autore infatti che indicherà anche le caratteristiche personologiche dell'isterica: « femmina voluttuosa », per un'anima intrisa di sentimenti negativi come rabbia, invidia, amore e tristezza fra loro commisti e male individuati. Si tratta pur sempre di malate strane giacché, ritiene il Sauvages « simulano di non soffrire per i loro disturbi »: esse sanno infatti chiaramente che, alla base di quello che hanno, non vi è una vera e propria malattia, ma intuiscono che esiste soltanto una *seminis retentio*[87] . Il Perdulcis aveva capito che l'isterica parla e chiede col corpo tramite i sintomi: l'isteria ha un suo senso discorsivo. Il corpo dell'isterica tramite i sintomi cerca di impietosire, di piegare l'altro alla propria volontà; cerca di sedurre perché ha fallito con i modi normali e fisiologici. L'idea che la *salacitas,* la sessualità, sia alla base dell'isteria, nasce proprio dall'atteggiamento seduttivo e apparentemente ipererotico del discorso sintomatologico messo in atto dalla malata: i vissuti dell'osservatore fondano i presupposti psico-emozionali del paradigma dell'isteria.[88]

Note

[1] B. Perdulcis, *de morbis animi,* pp. 45-9.

[2] B. Perdulcis, *de morbis animi,* pp. 50-3. Ancora nella prima metà del XVIII secolo Richard Mead avvalorava il pensiero « sapientissimo » di Ippocrate che consigliava, nella malattia isterica, un « marito come medico »: ricalcando l'Ippocrate del *De morbis mulierum,* scriveva infatti, « optimum esse, ut mulier in utero geste et virgo cum viro simul habitet ». *Monita et Praecepta Medica,* pp. 50-51, in *Opera medica.*

[3] H. Boerhaave, *Opera Omnia Medica,* pp. 225, 395-404; M. Levi Bianchini, *L'isterismo,* pp. 54-55; A. Castiglioni, *Storia della medicina,* II, pp. 539-540.

[4] T. Sydenham, *Opera Medica,* I, pp. 256-257; M. Levi Bianchini, *L'isterismo,* pp. 37-40; Gilles de la Tourette, *Traité de l'hystérie,* p. 16.

[5] F.H. Garrison, *History of Medicine,* p. 164; N.F.J. Eloy, *Dictionnaire de Médicine,* voce *Gordonius;* B. Gordonius, *Lilium medicinae,* pp. 614-21.

[6] B. Gordonius, *Lilium medicinae,* pp. 618-21.

[7] B. Gordonius, *Lilium medicinae,* p. 618.

[8] B. Gordonius, *Lilium medicinae,* p. 621.

[9] B. Gordonius, *Lilium medicinae,* p. 621.

[10] B. Gordonius, *Lilium medicinae,* pp. 621, 622.

[11] B. Gordonius, *Lilium medicinae,* p. 621.

[12] B. Gordonius, *Lilium medicinae,* p. 623. L'interesse per la psicopatologia femminile si accentua nel XIV secolo con Nicola Myrepsus che scrive il *De Somniferis, De Satyriasis, De mulieribus* e il *De uteri medicamentorum.*

[13] J. Mercurialis, *De morbis mulieribus,* pp. 153-7.

[14] I. Veith, *Hysteria: the History of a Disease,* pp. 128-130, 133.

[15] H. Cesbron, *Histoire critique de l'hystérie,* p. 98.

[16] Gilles de la Tourette, *Traité clinique et thérapeutique de l'hystérie,* pp. 12-6.

[17] R. Whytt, *Traité des maladies nerveuses, hypocondriaques et hystériques,* II, pp. 388-389.

[18] R. Whytt, *Traité des maladies nerveuses, hypocondriaques et hystériques,* II, pp. 396-8; T. Willis, *De passionibus quae vulgo dicuntur hysterica,* X; Cfr. O. Temkin, *The Falling Sickness,* pp. 225-7.

[19] M. Levi Bianchini, *L'isterismo,* pp. 34-6.

[20] R. Whytt, *Traité des maladies nerveuses, hypocondriaques et hystériques,* II, pp. 394-6.

[21] J. Fernel, *Opera medicinalia,* VI, 16; VII, 6-7.

[22] B. Perdulcis, *De morbis animi,* pp. 49-51.

[23] B. Perdulcis, *De morbis animi,* pp. 45-9.

[24] M. Levi Bianchini, *L'isterismo,* pp. 21-3; R. Whytt, *Traité des maladies nerveuses, hypocondriaques et hystériques,* II, pp. 388-389; E. Etmuller, *Opera Omnia,* III, p. 105.

[25] M. Levi Bianchini, *L'isterismo,* p. 23.

[26] D. Sennert, *Opera Omnia,* III, p. 91, 95.

[27] L. Mercator, *Opera Omnia,* pp. 77, 81-90, 91-94, 94-101, 101-109, 115-117, 117-120.

[28] D. Sennert, *Opera Omnia,* III, pp. 75, 78-79, 84.

[29] L. Riverius, *Opera Omnia,* pp. 377-378.

[30] Cfr. W. Cullen, *Elément de médicine pratique,* II, pp. 451-8; R. Whytt, *Traité des maladies nerveuses, hypocondriaques et hystériques,* II, pp. 407-9.

[31] R. Whytt, *Traité des maladies nerveuses, hypocondriaques et hystériques,* II, pp. 399-400.

[32] Cfr. R. Whytt, *Traité des maladies nerveuses, hypocondriaques et hystériques,* II, pp. 407-409, 430-431, 435-47, 409-12; M. Levi Bianchini, *L'isterismo,* pp. 49-51.

In Inghilterra, nel XVIII secolo, da parte del Purcell, del Blackmore e del Robinson viene avvalorato il ruolo etiologico, piuttosto che di fattori fisici, di quelli « morali » intendendo con tale concetto i conflitti emotivi, gli eventi scatenanti, i dati di personalità e specifici vissuti mentali; l'idea del clitoride tossico viene decisamente messa da parte come immaginosa e fantastica: Cfr. D. Leigh, *The Historical Development of British Psychiatry,* I, pp. 15-22, 28-37.

[33] Cfr. J.B. van Helmont, *Opera Omnia,* pp. 11, 13-20, 164-8, 336-47.

[34] J.B. van Helmont, *Doctrina inaudita,* in *Opera Omnia,* pp. 54-8.

[35] R. Whytt, *Traité des maladies nerveuses, hypocondriaques et hystériques,* II, pp. 1-7, 118, 127-128.

[36] R. Whytt, *Observation on the Nature, Causes, and Cure of those Disorders which commonly called Nervous, Hypocondriac, or Hysteric,* pp. 60-80, 95, 206-207, 214, 307.

[37] Cfr. R. Whytt, *Traité des maladies nerveuses, hypocondriaques et hystériques,* I, pp. 47-48.

[38] Cfr. R. Whytt, *Traité des maladies nerveuses, hypocondriaques et hysteriques,* I, pp. 55-121, 137-46, 163-8, 288-96.

[39] Cfr. Gilles de la Tourette, *Traité de l'hystérie,* pp. 18, 19-23. Elemento patognomonico, perché costituzionale e coevo con la stessa biologia, è il cosiddetto *clavus hystericus,* una cefalea psicogena tensiva, che segnala una personalità di tipo isterico: R. Whytt, *Traité des maladies nerveuses, hypocondriaques et hystériques,* II, p. 9; speciale valore a cavallo tra il XIX e il XX secolo ebbe il *globus hystérichus* il segno arcaico della *suffocatio* per *strangulatio:* Cfr., E. Kraepelin, *Trattato di psichiatria,* II, p. 567.

[40] P. Pomme, *Traité des vapeurs,* pp. 1-2, 10.

[41] R.B. Carter, *On the Pathology and Treatment of Hysteria,* pp. 21, 32-5.

[42] F.B. de Sauvages, *Nosologia methodica,* I, 309. Una decisa valorizzazione dei fattori psicoemotivi si era già avuta con Baglivi, che nell'opera, *The practice of Physic,* colloca l'isteria nel-

l'ambito di un complesso sintomatologico connesso con « passioni della mente » che di riflesso influenzano, tramite modificazioni del flusso sanguigno, l'apparato genitale: op. cit. p. 164; si veda inoltre per l'isteria come *animi morbis*, G. Baglivi, *Opera Omnia*, pp. 82-7.

[43] Cfr. Gilles de la Tourette, *Traité de l'hustérie*, pp. 23-8.

[44] Cfr. D. Leigh, *The Historical Development of British Psychiatry*, I, pp. 23-28.

[45] Cfr. R. Whytt, *Traité des maladies nerveuses, hypocondriaques et hysteriques*, II, pp. 435-447.

[46] Cfr. D. Leigh, *The Historical Development of British Psychiatry*, I, pp. 22-23; G. Cheyne, *The Natural Method of Cureing the Diseases of the Body and the disorders of the Mind, depending of the Body*, pp. 49-54.

[47] J. Fernel, *De medicina*, pp. 201-5, 383-9.

[48] W. Cullen, *Eléments de médicine pratique*, I, prefazione.

[49] W. Cullen, *Eléments de médicine pratique*, II, pp. 451-9.

[50] W. Cullen, *Synopsis nosologiae methodicae*, pp. 191-4. La terapia dell'isteria, tesa a sedare l'ardore erotico, nel XVIII secolo si basa fondamentalmente sull'uso dell'oppio nella forma galenica detta Laudano, come elaborata dal Sydenham: Cfr. R. Whytt, *Traité des maladies des nerfs hypocondriaques et hystériques*, II, pp. 311-20.

[51] W. Cullen, *Synopsis nosologiae methodicae*, pp. 255-256.

[52] W. Cullen, *Synopsis nosologiae methodicae*, p. 191.

[53] Sauvages ripropone la psicosi uterina come *mania clitoris* originata da una inibizione sessuale determinata da « madri severe », dalla rigida disciplina dei conventi, dalla astinenza per vedovanza e dalla mancanza di orgasmo per un marito impotente: *Nosologia methodica*, II, pp. 120-121.

[54] F.B. de Sauvages, *Nosologia methodica*, I, pp. 307-308.

[55] F.B. de Sauvages, *Nosologia methodica*, I, p. 308.

[56] F.B. de Sauvages, *Nosologia methodica*, pp. 308-309.

[57] F.B. de Sauvages, *Nosologia methodica*, I, p. 307; II, pp. 120-121. La donna isterica si comporta come « novella Messalina » perché è affetta da *appetitu venereo acuto* alimentato da una energia tossica che nasce da un *clitoris tensus:* E. Etmuller, *Opera Omnia*, III, p. 101.

[58] L'isteria è una via finale comune di donne amorali con specifiche caratteristiche psicologiche: *summa sensibilitas, summa philautia, amor voluptas, exageratio, instabilitas.* Su questo terreno psichico costituzionale predomina anche una estrema fragilità nervosa per una *nervei teneritudo:* W. Cullen, *Nosologia methodica*, I, p. 308; i due fattori, ipererotico e biologico, sommandosi, favoriscono l'emergere dei sintomi.

[59] J. Jonston, *Syntagma medicinae practica*, pp. 1057-62; F.B. de Sauvages, *Nosologia methodica*, I, p. 309.

[60] D.D. Stahl, *Fundamenta medicinae praxis specialis*, p. 105.

[61] E. Etmuller, *Opera Omnia*, III, pp. 105, 103-106. Sino al XVIII secolo la *passio hysterica* era vista, ad esempio dal Paracelso, come una *epilepsia uteri* scatenata da un *clitoris turgescentia* che favoriva una *fermentatio liquoris seminalis*; il *clitoris tensus* sosteneva la *salacitas*, detta anche *appetitu venereo acuto*. Cfr. la vasta trattazione di tale aspetto in E. Etmuller, *Opera Omnia*, III, pp. 101, 115-132, 115, 104-105.

[62] E. Etmuller, *Opera Omnia*, III, p. 103. Ancora col Pinel all'inizio del XIX secolo il *furor uterinus* indica un *amor insanus*, alimentato da una libido patogena perché eccessiva sia per fattori costituzionali sia perché a lungo coartata; si tratta di un *eros* che spinge la donna oltre i confini dell'*ethos*, della norma convenzionale e sociale; la malattia ha spesso un esito grave e di frequente mortale: J. Allen, *Synopsis Universae Mecidinae Practicae*, pp. 497-498.

[63] J.A. Borelli, *de motu animalium*, pp. 370-2.

[64] T. Craanen, *Tractatus physicus-medicus de homine*, pp. 292-8.

[65] Cfr. T. Craanen, *Tractatus physicus-medicus de homine*, pp. 292-8.

[66] T. Craanen, *Tractatus physicus-medicus de homine*, pp. 292-8.

[67] F. Hoffmann, *Consultationum medicinalium*, pp. 394-395. In questo tempo lo studioso è sensibilissimo ai rilievi psicoemotivi e localizza la forza che muove il sintomo isterico nella fantasia: *vis animae sive imaginatio;* si ritiene che le emozioni non influissero tanto sul soma quanto, almeno per l'isteria, sul cervello: *ira agit in totum systema nervorum, Opuscola medico-practica*, pp. 77, 221-222.

[68] F. Hoffmann, *Consultationum medicinalium*, pp. 395-9.

[69] F. Hoffmann, *Consultationum medicinalium*, pp. 388-94, 386-387, 382. In linea generale Hoffmann ritiene che il *phantasma* provochi sintomi come le ansie, i contenuti dei sogni, gli incubi perché contiene una forte carica erotica, come appunto lo dimostrano le immagini oniriche in *honeste virgo* che concretizzano spesso il nascosto desiderio di un amplesso *cum viro robusto*, ibid.

[70] B. Castellus, *Lexicon medicum*, pp. 433-434.

[71] J.C. Reil, *Memorabilium clinicorum*, II, p. 162.

[72] Il van Swieten aveva delimitato il meccanismo dell'isteria come una emozione che « commuove » i visceri: in I. Veith, *Hysteria: the History of a Disease*, p. 168; J. De Gorter, *Opuscola medico-theoretica*, pp. 151-5; R. Whytt, *Traité des maladies nerveuses, hypocondriaques et hystériques*, II, pp. 451-9.

La convinzione che l'isteria indichi una scarica emotiva sul sistema nervoso è avvalorata dal Del Papa, che nei suoi *Consulti medici*, appunto sostiene che questo disturbo, pur dimostrandosi con « molti sintomi », nasce essenzialmente da un disturbo dello « spirito nervoso »: op. cit. pp. 14-17.

[73] G. Zilboorg, G.W. Henry, *Storia della psichiatria*, pp. 319-34.

[74] Cfr. A.B. Morel, *Traité des maladies mentales*, pp. 669-91.

[75] Gilles de la Tourette, *L'ipnotismo e gli stati analoghi*, pp. 1-80.

[76] A.B. Morel, *Traité des dégénérescences pìhysiques, intellectuelles et morales de l'espèce humaine*, pp. 363, 688, 682; *Traité des maladies mentales*, pp. 40-41, 721-726, 125-126, 317-318, 564.

[77] D.A. Altomari, *Ars medica*, pp. 497-501, 518-523.

[78] J.G. Spurzheim, *Trattato sulla follia*, p. 150; R. Thomas, *The Modern Practice of Physique*, pp. 368-74; T. Sydenham, *Opera Medica*, I, p. 254.

[79] F. Hoffmann, *Consultationum et responsum medicinalium*, pp. 394-397, 592-593, 609-612; *Opuscola physico medica*, II, pp. 221-3.

[80] M. Levi Bianchini, *L'isterismo*, pp. 36-40; T. Sydenham, *Dissertatio epistolario ad G. Cole*, in *Opera Medica*, I, pp. 237-71.

[81] S.A. Tissot, *Traité des nerfs et de leurs maladies*, II, pp. 235-75.

[82] S.A. Tissot, *Traité des nerfs et de leurs maladies*, III, pp. 270-288, 288-297, 220-406, 406-418; *Trattato dell'epilessia*, pp. 292-7.

[83] S.A. Tissot, *Traité des nerfs et de leurs maladies*, III, pp. 107-14.

[84] B. Perdulcis, *De morbis animi*, 12.

[85] B. Perdulcis, *De morbis animi*, 10.

[86] B. Perdulcis, *De morbis animi*, 10.

[87] B. Perdulcis, *De morbis animi*, 10.

[88] F.B. de Sauvages, *Nosologia methodica*, I, pp. 308-309; il tema della *salacitas* dell'isterica continuerà ad affascinare il medico ancora per tutto il XIX secolo: l'isterica è tipizzata in una donna « giovane, impressionabile, frivola, passionale e lasciva »: A. Axenfeld, *Des névroses*, pp. 640-5.

13.
Isteria e immagine mentale

L'isteria è una malattia
che nasce dalla fantasia

P. Briquet

Verso la fine del XVIII secolo l'idea dell'isteria, dopo la fase interpretativa « vaporosa », si ammanta della più pura psico-genesi. La *salacitas* per una *libido* eccessiva inappagata determina specifiche immagini psichiche che si scaricano sul corpo convertendosi in sintomi. L'accento che Boissier de Sauvages pone sul ruolo patogeno svolto dalla personalità premorbosa e da una perversa vita immaginativa, oltre che su quello rappresentato da eventi stressanti, nulla toglie all'importanza nell'etiologia del ruolo patogeno incisivo svolto dalla libido della clitoride, dell'arcaico simbolo che nel mito contrassegna la donna artemidea. Alla fine del XVIII secolo, le concezioni umorali sono del tutto superate da un modello più complesso e articolato, basato sull'assunto che la causa dell'isteria debba essere ricercata nella co-azione di diversi fattori, ma non in disturbi organici primitivi a carico dell'utero; in conflitti mentali, in emozioni violente, in tratti caratteriali. L'insieme di questi elementi assume un valore favorente, giacché non viene mai negato che il ruolo di essi possa essere, in grado minore o maggiore, sopravanzato dal gioco scatenante di forze psicosessuali, per una reale e incisiva azione etiopatogenetica determinante.

Nel corso del suo cammino, l'idea dell'isteria abbandona progressivamente le vistose connotazioni mediche e organicistiche che aveva sempre assunto, per giungere ad un modello mentale; in questo modo il percorso delle ideologie, comprese fra l'utero e la vita psichica immaginativa, è compiuto. Il diretto agente patogeno e meccanico dell'isteria non è più riposto nell'utero o in metaforici agenti da esso emanati; prevale però sempre l'idea di un'azione scatenante di natura tossica perché lasciva e ipererotica; la scienza medica tralascia il palese mito dell'utero ma a esso sostituisce un processo che, seppur velato, contempla il mito di Melampo. Il corpo dell'isterica risulta sempre scosso dall'azione chimica di un'immagine carica di libido, una forza emotiva negativa a causa di una vita psicosessuale insoddisfatta. Non è tanto l'immagine che agisce, quanto l'energia erotica che essa contiene, quasi che, secondo la metafora di Platone, la libido sia coagulata non tanto nell'utero quanto nel fantasma che vive e opera nel *logos*, nella parte cattiva e irrazionale: come si disse all'inizio del XX secolo, l'isteria nasce da un'anima vegetativa, una *horme* ferita, malata, per un potente istinto sessuale represso[1]; il *pathos* è speculare all'*eros*.

L'isteria, nella medicina della fine del XVIII secolo, torna decisamente a essere intesa come *passio*, perché segno dell'azione del fantasma sul soma, sulla base di una predisposizione costituzionale; la classica *proclivitas* di ascendenza stoica è oggettivamente rivalutata dal de Sauvages. Ciò che per secoli era stato attribuito all'utero, alla vagina, viene spostato nel cervello e infine, a opera di Briquet e di Benedikt, del tutto sulla mente.

La nascita della psichiatria come scienza medica autonoma con propri confini nosologici, verso i primi decenni del XIX secolo, comporta il rifiorire di approcci stoici e anche di polemiche da parte di studiosi di indirizzo neurologico e di clinici medici, specie ostetrici e ginecologi, sempre tentati di proporre il modello ippocratico dell'isteria. Nella metà del XIX secolo, per bloccare il ritorno al passato, Briquet con una monumentale opera mette l'accento sull'emotività, sulla sensibilità e la vita psichica meno razionale nella donna di quella dell'uomo e legata in via istintiva alla realtà naturale. È su questa predisposizione e particolare costituzione, come descritta da Ippocrate, sulla base di un terreno « mentale » specifico, che fattori negativi, oggettivi e concreti, socialmente brutali e operanti con particolare violenza, determinano la comparsa di correlate immagini psichiche patogene. Il Briquet cerca anche di svalorizzare il pesante attributo ipererotico assegnato all'anima dell'isterica, per centrare la attenzione su dati reali ai quali l'anima femminile reagisce in modo primitivo, perché per natura « impressionabile e iperemotiva »[2], ma per nulla malvagia, lasciva o aggressiva contro il maschio: si tratta di un organismo debole che reagisce alle difficoltà della vita con sintomi che per secoli sono stati addebitati all'utero e che, al contrario, sono il segno di una richiesta di aiuto e di protezione: il sintomo segnala al maschio il malessere femminile, proprio di un organismo che cerca una omeostasi. Il sintomo isterico origina, in concreto, da emozioni tutt'altro che a carattere sessuale, quali ansia, paura, timore, tristezza; esso in quest'ottica è « una manifestazione degli affetti e delle emozioni e dunque espressione del correlato fantastico dell'evento »[3]. L'isteria, per Briquet, non può essere considerata una vera e propria malattia ma un tipo di reazione, un complesso di sintomi correlati con un nucleo psicomorboso che rappresenta la forma mentale di una specifica emozione a carattere ansioso e depressivo, cui corrisponde una rappresentazione psichica che, somatizzata, si scarica sul corpo. L'isteria, come sottolineerà il Charcot[4], rappresenta un disturbo « psichico » complesso, che si instaura per la presenza favorente di una specifica predisposizione femminile « degenerativa », sulla quale esercita un effetto determinante un fattore esterno psicotraumatizzante, non necessariamente a carattere sessuale. Il ruolo svolto dal fattore « vaporoso », per l'opera di Mesmer, Bernheim e

Liébault, è così occupato dall'evento, dall'emozione e dalla rappresentazione psichica, che coagiscono su di una particolare personalità, delimitata dall'idea di « autosuggestionabilità »; il sintomo, già rappresentato formalmente a livello mentale, « suggerisce » alla malata la trasformazione in dramma concreto, pseudoclinico. Il sintomo esprime formalmente una certa emozione e indica l'azione di una forza misteriosa che piega l'io obbligandolo a realizzare, sul piano somatico una forma psichica; l'isteria è pantomimia. D'altra parte, in questo periodo, l'antropologo Darwin, nell'ambito delle sue teorie, che consolidavano l'impostazione psichiatrica degenerativa e confermavano scientificamente il principio della selezione naturale, insegnava quante varietà potevano assumere sul piano somatico le emozioni in un trattato dal titolo significativo: *The Expression of Emotion*[5].

Alla fine del XVIII secolo, la rivoluzione industriale aveva radicalmente modificato la vita sociale della donna, ora spesso impegnata in duri lavori collettivi in opifici malsani di città popolose e sovraffollate. Per primo, il medico inglese George Cheyne affronta con perspicacia questo spinoso argomento di carattere sociale, rilevando come il nuovo regime di vita fosse nocivo per l'equilibrio psico-fisico della donna; essa veniva violentemente allontanata dai costumi tradizionali e semplici della famiglia rurale. La civiltà tumultuosa e competitiva delle città, fondamentalmente disordinata e senza indicazioni etiche significative, svolgeva un'azione deteriore sulla donna, « corrompendone l'anima per la libertà eccessiva ed eccitandone i sentimenti »; era questo il reale agente psicopatogeno del tempo, connesso con la nuova civiltà e con la tumultuosa vita cittadina, innaturale e artificiosa: l'organismo femminile, debole e fragile per natura e con scarse difese sul piano etico, cadeva nel baratro della corruzione, degenerando dal tipo originale genuino e sano[6].

L'isteria, sul piano clinico, è l'indice di una profonda degradazione fisica e morale di una donna che non ha potuto adeguatamente affrontare i nuovi problemi di una civiltà diversa dalla passata: la perdita della protezione della famiglia patriarcale ha gettato la donna nella amoralità. La compagna dell'uomo nelle città tumultuose è travolta dal vizio perché non protetta dalla morale dei padri. Non sono sempre eventi psicosessuali, sottolinea il Cheyne, quelli che travolgono l'anima femminile, ma una vita disordinata, immorale e caotica che nel nuovo clima sociale alimenta « eccessi e lussuria »; come una piccola bambina indifesa la donna è travolta da forze irrazionali e istintive elicitate da un tipo di vita del tutto amorale[7]. Si crede che la vita in città rumorose e affollate, il continuo uso di droghe, alcool, tabacco, the, il contatto con elementi negativi e nocivi, fra tutti l'aria inquinata dalle grandi officine e il duro lavoro negli opifici, degradino la donna come, da diverse prospettive, sostengono il Malthus, il Saint-Simon, Fourier e Marx. L'isteria della donna aumenta di frequenza e di gravità proprio in correlazione con il degrado della civiltà; l'isteria deve essere inquadrata secondo un'impostazione sociologica in modo che possano essere attuati piani profilattici sul piano igienico e psicosociale. Si tratta, dirà il Dubois, di instaurare una « psicoterapia razionale » che educhi la donna attraverso un lavoro di « ortopedia morale »[8]. Il medico è orientato decisamente verso la psicosemeiogenesi dell'isteria, sottesa da quella forza negativa che sarebbe contenuta entro quella struttura mentale che, dopo il Gerhard van Swieten, è indicata come « immaginazione morbosa »[9].

Nella donna, per altri studiosi, gli eventi esterni anche pregnanti, come quelli segnalati dalla corrente positivistica, non assumono quel valore patogeno che si vorrebbe loro accreditare; il Broussais, sollecitato dal clima della Restaurazione che favorisce un ritorno al pensiero classico, tiene a notare come nell'anima femminile « siano specie i sentimenti, le passioni e gli istinti erotici che formano nella mente certe idee e certe immagini che si scaricano verso il basso »[10]. L'ambiente delle città può determinare la formazione di un tipo di vita psichica, che nella donna è orientato verso « passioni avide e violente », che non potendo nella realtà essere soddisfatte, di riflesso, si trasmettono al corpo; è però la « rappresentazione psichica » che altera l'innervazione vegetativa e attiva la sintomatologia.

Il problema dell'isteria nella prima metà del XIX secolo viene di nuovo localizzato dalla medicina nel dilemma: le lesioni primitive sono a carico dell'apparato genitale oppure del cervello? Per dirimere questo quesito sull'etiologia dell'isteria, istituzioni mediche europee elessero speciali commissioni che indissero concorsi per pubblicazioni scientifiche in questa direzione. Dubois d'Amiens nell'opera *Histoire philosophique de l'hypochondrie et de l'hystérie,* data alle stampe nel 1825, recupera il pensiero ippocratico, sostenuto in questa direzione dal clima culturale della Restaurazione: l'isteria esprime una « disfunzione » dell'utero a seguito di una patologia riferita al ciclo mestruale[11]. Su questa prospettiva si trova anche il neurologo Louis Landouzy che, nel *Traité complet de l'hystérie,* dato alle stampe nel 1846, sostiene che l'isteria è un disturbo che origina da disfunzioni del « sistema vegetativo dell'utero », dall'anima sensitiva come intesa dalla filosofia di Platone e dalla fisiologia del van Helmont[12].

L'isteria viene inquadrata come una « neurosi riflessa », sia che lo stimolo patogeno sia localizzato nel cervello, nell'utero o nella mente. Il Broussais ritiene che la scatenante scintilla venga anche da uno stimolo esterno, da un evento emotigeno, non sempre di tipo sessuale, che determina nella mente una correlata immagine morbosa, ipercarica di tensione, che si converte verso il basso e giunge all'utero « tormentandolo ». L'immagine invia energie specifiche verso l'apparato genitale in quanto il contenuto è spesso di natura erotica; da oculato fisiologo il Broussais, mettendo in chiaro sul piano clinico le scoperte della fisiologia del XVIII secolo, ritiene che questo meccanismo psicosomatico non termini sempre nell'utero. La tensione che riceve l'organo periferico non può che ritornare là dove è nata, proprio per un principio fisico: « l'utero a sua volta reagisce sul cervello per via di stimolazioni che a loro volta salgono verso la mente per via del nervo vago »[13]. Si creerebbe in tal modo, come già chiarito dal filosofo von Haller, un arco riflesso autoriverberante, mente, cervello, vago, utero, vago e mente, che si apre e si chiude con meccanismi di « ipersensibilità » e di « irritabilità » e da ciò i sintomi isterici; tentativi questi per giungere ad una omeostasi fisiologica, come il grande fisiologo aveva cercato di dimostrare nella dottissima opera *Elementa physiologiae corporis humani*[14].

La polemica fra i fautori dell'origine cerebrale e i sostenitori della genesi uterina dell'isteria riprende dopo l'opera del neurologo Georget, studioso che addebitava la malattia, viste le sue caratteristiche semeiologiche di tipo « convulsivo » e pertanto simili a quelle epilettiche, al cervello come proposto dal Pisone[15]. Il Foville reagì con polemica contro l'indirizzo del Georget, concretizzata in diverse pubblicazioni date alle stampe fra il 1819 e il 1823; il Foville, psichiatra succeduto all'Esquirol nella direzione dell'Ospedale Charenton, insiste nel sostenere l'origine disfunzionale dall'utero che, soltanto in via « simpatica », tramite l'interessamento del nervo gran-simpatico, altera poi le funzioni psichiche e neurologiche[16]. Proprio a metà del XIX secolo l'Andral, un clinico francese con interessi psichiatrici, cerca di sintetizzare le due opposte ipotesi puntualizzando la coesistenza di diversi fattori patogeni, fra i quali un temperamento nervoso, la disfunzione dell'apparato genitale, l'azione di violente passioni e una predisposizione cerebrale per una irritabilità congenita del sistema nervoso centrale. L'isteria, per Andral, è catalogabile come « neurosi genitale complessa » proprio per il fatto che si manifesta con sintomi che riflettono funzioni alterate polimorfe: sensoriali, intellettive, sensitive e motorie[17]. Su l'angolazione del Georget si situa l'opera del neurologo Gowers, che ritiene essere l'isteria niente altro che un disturbo paragonabile all'epilessia, costellato di sintomi funzionali e pertanto localizzabile ai confini delle sindromi comiziali come istero-epilessia[18].

L'isteria è il risultato di un'emozione che si drammatizza nel soma e che trova una via favorevole in tanti fattori, oscillanti dalla *salacitas* alla vulnerabilità del nervo simpatico; è acquisita la concezione, comunque si sposti la visuale interpretativa, che l'isteria esprima un sommovimento somatico per l'azione di un'energia, la cui sede primitiva è pur sempre messa in discussione. Lo psichiatra inglese Maudsley[19], accennando al valore dell'« unità simpatica dell'organismo », ritiene che la concezione ippocratica non sia del tutto inaccettabile: ritiene infatti che « una allucinazione sessuale dell'utero » sostenga quella complessa e variabile sintomatologia che inganna gli osservatori, favorendo polemiche che non hanno ragione di sussistere: di quest'avviso si dichiarano i clinici Littré e Robin, per i quali non c'è alcun dubbio che i disturbi isterici esprimano sempre e comunque, qualunque sia la loro veste formale, « un eccitamento erotico dell'utero » che, per vie nervose, si trasmette al cervello[20].

Inavvertitamente, seppur travisato da arabeschi fisiologici e neuro-anatomici connessi col progresso delle conoscenze in questi ambiti, è riproposto in chiave moderna il modello dell'isteria enunciato dal complesso mitico di Dioniso: purificazione in via catartica con lo scarico motorio, dal momento che difficilmente sortirebbe lo stesso effetto la consapevolezza razionale di ciò che avviene a livello di vita mentale. Sarà lo psichiatra Charles Dubois, che verso la fine del XX secolo, nell'opera *De influence de l'esprit sur le corps* e nella celeberrima *Les psychonévroses et leur traitement moral* esporrà appunto i motivi « morali » alla base dell'isteria, malattia che ritiene segno demoniaco della degenerazione umana, indice di un'imperfezione per malformazione fisica, psichica e etica. L'isteria è una « psiconeurosi », basata sulla malafede femminile, che attua per autosuggestione tutte le possibili conversioni somatiche, perché avviene in una donna « immorale e poco intelligente ». La donna isterica non è dunque una malata; come le opere teatrali e letterarie dell'epoça andavano suggerendo, è del tutto simile ad un'« attrice che sulla scena mette in atto una commedia e che crede nella verità della parte che recita »[21].

Come aveva già sostenuto il Sauvages, sono i caratteri fisici e morali della donna che formalizzano il sintomo isterico che, proprio sul piano della clinica, è una vera e propria simulazione di malattia, attuata in uno stato di crepuscolo della consapevolezza. La donna, carente di valide strutture morali, esaurisce in scarichi motori conflitti mentali, incapace di prenderne razionalmente atto; all'originario rapporto utero-verso mente si sostituisce quello mente-verso corpo o quello più arcaico di immagine-verso utero.

Se i termini sono invertiti, non muta sostanzialmente il reale significato del rapporto; esso è sottilmente sostenuto da una, per così dire, inconsapevole malafede storica, filologica e epistemologica: il medico che opera nella metà del XIX secolo dimentica, trascura ed elude la tradizione, ma si appropria dei suoi contenuti, che ripete alla lettera e in modo stereotipato. Nel clima culturale della fine del XIX secolo e nello spirito delle opere di Schopehnauer e di Splenger, la malattia mentale, specie l'isteria, viene prospettata, soprattutto in sede letteraria, oltre che medica, come una forma di cammino a ritroso della donna verso forme inferiori di vita, primitive e selvagge, come una « degenerazione » che asseconda un analogo processo di decadenza della civiltà umana. Aveva ripreso il discorso sulla ninfomania, il quadro clinico che maggiormente segnalava l'amoralità femminile, l'Esquirol, allievo del Pinel, enunciando autorevolmente l'assunto che tale malattia nasceva « dall'irritazione erotica dei genitali che si rifletteva sul cervello »[22]. Il Morel sviluppò questo concetto avvalendosi dell'esperienza clinica e asserendo che la ninfomania indicava una vera e propria malattia mentale in donne « degenerate » e affette da lue cerebrale, da una grave forma di paralisi progressiva[23]; una vita sessuale immorale condizionava il peccato e la punizione con una malattia venerea. Il Lasègue, uno psichiatra amico del Morel e sostenitore dell'ipotesi degenerativa, calca ancora la mano su questo aspetto: la ninfomania è una grave malattia mentale che ha cause « genitali » e « cerebrali »; tra le prime annovera il modello di Galeno, « canalicoli pieni di materia corrotta di seme », fra le seconde, processi degenerativi generalmente « epilettici ». In sostanza, la ninfomania è una forma di psicosi grave perché sostenuta sia da pesanti « tare familiari » sia specificamente dal fatto che le donne che ne sono affette sono del tutto « lubriche »[24]. Si andava delineando sulla scena della psichiatria un quadro ben preciso della malattia isterica, che sarà riassunto a grandi linee dalla psichiatria con von Krafft-Ebing poco prima della fine del XIX secolo. Il *furor uteri* nasce da un perverso istinto sessuale femminile che è capace di « godere per via immaginativa »; questo è possibile perché, si tratta di donne « egoiste, ottuse, simulatrici, immorali, bugiarde e perverse ». Rivisitando le scuole atomistiche il Krafft-Ebing tuttavia sembra giustificare le donne ninfomaniche, giacché preda inconsapevole di una potente pulsione genitale che « gonfia, vibra e preme sui genitali e specie sulla vagina »[25]. È qui delineato il ritratto che da Melampo sino a Paolo di Egina era stato assiomaticamente costruito della donna artemidea, tribadica, che riusciva a godere eludendo il pene in un modo innaturale e perverso perché, come sottolinea il von Krafft-Ebing, non ha « sani sentimenti sociali », non accetta la morale del *logos* maschile.

Ritorna l'igienismo moraleggiante della scuola epicurea e della corrente medica solidista, che si concretizza nell'idea di un trattamento fisico e morale dell'isteria: isteria, malattie veneree, prostituzione, onanismo sono l'indice della decadenza della civiltà occidentale. Il Tissot, verso la fine del XVIII secolo, aveva già documentato in un allarmato *Avis au peuple sur sa santé* i gravi danni della masturbazione, esprimendosi contro questo malsano vizio solitario, e aveva ravvisato nell'isteria una sorella minore dell'epilessia, malattia della quale si era occupato in voluminosi trattati[26].

La *salacitas* della donna è pur sempre la forza oscura e selvaggia che distrugge i valori morali della civiltà, come dimostra il mitico esempio di Pandora[27]. La donna clitoridea, che non riconosce legittimo il potere dell'uomo e non aderisce al ruolo naturale di madre e di moglie, come chiaramente indica la letteratura della seconda metà del XIX secolo, può risorgere ad una nuova vita soltanto purificandosi attraverso il riconoscimento del male interiore e giungendo, tramite la colpa che guarisce, ad un profondo pentimento. La donna può assurgere al ruolo di fedele compagna dell'uomo soltanto con una presa di coscienza circa l'interiore e innata peccaminosità della propria anima.

Debole e amorale, fragile e poco intelligente la donna, come aveva detto l'abate Galiani e come sostiene il Mantegazza[28] è la parte malata della specie umana; soltanto la famiglia e la benevola protezione del maschio possono salvaguardarla dagli abbagli che la società pone dinanzi alla sua mente del tutto immatura. Pur rimanendo ancorato ad una visione maschilista dell'anima femminile, il Mantegazza aveva intuito il profondo dilemma del maschio e aveva capito che cosa esiste alla base della conflittualità fra i sessi e che cosa intimamente desidera l'uomo dalla donna, avvicinandosi alla verità descritta da Platone: « Ci crediamo uomini e troviamo di non essere che a metà, e un'altra metà, la donna, è disgiunta da noi e la cerchiamo avidamente, incessantemente; la invochiamo per rimarginare quell'immensa ferita, che fa della nostra esistenza senza di lei una piaga sanguinante e dolorosa »[29].

Un allievo di Gall, Spurzheim, celebre per i lavori di neuroanatomia, aveva già affrontato il penoso argomento della condizione della donna nella civiltà moderna, proprio all'inizio della civiltà industriale, nei primi decenni del XIX secolo. Inciderebbe sulla comparsa dell'isteria, soprattutto nelle classi subalterne, la pesante condizione di inferiorità delle donne di basso ceto sociale e sottoproletarie: « soltanto le donne belle e ricche possono trovare la corretta strada del matrimonio e soddisfare così legittimamente i propri istinti sessuali; le donne delle classi povere al contrario sono invece condannate ad una vita miserevole e devono anche contentarsi di mezzi illegali venendo così a cadere nella vita della prostituzione e del libertinaggio e quindi della follia e dell'isteria »[30]. Come al tempo di Pericle, alla donna erano precluse mire che non fossero quelle che portavano al ruolo di moglie e di madre. Allora le vergini e le nubili si recavano, come dice Ippocrate, imploranti al tempio di Artemide a chiedere la grazia di un marito; ora, nella civiltà industriale, non potevano fare altro che sottoporsi ad una faticosa attività manuale nelle fumose officine, oppure, traviando dalla retta strada, calcare facili strade tramite l'attività della prostituzione. Broussais penetra consapevolmente nella profondità di certi fatti reali, con giuste considerazioni sul valore di disperata protesta del sintomo isterico, segno di una inane rivolta contro un destino degradante; è il segno del profondo dolore e della sofferenza mentale di una donna rabbiosa perché fragile e indifesa, che cerca di richiamare su di sé l'attenzione di una cultura medica che continua a delimitarla secondo approcci che trasudano aggressività ingiustificata, le cui radici si trovano in un lontano passato[31], nella violenta scissione dei due sessi come voluta dal maschio e nella rottura con la madre.

Nella seconda metà del XVIII secolo, abbiamo visto che il Cheyne, il Cullen, il Boerhaave, il Whytt e il Pomme avevano isolato l'isteria con un nuovo termine, « neurosi riflessa, simpatica, con sintomi complessi, generalmente di tipo convulsivo e non convulsivo »; si trattava di un disturbo (perturbazione) a carico del sistema nervoso centrale, a carattere funzionale e senza una lesione a sfondo anatomo-patologico: il sintomo rifletteva soltanto una turba delle « funzioni » del cervello[32]. L'idea che nell'ambito delle neurosi l'isteria spettasse alla donna era ancora forte, dal momento che il « temperamento morale » e la complessa strutturazione ormonale sembravano predisporre la femmina a tale malattia. Appariva sempre più chiaro come molteplici fattori agissero provocando sintomi neurotici di tipo isterico: eventi sociali, forme epilettiche, malattie del cervello, disturbi del carattere e della personalità, tendenze criminali e prostituzione. L'isteria alla fine del XIX secolo appariva una via finale comune di fattori patogeni della più svariata specie; sarebbe tipica della donna perché, come sostiene Weininger, essa è incapace di giungere a valori morali elevati, per innata inabilità ad elaborare la colpa e per una predisposizione organica a mimare le malattie, per una naturale « mendacità organica »[33]. In sostanza, come sottolineava lo psichiatra e igienista Forel, tutto lascerebbe credere che l'isteria sia attribuibile ad una serie di fattori tipici e « congeniti » dell'*habitus* femminile[34]: il sintomo dice quanto la donna soffra proprio perché non può giungere ad una genuina reazione melanconica.

Sembrava che i nuovi tempi avessero aumentato la tendenza della donna a isterizzare, a manifestare sintomi di conversione in connessione, indicava l'Esquirol, con la decadenza delle « probe abitudini » di un tempo, l'affievolirsi della « autorità » del padre, la generale corruzione dei costumi e l'allontanamento da un tipo di vita genuino e naturale[35]. Dal campo neurologico si centrava il problema dell'aumento dell'incidenza delle manifestazioni isteriche, puntualizzando il loro aspetto organico e degenerativo, che ne faceva una malattia come l'epilessia, la corea e l'idiozia[36]: fra i fattori alla base dell'isteria, sottolineava il von Krafft-Ebing, uno predominava su tutti: « l'imbecillità morale »[37]. La morale di Apollo si erge severa sulla donna isterica; i disturbi, collegati nel passato ad un preciso e formalizzato fattore fisico, sono decisamente staccati dalla biologia. Si tratta di sintomi funzionali connessi direttamente con un difetto dell'io, dei poteri volitivi e morali, in sostanza, come sottolineava il Brodie, con una donna « che decide volontariamente di simulare i sintomi »[38]. Dal punto di vista strettamente medico, i sintomi isterici non appartengono alla clinica, non sono delimitabili dalla scienza; essi, per il Tanzi e il Bumke, segnalano una sostanziale « insincerità »; sono, sul piano della semeiologia e della clinica, una del tutto evidente « illegalità »[39]. L'isteria se, all'inizio del XIX secolo, era delineata come la drammatizzazione psicomotoria di certe emozioni, seppur sulla base di una innata predisposizione come indicava l'esistenza del *clavus hystericus,* alla fine del secolo viene delineata come espressione di una teatralità « mitomanica »[40].

Si profila il valore dell'impostazione sostenuta dal Morel che vede l'isteria come segno di stigmate degenerative che delineano un soggetto biologicamente più vicino al mondo animale che a quello umano: « un tipo umano inferiore », insiste il Morel, per una degenerazione ereditaria scattata a motivo di « vizi morali e fisici »[41]. Già Tissot, attorno al 1780, aveva focalizzato il problema della decadenza della civiltà indicandolo nella perdita del « seme sessuale », sostanza preziosa che, per eccessi venerei si disperde inutilmente, determinando l'indebolimento della razza umana: « i figli risentono dei mali dei padri, perché i nostri bisnonni si sono allontanati da una vita semplice e noi, quarta generazione, non conosciamo più la salute e l'equilibrio »[42]. L'isteria compare alla quarta generazione in gruppi familiari degenerati; essa segnala una deviazione morbosa da un tipo ideale di donna equilibrato e sano, corrispondente all'idea di donna insita nell'archetipo della « creazione divina »[43].

Sembrava così corretto orientarsi alla ricerca della identificazione del fattore « predisponente » all'isteria, dello *stigma* congenito che indicava la deviazione e che al medico segnalava la potenziale isterica. Appariva fondata la prospettiva che indicava nella sfera morale deficitaria la significativa anomalia costituzionale favorente l'isteria: « immoralità, cupidigia e immaginazione morbosa », sottolineava il Bienville, sono l'aspetto psicologico deteriore dell'anima femminile, riflesso di una sessualità sfrenata per l'esistenza della « libido del clitoride che contiene l'immensa voluttà femminile »[44].

Quello che ancora Charcot e Janet chiamano « parossismi » o « accidenti » sarebbero la facciata dietro la quale agiscono forze demoniache, predisposizioni ereditarie, zone isterogene, tendenze sonnamboliche, meccanismi autosuggestivi, malafede, tendenze criminogene, abbassamento del tono psichico, destrutturazione dissociativa, capacità automagnetiche; come sosteneva il Babinski, per una tale suggestionabilità bastava che la donna tarata pensasse al sintomo e, d'incanto, questo compariva sulla scena clinica. Il punto nodale è raggiunto dal neurologo Babinski verso la fine del XIX secolo: esisterebbe una forza mentale nella donna isterica propensa a suggerire l'attuazione di uno stato di malattia, una sorta di autosuggestione tendente ad attuare sintomi « patomimici ». La malattia poteva essere vista come espressione di disturbi prodotti per autosuggestione; l'azione suggestiva e persuasiva del medico potevano al contrario farli scomparire. L'idea di malattia « persuadeva » la donna a portare in concreto al medico un certo disturbo: paralisi, anestesie, convulsioni, astasia, abasia, mutacismo, afasia, cecità e così via: la malata attuava sul piano figurativo uno schema mentale di malattia come immaginato da una forza interiore particolare. L'isteria identificava non tanto una vera e propria malattia quanto un meccanismo sostenuto da una energia che, perché bivalente, poteva realizzare il sintomo e allo stesso tempo per altro verso eliminarlo; il medico metteva in moto l'eros mentale buono in grado di eliminare il sintomo creato dall'eros cattivo. Sedotta dal medico, la forza cattiva che aveva realizzato il male si lasciava condurre per mano dall'Apollo moderno per distruggere la costruzione mitomanica, patomimica, immaginata e attuata. Questa forza ambivalente, simile all'eros platonico buono e nello stesso tempo cattivo, sembrava mimare una malattia per agire su situazioni reali negative; qualora si trovasse davanti al medico buono la malata tornava docile e ubbidiente e ciò eliminava il sintomo. Il carattere dell'isteria era determinato da una forza seduttiva, da un'energia che persuadeva in un senso o nell'altro; per questo Babinski la definì *Peithò,* astrazione mitica della Persuasione, divinità concettuale che rientra nella sfera amorosa della corte di Afrodite, indicante quindi nel « pitiatismo » il meccanismo che è alla base dell'isteria[45]. Artemide persuade la donna alla patomimia patologica e Afrodite, parte buona dell'anima femminile, si lascia sedurre dal novello Dioniso e cancella ciò che la divinità antimaschile ha creato; nella donna esistono due anime e, quando prevale quella cattiva e mascolina, compare la protesta clitoridea. La forza buona, soggiacente alla figura di *Peithò* elimina il disturbo che la forza selvaggia ha creato. Babinski aveva intuito come il sintomo indicasse una protesta e come fosse eliminabile per addomesticazione della forza negativa che l'alimentava; il medico è la figura buona, si china sulla malata e la convince a autoripulirsi per far sì che il disturbo scompaia.

La lezione di Babinski si era imposta sull'ideologia arcaica maschilista, che pretendeva di collegare il disturbo isterico alla degenerazione, alla neurologia e alla medicina generale. Sembrava, come conferma la lettura del *Traité de l'hystérie* di Gilles de la Tourette, del volume *Les hystériques* di Legrand du Saulle e del *Rapport de l'hystérie avec la tubercolose* di Jean Grasset, che l'Europa fosse in pericolo per il continuo aumento dell'isteria, della prostituzione, della criminalità femminili; tubercolosi, infanticidi, epilessia erano addebitati alla degenerazione isterica dell'anima femminile, alla brutalità interiore di una donna marchiata da bestiali « stigmate fisiche e morali »[46].

Verso la metà del XIX secolo il clima del tempo aleggia nel *Traité de la fureur utérine* del Bienville; l'autore indicava l'apparato genitale della donna come sede della rabbia, della collera, dell'odio, della follia furente. La ninfomania veniva a raffigurare la rabbia omicida di Cibele, il comportamento delle Pretidi, l'omosessualità delle Tribadi, conglobando tutto quello che di perverso, malvagio, erinnico, l'uomo aveva concretizzato nel mito di Artemide e della Medusa. Il clitoride creava paure ancestrali nella mente del medico, che la razionalità clinica e il buon senso di Babinski non erano riusciti a debellare. Agiva sempre la paura dell'eroe greco nei confronti delle selvagge Amazzoni armate di freccia, simboli di un clitoride che voleva imperare innaturalmente sul pene; era pur sempre l'invidia del pene, centralizzata dal pensiero di Celio Aureliano, che muoveva il mondo della ribellione femminile[47]. Il mito della donna furente per invidia verso il pene, della donna ninfomanica che, per paura e pudore, resta vergine sino a impazzire, aveva sempre trovato una sua giustificazione medica, fisiologica, nell'anatomia della clitoride; se quest'organulo, piccolo per natura, è al contrario grande, mostruoso perché innaturale, di riflesso tende al ruolo espletato dal pene. La fisiologia e le leggi della natura non possono essere impunemente violate; il clitoride non contiene il prezioso e creativo sperma ma liquidi tossici, velenosi, più attivi in senso psicopatogeno del seme vaginale e dello stesso sangue mestruale.

Un'arcaica paura era stata lasciata in eredità al XIX secolo da studiosi precedenti, soprattutto dal valente anatomo-patologo Joseph Lieutaud e dallo psichiatra Philippe Pinel. Ambedue, il primo verso il 1770 e il secondo nel 1810, riportano in auge, facendone il nucleo della malattia isterica, la teoria clitoridea del *furor*. Il Lieutaud nelle sue *Synopses* documenta quelle che ritiene le inoppugnabili ragioni organiche della ninfomania che, come documentano autori dell'epoca, sembrava diffondersi in modo epidemico. Riappaiono nel mito dell'immaginario maschile le Amazzoni, che accerchiano la civiltà patrilineare armate di ferocia e abilità guerriera, perché dotate, da una natura perversa, di un grande clitoride; chi aveva basato il potere sul fallo non poteva che temere la rivolta femminile se questa appariva con caratteri clitoridei. Le crisi pseudoepilettiche e gli episodi di sopore isterici rientravano in una norma nosologica e clinica: il *furor* indicava odio e aggressività violenti e l'azione di un clitoride guerriero. Dotata di un pene la donna è spinta dalla sua stessa natura ibrida, che assomma utero e pene, orgogliosa perché androgina, all'assalto del cielo; l'orgoglio folle di questa donna impaurisce l'uomo, che cerca di mettere in opera tutti i metodi per bloccare l'avanzata del male, della potente Cibele che ritorna per vendicare le antiche umiliazioni. Il clitoride è un'anomalia della natura; organo parassitario, è sede però di umori velenosi, tossici, e che hanno il potere di alimentare e sostenere l'orgasmo; questo è perciò più sanamente addebitato al seme della vagina; il clitoride sostiene la lussuria, come dice il Lieutaud, la *salacitas* contraria alle regole morali, civili e religiose; essa trionfa sulla voluttuosa vagina e sul nutritivo utero. Il clitoride gode da solo, non abbisogna del pene, è sede di meccanismi autistici e non ha altra finalità che quella negativa: rendere la donna autonoma sul piano sessuale e sterile su quello naturale; al clitoride il pene non serve poiché basta la mano per elicitare il godimento. La donna clitoridea, in quanto elude la vulva, è una mostruosità della natura, poiché è portata a competere con la stessa virilità fisiologica e naturale localizzata da un piano cosmico nel pene. La ninfomania esprime due diaboliche dimensioni: una psicologica a carattere paranoide e una anatomo-fisiologica, che si concretizza in un'anomalia mostruosa nell'ambito della natura.

La donna tribadica, secondo il Lieutaud, è tale perché possiede, in primo luogo, una superbia assoluta che è connessa con una presunta autonomia sessuale: « essa nega di avere dei bisogni sessuali che possono essere soddisfatti con l'amplesso col maschio »[48]. Tale donna rifiuta l'orgasmo col pene, si gonfia di umori tossici, come avvenne per le Pretidi in rivolta e, di conseguenza, impazzisce della follia più grave e mortale, derivata da un orgoglio sterminato e da una deviazione dal piano della natura, che pone nell'unione dei due sessi il fine dell'eros; il mito bene documenta cosa avvenne alle donne folli di Argo. Negatrice del valore del pene, della famiglia, del maschio e dello stesso ordine civile essa desidera, in un tentativo megalomanico, giungere ad un'autonomia orgastica con la masturbazione; si tratta di una donna selvaggia e immorale, una *frictix*. Questa ideologia, per il Lieutaud, non è senza fondamento, poiché affonda le sue profonde radici in oscure e non spiegate, ma precise e dimostrate, ragioni anatomiche, che la supportano: « Esiste infatti in questa donna un clitoride di mole grandissima, enorme e dunque lascivo che può competere persino col pene e che lascia stupefatti, pende per la sua grandezza e mole e brucia di una immensa libidine »[49].

La base della follia femminile è l'immensa libido che, non deviando verso la vagina, rimanendo nel clitoride, intossica la mente. Dalla demoniaca e grandissima *mentula,* vero pene femminile selvaggio e incapace di creare valori perché non possiede lo sperma e traligna dalle stesse leggi della natura, vengono emessi in circolo, tanto che giungono al cervello, « umori velenosissimi » col potere di « far perdere alla donna verecondia e pudore »[50].

Il messaggio della donna furente, psicotica, gonfia di rabbia, disperata perché inascoltata, non viene neanche raccolto; la letteratura medica è al corrente come il *furor* fosse indice di una coartazione psicosessuale del tutto imposta e male accettata, visto che esso compariva in novizie, vergini per costrizione familiare, caste per falso pudore, come del resto intuì il Pinel. Si trattava di una forma di malattia mentale che arieggiava la paranoia acuta e con un tema delirante costante di tipo erotomanico; la nosologia cercò di modificare il nome a questa malattia, in tempi mutati; ci pensò l'Esquirol, un moderno seguace dello stoicismo, che delimitò il *furor uteri* come « monomania », psicosi con un tema delirante ben delimitato. Si trattava pur sempre, però, di donne con precise caratteristiche morali, « femmine depravate » che andavano trattate con farmaci atti a coartare l'immensa libido clitoridea: con purghe, clisteri e salassi[51].

La riscoperta della ninfomania e del furore uterino indica una effettiva recrudescenza delle manifestazioni isteriche; è la testimonianza di un atteggiamento negativo della cultura del tempo nei confronti della donna, ancora una volta giudicata segno e misura della moralità dell'epoca. Si ritiene che nella mente della donna imperi la lussuria, come sembra mostrare il fenomeno della prostituzione delle grandi città. I laudatori del tempo antico tornano inevitabilmente a rivalutare le sorpassate teorie, come quella dell'utero vagolante di Ippocrate; questo perché essi notano i danni determinati dalla civiltà industriale sulla stabilità e sulla moralità della famiglia. Ancora Charcot, attorno al 1860, ritenendo che la irritazione ovarica fosse un segno stigmatico e provocatore dell'isteria agiva sulle ovaie con uno speciale apparecchio meccanico che riteneva sedasse l'eccitazione sessuale, comprimendo appunto violentemente tali organi.

Si torna a rivalutare il movimento dell'utero che sarebbe connesso, come aveva detto Aristotele, con emozioni accentuate, elicitate da eventi esterni; la civiltà industriale sconvolge la mente della donna e si dimostra dannosa all'equilibrio della famiglia. Da questi fenomeni, perché provocano riflessi neurofisiologici, possono comparire movimenti a carico dell'utero. L'età della Restaurazione recupera il pensiero medico di Ippocrate e il suo modello psichiatrico, nel tentativo di disegnare un quadro preciso entro cui collocare i ruoli della donna, assai discussi e incisivamente cambiati dai nuovi tempi. Si tende a rafforzare l'idea del femminile fondato sui compiti dell'anatomia e rispondente ai ruoli fisiologici dell'apparato genitale, che portano ai doveri di sposa e di madre. Ovviamente non è facile né possibile ridare vita alla teoria dell'utero migrante; l'ostetrico Louyer-Villermay nell'opera *Maladies nerveuses ou vapeurs et particulièrement de l'hystérie* giunge a sostenere che la lussuria può provocare reali movimenti dell'utero ma, come voleva Aristotele, solo « locali » e di tipo « globoso »; il muscolo uterino può contrarsi e di poco dilatarsi, in una specie di moto tonico-pneumatico, in seguito a violente passioni erotiche[52]; questa opinione sarà condivisa da valenti clinici come il neurologo Foville, il clinico Boillaud e lo psichiatra Dubois di Amiens[53].

Philippe Pinel, studioso della nosologia di Boissier de Sauvages, allievo del vitalista Barthez, decorato con la Légion d'Honneur da Napoleone e sotto la Restaurazione con l'Ordre de Saint Michel, è l'ultimo psichiatra che chiaramente e consapevolmente si appoggia alla psicopatologia antica; seguace del « vitalismo », ritiene che i disturbi psichici originino per « simpatia » da organi periferici: si basa, filologicamente, su Archigene di Apamea e Areteo di Cappadocia, che giudica maestri del pensiero psichiatrico. Il trattamento « morale » dell'isteria è per il Pinel uno dei cardini della terapia, come del resto lo era stato per Archigene e Areteo: il mestruo si regolarizza, anche, come sosteneva Archigene, con bagni in acque solforose[54]. Le sinistre sostanze emesse dal clitoride, anche per il Pinel, sono causa del furore: le urla, i deliri, le allucinazioni erotiche sono il bisogno sessuale portato al massimo; clitoride e umori acri piegano la « visione imaginativa » e si impongono sul difettoso potere morale: emerge la lussuria libidinosa. Il Pinel nella « Nosologia filosofica applicata alla medicina » sostiene che nello scatenamento del furore uterino gioca un ruolo decisivo una potente sessualità inibita, della quale il quadro clinico è espressione: « i disturbi del furore uterino indicano e mettono in chiaro la struttura lussuriosa della donna »[55]. La potente e innata forza dell'eros femminile, alieno dal *nomos* e dal *logos*, è per natura selvaggio nella donna, se non equilibrato in via fisiologica e sociologica; l'*eros* impazzisce inevitabilmente proprio perché « è lasciva, sempre ossessionata dal sesso, mossa da oscure sostanze umorali, così che conduce una battaglia privata fra frenetici impulsi sessuali e il sentimento del pudore »[56]. Il pudore è l'estrema difesa contro una sessualità sfrenata, di nuovo portato in causa come possibilità profilattica: la vergogna per la propria sessualità è l'arma decisiva contro il furore isterico. Una morale rigida, costumi sociali severi, una figura paterna valida, la famiglia consolidata da valori morali alimentano l'erezione di spesse mura di difesa difficilmente abbattibili. Afferma a questo proposito il Pinel: « il furore uterino è una neurosi dell'apparato genitale dovuta ad uno stato di privazione sessuale; si ha così un conflitto fra il desiderio sfrenato e il pudore di modo che l'immaginazione è sempre occupata in fantasie lussuriose. La donna durante la malattia diventa oscena, ributtante e si denuda cercando di continuo approcci sessuali. Bisogna assolutamente evitare, in questi casi, che la donna frequenti sale da ballo, vada a divertimenti e legga romanzi voluttuosi »[57].

La mancanza di sfogo erotico e la stimolazione immorale fornita da letture voluttuose possono far franare la debole diga delle difese morali della donna; occorre, per Pinel, che la donna, proprio a fine igienico, trovi il modo di scaricare la tensione sessuale, in accordo col medico ippocratico, « soltanto con un legittimo piacere sessuale nel matrimonio »[58]. La terapia del furore isterico, falliti i tentativi morali, deve tendere a pulire l'organismo dall'umore malsano con purghe, salassi, clisteri, vomitivi; questi metodi messi in opera per eliminare le « oscure sostanze umorali », se eccessivi, sono criticati dal Pinel, per la loro inutilità e nocività. Contro il « grande salassatore » del tempo, il Boillaud, il Pinel fa notare che queste cure causano il decesso della malata per collassi cardiaci, ipotensione arteriosa, disidratazione[59]; la cura, per Pinel, consiste nel matrimonio e nei sani orgasmi depurativi ad opera del marito, specie, sottolineando Galeno, se si tratta di giovani vergini « ardenti »[60].

In linea con Areteo e con Galeno, il Pinel pensa che la furia si possa controllare, che « i feroci attacchi dell'utero » possano essere bloccati: « Bisogna che la giovane donna rispetti la morale e sia pudica e, per maggiore sicurezza, eviti stimoli troppo vivaci a carattere erotico, ubbidisca al marito e al padre, eviti i balli, le riunioni dove ci sono uomini, si nutra con poca carne e eviti soprattutto la vita della città »[61].

I tentativi di isolare l'isteria come una malattia convulsiva a meccanica genesi cerebrale, messi in opera dal Gall[62], che addebitava i sintomi motori e ninfomanici ad una congenita « irritazione » per anomala ipertrofia del cervelletto, erano stati ripresi e elaborati dal Brachet[63], che localizzava l'isteria come espressione di una « irritabilità » del sistema nervoso centrale; susseguentemente Briquet pensò all'isteria come ad una « neurosi encefalica »[64]. Ciò non poteva portare ad una sistemazione accettabile di una malattia che nessun clinico accorto poteva identificare come forma anomala di epilessia; in questa ottica, anche i tentativi dell'allievo di Charcot, Gilles de la Tourette, di sostenere questa concezione meccanicistica con una presunta « diatesi irritabile », quale stigmata che scatenava la sintomatologia per la coesistenza di tratti caratteriali, detti *état mental,* visti in una innata tendenza alla « menzogna e alla simulazione »[65], si erano bloccati per il loro semplicismo, che la clinica non poteva più avallare.

Charcot aveva ritenuto che l'intuizione eredo-degenerativa del Morel avesse un profondo contenuto di verità empirica: l'isteria si instaurava per l'esistenza di una ereditarietà « omologa »: era aderente alla realtà l'assunto, « madre isterica, figlia isterica »[66]. Charcot aveva adottato il motto del medico Théophraste Renaudot, « amare solo una cosa, la ricerca della verità »: la clinica per il neurologo parigino era la maestra del medico, non le teorie tinte di ideologia. Il fattore ereditario era per Charcot ben documentato dalla esperienza di ogni giorno; su questo agivano *agents provocateurs,* fattori che slatentizzavano i sintomi. Il fattore scatenante per Charcot non era identificabile soltanto in eventi psicosessuali, tutt'altro, ma in « emozioni violente e acute » di qualsiasi tipo: traumi, lutti, e anche incidenti ferroviari: bastava che l'evento agisse sulla personalità predisposta. Con Charcot l'isteria perde l'arcaico alone sessuale e diventa una « neurosi traumatica »[67]. Charcot aveva ridotto l'isteria ad un tipo di reazione, non necessariamente a carattere psico-erotico, ad un meccanismo, ad una condizione di facilità a « isterizzare » ; uomini e donne, giovani e vecchi, tutta l'umanità poteva isterizzare, come dimostrava l'esistenza di un'isteria sperimentale negli animali. La forza e la brutalità di un evento potevano determinare un tipo di reazione automatico, primitivo e preformato: una donna che subiva una violenta aggressione sessuale, faceva notare Charcot, poteva presentare sintomi isterici acuti, da inquadrare come una neurosi traumatica. Non si tratta quindi, come volevano Moebius, Strumpell[68] e Dupré[69], di una psiconeurosi connessa solo con l'immaginazione; non si trattava che di una « mitomania » per capacità, come sottolineava del resto il Dupré, alla creazione patologica di immagini per « simulare stati organici anomali »; l'isteria difatti per Dupré rappresentava un mito plastico artatamente creato dalla malata, che abilmente realizzava una patomimia supportata da « una favola mentale che diventa realtà e azione »[70].

Il Charcot aveva invece liberato l'idea dell'isteria da ideologie più o meno fondate su presupposti psicosessuali e aveva fatto rientrare questo disturbo nell'ambito di una psicogenesi del tutto verosimile, come andavano dimostrando del resto i fatti: anche l'uomo isterizzava posto in certe condizioni estreme, come documentavano i numerosissimi casi di isteria di guerra, ampiamente descritti dal Babinski: persino eroi greci come Ulisse e Achille avevano mimato malattie psichiche per giungere a certe finalità pre-costituite. Ammessa una generica predisposizione, l'isteria identifica un meccanismo psicofisico specifico, una reazione globale ma primitiva, innescata da un evento esterno. Un allievo del filosofo Bergson, lo Janet, approfondì la lezione di Charcot dal punto di vista psicopatologico, tentando di mettere in chiaro come un evento potesse agire sulla struttura psichica della malata di isteria.

La funzionalità ottimale della mente per Janet è sostenuta da una energia psicologica che attua performance, sintesi di numerosissimi dati: una sintesi fisiologica permette una personalità ben strutturata e armonica. L'abbassamento del tono psichico crea una condizione di ipofunzione della vigilanza, uno stato « ipnoide », simile ad un dormiveglia; avviene in questo modo una « dissociazione della personalità ». L'assenza di una sintesi mentale superiore favorisce l'emergere di funzionamenti psichici e neurologici arcaici, quindi « automatici »: immaginativi, psicomotori, intellettivi; questi sono niente altro che i sintomi psiconevrotici dell'isteria. Questa malattia nasce da una destrutturazione dello stato di coscienza che, per abolizione delle funzioni psichiche elevate, permette la liberazione di un « automatismo psicologico morboso » che, appunto, identifica i sintomi detti isterici. Qualsiasi evento che determini uno stato ipnoide abbassa il controllo delle funzioni superiori sulle inferiori: da questo fatto emergono i sintomi nevrotici a carico di un soggetto *minus habens conscientiae*[71].

Janet forniva alle elaborazioni cliniche di Charcot e di Babinski una convalida sul piano della neuropsicologia, identificando il fattore ereditario predisponente con la congenita debolezza del tono psichico, una *faiblesse mentale;* da ciò un « restringimento » dello stato di coscienza e, per azione di fattori psicotraumatizzanti, l'emergere automatico della sintomatologia: amnesie, anestesie, crisi motorie, abulia, apatia, convulsioni, sopori, attacchi di angoscia. In questa impostazione Janet ammette che anche la suggestione e l'autosuggestione per una forte rappresentazione psichica possono operare come fattori che determinano uno stato ipnoide, con le conseguenze psicopatologiche che ne conseguono[72]. Dal Janet viene ripresa, in termini di psicologia fisiologica, l'ipotesi del viennese Mesmer; l'isterica si automagnetizza col proprio spirito animale, provocando in tal modo uno stato di sonnambulismo autogeno, una sorta di « sonno nervoso »; in questa condizione, strutture nervose inferiori prevalgono sulle superiori e si manifestano come sintomi isterici. L'indirizzo clinico iniziato dal Charcot ebbe successo nell'ambito di medici orientati verso approcci basati sull'esperienza: Kraepelin accettò il modello di Charcot, insistendo sulla predisposizione ereditaria di tipo psicologico come delimitata dal Ribot[73], e sulla funzione scatenante di fattori esterni ad alta carica emozionale[74]. L'isteria così come vista da Heckel, appariva una « nevrosi riflessa » a genesi psicosomatica e innescata da una emozione morbosa; come si accennava, a volte sostenuta da una forza sessuale insoddisfatta che defluiva nel sistema nervoso periferico e neuro-vegetativo[75].

L'impostazione che nasce con Charcot giunge sino al Kretschmer e si innesca con la tradizione stoica, con quell'indirizzo psicopatologico che vedeva nell'isteria un *pathos,* una sofferenza psicofisica determinata da un evento, ma sulla base di una predisposizione costituzionale[76]. La completa delineazione di questo paradigma si ha con il Kretschmer, che rielabora con perizia il modello del clinico di Parigi: l'isteria delimita un meccanismo psicofisico, i cui poli sono l'evento e il tipo di reazione. L'evento determina uno specifico riflesso automatico sia fisico sia psichico, un puro, semplice e pre-formato riflesso emotivo; un disastro ferroviario, una fuga crepuscolare, una perdita affettiva una tristezza reattiva, lo spavento acuto un tremore agli arti superiori. Questi sono effetti correlati e automatici, spontaneamente connessi con l'evento e con la reattività organismica: non sono ancora isteria. L'isteria compare allorché il soggetto, in preda ai riflessi psicoemotivi sopraddetti, pone in opera un « aggravamento cosciente » della sintomatologia basilare e automatica, « rinforza » la tristezza, lo stato di coscienza obnubilato, il tremore, amplificando il sintomo di base. Questo rinforzo, se dura nel tempo, perché posto in opera per raggiungere un determinato fine, sostiene una « abitudine » che rende stabile il rinforzo: è a questo punto che compare la « speciale malattia » e si può parlare di isteria[77].

Ormai sembravano desueti e improponibili i meccanismi connessi con disfunzioni dell'apparato genitale femminile: l'isteria perdeva così la propria corposità medica; seguendo l'idea del Sydenham anche il neurologo Lasègue localizzava il sintomo isterico in un atteggiamento volontario di simulazione. Posti in tal modo i fatti, le prospettive mediche per l'isteria erano spente; come sottolineò il Baruk, diventava un *caput mortuum* della scienza medica, una illusione, un inganno, un equivoco. I sintomi, sottolineava Janet, non seguono regole fisiologiche ma sono creati di sana pianta dalla volontà ipobulica della malata. Bernheim, Charcot e Babinski si rifacevano a meccanismi autosuggestivi, possibili perché si modulavano in una personalità « degenerata », con stigmate che indicavano l'inferiorità biologica della paziente. Si era fatta strada col Lasègue la teoria che l'isteria era un « fantasma », un nulla clinico e che mai di essa si sarebbe potuto dare una corretta definizione medica. Il crollo della tradizione storica aveva comportato un totale scetticismo e gli ambienti medici, negli ultimi decenni del XIX secolo, impregnati di dubbio, avevano tralasciato ogni speranza di poter inquadrare l'isteria come le altre malattie; prevaleva l'idea espressa dal Bergson che i sintomi isterici indinassero un fallimento nell'adattamento ad una realtà oggettiva, o soggettiva, traumatica, di modo che segnalavano un comportamento a lato di quello corretto. La donna isterica, sosteneva il Baruk, perché incapace di adattarsi ad una situazione difficile e inabile ad adottare meccanismi normali, si rifugiava nel sogno e nella « commedia » che simulava una malattia[78].

L'aspetto psicosessuale alla base dell'isteria non era stato però mai abbandonato e viene nuovamente puntualizzato nell'epoca vittoriana, in Inghilterra, dal medico Carter: il sintomo isterico nascerebbe da una violenta passione sessuale coartata, « repressa ». Ma il franco e deciso ritorno alla classicità, come elaborata da Galeno, viene attuato dall'opera di Freud qualche decennio dopo: il sintomo isterico nasce da un ingorgo di libido che può essere eluso con una cura catartica che operi con una « spazzatura », un ripulimento del materiale che intasa la mente. La mente è bloccata da una forza che trae la sua fonte da una libido coartata; il sintomo è un modo, deviato e deviante, che segnala quello che avviene nel mondo psichico; qui esiste un corpo estraneo che agisce come fattore patogeno e che, incautamente, la malata cerca di eliminare col sintomo; la catarsi risiede nello svelare il contenuto immaginario che è alla fonte dell'ingorgo. L'emozione sessuale originaria può essere fatta defluire con la conoscenza così che non prende vie traverse dette meccanismi di difesa; il sintomo difende la paziente da una immagine erotica; la conversione isterica, è questo che definisce la malattia, è un meccanismo patologico per scaricare un conflitto sessuale non riconosciuto come tale. L'eros imprigionato si dibatte quale energia primitiva e cerca una via di sfogo, nel corpo appunto, perché represso e inappagato; bestia selvaggia, non trova altra via che la conversione sul corpo. Il desiderio sessuale insoddisfatto agisce come un metabolita patogeno, come l'utero vagolante, come il sangue mestruale, come i vapori, come gli umori vaginali di Galeno; scuote selvaggiamente il corpo[79]. La tradizione fornisce allo studioso moderno il modello di Dioniso, finalizzato alla guarigione per catarsi dell'isterica che abreagisce a livello motorio e scarica la pulsione sessuale; questa interpretazione, come elaborata da Galeno, riaffiora, prende spinta e corposità barocca alla fine del XIX secolo. Il sintomo isterico torna a rappresentare un « eccitamento nervoso » sulla base di un eros insoddisfatto e in correlazione con una rappresentazione psichica omologa; il residuo tossico umorale che scatena l'isteria torna a essere visto nell'azione patogena di una energia contenuta in un *phantasma*[80].

L'isteria torna a presentarsi al medico come un problema a carattere evacuativo, con una profilassi igienica psicosessuale o regressivamente con metodi chirurgici basati sulla clitoridectomia: sembra sempre necessario controllare comunque l'immaginario erotico femminile. Si riaccende con l'opera « La questione femminile » di Schopenhauer e col libello del Weininger l'ideologia fallocentrica; la donna è un uomo mutilato che usa il clitoride per invidia del pene; l'isteria esprime una rivolta attivata da residui ontogenetici maschili che vivono nell'anima femminile; la donna isterica è fissata ad una fase clitoridea della sessualità perché rifiuta la maternità, la valida e buona sessualità vaginale, quindi non si adagia di buon grado al ruolo di utero-madre. L'isterica parla un linguaggio maschile, artemideo; rifiutando un ruolo passivo fisiologico perché connesso alla struttura anatomica del suo apparato genitale. La posizione clitoridea, paranoide, alimenta sintomi che esprimono un attacco al principio civile del maschio. Questo avviene, se si tratta di donne oligofreniche, con grossolane crisi isteriche motorie; se al contrario, il conflitto clitorideo avviene in donne intelligenti, la psicopatologia isterica, per rivolta, è sublimata in comportamenti mistici, religiosi e estetici: esisterebbero un'isterica inferiore degenerata e una superiore. In ambedue i casi si tratta sempre di una sessualità che non riesce a declinarsi del tutto in comportamenti ipererotici vissuti senza colpa ovvero in adattamenti sublimati tesi a finalità artistiche: il sintomo isterico si situa quale sintesi di compromesso fra tendenze prostituzionali e imperfette sublimazioni mistico-artistiche[81]. L'idea, frettolosamente e pseudo-empiricamente fondata, che l'estirpazione delle ovaie e della clitoride metta la donna al sicuro dagli attacchi di un organo potenzialmente tossico, prende di nuovo corpo in un'epoca di pieno sviluppo scientifico, attorno al 1860, e viene posta in atto dal chirurgo Baker Brown, dal ginecologo Alfred Hegar e dal neurologo Nikolaus Friederich; il demonio alla base dell'isteria viene distrutto cauterizzando la clitoride con la « pietra infernale »[82]. Se la donna isterica, come tramanda la tradizione e come avevano sottolineato il Voisin e Louyer-Villermay, fosse in sostanza una « lubrica baccante », perché donna di costituzione robusta, con un apparato genitale attivo e con una « forte sessualità », una sorta di Menade scatenata, appariva doveroso eliminare quella parte fisica chiamata in causa, il clitoride: l'isteria, perché sostenuta da un clitoride che determinava una *voluptas semper ahnelans,* sarebbe stata definitivamente sconfitta[83].

Si puntualizza di nuovo con il Benedikt l'isteria come malattia da passioni amorose, come segno di una « depressione amorosa »: lo studioso recupera Erasistrato, Galeno e Avicenna; alla base dell'isteria esisterebbe un « trauma sessuale » per un legame amoroso « infelice », una passione erotica non appagata in quanto per vari motivi, deve « essere tenuta segreta »; ciò provoca un fastidioso ingorgo della « libido » con le note conseguenze sul piano semeiologico[84]. Anche il Lowenfeld[85] riscopre Galeno; l'isteria è una malattia delle donne « vedove e zitelle », che agognano all'orgasmo a lungo assaporato o sognato, quindi ad un'appagante vita erotica: « Hanno goduto molto dai rapporti sessuali e non possono più averne »[86]. Come sottolinea Lowenfeld, in questi casi, data la profonda nostalgia provata per il pene, non bisogna stimolare un appetito sessuale frustrato ma consigliare soprattutto di non « frequentare balli, feste, e di non leggere romanzi erotici »[87]. La donna, « uomo castrato », che fonda la sua vita psicologica sul rancore invidioso per « non avere il pene », che oscilla fra fisiologica e naturale passività e fra innaturale e psicopatologica aggressività artemidea, ha una vita psichica specificamente alimentata, non tanto da strutture razionali, ma da immagini elicitate da determinati « processi chimici » sostenuti da impulsi erotici non tacitati[88]. L'isteria, come sottolinea Freud, nasce da problemi connessi con una sessualità insoddisfatta e quindi i sintomi esprimono un « ingorgo di libido »: questa stasi, questa mancata *expurgatio* sostiene sia un « intasamento » delle « vescichette seminali » sia processi patologici a carico degli « ormoni » di modo che, nel circolo sanguigno della donna, si vengono ad accumulare sostanze « chimiche, neuro-ormonali tossiche »; in questo giro vizioso psico-somatico e somato-psichico il sintomo è una conversione di un ingorgo sia libidico sia tossico-umorale. Si ritorna a vedere lo sviluppo psicologico della donna come una strada irta di ostacoli, proprio perché il clitoride porta la donna alla rivolta e al rifiuto di ruoli passivi. L'elaborazione, difficile e mai globale, dell'invidia del pene è l'indice della stessa sanità psichica femminile; vale a dire, le differenze anatomiche fra i sessi sono il fondamento della psicologia maschile e di quella femminile.

L'isteria psicotica, la ninfomania, documenta non soltanto l'invidia del pene che esplode, ma anche il tentativo da parte della donna di giungere ad un orgasmo clitorideo tramite la « masturbazione », eludendo così il pene. La vita psichica è connessa con l'attività sessuale in modo decisivo: il classico *languor,* detto neurastenia, la *lassitudo,* nasce da un « abuso sessuale »; al contrario, l'inibizione della sessualità favorisce la formazione di sostanze tossiche e l'eccitazione di crisi di angoscia, della *suffocatio uteri*[89]. L'isterica genitalizza il pensiero, « erotizza » certe zone somatiche in quanto, priva del pene, lo sostituisce col sintomo, appagamento nevrotico di un eros inibito; la *salacitas* bloccata e non sublimata si sfoga nel sintomo: allora come oggi *semper utero loquitur.*

Due immagini femminili hanno segnato il cammino della concezione dell'isteria, elaborata dal maschio: la Grande Madre Buona e la Ninfa Gioiosa. La donna fonte di vita e di piacere è l'archetipo positivo sul quale si basano la biologia e la vita sociale dell'uomo; la donna che non risponde a questo modello è respinta con rabbia e disprezzo. A questa riprovazione, che l'ideologia opera nel mito e nelle varie espressioni della cultura medica e scientifica, la donna reagisce con le crisi di conversione, la psicosi acuta, l'angoscia della *suffocatio,* segni di una rabbia per una richiesta di aiuto sottovalutata e insoddisfatta. Artemide non ha rifiutato invero il ruolo procreativo per odio, ma per paura del pene e del parto, per i pericoli e dolori provenienti dal matrimonio: Artemide è selvaggia e contraria alla struttura androcentrica, perché delimita la donna in compiti ritenuti pericolosi.

Il rifiuto della sessualità e della maternità fu interpretato nel corso della storia come segno di odio, mentre denunciava la paura di una donna fragile e debole, incapace di contenere l'ansia derivante da ruoli che pensava di non potere svolgere. L'uomo, al contrario, vide l'isteria come segno di un organismo intossicato per deprivazione sessuale; la *salacitas* non appagata provocava ingorghi che il medico poteva, come maschio, prevenire e come esperto curare. La personalità della donna isterica, da Melampo al XIX secolo, fu tramandata secondo luoghi comuni e inserita in una scrittura articolata da rappresentazioni: Artemide, Erinni, Meduse, Pretidi, Tribadi, Amazzoni, segno della donna clitoridea e perciò furente.

La storia dell'isteria è la storia di un'ideologia maschile che nasce da una relazione particolare dell'uomo con la donna e stigmatizza, riprovandola, la donna che trasgredisce il codice del maschio. Il mito della creatività di Zeus, il pensiero di Apollo, il matricidio di Oreste, la catarsi di Dioniso, l'attacco di Perseo alla Madre, i miti di Melampo e di Asclepio sono espressione dei complessi rapporti intercorrenti fra una cultura patricentrica e una cultura che nel matricentrismo accoglie istanze e suggestioni sempre latenti e irrisolte. La storia dell'isteria coincide con la storia di miti e concetti codificati dogmaticamente, che si tramandano sostanzialmente immutati nei secoli e dai quali non può prescindere, pena la scomparsa dall'immaginario maschile del concetto stesso di isteria. L'isteria è espressione di un mito, di un equivoco, che concentra una specifica ideologia maschile, anche là dove interviene la realtà oggettiva dei fatti.

Il sintomo isterico attua un equilibrio espressivo fra rabbia, tristezza e odio; l'invidia blocca e rende impossibile una matura *coniuncto* come auspicata da Jung, fra principio maschile e femminile; è questo che ha provocato i problemi che diedero origine alla nascita dell'isteria. Una sintesi paritaria fra i due principi è difficile e forse impossibile: la *tyche* della donna, attraverso una storia travagliata, ha coinvolto disturbi femminili, interpretati dalla vincente ideologia maschile. La donna pagò lo scotto della conquista del potere da parte dell'uomo e della sua autorità esercitata sulla sfera della Grande Madre. L'isteria si leva come voce di protesta della donna, opposizione all'attacco del figlio ribelle che distrusse la religione delle divinità femminili e si appropriò della creatività biologica. L'isteria ingloba la storia della dialettica atavica e restrittiva fra i principi della vita, il maschile e il femminile. L'uomo ravvisò nell'utero sterile, nella vagina che castra e non dona voluttà e nell'orgoglio folle del clitoride, gli elementi negativi della sfera del femminile; il suo attacco contro queste realtà fu motivato dalla necessità del mantenimento della vita, dalla valorizzazione maniacale dell'orgasmo e dal tentativo di trasformare Artemide (clitoride) in Afrodite (vagina); il passaggio dalla divinità dell'eros a quella della vita, nel pensiero maschile, avviene dialetticamente in quanto la figura femminile rappresenta una trinità: madre, sposa, figlia. La donna vergine, sterile, nubile, segnalava una condizione biologica sottesa dalla morte. La mente del maschio sintetizzò questa situazione, espressa dal linguaggio solidale del mito e dalla medicina: se la donna gode sessualmente è sana e felice, se al contrario non ha orgasmo è malata e infelice.

La « grande matrice », oscurate le sue relazioni simboliche col suolo, con il ciclo biologico della rinascita, col parto, col cibo, perse la sacralità magico-religiosa, ma non la sua naturale attribuzione di sede della vita e del piacere. L'isterica, in quanto non madre, frigida e vergine, traligna dai compiti istituiti e codificati della donna, proponendosi come negazione dell'ordine armonioso della vita psicologica e sociale.

La donna ai primordi aveva assoggettato il maschio bloccando la nascita dell'idea di padre, con la magia, l'inganno, il mistero di un corpo luogo dove avvenivano processi di creazione; l'uomo assoggettò la donna con la spada, la legge, la cultura e l'etica. La medicina e la psicopatologia offrirono gli strumenti teorici per delimitare l'isteria come disturbo di donne che tralignavano dalle leggi del principio maschile. L'eunuco consacrato, fedele e umile servo della Grande Madre, rinnovava la vicenda primordiale di Urano, il Padre progenitore, il cielo che con la pioggia feconda la terra. Le mitiche e sacre nozze fra Urano e la Terra con la conseguente lotta fra il principio maschile e un potere femminile castrante[90], rispecchia una reale condizione psicologica, quella dell'uomo che si separa dalla Madre, prendendo coscienza come individuo e come Fallo da cui dipende la creazione. L'opposizione fra principio maschile e femminile è il nucleo del modello tradizionale dell'isteria; questo disturbo non è altro che il segno storico che vive come mito; il dominio di un principio presuppone sempre il deprezzamento del principio opposto. Come la dea femminile umilia il ministro castrato, rendendolo umile servitore, l'uomo, assunto il potere, vincola la donna a svolgere il ruolo che costituisce il riconoscimento del dominio maschile: quello di sposa e madre[91].

Il desiderio della Grande Madre di riappropriarsi del pene e l'orgoglio dell'eroe di possederlo e imporlo sono specifici momenti mitici e psicologici che caratterizzano le relazioni fra donna e uomo. Cibele, a cui il figlio consacra i genitali[92], incarna il desiderio femminile di avere il pene e la rabbia per averlo perduto, di fronte al timore e alla paura dell'uomo di essere nuovamente castrato e alla sua conseguente difesa che si attua con l'eroe matricida e con una scienza che codifica, giustifica e delimita ruoli subalterni per la donna; i rapporti fra maschio e femmina sembrano per questo segnati dal desiderio androginico femminile e dalla paura dell'uomo di ridiventare passivo, evirato da una donna clitoridea. L'isteria, come narrata dal mito e dalla tradizione medica, raffigura una situazione di verità; l'impossibilità di una sintesi armonica fra maschile e femminile. Del resto, Cibele nella tradizione frigia più antica compare col nome di Agdistis[93], un essere androgino che causa turbamento e disordine per la sua sessualità sfrenata: l'androgino, in quanto informe e indistinto, risiede al di fuori della civiltà. La lotta fra gli opposti, come segnalata da Eraclito, è insopprimibile perché fonte stessa della vita: l'isteria segnala la storicità di questa lotta e si pone non tanto nella clinica quanto nel mito e nell'ideologia, giacché narra le vicissitudini di un orgoglioso androgino diviso dall'invidia degli dei.

Il *logos* non si è mai criticamente chinato sulla storia dell'isteria, tradizionalmente statica e stereotipata sino ai nostri giorni: la maieutica della ragione che trasforma il mito in sapienza razionale non si affacciò sulla scena dell'isteria; l'anima del maschio non è mai stata matura per condurre questa operazione. I dati della biologia sembrano impedire questo tipo di presa di consapevolezza e dimostrano la perennità dell'opposizione fra maschile e femminile che nessuna conoscenza razionale può risolvere.

Il modello dell'isteria,sostanzialmente immutato nel tempo o variato per aspetti di secondaria importanza, è il segno di una ideologia che attraversa i secoli, oltre ogni evento politico, sociale, culturale, religioso. Esso sfugge alla ragione, si misura col mito, narra un rapporto, fissa immutevole arcaici vissuti, identifica una realtà che sfugge ad ogni indagine esperienziale. L'isteria copre un nulla effettuale e una realtà dell'immaginario, quale sogno che riflette le angosce dell'uomo. L'isteria, come paradigma mentale, non può sparire dal cuore dell'uomo, può essere solo negata dalla ragione; si possono trovare altre nosologie e altre denominazioni, ma essa rimane ben salda nel sistema delle rappresentazioni del maschio. L'isteria riflette la storia dell'immagine femminile che il tempo superficialmente plasma, giacché i paradigmi della malattia sembrano seguire non tanto una evoluzione scientifica, quanto un cammino che è segno di crisi accumulative; la storia dell'isteria indica che l'ideologia patrilineare si autodetermina per uno sviluppo interno esente da correlazioni di verifica teoriche e cliniche[94]. Così è spiegabile come un meccanismo culturale perverso si rimetta in moto durante la Restaurazione: riemergeranno concetti desueti, come quello dell'utero vagolante; il modello dell'isteria si ricopre, specie con Pinel e col Broussais, di residui educativi e si arma di intenti pedagogici nei confronti della donna. L'interpretazione dell'isteria ridiventa strumento di educazione femminile, indice di comportamento, segnale perentorio per la donna che intende aiutare a costruirsi un ideale configurato in sposa e madre perfetta, oltre che figlia ossequiosa e ubbidiente ai voleri del padre: l'uomo si immaginò di colmare la donna e invece la riempì di consigli pedanti e inutili. All'epoca della Restaurazione il Broussais riporta alla luce il modello atomistico dell'isteria, che risulta una fedele copia di quello elaborato da Sorano di Efeso, senza appunto che vi sia alcun dato clinico che supporti questa riflessione, che si presenta come un dato astorico. Il principio basilare del Broussais risiede nell'idea di infiammazione: l'isteria indica che l'utero è « infiammato ». Se il medico « tocca » la bocca dell'utero può addirittura scatenare una crisi di *suffocatio,* proprio perché l'apparato genitale della donna isterica è « ipercalorico e acrimonioso »[95].

Nella ninfomania, disturbo psichico nuovamente alla gloria delle cronache mediche in questo periodo storico repressivo, sembra che la mente eccitata della malata determini i sintomi; per il Broussais le cose non possono essere poste in questi termini: l'isteria è una malattia dell'utero, che invia eccitamenti nervosi al cervello e alla mente. I sintomi nascono dall'utero, organo che nella ninfomania è ingorgato di sangue mestruale che lo gonfia oltremodo. Questo fenomeno sostiene la formazione di « immagini lascive », per la coesistenza di un fattore predisponente che per il Broussais, ammiratore del Gall, localizza in un « cervelletto estremamente grande come è dimostrato dalle numerose autopsie ». Tutti gli « stimoli voluttuosi » sono pericolosi, ma anche la privazione sessuale in donne che erano abituate al sesso; la giovane donna lotta contro l'ipererotismo, come nei casi lievi di ninfomania dove il coito sarebbe invero terapeutico; in generale, oltre che un cervelletto enorme, le ninfomaniche dimostrano di avere « un enorme clitoride che, come è noto, è l'organo sensibilissimo del piacere sessuale »[96].

L'ideologia del padre infranse il regno della donna, della pace, dell'eguaglianza, della fratellanza universale; era necessario convalidare questa svolta rivoluzionaria. L'ambivalenza del maschio verso la madre, la paura del ritorno al mondo primitivo e selvaggio, posero dei limiti ad una buona intesa fra uomo e donna. Scrive Plinio nella « Naturalis Historia », sottolineando il sentimento di base che sempre provò l'uomo verso il corpo della donna, commisto di ammirazione e di paura: « il corpo della donna è un miracolo mostruoso »[97]. La meta ultima del sistema patrilineare è irraggiungibile in quanto si pone come obiettivo la sottomissione della donna ad un sistema superiore che è intrinsecamente alieno alla natura femminile; come dice S.Paolo, « l'uomo non nasce dalla donna, ma la donna dall'uomo ». Lo spiritualismo dell'unico Dio-Padre, segno del potere superiore del maschio, è sentito dalla donna come una prevaricazione sui diritti fondamentali della materia e della fecondità della terra. Alla fratellanza fondata sull'origine comune da un grembo fecondatore, il principio maschile oppone una unione cementata da uno spirito solare, basata sull'essere tutti figli di un Padre Superiore: « Orbene, anche noi siamo fratelli per diritto della madre comune. Ma con quanta più ragione siamo fratelli in quanto riconosciamo come Padre uno stesso Dio, al quale ci siamo abbeverati allo stesso spirito e che, usciti dallo stesso grembo con ignoranza, abbiamo visto risplendere, stupefatti, la medesima luce della verità » sottolinea Tertulliano[98]. L'identificazione del maschio con parti dell'apparato genitale con ruoli ritenuti buoni, vagina e utero e la dissociazione con parti ritenute cattive, malvagie e tossiche, la clitoride, narra come l'uomo vide in questo organulo un rivale del pene, una potenzialità artemidea presente in ogni donna e cercò di devalutarlo e di presentarlo, sul piano medico, come sede del male e psicopatogeno. Il maschio vide in questo rudimento di pene l'organo del piacere staccato da ruoli sociali positivi e eticamente fondati: dal clitoride originava la voluttà pura elicitabile anche senza l'apporto del pene. La donna possedeva un organo miracoloso, oscuro, diabolico che nei secoli è sempre stato visto come la causa delle psicosi isteriche più gravi e clamorose: esso potenzialmente commisurava un autonomo essere bisessuale e androgino. Alla base delle psicosi isteriche si trovava l'azione velenosa di questo organulo che sosteneva la rivolta ninfomanica, del *turpissimo morbo* per eccellenza. La potente libido della donna ha la sede nella biochimica del clitoride; *salacitas ab stupenda clitoridis mole pendet.* Il diabolico, la cupidità immensa, trova la sede nel clitoride: *libido aestu fervet.* Dai tempi dei tempi, sempre l'uomo ebbe paura e orrore del clitoride, temette la potenza perversa di quest'organo che aveva sempre alimentato il potere della Grande Madre cattiva: la vittoria del pene sulla società matrilineare esprime la sconfitta del clitoride; l'eroe uccide le Amazzoni, simbolo di un potere che si basava su di una *mentula penem virile emulat*[99].

Nel '900 il ritorno deciso all'antico, all'idea dell'isteria come segno di una materializzazione di fantasie erotiche inespresse e inappagate, avviene per un'intrinseca legge storica che esprime il mito ancestrale dell'anima del maschio. L'isteria con i suoi sintomi molteplici indica il riemergere di un trauma psicosessuale, segnala lo scarico di una libido incapsulata, puntualizza, per il medico, l'esistenza di *stigmata* predisponenti che sono la somatizzazione di fantasie sessuali perverse[100]. La psicologia della donna, come voleva Celio Aureliano, anche per il Ferenczi è pre-determinata da una basilare « invidia del pene »; la lotta fra i due sessi è fondata su paradigmi sessuali, quali la paura di essere castrato del maschio e il desiderio virile della donna: il terrore del maschio della cattiva Cibele e l'identificazione della donna con un ruolo artemideo, clitorideo, (maschile) fonda l'eterna lotta fra i sessi di cui l'isteria è il segnale esprimente la sconfitta da parte della donna[101]. L'isteria ritorna, per tutta la prima metà del XX secolo, quella che era sempre stata da Melampo a Galeno: il linguaggio metaforico e somatico dell'utero per una fame sessuale insoddisfatta, per rabbia verso il maschio, per un'inane rivolta. Come icasticamente scrive Ferenczi, l'isteria materializza immagini oscene, nasce da spostamenti di libido dal basso verso l'alto, di modo che, sempre, in questa malattia *uterus loquitur*[102].

La storia dell'idea di isteria quindi documenta, in conclusione, un mito, quello delle trasformazioni della Dea Madre della fertilità, subite in un preciso momento storico. La religione della Signora della Fertilità formò un tessuto magico che unì l'umanità con un vincolo di natura sovrannaturale: la donna rappresentò la fecondità universale, l'utero cosmico. L'idea di una fertilità naturale si trasformò, nell'anima dell'uomo storico, nell'immagine della fecondità al momento del passaggio dall'economia predatoria primitiva ad una struttura sociale fondata sul lavoro; un momento questo che, come documenta Ippocrate, determinò la nascita dell'ideologia della Dea col bambino: nasce il concetto di figlio della madre. Col tempo, col mutare delle condizioni culturali ed economiche, il potere si viene a concentrare nelle mani del figlio: il maschio passa così da un legame con la donna di tipo universale e religioso, ad uno storico. Egli diventa un figlio divino e poi il figlio del Padre, spodestando così il potere fascinoso dell'antica Madre. Nasce l'immagine della donna sposa e della donna profana, rappresentata questa da Afrodite che non dona la maternità ma il piacere. La Dea della Natura viene così a perdere l'arcano potere per trasformarsi progressivamente in immagini, miti, rappresentazioni simboliche che si frammentano e perdono la loro carica divina: il maschio svilisce il ruolo femminile mano a mano che si rende autonomo dalla protezione materna.

La sessualità femminile non venne così più vista come un potente riflesso biologico dell'istinto di procreazione fondato su impulsi profondi, innati e naturalmente determinati; essa venne localizzata come espressione dell'eros: bellezza e piacere soppiantarono il mito della Dea Madre che protegge il bambino indifeso. È in questo momento, che segna il passaggio da una società matrilineare ad una patrilineare, che la donna si erge soltanto come immagine del desiderio sessuale maschile. Perso l'antico potere, la donna si vide relegata in compiti subalterni: alternativa esclusiva diventa il ruolo di madre e quello di dispensatrice di godimento erotico al maschio. Il sintomo isterico, in questo contesto, venne visto dal maschio come un cattivo adattamento alla nuova società e alla nuova ideologia, indice cioè di un intasamento chimico dell'apparato genitale femminile perché esso non esplicava i suoi compiti fisiologici. L'eros inappagato sosteneva l'accumulo di sostanze tossiche sia a livello dell'apparato genitale, sia nella struttura cerebrale, sia, infine, nella stessa vita psichica: quali residui tossici, gli umori nelle loro varianti o l'immagine mentale determinavano, quali fattori irritanti, la sintomatologia isterica, indice di una abreazione tesa al ripristino di una omeostasi perturbata. In questa visione il maschio e il suo apparato genitale apparivano quindi equivocamente come le naturali e fisiologiche terapie dell'isteria.

La Dea col bambino, perso il potere in favore del figlio, che si erge come figlio del Padre, perde l'alone mistico nel momento e durante la nascita delle civiltà storiche; nasce la figura mitica della Ninfa, profana e deputata alla soddisfazione sessuale del maschio: erotismo e sessualità spodestano il mito religioso della Grande Madre della Fertilità. Il sintomo isterico indica quindi una donna che, in concreto, non si configura come Venere. Le vicende connesse con lo sviluppo e le trasformazioni di questo mito, complesso e articolato, riportano sia al soprannaturale sia al profano: esse continuano a percorrere l'anima dell'uomo ancorate alle pulsioni più inconsce e profonde e nel tempo agiscono appunto sulla formazione del mito medico dell'isteria.

L'idea dell'isteria, come si venne configurando nei millenni, non trova quindi supporti nella clinica bensì nell'ideologia che nasce dal legame primitivo con la fertilità, con l'utero universale: essa si trasforma col mito della Madre col bambino e quindi con un nuovo rapporto che delinea un figlio che si è staccato e reso autonomo con l'aiuto dell'immagine del Padre. Sul piano della clinica il concetto di isteria indica pertanto un equivoco, segnala un approccio ideologico e deduttivo, quindi non scientifico. L'isteria, come configurata storicamente, non esiste: clinicamente il sintomo così detto isterico scompare allorché la malata riceve le attenzioni terapeutiche fondate su di una oculata osservazione e delimitazione. Il sintomo emerge allora come segno ubiquitario di condizioni psicomorbose diverse e disparate, come arabesco che punto o nulla ha di psicosessuale: esso perde l'alone ideologico proiettato da una specifica ideologia maschilista per assumere l'aspetto clinico, cioè soprastruttura polivalente e spesso configurazione dimostrativa di un preciso processo ad esso sottostante. Il sintomo cioè segnala, indica, nasconde e vela una realtà clinica precisa che ambiguamente è sempre stata oscurata o misconosciuta da una specifica e preformata ideologia.

Note

[1] R. Morgue, *Neurobiologie de l'hallucination,* p. 85; J. Postel, C. Quétel, *Nouvelle histoire de la psychiatrie,* pp. 401-11.

[2] Cfr. J. Postel, C. Quétel, *Nouvelle histoire de la psychiatrie,* pp. 596-597; H.F. Hellenberger, *La scoperta dell'inconscio,* pp. 167-9; M. Levi-Bianchini, *L'isterismo,* pp. 83-5; P. Briquet, *Traité clinique et thérapeutique de l'hystérie,* p. 517.

[3] Cfr. M. Levi-Bianchini, *L'isterismo,* pp. 79-89, 98-114, 181-97; P. Briquet, *Traité clinique de l'hystérie,* p. 517; Gilles de la Tourette, *Traité clinique et thérapeutique de l'hystérie,* pp. 99, 115-118, 518-519.

[4] Cfr. H.F. Hellenberger, *La scoperta dell'inconscio,* pp. 113-8; M. Levi-Bianchini, *L'isterismo,* pp. 95-132.

[5] C. Darwin, *L'espressione dei sentimenti nell'uomo e negli animali,* pp. 119-232; H.F. Hellenberger, *La scoperta dell'inconscio,* pp. 61-104.

[6] Legrand du Saulle, *Les hystériques,* pp. 391-471; Cfr. D. Leigh, *The Historical Development of British Psychiatry,* pp. 22-23; I. Veith, *Hysteria: the History of a Disease,* pp. 156-9. Anche gli psichiatri del XIX secolo ritengono la donna un essere debole sul piano « fisico e morale »; inoltre sono del tutto convinti che la sintomatologia isterica indichi una « voluttà sessuale inappagata »: Cfr. E. Mathieu, *Études cliniques sur les maladies des femmes nerveuses et utérines,* pp. 417-92.

[7] R. Whytt, *Traité des maladies nerveuses, hypocondriaques et hystériques,* pp. 435-47.

[8] P.C. Dubois, *Les Psychonévroses et leur traitement moral,* p. 214.

[9] Cfr. I. Veith, *Hysteria: the History of a Disease,* pp. 166-8. Il van Swieten, in R. Whytt, *Traité des maladies nerveuses, hypocondriaques et hystériques,* II, pp. 422-7, aveva indicato nell'azione di una forte immaginazione la causa dell'isteria: « malattia dell'immaginazione per simpatia che dalla matrice colpisce il *sensorium communis* e da ciò l'atassia degli spiriti animali e i sintomi ».

[10] F.J.V. Broussais, *Corso generale di patologia e terapeutica,* V, pp. 175-80.

[11] Cfr. M. Levi Bianchini, *L'isterismo,* pp. 71-72; Gilles de la Tourette, *Traité clinique et thérapeutique de l'hystérie,* pp. 23-24; Cfr. Gilles de la Tourette, *Traité de l'hystérie,* pp. 23-6.

[12] Cfr., A. Castiglioni, *Storia della medicina,* I, pp. 472-473; M. Levi Bianchini, *L'isterismo,* pp. 73-74.

[13] F.S.V. Broussais, *Corso generale di patologia e terapeutica,* pp. 157-80.

[14] A.V. Haller, *Elementa physiologiae corporis humani,* pp. 301-21, 353-64.

[15] Cfr. G. Andral, *Corso di patologia interna,* pp. 494-6; R. Semelaigne, *Les grands aliénistes français,* pp. 355-410.

[16] Cfr. G. Andral, *Corso di patologia interna,* pp. 496-497.

[17] Cfr. G. Andral, *Corso di patologia interna,* pp. 493, 471.

[18] W.B. Lewis, *A text Book of Mental Diseases,* pp. 235-7.

[19] E. Maudsley, *Trattato delle malattie mentali,* p. 252.
[20] E. Littré, Ch. Robin, *Dizionario di Medicina e Chirurgia,* pp. 820-821.
[21] P.C. Dubois, *Les psychonévroses et leur traitement moral,* pp. 214, 241.
[22] J.E.D. Esquirol, *Le malattie mentali,* pp. 22, 44, 46; *Des maladies mentales considerées sous les rapports médical, hygiénique et médico-legal,* II, p. 32.
[23] A.B. Morel, *Traité des maladies mentales,* pp. 412-7.
[24] Legrand du Saulle, *Les Hystériques,* pp. 603-8.
[25] R.V. Krafft-Ebing, *Trattato delle malattie mentali,* II, p. 232; *Psychopatia Sexualis,* pp. 131, 137, 852, 121.
[26] L. Deslandes, *De l'Onanism,* pp. 102-362; S.A. Tissot, *Traité des nerfs et de leurs maladies,* III, pp. 406-18, 270-88, 220-406; *L'Onanisme,* pp. 25-57.
[27] F. Voisin, *Des causes morales et physiqué des maladies mentales,* pp. 240-85.

Alla fine della Restaurazione per la comparsa di uno spirito laico del medico, l'isteria, per i suoi frequenti aspetti estatici e mitomanici è delimitata come forma di malattia mentale che si sviluppa in ambienti mistici e religiosi. Cfr. L.F. Calmeil, *De la folie,* II, pp. 73-140. Come sostengono nell'opera *Le démoniaques dans l'art* Charcot e Richier l'isterica non riesce a sublimare gli istinti e cade preda di sentimenti pseudo religiosi che indicano un *eros* insoddisfatto, quindi, in senso platoniano, demoniaco.

[28] P. Mantegazza, *La fisiologia della donna,* II, pp. 129-55.
[29] P. Mantegazza, *La fisiologia della donna,* I, pp. 6-7.
[30] G.C. Spurzheim, *Observation sur la folie,* pp. 362, 380-381.
[31] F.S.V. Broussais, *Della irritazione e della pazzia,* pp. 361-64.
[32] Cfr., I. Veith, *Hysteria: the History of a Disease,* pp. 159-72; M. Axenfeld, *Des Névroses,* pp. 128-53.
[33] Cfr. O. Weininger, *Sesso e carattere,* pp. 166-94.
[34] A. Forel, *La quistione sessuale,* p. 295.
[35] J.E.D. Esquirol, *Le malattie mentali,* I, pp. 33, 44, 46.
[36] A.B. Morel, *Traité des dégénérescences physiques, intellectuelles et morales de l'espèce humaine,* p. 682; *Traité des maladies mentales,* pp. 125-126; E. Kraepelin, *Trattato di psichiatria,* II, pp. 559-583; O. Binswanger, E. Siemerling, *Trattato di psichiatria,* pp. 423, 437, 431, 422.
[37] R.v. Krafft-Ebing, *Trattato delle malattie mentali,* p. 121.
[38] Cfr. B.C. Brodie, *Lectures Illustrative of Certain Local Affectiones Nervous,* pp. 56-8.
[39] E. Tanzi, *Trattato delle malattie mentali,* pp. 542-8; E. Tanzi, E. Lugaro, *Trattato delle malattie mentali,* II, p. 632; O. Bumke, *Nuevo Tratado de enfermedades mentales,* p. 253.
[40] J. Dejerine, E. Gauckler, *The Psychoneuroses,* p. 264.
[41] Cfr. J. Postel, C. Quétel, *Nouvelle histoire de la psychiatrie,* pp. 685-686; A.B. Morel, *Traité des dégénérescences physiques, intellectuelles et morales de l'espèce humaine,* pp. 363, 366, 683; *Traité des dégénérescences,* pp. 1-22, 47-63, 75-78; *Traité des maladies mentales,* pp. 41, 125, 317, 564, 721-726.
[42] A.B. Morel, *Traité des dégénérescences physique, intellectuelles et morales de l'espèce humaine,* pp. 1-7.
[43] A.B. Morel, *Traité des dégénérescences physiques, intellectuelles et morales de l'espèce humaine,* pp. 1-22, 47-63, 75-78; *Traité des maladies mentales,* pp. 41, 125, 317-564.

L'idea di un tipo originario e perfetto di umanità e non soggetto a malattie mentali è costante nel corso della storia: i filosofi fisicalisti come Democrito, Epicuro e Lucrezio ritenevano che la corruzione dal tipo ideale fosse connessa col lento consumarsi della materia. Il pensiero ebraico, di Platone e quello cristiano ritengono invece che il modello umano uscito dalle mani divine degeneri per cattiveria interna, per una deviazione dalle norme etiche dettate dall'architetto divino. Anche per Morel l'isteria esprime una deviazione da un modello perfetto; tutti i disturbi psichici nascono però su di un terreno degenerativo e corrotto determinato da nocive azioni ambientali; per Platone l'idea di creazione divina non contiene la malattia che compare quando l'uomo si corrompe per una malvagità sostenuta dal dismetabolismo somatico: *Timaeus,* 33ab, 42c.

[44] D.T. Bienville, *La ninfomania,* pp. 53-61, 71-73.
[45] Cfr. H.F. Hellenberger, *La scoperta dell'inconscio,* pp. 104-19; J. Babinski, J. Froment, *Hystérie-Pithiatisme,* pp. 5-28; Cfr., M. Levi Bianchini, *L'isterismo,* pp. 194-208.
[46] Désiré Magloire Bourneville, *Recherches sur l'épilepsie, l'hystérie et l'idiotie,* pp. 89-110; A.

Tardieu, *Étude médico-légale sur la folie*, pp. 159-174; Legrand du Saulle, *Étude médico-légale sur l'interdiction des aliénés*, pp. 83-88, 54-55; Coel. Aur., *De tardis passionibus*, IV, 9.

[47] Coel. Aur. *De tardis passionibus*, IV, 9.

[48] J. Lieutaud, *Synopses Universae praxeos-medicae*, I, p. 473.

[49] J. Lieutaud, *Synopses Universae praxeos-medicae*, I, p. 473.

[50] J. Lieutaud, *Synopses Universae praxeos-medicae*, I, p. 473.

[51] J.E.D. Esquirol, *Le malattie mentali*, pp. 33, 44, 46.

[52] Gilles de la Tourette, *Traité de l'hystérie*, pp. 20-22. In realtà il pensiero di Villermay sull'isteria segue l'indirizzo psicoemozionale come focalizzato da Areteo di Cappadocia e rinvigorito, all'epoca, dal Roussel: l'isteria nasce da impulsi sessuali, sempre, non soddisfatti: questa vitale pulsione, trattenuta nel corpo tende l'utero, in modo « spasmodico ». Questo fenomeno si trasmette a tutto il corpo che entra in « convulsione ». La causa dell'isteria è sempre, per il Villermay, una « astinenza dal piacere dell'amore ». Non ritiene però necessario, come indicava il Sauvages la *titillatio clitoridis* che, per il godimento, *paroxysmun solvet*; la ritiene pratica « vergognosa ». Il Villermay però è del tutto convinto che il sopore causato da una forte compressione delle due carotidi al collo possa portare un certo beneficio: *Recherches historiques et medicales sur l'hypochondrie, l'hystérie et la mélancholie*, pp. 47, 52, 53, 54.

[53] Cfr. M. Levi Bianchini, *L'isterismo*, pp. 67-89.

[54] Cfr. I. Veith, *Hysteria: the History of a Disease*, pp. 172-84; Aetius Amidensis, *De re medica*, IV, 177.

[55] Cfr. I. Veith, *Hysteria: the History of a Disease*, pp. 176-84; F. Pinel, *Nosografia filosofica*, III, pp. 232, 234-235.

[56] F. Pinel, *Nosografia filosofica*, III, p. 236.

[57] F. Pinel, *Nosografia filosofica*, III, p. 237.

[58] F. Pinel, *Nosografia filosofica*, III, pp. 237-42.

[59] F. Pinel, *Nosografia filosofica*, III, pp. 243-244.

[60] F. Pinel, *Nosografia filosofica*, III, p. 236.

[61] F. Pinel, *Nosografia filosofica*, III, pp. 237-43.

[62] G.S. Spurzheim, *Observation sur la phrénologie*, pp. 128-129.

[63] Cfr. M. Levi Bianchini, *L'isterismo*, pp. 82-83; P. Janet, *L'état mental des hystériques*, p. 413; L. Schwartz, *Les névroses et la psychologie dynamique de Pierre Janet*, pp. 248-70.

[64] Gilles de la Tourette, *Traité de l'hystérie*, pp. 27-28; F. Heckel, *La névrose d'angoisse*, pp. 15, 208-209; P. Janet, *L'état mental des hystériques*, p. 413.

[65] Cfr. E. Kretschmer, *L'isteria*, pp. 52-53, 73, 59-60; *Histerie-Reflex und Instinkt*, pp. 72-105; Gilles de la Tourette, *Traité de l'hystérie*, pp. 434-446, 489.

[66] Cfr. Gilles de la Tourette, *Traité de l'hystérie*, pp. 37-50; J.M. Charcot, *Isolation in the Treatment of Hysteria*, III, pp. 210, 368.

Sulla linea indicata dal Charcot lo Jaspers vede nel meccanismo dell'auto-suggestione una forza demoniaca che agisce contro la stessa volontà del malato determinando così la sintomatologia isterica: *Psicopatologia generale*, pp. 433-41.

[67] Cfr. I. Veith, *Hysteria: The History of a Disease*, pp. 228-47. Nasce così il concetto di « isteria traumatica », nell'ambito di una impostazione clinica che avvalora l'evento stressante e la modalità costituzionale di reazione; l'isteria in questa prospettiva appare come una modalità psicopatologica tesa a ottenere un certo vantaggio in una data emergenza psico-reattiva: E. Morselli, *Le neurosi traumatiche*, pp. 166-200. Cfr. J.M. Charcot, *Leçons sur le maladies du système nerveux*, in *Oeuvres completes*, III, pp. 299-359, *Sur un cas d'amnésie rétro-antérograde, probablement d'origine hystérique*, « Rev. Med. », XII, 267-400, 867-881, 1892.

[68] Cfr. H. Hellenberger, *La scoperta dell'inconscio*, pp. 362-363, 342, 354, 382, 384; Gilles de la Tourette, *Traité de l'hystérie*, p. 491.

[69] E. Dupré, *Pathologie de l'imagination et de l'émotivité*, pp. 10-80; Gilles de la Tourette, *Traité de l'hystérie*, pp. 37-40, 68, 71-72, 75, 76-78.

[70] E. Dupré, *Pathologie de l'imagination et de l'émotivité*, pp. 3-59.

[71] P. Janet, *L'état metal des hystériques*, pp. 414-415, 447, 195-203; Cfr. J. Vinchon, *Il magnetismo animale*, pp. 57-68; I. Veith, *Hysteria: the History of a Disease*, pp. 223-228; Cfr. H.F. Hellenberger, *La scoperta dell'inconscio*, pp. 438-448.

La tradizione clinica avvalora, tramite il prestigioso nome di Kraepelin, l'interpretazione di

Charcot-Janet: l'isteria infatti per il Krapelin è una « nevrosi psicogena », generata da una predisposizione per cui « stati psichici » diventano « fatti somatici », sulla base di una facilità costituzionale alla scissione psichica per autosuggestione: Cfr. E. Kraepelin, *Trattato di psichiatria*, II, pp. 558-86.

[72] P. Janet, *De l'angoisse a l'extase*, pp. 139-174; *L'état mental des hystériques*, pp. 98-119, 411-430, 421, 426, 429, 447; Cfr. W. Leibbrand, *Medicina romantica*, pp. 115-140.

Già nella prima metà del XIX secolo l'inglese James Braid aveva sviluppato l'idea che lo stato ipnotico denominato « sonno nervoso » determinava un deficit di irrorazione cerebrale e così poteva essere alla base di uno sdoppiamento della coscienza e favorire, in tal modo, lo scarico di una energia che chiamava « libidinosa ». Cfr. N.M. Krais, « James Braid's Psychophysiology. A Turning Point in the History of Dynamic Psychiatry ». Am. J. Psychiatry, 145, 1191, 1988.

[73] E. Kraepelin, *Trattato di psichiatria*, II, pp. 558-86.

[74] Th. Ribot, *L'hérédité psychologique*, p. 142.

[75] F. Heckel, *La névrose d'angoisse*, pp. 208-15, 276-86.

[76] Cfr. I. Veith, *Hysteria: the History of a Disease*, pp. 235, 240.

[77] Cfr. M. Levi Bianchini, *L'isterismo*, pp. 183-7.

[78] J.C. Bucknill, D.H. Tuke, *A Manual of Psychological Medicine*, pp. 168-169; Cfr. H. Baruk, *Psychiatrie*, pp. 322-323, 434; H. Bergson, *L'énergie spirituelle*, pp. 50-51; Gilles de la Tourette, *Traité clinique et thérapeutique de l'hystérie*, pp. 101, 490.

[79] Cfr. W.F. Bynum, R. Porter, M. Shepherd, *The Anatomy of Madness*, II, pp. 184-187, 204-208; I, 255-269; Cfr. M. Levi Bianchini, *L'isterismo*, pp. 227-245; R. Brudenell Carter, *On the Pathology and Treatment of Hysteria*, p. 21.

[80] Cfr. O. Anderson, *Studi sulla preistoria della psicoanalisi*, pp. 121-55.

[81] H. Nunberg, *Teoria generale delle nevrosi*, pp. 67, 293, 281-283; H.P. Laughlin, *The Neuroses in Clinical Practice*, pp. 243, 246-251, 285. Come aveva già rilevato il Baglivi, i sintomi delle malattie dell'anima originano dalla « forza dell'immaginazione »: *Opera Omnia*, p. 83.

[82] F.H. Garrison, *History of Medicine*, p. 53; Cfr. I. Veith, *Hysteria: History of a Disease*, p. 210; E. Kraepelin, *Trattato di psichiatria*, II, p. 584.

[83] F. Voisin, *Des causes morales et physiques des maladies mentales*, pp. 240-85.

[84] Cfr. H.F. Hellenberger, Moritz Benedikt, *Confrontations psychiatriques*, 11, 183, 1973.

[85] Cfr. I. Veith, *Hysteria: the History of a Disease*, pp. 201-203; L. Lowenfeld, *La vita sessuale e le malattie nervose*, pp. 83-84, 222-238.

[86] L. Lowenfeld, *La vita sessuale e le malattie nervose*, pp. 84-8.

[87] L. Lowenfeld, *La vita sessuale e le malattie nervose*, pp. 83-5.

[88] S. Freud, *Analisi terminabile e interminabile*, p. 533; *Differenze anatomiche fra i sessi*, pp. 213-214, 211, in *Opere complete*, vol. X;C. Thompson, Penis Envy in Women, *Psychiatry*, 6, 123, 1943.

[89] S. Freud, *Autobriografia*, pp. 91, 92-93, in *Opere complete*, vol. X; *Introduzione alla psicoanalisi*, pp. 192-193, in *Opere complete*, vol. XI.

[90] Hes. *Theogonia*, 126 ss.; Cfr. H. Schwabl, *Hesiods Theogonie. Eine unitarische Analyse*, Wienn, 1966; P. Walcot, *Hesiod und the Near East*, Cardiff, 1966.

[91] Cfr. Ph. E. Slater, *The Greek Family in History and Myth*, in « Arethusa », 1974, 7, pp. 9-44, specialmente pp. 27-28.

[92] Arnob. *Adv. nat.*, V, 7 Cfr. D.M. Cosi, *Casta Mater Idea*, cit. p. 28.

[93] Paus. VII, 17, 9-12; Arnob. *Adv. nat.* V, 5-7; Cfr. M. Meslin, *Agdistis ou l'androgynie malséante*, cit. pp. 765-766; G. Sfameni Gasparro, *Soteriologia e aspetti mistici nel culto di Cibele e Attis*, cit., pp. 58-60.

[94] S. Ferenczi, *Maschile e femminile*, p. 366 in *Opere complete; Fenomeni di materializzazione isterica*, pp. 102-103 in *Opere complete*; F. Blanck de Cereijdo, *A Study of Feminine Sexuality*, Int. J. of Psycho-Anal., 1983, 64, 93; J.O. Wusdon, *Male and Female*, Int. J. of Psycho-Anal., 64, 159, 1983; O. Fenichel, *Trattato di psicoanalisi delle nevrosi e delle psicosi*, pp. 244-265; Legrand du Saulle, *Les hystériques*, pp. 583-613.

[95] F.J.V. Broussais, *Della irritazione e della follia*, pp. 361-362, 463.

[96] F.J.V. Broussais, *Corso generale di patologia terapeutica*, II, p. 264; V, 169, 175-180, 157-159.

[97] Plin. *Nat Hist.*, XXVIII, 21, 72.

[98] S. Paolo, *I Corinzi*, II, 5-13; Q.F. Tertullianus, *Apologetico*, 39, 8-9.
[99] J. Lieutaud, *Synopses Universae praxeos medicae*, II, p. 473.
[100] S. Ferenczi, *Due tipi di isteria di guerra*, in *Opere complete*, III, pp. 43-60; *Difficoltà tecniche di un caso di isteria*, in *Opere complete*, III, pp. 93-101; *Un tentativo di spiegazione di alcune stigmate isteriche*, in *Opere complete*, pp. 117-124.
[101] S. Ferenczi, *Maschile e femminile*, in *Opere complete*, III, pp. 366-377; *Psicoanalisi di un caso di ipocondria isterica*, in *Opere complete*, pp. 125-131.

Nel capitolo dedicato all'isteria nel trattato di Franz Alexander, *Dinamic Psychiatry*, questo disturbo è prospettato come espressione di una conversione emozionale, di sentimenti sessuali repressi, sul corpo; il sintomo è uguale a simbolo sessuale. Cfr. M. Torok, *Significato dell'invidia del pene*, in J. Chasseguet-Smirnel, *La sessualità femminile.*
[102] S. Ferenczi, *Fenomeni di materializzazione isterica*, in *Opere complete*, III, pp. 102-116. L'isterica è dominata da una « forza animale »: U. Trélat. *La folie Lucide*, pp. 41-63.

L'isteria è una costruzione ideologica maschile e come tale rappresenta un enigma dietro il quale si nasconde il senso allegorico che l'uomo volle dare alla protesta femminile. In questa prospettiva l'isteria vive nella tradizione e non può morire, in quanto espressione eterna di un certo rapporto del maschio con la femmina; le connotazioni cliniche cambiano, mutano e si trasformano a volte sino a velarsi dietro sintomi quasi del tutto inapparenti: in questa prospettiva aveva visto giusto Hoffmann quando scrisse *malum hystericum semper constantis et perpetuum.* Cfr. Gilles de la Tourette, *Traité de l'hystérie*, pp. 37-39; esso esprime la dialettica impossibilità alla realizzazione dell'Uno-Androgino atarassico che del predominio assoluto e decisivo di un principio sull'altro. L'isteria è dunque un sintomo ambivalente giacché chiede amore con rabbia.

Finito di stampare nel mese di settembre 1990
dalla Tipo-litografia «Grafica 2000»
Via R. Morandi 19 - Città di Castello (PG)
per conto de Il Pensiero Scientifico Editore, Roma